全国高等卫生职业教育创新型
人才培养“十三五”规划教材

供医学影像技术专业使用

医学影像设备学

主　编　王德华　王　帅

副主编　濮宏积　吕　解　于新设

编　委　（以姓氏笔画为序）

于新设　（辽宁医药职业学院）
王　帅　（南阳医学高等专科学校）
王夕欣　（齐鲁医药学院）
王德华　（苏州卫生职业技术学院）
吕　解　（邢台医学高等专科学校）
张　涛　（南阳医学高等专科学校）
陈　青　（邢台医学高等专科学校）
岳若蒙　（南阳医学高等专科学校）
周武洁　（苏州卫生职业技术学院）
郝　婕　（邢台医学高等专科学校）
胡　昊　（肇庆医学高等专科学校）
秦志刚　（四川卫生康复职业学院）
钱林清　（苏州市吴中人民医院）
樊　冰　（南阳医学高等专科学校）
樊跃强　（鹤壁职业技术学院）
濮宏积　（曲靖医学高等专科学校）

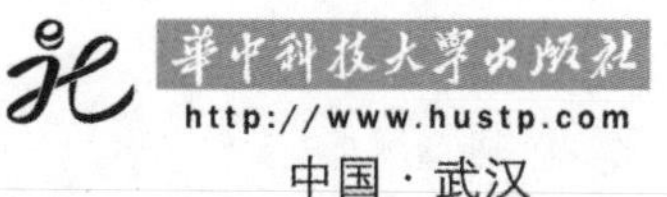

http://www.hustp.com
中国·武汉

内容简介

本书为全国高等卫生职业教育创新型人才培养"十三五"规划教材。

本书紧扣高职高专医学影像技术专业培养目标，编写篇章按照现有医药卫生单位医学影像技术专业的工作岗位分类，主要包括X线机设备、CT设备、磁共振设备、超声设备、核医学设备五大部分。本书体现了由重视"学会"转为重视"会学"、由重视"结果"转为重视"过程"、由重视"科学-技术(ST)教育"转为重视"科学-技术-社会(STS)教育"的教育教学观，因此，书中的每章前编入了"学习目标"，以指导学生学会学习；各章附有能力检验题及参考答案，以指导学生重视过程学习；设计了多个由学生小组合作完成的小实训项目，以培养学生的竞争意识和协作精神。

图书在版编目(CIP)数据

医学影像设备学/王德华，王帅主编. —武汉：华中科技大学出版社，2017.8(2022.1重印)
全国高等卫生职业教育创新型人才培养"十三五"规划教材. 医学影像技术专业
ISBN 978-7-5680-2360-3

Ⅰ.①医…　Ⅱ.①王…　②王…　Ⅲ.①影像诊断-医疗器械学-高等职业教育-教材　Ⅳ.①R445

中国版本图书馆CIP数据核字(2016)第278207号

医学影像设备学　　王德华　王　帅　主编
Yixue Yingxiang Shebeixue

策划编辑：史燕丽
责任编辑：史燕丽
封面设计：杨玉凡
责任校对：刘　竣
责任监印：周治超
出版发行：华中科技大学出版社(中国·武汉)　电话：(027)81321913
武汉市东湖新技术开发区华工科技园　邮编：430223
录　排：华中科技大学惠友文印中心
印　刷：武汉开心印印刷有限公司
开　本：880mm×1230mm　1/16
印　张：23.5　插页：3
字　数：760千字
版　次：2022年1月第1版第4次印刷
定　价：69.90元

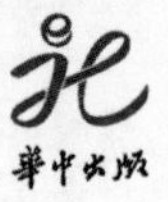

全国高等卫生职业教育创新型人才培养“十三五”规划教材（医学影像技术专业）

编委会

前　言

QIANYAN

随着现代科学技术的快速发展，医药卫生体制改革的不断深化，医学影像设备在医学诊断和治疗过程中的作用越来越重要，我国各级医药卫生单位对医学影像技术人才的需求量呈快速增加趋势。同时，医药卫生单位对每位影像技术人员提出了新要求。

医学影像设备学是医学影像技术专业的专业核心课程。本书紧扣高职高专医学影像技术专业培养目标，编写篇章按照现有医药卫生单位医学影像技术专业的工作岗位分类，主要包括 X 线机设备、CT 设备、磁共振设备、超声设备、核医学设备五个部分。每一个项目的编写力求与实际工作过程基本要求相一致，并通过实验、实训加以强化，主要包括以下四类工作任务：第一，影像设备的准备，包括理解设备原理、识别设备关键器件、检查设备前准备等；第二，影像设备的规范操作，按照注意事项和操作规程，操作和使用医学影像设备，减少故障、延长设备使用寿命等；第三，影像设备的维护保养，包括设备的日常维护、设备的安装、设备参数的定期调试校验等；第四，影像设备的管理，包括设备的实务管理、常见故障分析、放射防护等。

本书的编写体现了由重视“学会”转为重视“会学”、由重视“结果”转为重视“过程”、由重视“科学-技术(ST)教育”转为重视“科学-技术-社会(STS)教育”的教育教学观。因此，书中的每章前编入了“学习目标”，以指导学生学会学习；各章附有能力检验题及参考答案，以指导学生重视过程学习；设计了多个由学生小组合作完成的小实训项目，以培养学生的竞争意识和协作精神。全书编写力求从易到难、由浅入深，叙述力求通俗易懂，符合认知心理的特点，便于自学和复习。

苏州市吴中人民医院钱林清老师编写了各章节的典型案例。本书编写得到了各参编单位的大力支持，得到了有关专家的悉心指导，在此表示衷心的感谢！

由于我们的编写水平有限，难免存在诸多不足，期望使用本书的师生、同行提出宝贵意见。

编　者

目　录

MULU

绪　论

医学影像设备是指利用专门成像机制，以非介入方式获取人体（活体）内部结构有关信息的设备。如X线成像设备、磁共振成像设备、超声成像设备、核医学设备等。医学影像设备学是以医学图像形成过程中的成像设备为研究对象，以成像设备的基本构造、操作使用、质量保障、管理维护等为研究内容的一门学科，是医学影像技术专业的主干课程之一。

医学影像设备的分类有多种方法。按照使用目的可分为医学影像诊断设备和医学影像治疗设备两大类。按照图像处理方法可分为传统医学影像设备和数字医学影像设备。传统医学影像设备即常规X线设备，主要有工频X线机、程控X线机等。数字医学影像设备主要包括CT（computed tomography）、数字减影血管造影（digital subtraction angiography，DSA）设备、计算机X线摄影（computed radiography，CR）设备、数字X线摄影（digital radiography，DR）设备、磁共振成像（magnetic resonance imaging，MRI）设备、超声成像设备、核医学设备等。

一、X线成像设备的发展

X线（X-ray）是1895年11月8日德国物理学家伦琴（Wilhelm Conrad Röntgen）偶然发现的。X线已广泛应用于多个领域，特别是在医学检查中发挥着重要的作用。随着科技进步尤其是计算机技术的发展，各种医学影像设备不断被发明，从而提高了医学诊断和治疗的个性化、精准度、时效性。

（一）普通X线设备的发展

X线管是X线机的主要核心部件，它经历了以下几个重大发展阶段：第一，1913年由充气管变为真空管，提高了X线的量可控性；第二，1929年由固定阳极发展到旋转阳板，X线管的输出功率和图像质量明显提高；第三，20世纪60年代，发明了高速旋转阳极和复合材料阳极，X线管的输出功率和连续工作能力大幅度提升；第四，2003年，整管旋转、阳极盘直接油冷却、电子束定位方式的出现，使X线管的连续负荷能力进一步提升。

X线机的高压发生系统是产生X线的必要条件，其经历了以下发展阶段：第一，1910年产生了工频升压真空管高压整流方式，代替了早期的感应线圈供电、裸高压线和裸X线管方式；第二，1938年制成高压电缆，从而使X线机发展到防电击、防辐射的新阶段；第三，20世纪60—70年代，通过采用自动控制、程序控制技术，X线机的高压系统进入电子元器件时代；第四，1982年，X线机高压发生装置使用逆变技术，加之计算机技术的使用，高压发生装置进入了完全电子产品时代。

影像增强X线电视于1951年出现，具有里程碑的意义。此前，透视工作均在暗室中进行，影像增强器的诞生，使X线机增加了电视系统，使医生从暗室检查和辐射场中解脱出来了。1961年隔室操作检查床的出现，使胃肠透视检查不断进入遥控时代。从20世纪60—90年代，借助于影像增强器，电影技术也被引入心血管检查记录。进入21世纪，平板检测器可用于采集动态及静态图像，影像增强电视系统在X线领域的应用将会减少。

（二）X-CT设备的发展

自1972年英国工程师Housfield发明CT，使X线在医学上的应用步入数字时代，这是X线在医学应用领域的一次伟大革命。

CT诞生以来，一直追求着提升扫描速度和扩展功能，以期改善图像质量。20世纪70年代是CT的初级阶段，20世纪80年代是CT的提升阶段，第三代CT和第四代CT的发展，其最快扫描速度提升到1

层/s，扫描速度和图像质量明显改善，并出现了滑环技术。20 世纪 90 年代是螺旋 CT 的发展阶段，这是 CT 技术的重大进步，至 90 年代末期的扫描速度已达 0.5 层/s。多层 CT 发明于 1998 年，并在 21 世纪实现了各向同性，使后处理图像质量明显提高并成为 CT 图像观察的主要手段，同时提高了扫描速度和时间分辨率，使血管成像清晰，进一步扩大了医学诊断使用范围。

（三）数字化 X 线设备的发展

CT 的诞生，标志着 X 线设备数字时代的开始。1980 年诞生的数字减影血管造影技术，具有微创、适时成像、分辨率高、安全、简便等特点，使得心血管造影的应用范围得以快速扩大。1982 年计算机 X 线摄影技术（简称 CR）开始推广应用，通过使用成像板（imaging plate，IP）代替 X 线胶片采集 X 线摄影信息。1997 年数字 X 线摄影（简称 DR）技术开始使用，通过使用平板探测器（flat panel detector，FPD）采集信息，使 X 线成像特别是普通 X 线设备数字化奠定了良好的基础。同时医学影像存储与传输系统（picture archiving and communication system，PACS）的引入，使 CR、DR、DSA 等的 X 线图像数字信息方便接入，X 线图像的存储与传输发生了质的变化，不仅存储与查阅方便，操作简单、传输快捷、便于教学和远程会诊等，而且有效地减少了人力和物力，提高了诊疗效率。

二、磁共振成像设备的发展

磁共振成像（简称 MRI）设备自 20 世纪 80 年代初开始应用于临床，磁共振成像是随着计算机技术、电子技术及低温超导技术迅速发展起来的医学诊断技术，这是一种非电离辐射式的医学影像成像技术。

MRI 是利用含奇数电荷的原子核在磁场内共振所产生的信号，经计算机重建成像的一种影像技术。MRI 图像的组织分辨能力高，调整梯度磁场的方向和方式，可直接获取横、冠、矢状断面或斜面等不同体位的体层图像。MRI 图像能显示体内器官及组织的形态、功能和成分，提供器官组织或细胞新陈代谢方面的信息。MRI 已广泛应用于全身各系统的影像检查，其中以中枢神经系统、心血管系统和盆腔实质脏器、四肢关节和软组织等效果较好。

生物体磁共振波谱分析（magnetic resonance spectroscopy，MRS）能够无创伤性地检查机体中的物质代谢。功能 MIR（functional MRI，FMRI）主要用于研究脑组织的生理解剖，并为脑部手术设计提供各部分脑组织的功能分布情况，以及用于诊断早期脑梗死。

三、超声成像设备的发展

超声成像是利用超声波（ultrasound）的透射和反射原理，对人体组织器官形态结构进行医学观察的检查方法。超声检查具有实时、无创、简便易行、实用范围宽的特点，在医疗界得到广泛应用，并与其他医学影像检查技术形成互补。

超声成像设备分为利用超声回波的超声诊断仪和利用超声透射的超声计算机体层扫描仪两大类。根据超声诊断仪的显示方式不同，可以分为 A 型（幅度显示）、B 型（二维切面显示）、C 型（亮度显示）、M 型（运动显示）等。目前，B 型超声诊断仪（俗称 B 超）已在我国基层医院广泛普及。

超声检查于 20 世纪 50 年代初期应用于临床。70 年代实时成像得以应用。期间，超声检查技术由早期的 A 型发展为 M 型，又发展为 B 型。80 年代 D 型（多普勒）应用于超声诊断。90 年代三维超声和介入超声技术得以实现。进入 21 世纪，超声造影技术已广泛应用于临床，对鉴别病变性质、评估肿瘤的治疗效果具有重要意义。

随着超声医学工程技术的进步，由机械扫描发展到线阵和凸阵扫描、相控阵扫描，超声图像质量得到明显提高。超声探头发展为宽频带、中心频率可变，改善了图像质量。超声探头除了体外探头外，还增加了各种腔内、管内探头，扩展了超声的应用范围。图像色彩也由早期的灰阶显示发展到彩色显示。超声技术还由单纯诊断扩展到治疗领域。例如，体外冲击波碎石，以及高强度聚焦超声使局部升温来杀死或抑制癌细胞。

四、核医学成像设备的发展

核医学设备是通过测量人体脏器或组织对标记有放射性核素药物的选择性吸收、储存和排泄等情况，实现人体功能成像，观察其代谢功能的装置。主要有 γ 相机、单光子发射型 CT(single photon emission CT，SPECT)、正电子发射型 CT(positive emission CT，PET)。

1951 年用闪烁探测仪获得了人体第一张甲状腺扫描图，这标志着核医学成像的开始。1958 年 γ 照相机问世，γ 照相机主要用于对脏器进行静态和动态照相检查。1979 年，Kuhl 等人研制出了世界上第一台 SPECT，并称之为 MARK IV，SPECT 具有 γ 照相机的全部功能，且具有体层成像功能和定位功能，在临床上得到日益广泛的应用，SPECT 的动态功能成像检查有助于早期疾病的诊断。20 世纪 70 年代中期，美国研制出第一台临床 PET，PET 适合于进行人体生理和功能方面的研究，尤其是对脑神经功能的研究。正电子检测技术、设备不断改进，价格日趋下降，正电子显像正努力向普及化方向发展。2000 年 PET-CT 复合系统问世，它具有更高的诊断准确性，能够发现遗漏的病变，排除疑似病灶，明确病程分期。目前，图像融合技术的开发和应用，使核医学成像进入了功能解剖概念的时代。

（王德华）

第一章　医用X线管

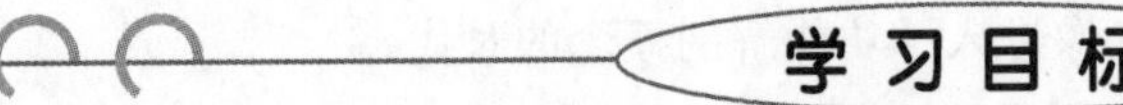

学习目标

掌握:固定阳极X线管、旋转阳极X线管和X线管管套的结构、特性及各部件的作用。
熟悉:诊断X线管的规格及常见故障。
了解:特殊X线管的结构特点和用途。

X线管是X线机的核心元件,是将电能转化为X线能量、产生X线的元件。自X线被发现、应用以来,其结构、性能不断改进,先后出现了固定阳极X线管、旋转阳极X线管以及特殊X线管。

第一节　固定阳极X线管

固定阳极X线管主要由阳极、阴极和玻璃壳三部分组成,是诊断用X线管中最简单的一种,如图1-1所示。

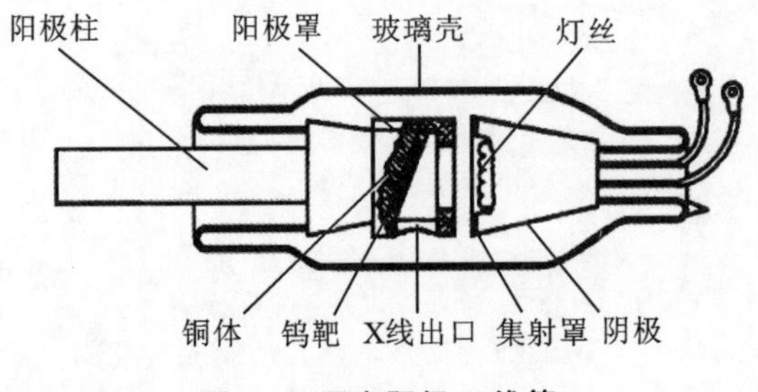

图1-1　固定阳极X线管

一、构造

(一) 阳极

阳极的主要作用:一是阻挡高速运动的电子束,使其撞击靶面产生X线;二是将曝光时产生的热量经阳极柄传导出去;三是吸收二次电子和散乱射线。

如图1-2所示,固定阳级X线管由阳极头、阳极帽和阳极柄等部分组成。

1. 阳极头　阳极头由钨靶面和铜体组成。靶面承受阴极电子的轰击,产生X线。曝光时,只有不到1%的电子束的动能转换为X线能,其余动能均转化为热能使得靶面工作温度很高。靶面材料常选用产生X线效率高且熔点高的金属钨,所以被称为钨靶。但是,钨的散热性能不佳,因此常将厚度1.5～3 mm的钨焊接到导热能力较强的无氧铜体上。这样使得阳极头能高效率地产生X线,并能良好地散热。

高速运动的电子束轰击靶面时,会有少量的电子被靶面反射而释放出来,这部分电子称为二次电子。二次电子撞击到玻璃管壳内壁上,会使玻璃温度升高而产生气体,降低管内真空度;部分二次电子还会附着在玻璃壁上,使玻璃壁负电位增加,造成管壁电位分布不均匀,导致玻璃管壁的损坏;没有经过聚焦的二次电子经玻璃壳反射再次轰击靶面时,会使X线散射而降低X线影像清晰度。

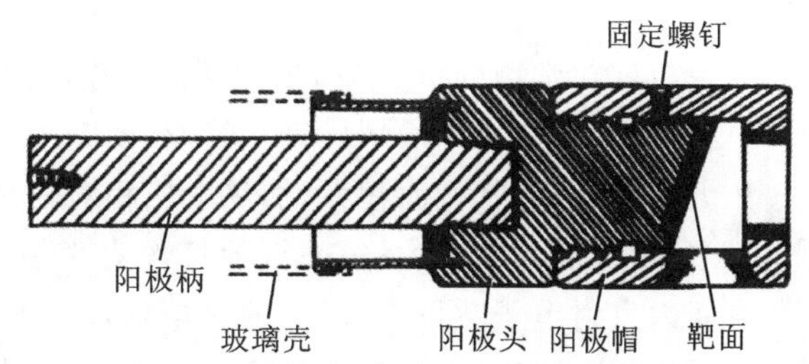

图 1-2 固定阳极 X 线管的阳极结构

2. 阳极帽 又称为阳极罩，由一定比例钨的无氧铜制成，套在阳极头上，可吸收 50%～60%的二次电子，还可吸收一部分散乱 X 线，从而保护 X 线管玻璃壳并提高影像清晰度。阳极帽上面，正对阴极的窗口是高速运动的电子束轰击靶面的入口；侧面正对靶面中心的窗口是向外辐射 X 线的出口，有的 X 线管在该出口上加装金属铍片，用以吸收 X 线，降低受照者皮肤剂量。

3. 阳极柄 阳极引出管外的部分，由普通铜（紫铜）制成。它与阳极头连接，浸泡在高压绝缘油中。其作用是将阳极头的热量传导到绝缘油中，热量在油中扩散，从而提高阳极的散热能力。另外，阳极柄还有输送高压至阳极和固定 X 线管的作用。

（二）阴极

阴极的作用是发射电子，并经聚焦形成一定形状和大小的电子束。其结构由灯丝、聚焦槽、阴极套和玻璃芯柱组成，如图 1-3 所示。

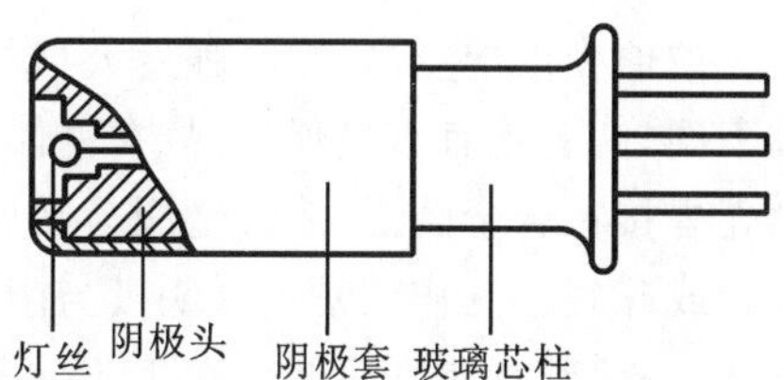

图 1-3 固定阳极 X 线管的阴极结构

1. 灯丝 灯丝的作用是发射电子。钨在高温下有一定的电子发射能力，钨的熔点较高，具有延展性，便于拉丝成形，且在强电场下不易变形，因此灯丝由钨制成并绕成小螺线管状。

灯丝加上电压后，温度逐渐上升，到一定温度（约 2100 K）时开始发射电子。灯丝温度与电子发射能力呈非线性关系（图 1-4）。由此可知，对于给定的灯丝，在一定范围内，灯丝电压越高，灯丝加热电流越大，灯丝温度就越高，灯丝发射的电子数量就越多。调节灯丝加热电压的大小即可改变灯丝发射的电子数量。即：调节灯丝的温度即可改变灯丝发射的电子数量；灯丝温度与发射电子的数量关系呈指数关系。由此可知，调试 X 线机管电流（mA）时要细致，特别是在调整大 mA 挡时，每一次的调整幅度要小，以免灯丝烧断而损坏 X 线管；另外，更换 X 线管时，需按照新换 X 线管的灯丝加热参数，仔细调整灯丝加热电路，使各 mA 挡的数值准确。

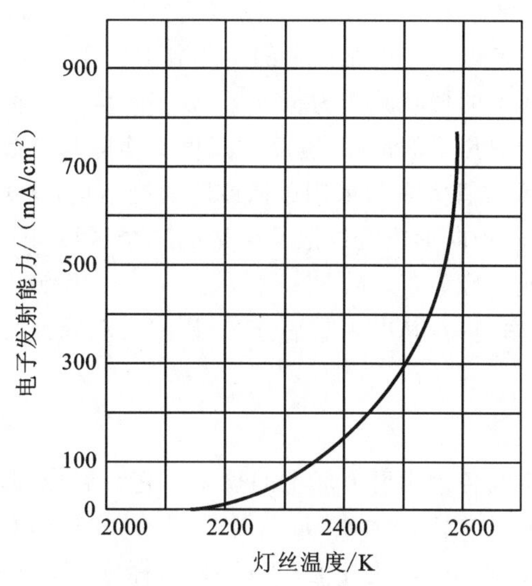

图 1-4 灯丝电子发射特性曲线

在一定的灯丝加热电压下，灯丝点燃时间越长，钨的升华越多。为延长 X 线管灯丝寿命，在实际工作中，须尽可能缩短灯丝的点燃时间。如在摄影准备时才让灯丝由常温加热到摄影管电流所要求的温度，曝光结束后，灯丝应立即停止加热。

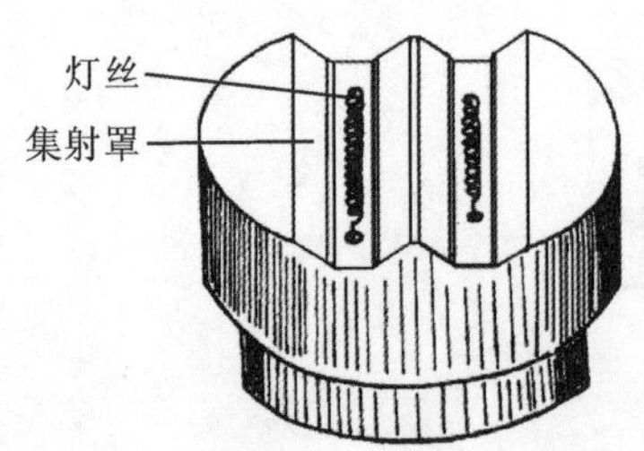

图 1-5　双焦点阴极结构

现在常用的 X 线管，根据不同功率与焦点的关系，在阴极上装有两根长短、粗细不同的螺旋管状灯丝（图 1-5）。相对而言，长而粗的灯丝为大焦点灯丝，其截面积大，加热电压相对较高，单位时间内发射电子数量多，形成的管电流大；短而细的灯丝为小焦点灯丝，其截面积小，单位时间内发射电子数量少，形成的管电流小。X 线管阴极有 3 根引线，其中 1 根为公用线，另 2 根分别为大、小灯丝的另一端引线。

2. 聚焦槽　聚焦槽又称阴极头、聚焦罩或集射罩。它由纯镍或铁镍合金制成的长方形槽，其作用是对灯丝发射的电子进行聚焦。灯丝加热后产生大量电子，在没有高压作用时，灯丝周围发出的电子聚集在灯丝周围形成电子云。这些电子云被称为空间电荷，它会阻止电子进一步发射。灯丝发射的电子，在电场的作用下，高速飞向阳极，但由于电子之间相互排斥，致使电子束呈散射状。为使电子聚焦成束状飞向阳极，可将灯丝装入被加工成圆弧直槽或阶梯直槽的阴极头内，灯丝的一端与其相连接，两者获得相同的负电位，借其几何形状，形成一定的电位分布曲线，迫使电子呈一定形状和尺寸飞向阳极，达到聚焦的目的。

（三）玻璃壳

玻璃壳由熔点高、绝缘强度大、膨胀系数小的钼玻璃制成。由于钼玻璃壳与阴、阳两极的金属膨胀系数不同，两者不宜直接焊接，故在铜体上镶有含 54％铁、29％镍、17％钴的合金圈作为中间过渡体，再将玻璃壳焊接在合金圈上，使合金圈与硬质玻璃膨胀系数相近，以避免因温度变化而造成结合部的玻璃出现裂缝或碎裂。其作用是支撑阴极与阳极，保证其几何中心正对，即灯丝中心与靶面中心正对；保持管内真空度，一般其真空度应保持在 1.33×10^{-5} Pa 以下，装入管内的所有零件都必须经过严格清洗去油和彻底除气（通常采用高频真空加热抽气），以保证灯丝电子能畅通无阻地到达阳极。有的 X 线管还将 X 线射出口处的玻璃加以研磨，使其略薄，以减少玻璃对 X 线的吸收。

固定阳极 X 线管常用在小型 X 线机、某些治疗 X 线机中。固定阳极 X 线管的主要缺点：①X 线管的负载容量受到限制；②高速电子撞击靶面面积受到限制；③连续负载工作受到限制。

二、X 线管的焦点

在 X 线成像系统中，对 X 线成像质量影响最大的因素之一就是 X 线管的焦点。X 线管的焦点分为实际焦点和有效焦点两种。

（一）实际焦点

实际焦点是指来自阴极的高速电子在阳靶面上的实际轰击面积。因 X 线管的灯丝绕成螺旋管状，其发射的电子经聚焦后轰击在靶面上的形状就成为长方形，故实际焦点又称为线焦点。

实际焦点的宽度主要取决于聚焦罩的形状、宽度和深度。实际焦点越大，X 线管的容量就越大，曝光时间就可以缩短。我国生产的 X 线管大多数采用单槽或阶梯槽结构，这类阴极形状在灯丝前沿形成的等位面（线）曲率，使发射电子在灯丝径向形成既发散又会聚的三个区域，因而电子束截面上的强度分布（束流密度）不均匀，形成双峰分布或多峰分布，如图 1-6 所示。在同样焦点尺寸的情况下，焦点中央辐射强度越强（呈高斯分布），其影像分辨率越高；其次为矩形分布；最差为双峰分布。医学诊断用 X 线管的焦点一般是双峰分布。

（二）有效焦点

有效焦点是指实际焦点在空间各个投射方向上的投影。它对影像的清晰度影响很大，也称为作用焦点。因有效焦点在不同 X 线投照方向上的大小、形状是不同的，故常用有效焦点的标称值来描述焦点的大小。有效焦点中垂直于 X 线管窗口方向上中心的投影称为标称有效焦点或有效焦点的标称值，简称为标称焦点。X 线管特性参数表中标注的焦点为标称焦点。虽然标称焦点为一无量纲数值，但是目前仍用习惯标注法描述焦点的大小，如 2.0 mm×2.0 mm、1.2 mm×1.2 mm。

有效焦点与实际焦点之间的关系，如图 1-7 所示。即

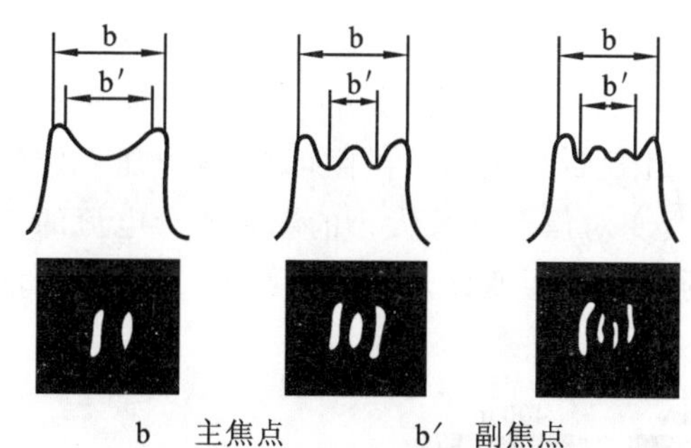

图 1-6　X线辐射强度分布

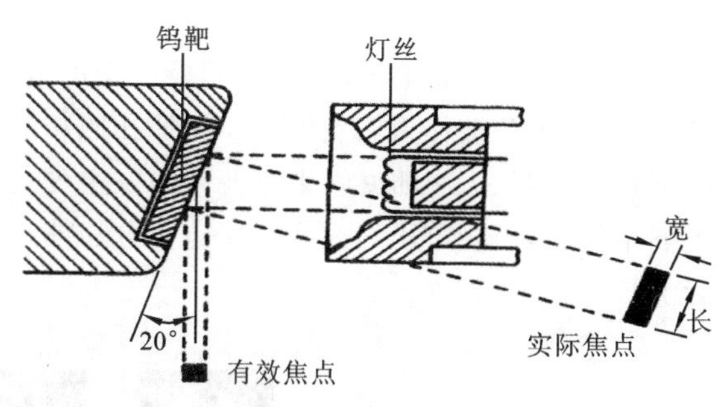

图 1-7　实际焦点与有效焦点的关系

$$有效焦点=实际焦点\times\sin\theta$$

式中：θ 表示阳极靶面与X线投照方向的夹角。

当投照方向与X线管长轴垂直时，θ 角称为靶角或阳极倾角（一般为7°～20°）。例如，有一个靶角为19°的固定阳极X线管，实际焦点长为5.5 mm，宽为1.8 mm。根据上式可以计算出有效焦点的长是 $5.5\times\sin\theta\approx5.5\times0.33$ mm=1.8 mm，其宽度不变，即有效焦点近似为1.8 mm×1.8 mm的正方形。

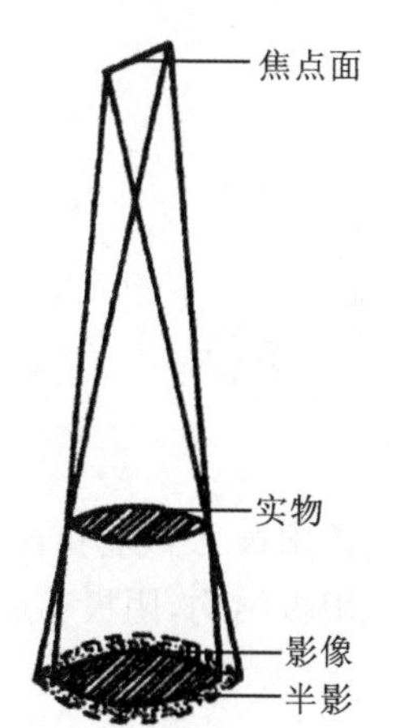

图 1-8　焦点与影像清晰度的关系

（三）有效焦点与成像质量

从提高成像质量的角度来讲，有效焦点尺寸越小，影像清晰度就越高，如图1-8所示。

减小有效焦点可以通过减小阳极倾角来实现，但是阳极倾角太小，X线投照方向上X线量将大量减少，所以阳极倾角要合适，固定阳极X线管的阳极倾角一般为15°～20°。还可通过减小实际焦点的面积来减小有效焦点，但钨靶单位面积承受的功率一般为200 W/mm^2，对于固定阳极X线管来说，实际焦点面积减小后，X线管的功率（容量）也随之减小。为此，在单焦点X线管的基础上生产出了双焦点X线管，对于低曝光量的部位采用小焦点摄影可提高图像质量。

（四）焦点的方位特性

焦点的方位特性如图1-9所示。X线呈锥形辐射，在照射野范围内，不同投影方向上有不同的有效焦点的大小和形状。愈靠近阳极，有效焦点愈小；愈靠近阴极，有效焦点愈大（宽度不变）。如果投影方向偏离管轴线和电子入射方向组成的平面，有效焦点的形状还可能出现失真的情况。所以使用时要保持实际焦点中心、X线输出窗中心与投影中心三点一线，即X线中心线应对准影像中心。

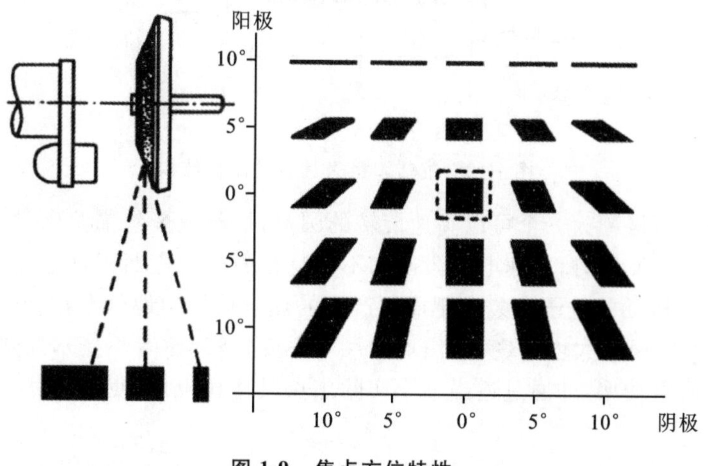

图 1-9　焦点方位特性

（五）焦点增涨

在实际工作中，管电流增大时，阴极产生的电子数量会增多，电子之间库仑斥力的作用，会使焦点尺寸增大，这种现象被称为焦点增长。用针孔照相法拍摄焦点像，如图 1-10 所示。由图可知，管电压一定的情况下，焦点增长大小随着管电流变化而发生变化。管电压的改变对焦点增长大小的影响比管电流的变化影响小得多，但管电压的改变会使电位分布曲线主、副焦点的形成发生变化。一般情况下，对小焦点增长影响较大。

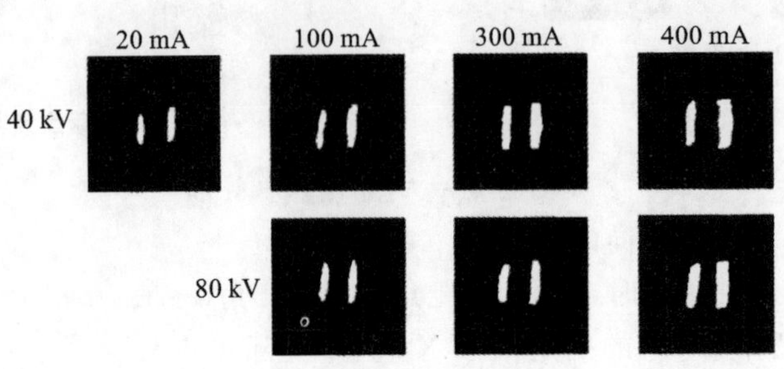

图 1-10　焦点增长

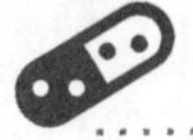

第二节　旋转阳极 X 线管

旋转阳极 X 线管由阳极、阴极和玻璃壳组成，如图 1-11 所示。它与固定阳极 X 线管有明显差别的部分就是阳极结构，阴极和玻璃壳相差不大。

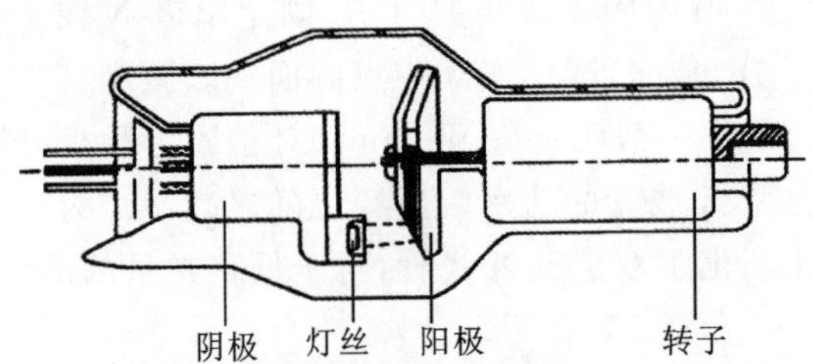

图 1-11　旋转阳极 X 线管的结构

旋转阳极 X 线管的阳极结构主要由靶面、转子、转轴和轴承等组成，如图 1-12 所示。

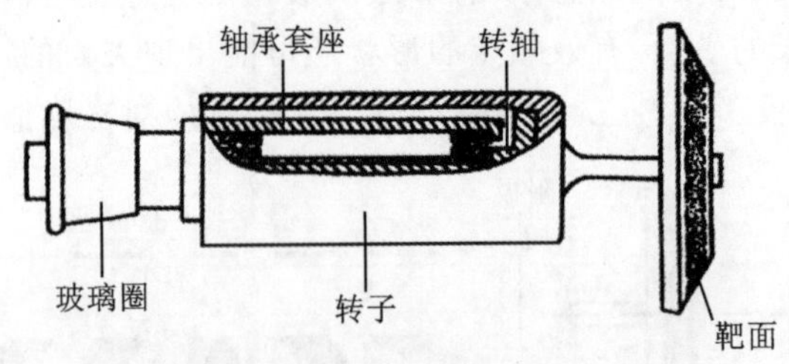

图 1-12　旋转阳极 X 线管的阳极结构

旋转阳极 X 线管的阳极靶为一个可以高速旋转的圆盘，灯丝及聚焦罩偏离 X 线管长轴中线而正对阳极靶环轨迹中心。在发生 X 线时，高速电子轰击的不再是靶面的固定面积，而是一个转动的环形面积，如图 1-13 所示。由于高速运动的电子束轰击靶面所产生的热量被均匀地分布在转动的圆环面上，承受电子束轰击的面积因阳极旋转而大大增加（实际焦点的尺寸不变、空间位置不变），使热量分布面积大大增加，从而有效地提高了 X 线管功率，并通过适当减小实际焦点尺寸和靶角，使有效焦点减小成为可能。

一、靶面

早前，我们采用纯钨制成的靶盘及靶面，其热容量较小且散热性、抗热胀性都较差，所以在交变热负

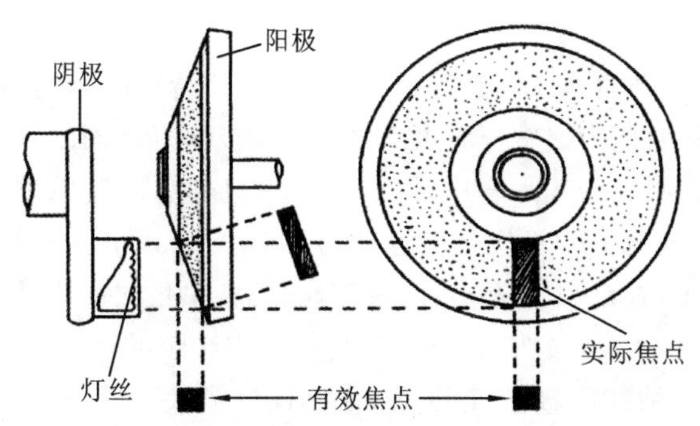

图 1-13 旋转阳极 X 线管的焦点

荷条件下使用，其表面与内层之间的温差产生的热应力，会使靶面产生裂纹；而且钨在 1100 ℃以上会发生再结晶，使用不久就会使靶面出现表面龟裂、粗糙现象，使得 X 线管辐射 X 线的能力下降。如今用铼钨合金（含 10%～20%铼）做靶面，钼或石墨作靶基，制成钼基铼钨合金复合靶及石墨基铼钨合金复合靶，如图 1-14 所示。铼钨合金靶面晶粒细致，抗热胀性高，再结晶温度高，使靶面龟裂、粗糙情况减轻。有的还在靶盘上开几条径向的防膨胀缝以消除机械应力，如图 1-15 所示。把靶盘做成直径 70～150 mm 之间的单凸状圆盘。把中心固定在转轴（钼杆）上，转轴的另一端与转子相连。这样就要求靶盘具有良好的运动平衡性；同时靶面具有一定的靶角，一般为 6°～17.5°。

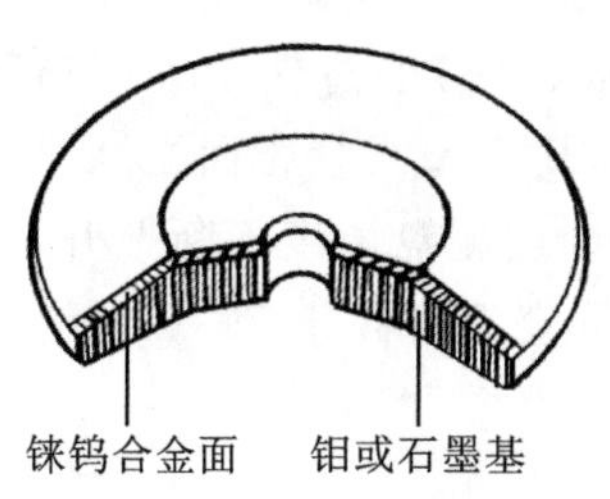

图 1-14 合金复合靶结构

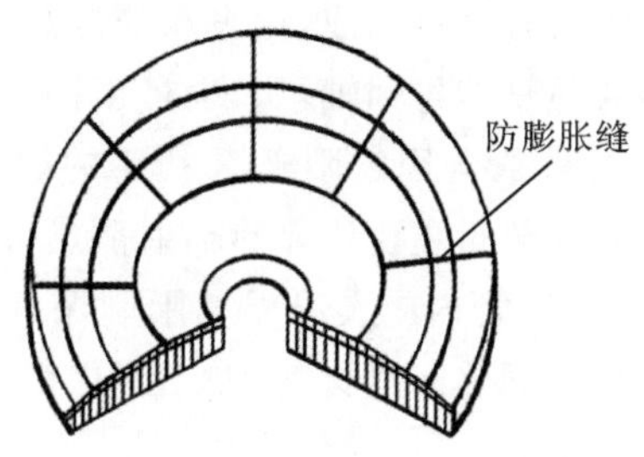

图 1-15 消除机械应力的阳极靶面

在相同条件下曝光 2 万次，把铼钨合金靶与纯钨靶相比较，输出 X 线剂量分别下降 13%和 45%。铼钨合金靶与纯钨靶的剂量对比曲线如图 1-16 所示。由图可知，铼钨合金靶面明显优于纯钨靶面。钼和石墨与金属钨相比，具有密度小、热容量大（石墨的比热约为钨的比热的十倍）、散热率好（石墨的辐射系数接近 1，导热系数与钨、钼相近）等特点，使铼钨合金靶重量轻、热容量大、散热快，有效地提高了 X 线管连续负荷能力。

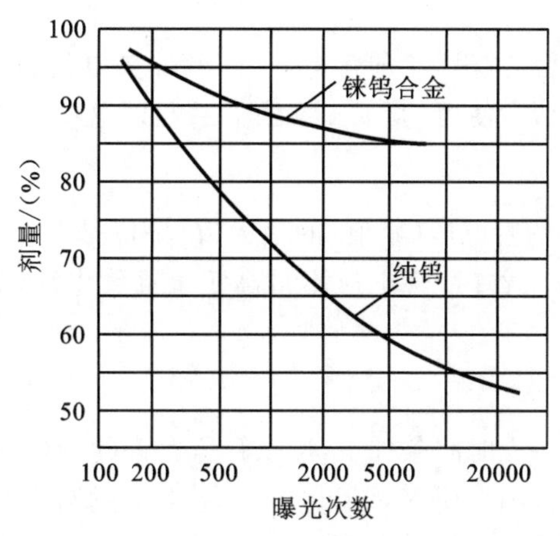

图 1-16 铼钨合金靶面与纯钨靶面辐射剂量对比曲线

二、转子

转子由无氧铜制成，靶盘和靶面通过钼杆连为一体，当转子转动时，靶盘和靶面也转动。对转子的表面进行黑化处理可以提高热辐射能力。转子装在X线管的玻璃壳内，而定子线圈装在X线管玻璃壳的外面。转轴装入由无氧铜或纯铁制成的轴承套中，两端各装一只轴承。其原理和结构与小型单相异步电机的相似，只是低速旋转阳极X线管的阳极实际转速约为2700 r/min(f=50 Hz)，高速旋转阳极X线管的阳极实际转速一般为8500 r/min(f=150 Hz)，阳极转速越高，单位时间内承受高速运动的电子束轰击的圆环面积越大，X线管的功率就越大，当然，转速的提高须考虑转子的运动平衡、轴承等因素。

旋转阳极X线管的功率必须在阳极转速达到额定值时(需要0.8～1.2 s的启动时间)才能产生X线，否则会造成X线管的靶面熔蚀损坏。所以，旋转阳极X线管的X线机都设有旋转阳极启动、延时及保护电路。

在曝光结束断电之后，转子因为惯性会有长时间的静转状态(从切断启动电机定子电源开始到转子停止转动所用的时间)，一般为数分钟甚至几十分钟。静转对轴承有一定的磨损。因此，曝光结束后应立即对转子制动，来减轻轴承的损伤，延长轴承的寿命。高速旋转阳极X线管，通过制动可以使转子迅速越过临界转速(引起共振的临界转速为5000～7000 r/min)，避免损伤X线管。低速旋转阳极X线管，如果转子的静转时间低于30 s，就说明轴承已明显磨损。

三、轴承

轴承由耐热合金钢制成，用来承受较高的工作温度。将阳极端的转轴外径做得较细或用管状钼杆，以减少过多的热量传导到轴承。少量由阳极靶面传导过来的热量则大部分通过转子表面辐射出去。所以旋转阳极X线管与固定阳极X线管的散热方式是不一样的，旋转阳极X线管靶面受高速运动的电子束轰击所产生的热量主要依靠热辐射散热，散热效率低，连续负荷后会使靶盘温度不断上升，为了防止X线管的损坏，X线管内应设有温度限制保护装置来保护X线管，当管套温度高于70 ℃时就自动阻止曝光。轴承需要用固体润滑材料，如二硫化钼、银、铅等。

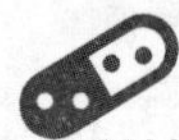

第三节　X线管的规格与特性

X线管的规格与特性因X线管的型号不同而有所不同，正确地使用X线管，发挥X线管的最大效能，需要我们熟悉、掌握X线管的特性曲线、电参数以及构造参数。

一、规格

X线管电性能的规格数据常见的有灯丝加热电压、灯丝加热电流、最高管电压、最大管电流、最长曝光时间、容量、标称功率、热容量等，在使用、调试和维护X线机时这些参数必须清楚并严格遵守。

(一) 最高管电压

它是指允许加于X线管两端的管电压(峰值)的最大值，单位是千伏(kV)。由X线管的长度、形状、绝缘介质的种类等决定。X线管工作时，管电压不得高于最高管电压，否则会使管壁放电，甚至击穿X线管。

(二) 最大管电流

它是指在某一管电压和某一曝光时间条件下，X线管所允许的管电流(平均值)最大值。X线管工作时，管电流不得大于最大管电流，否则会使X线管电子束轰击面过热而损坏或缩短灯丝寿命，从而损坏X线管。

(三) 最长曝光时间值

它是指在某一管电压和某一管电流条件下，X线管所允许曝光时间的最大值。X线管工作时，曝光时间不得长于最大曝光时间值，否则会使X线管因承受电子束轰击的靶面过热而损坏。

（四）X线管的容量

1. X线管的容量 X线管在安全使用条件下，单次曝光或连续曝光而无任何损坏时所能承受的最大负荷量。由于高速电子流的能量99%以上转换成热能，靶面在受到电子束轰击时温度升高很快，当温度超过一定时，会使靶面熔化而损坏X线管。增大X线管的容量可以确保X线管的安全，增大容量的方法通常有五个：①增大焦点面积；②减小靶面倾角；③增加阳极转速；④增大焦点轨道半径；⑤减小管电压波形的纹波系数。

2. 容量的计算 容量常用输入的电功率表示，其计算式为

$$P = UI/1000\ (\mathrm{kW})$$

式中：P 表示X线管的负载功率，即容量；U 表示管电压的有效值；I 表示管电流的有效值。

从公式中可知，X线管的容量与管电压与管电流的乘积成正比。容量还与曝光时间有关，曝光时间增长，容量将相应地减小。这是因为单次曝光时间越长，阳极所产生的热量就越多，X线管的容量就越小；多次连续摄影因阳极热量的积累，要求每次摄影X线管的容量就更小；由于透视时间一般较长，且必要时还需点片，所以透视、点片用X线管的容量最小。

3. X线管的标称功率 综上所述，同一只X线管的容量是一个不确定的量，为了便于比较，通常将一定整流方式和一定曝光时间下X线管的最大负荷称为X线管的标称功率，也称额定容量或代表容量。

固定阳极X线管的标称功率是指在单相全波整流电路中，曝光时间为1 s时的容量。例如XD_4-2 · 9/100型X线管的标称功率为：小焦点（1.8 mm×1.8 mm）2 kW，大焦点（4.3 mm×4.3 mm）9 kW。

旋转阳极X线管的标称功率是指在三相全波整流电路中，曝光时间为0.1 s时的容量。例如XD_{51}-20 · 40/125型旋转阳极X线管的标称功率为：小焦点（1.0 mm×1.0 mm）20 kW，大焦点（2.0 mm×2.0 mm）40 kW。

4. 瞬时负荷与连续负荷的容量表示方法

（1）瞬时负荷的容量表示方法 瞬时负荷是指X线机曝光时间为数毫秒到数秒的瞬时负荷，如摄影和短时间透视，常用瞬时负荷特性曲线表示。图1-17是XD_{51}-20 · 40/125型旋转阳极X线管大焦点瞬时负荷特性曲线。由此可知，纵轴表示管电流，横轴表示曝光时间，管电压为参变量，曲线下方为可使用范围，上方为过载范围。它是在一定的整流方式、管电压和管电流下，所允许的最长曝光时间。这在安装及调试X线机时很实用。X线管型号不同，其瞬时负荷特性曲线也不同；同一只X线管大、小焦点的瞬时负荷特性曲线也不相同；整流方式变化时，X线管的瞬时负荷特性曲线亦将发生变化。

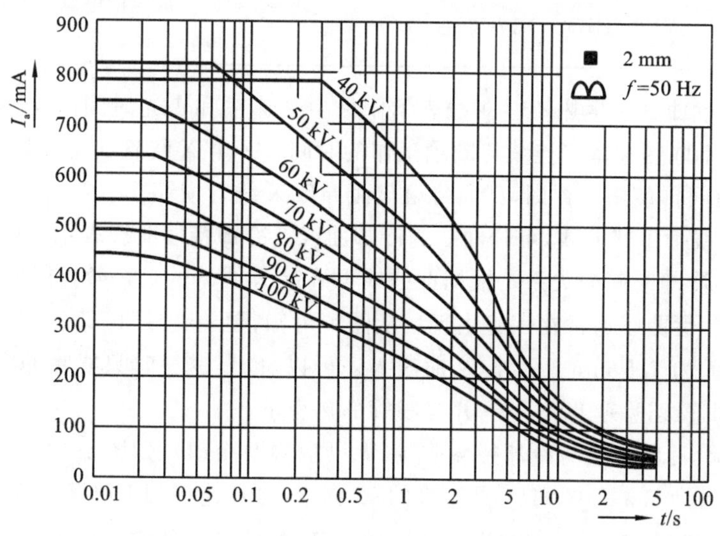

图1-17 XD_{51}型X线管大焦点瞬时负荷特性曲线

电源电压的波动、各测量仪表存在误差及X线机本身的因素，使得我们在实际使用X线管时，允许的最大负荷只能按容量的85%～90%设计。按我国规定管电压允许误差为±7%，管电流允许误差为

±10%，曝光时间允许误差为±15%(大于或等于 0.1 s，单相非零相位合闸)，mAs 允许误差为±20%。

(2) 连续负荷的容量表示方法　连续负荷是指曝光时间为 10 s 以上的透视或间隔时间很短的连续摄影。在 X 线机说明书中对 X 线管连续负荷的容量一般有如下两种标注方法。

①限定连续使用时的最大功率：例如，限定某 X 线管的容量为 200 W 连续使用。

②限定管电压、管电流：例如，限定某 X 线管的容量为 100 kV、2.5 mA 连续使用。

(五) X 线管的热容量

X 线管的瞬时负荷特性曲线只表明一次曝光的安全容量，而工作中多次曝光的累积性升温和散热关系，用 X 线管的生热和冷却特性曲线来标注更为合理。

1. X 线管的热容量　X 线管曝光时，阳极靶面会产生许多热量。生热与冷却相伴随，生热快，冷却慢，阳极就会积累热量。其他条件不变时，阳极靶面的积累热量越多，冷却速率越大。单位时间内靶面传导给介质的热量称为散热速率(又称冷却速率)。X 线管处于最大冷却率时，允许承受的最大热量称为热容量。

热容量的单位是焦耳(J)，即

$$1\ \text{J}=1\ \text{kV(有效值)}\times 1\ \text{mA(有效值)}\times 1\ \text{s}$$

热容量的单位还可使用 HU 来表示，即

$$1\ \text{HU}=1\ \text{kV(峰值)}\times 1\ \text{mA(平均值)}\times 1\ \text{s}$$

单相全波整流情况下，两者的换算关系是 1 HU＝0.77 J。

不同高压整流方式的 X 线机，因整流后的波形不同，产生的热量也不相同。在计算阳极产生的热量时，应乘以相应的系数，具体见表 1-1。

表 1-1　X 线管生热计算表

电路形式	计算公式	备　注
单相全波整流	热容量(HU)＝峰值电压(kV)×电流(mA)×时间(s)	高压电缆长度在每根 6 m 以下，否则管电流小于 10 mA 时乘以 1.35
三相六波整流	热容量(HU)＝1.35×峰值电压(kV)×电流(mA)×时间(s)	
三相十二波整流(恒压)	热容量(HU)＝1.41×峰值电压(kV)×电流(mA)×时间(s)	
电容充放电式	热容量(HU)＝$0.7C(E_1^2-E_2^2)$	E_1 为放电前电压，E_2 为放电后电压，C 为高压电容(μF)

2. 生热及冷却特性曲线　生热特性曲线表示阳极生热速率和曝光时间的关系，如图 1-18 所示。根据曲线可知 X 线管在不同热速率下连续与断续工作的时间。一个 X 线管如果累积热量达到热容量，就应该停止使用，过一段时间再使用。否则，靶面将熔化而导致 X 线管损坏。

图 1-18 中上升曲线为生热曲线，下降曲线为冷却曲线。冷却特性曲线表示阳极上的热量散发与冷却时间的关系，即热量与冷却时间的关系。根据此曲线可确定 X 线管的最短暂停时间。

生热和冷却两种特性曲线通常在一起出现。从图中可知，要将约 1.1×10^7 HU 的热量全部散去(即冷却到室温)，所需时间为 7.5 min。另外，从曲线上还可以看出，透视时只要曝光条件不大于 500 HU/s 的生热率，即使长时间连续透视，也不会超出 X 线管的热容量。

将 X 线管装入管套后的生热与冷却特性曲线(无风扇协助冷却)，如图 1-19 所示。由图可知，X 线管装入管套后的热容量约为 1.3×10^6 HU，是原来的 12 倍，但冷却速率却下降了。无风扇吹冷时，最大冷却速率是 320 HU/s。需经过 210 min 才能将 1.3×10^6 HU 的热量全部散发出去。

凡由 X 线管的结构所决定的非电性能的参数都属于构造参数，例如，阳极靶面的靶角、有效焦点尺寸、外形尺寸、重量、管壁的滤过当量、冷却和绝缘方式、旋转阳极 X 线管的阳极转速以及最大允许工作温度等。这些参数在 X 线管的技术手册中一般都会标注，更换 X 线管时需仔细阅读、查验。

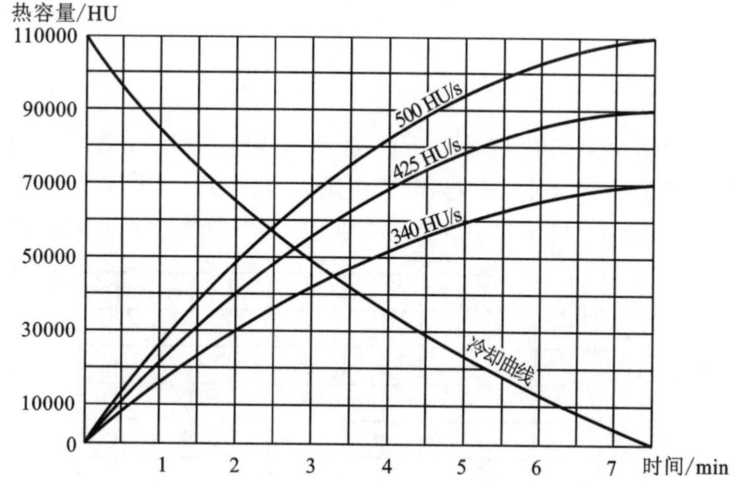

图 1-18 XD_{51}-20 · 40/125 型旋转阳极 X 线管生热和冷却特性曲线

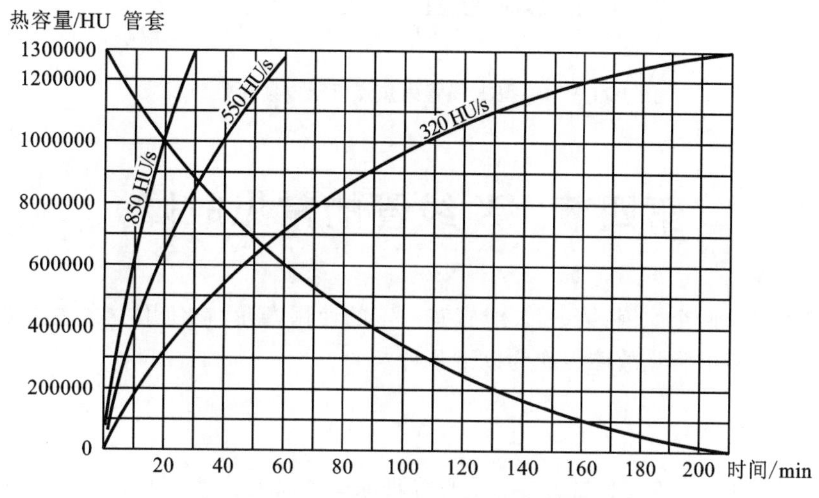

图 1-19 X 线管装入管套后的生热和冷却特性曲线

二、特性

(一) 阳极特性曲线

阳极特性曲线是指在一定的灯丝加热电流(I_f)下，管电压(U_a)与管电流(I_a)的关系曲线。

灯丝发射的电子大致有三个区域：①灯丝前端发射的电子，它们在静电场作用下不受阻力的飞往阳极；②灯丝侧面发射的电子，它们在受到一定的阻力后在空间发生交叉后飞向阳极；③灯丝后端发射的电子，这些电子之间由于相互排斥和灯丝的阻挡作用，会使电场作用力很微弱，所以这部分电子滞留在灯丝后面的空间，形成“空间电荷”，空间电荷只能随着管电压的升高而逐渐飞向阳极。

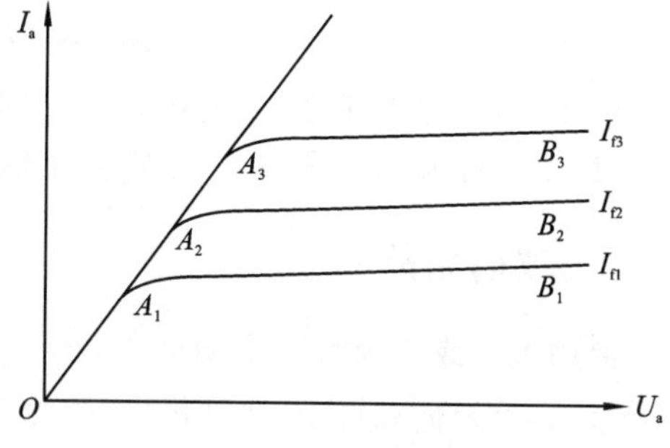

图 1-20 阳极特性曲线

当管电压为直流时，阳极特性曲线如图 1-20 所示。图中 I_f表示灯丝加热电流，当灯丝加热电流为 I_{f1}时，曲线可分为两段。①OA_1段，此时管电压较小，灯丝附近存在着大量的空间电荷，随着管电压的升高，飞往阳极的电子数目随之增加，即管电流随管电压升高而增大，这段曲线反映了空间电荷起主导作用。这部分曲线可近似看成直线，管电流与管电压成正比，故该段曲线所在区域称为比例区。②A_1B_1 段，此时管电流不再随管电压增加而明显上升，趋向饱和，该段曲线所在区域称为饱和区。在饱和区，管电流与管电压基本无关。管电流的大小主要由灯丝加热电流决定。当灯丝加热电流从 I_{f1} 增大到 I_{f2}时，阳极特性由曲线 OA_2B_2 表示，由于灯丝发射的电子数目增多，相同管电压下，管电流变大；同时由于空间电荷增多，使管电流达到饱和的管电压必将升高。

（二）灯丝发射特性曲线

灯丝发射特性曲线是指在一定的管电压(U_a)下，灯丝加热电流(I_f)与管电流(I_a)之间的曲线。根据图1-21可知，排除空间电荷的影响，在同一加热电流作用时，100 kV管电压下获得的管电流比60 kV的大，而要得到同样大小的管电流，管电压为100 kV时要比60 kV时所需的灯丝加热电流小。

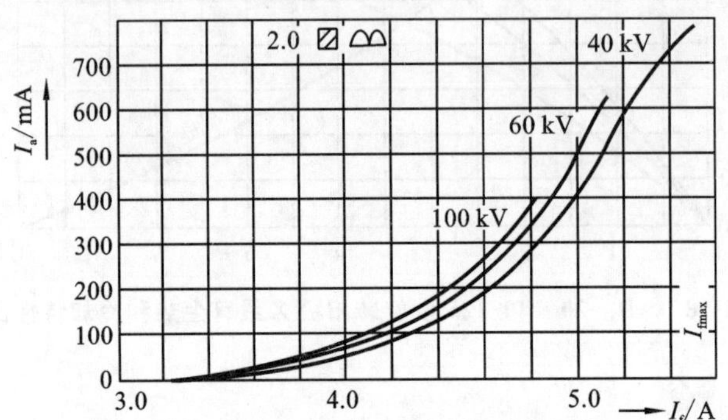

图1-21 XD_{51}型X线管大焦点灯丝发射特性曲线

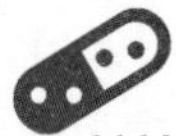

第四节 X线管的常见故障

X线管的故障主要有两个原因：第一，X线管有一定的使用寿命，在使用中会逐渐老化而损坏；第二，使用不当而损坏。X线管的常见故障表现为以下几种。

一、阳极靶面损坏

靶面损坏时可见靶面有裂纹、溶蚀或凹凸不平等现象。通常是由于超负荷使用而引起的。如没有按照X线管的负荷特性曲线允许的条件曝光，或者容量保护电路失灵而过负荷曝光，造成X线管瞬时负荷过载，阳极过热；使用X线管每次曝光量一般都在安全使用范围，在连续曝光、间隔冷却时间不足，焦点面热量逐渐积累而超过其允许限度时，可使焦点面融化蒸发；旋转阳极X线管的阳极不转动或转速过低的情况下进行摄影曝光，瞬间使得阳极靶面损坏；散热装置的散热性能下降。

二、X线管灯丝断路

X线管小焦点灯丝断路后，小焦点灯丝无法点亮，透视或小焦点摄影时无X线发生。X线管大焦点灯丝断路后，大焦点灯丝无法点亮，大焦点摄影无X线发生。X线管灯丝断路的原因如下：灯丝加热电压过高，使灯丝烧断；灯丝不断蒸发，已达自然寿命；X线管大量进气，通电后迅速氧化烧断灯丝；其他间接原因。

三、玻璃壳故障

使用不当或使用时间较长的X线管，由于灯丝和阳极靶面的蒸发，在玻璃壳内壁形成一层很薄的钨沉积层，其反射面如镜子，通常称为"镜面反射"。它将吸收一定的X线，降低X线的输出量，并严重降低了玻璃的绝缘性能，造成高压击穿，最终导致X线管损坏。

四、真空度下降

这类故障较为常见，常称为漏气或进气。真空度下降可能是管外进气，也可能是由于管内金属材料逸出气体所致。根据真空度下降程度的不同，可以分为两种。

1. 轻度真空度不良 曝光时可见轻微的淡蓝色辉光，并随管电压增高而增加。透视时，影像清晰度降低;摄影时,影像过淡,呈现穿透力不足。增加管电压时,影像清晰度反而下降。

2. 严重真空度不良 曝光时管内充满蓝紫色辉光,机器有轰鸣声,保险丝熔断,毫安表指针冲顶,电压表指针大幅下降。透视时,荧光微弱或无荧光;摄影时,出现“白片”。

五、旋转阳极转子故障

旋转阳极转子故障通常有两种。

1. 转速降低 旋转阳极转子轴承因长期转动而逐渐磨损或变形,摩擦力增加,阳极转速降低,转动噪声明显增大,净转时间随之减少。转速降低后,将可能导致靶面损坏。

2. 转子卡住 启动电路正常,因转子本身的原因导致阳极不转。这种情况极少,可采用高于额定启动电压 1～2 倍的电压进行瞬时通电,可能使转子恢复转动。如仍不能恢复转动,只要不是微焦点 X 线管,可做透视使用。

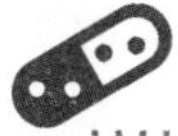

第五节 X 线管管套

管套是封装 X 线管的特殊容器,现代 X 线管的管套均为防电击、防散射、油浸式管套,其结构因用途、型号的不同而有所差异。

一、固定阳极 X 线管管套

固定阳极 X 线管管套结构如图 1-22 所示。此类管套是由薄铜板或铝等金属制成。管套的一端或两端装有耐油橡胶制成的膨胀器,以适应油温变化导致的胀缩,防止管套内油压增加。管套内壁贴有薄铅层,用于吸收 X 线的辐射。管套中央有一圆口,称为放射窗,是 X 线发射的窗口。此处装有有机玻璃制成的凹形窗口,减少油层厚度,增加 X 线输出剂量。通过观察窗口可以看见 X 线管灯丝的亮度。管套两边,配有高压插座,用以连接高压电缆。管套内充满变压器油,作为绝缘和冷却用。

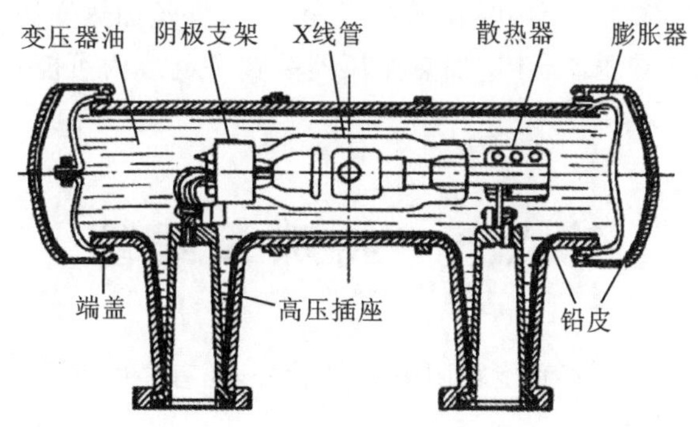

图 1-22 固定阳极 X 线管管套

二、旋转阳极 X 线管管套

旋转阳极 X 线管管套结构如图 1-23 所示。此类管套与固定阳极 X 线管管套相似,仅在阳极端设置一个阳极定子线圈,定子线圈的引线连接、固定在阳极端内层封盖上,与启动电路连接并实施高压绝缘。此外,管套内配有微动开关,当 X 线管混合负载大、工作时间长时,油温过热,油体积膨胀而压缩金属波纹管或膜片时,可导致曝光不能进行。等油温下降后,微动开关上的压力消失,波纹管或膜片复位,曝光继续进行。对于一些大功率 X 线管管套,在玻璃壳外壁或管套外壁配备一个温度传感器,当油温过热时,自动切断高压,以保护 X 线管。

三、组合机头

为了使小型 X 线机轻便,将 X 线管、灯丝变压器以及高压变压器等共同组装在一个充满变压器油的

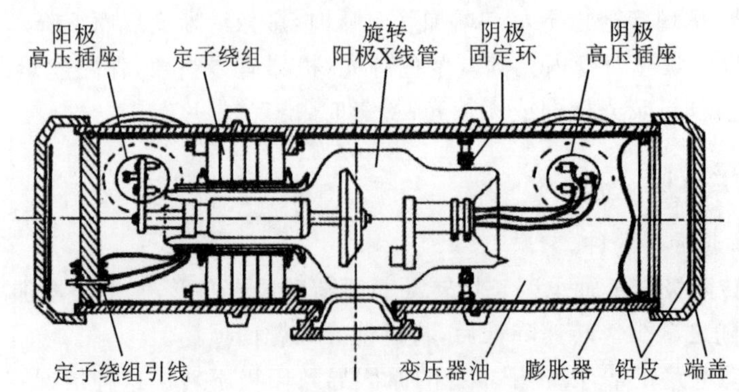

图 1-23　旋转阳极 X 线管管套

密封容器中，称为组合机头，如图 1-24 所示。此类管套的外形多为圆筒形，因为无高压电缆，所以无高压插座，其结构也简单。

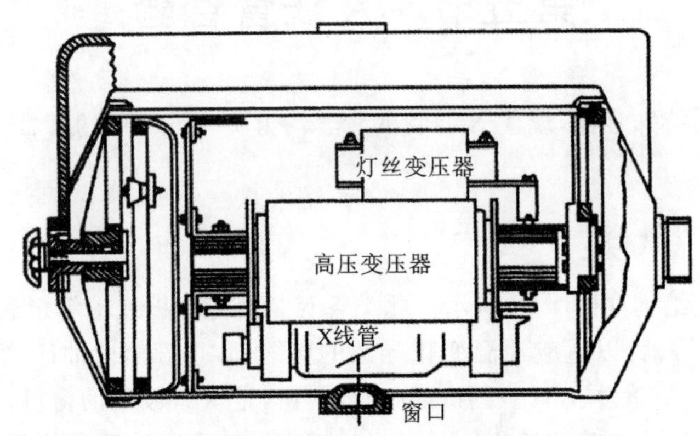

图 1-24　组合机头结构图

20 世纪 80 年代研制出中、高频 X 线机，随着高压变压器、灯丝加热变压器以及高压整流器等部件的体积成倍减小，使 X 线管、高压变压器、灯丝加热变压器装在一起成为可能，形成了新一代的大功率组合机头。

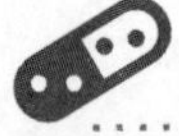

第六节　特殊 X 线管

除了之前介绍的固定阳极 X 线管和旋转阳极 X 线管外，还有一些特殊的 X 线管。

一、金属陶瓷大功率 X 线管

普通 X 线管的玻璃壳，在持续大负载摄影时，伴随着 X 线管使用时间的不断增长，灯丝和阳极靶面龟裂边缘处的钨升华，会使玻璃壳内壁形成黑色的钨沉积层，致使一部分高速运动的电子轰击玻璃壳使其击穿损坏。为了避免钨沉积层的生成，保护 X 线管，就产生了金属陶瓷大功率 X 线管。

金属陶瓷 X 线管的灯丝和阳极靶盘与普通旋转阳极 X 线管类似，如图 1-25 所示。只是把玻璃壳改为由金属和陶瓷组合，用铌(Nb)连接金属和陶瓷，再用铜焊接。金属部分位于 X 线管中间部位并接地，以吸收二次电子，对准焦点处开有铍窗以使 X 线通过。金属靠近阳极一端嵌入玻璃壳中。玻璃与陶瓷部分起绝缘作用。

陶瓷绝缘 X 线管，如图 1-26 所示。具有大直径(120 mm)铼钨合金复合靶盘、小靶角(9°～13°)。阳极在两端有轴承支撑的轴上旋转，用陶瓷绝缘，装在接地的金属管壳内，管壳装在钢制管套中。工作时还需使用一个外接的油循环热交换器。油循环热交换器的导管插入充油 X 线管的管套内，通过油泵、导管和热交换器，将管套内的油冷却。这种 X 线管的焦点尺寸为 0.6 mm×1.3 mm 或 0.5 mm×0.8 mm，前者靶角为 13°,后者靶角为 9°,阳极转速为 8000 r/min。

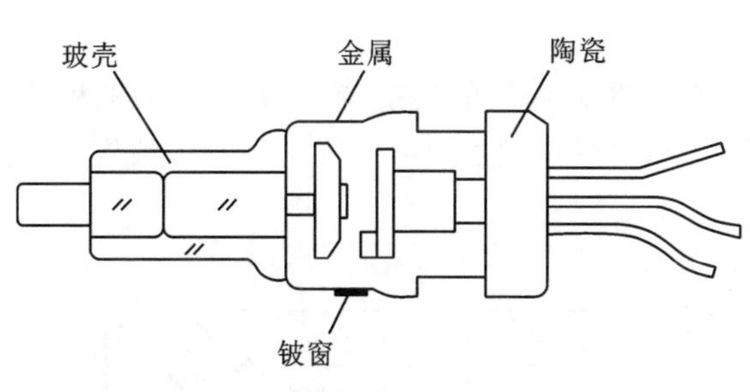

图 1-25 金属陶瓷大功率 X 线管

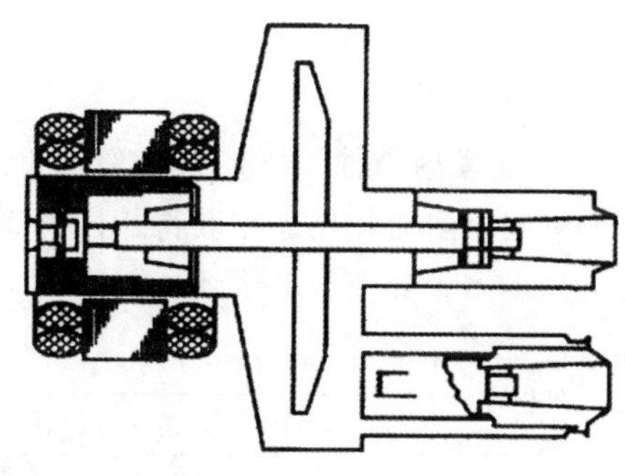

图 1-26 陶瓷绝缘 X 线管

二、三极 X 线管

(一) 结构

在普通 X 线管的阳极与阴极之间增加一个控制栅极就构成了三极 X 线管,又称为栅控 X 线管。三极 X 线管与普通 X 线管类似,只是阴极的结构比较特殊,如图 1-27 所示。在聚焦槽中装有灯丝,灯丝前方装有栅极,灯丝与聚焦极之间相互绝缘,栅极电位就加在灯丝和聚焦极之间。

三极 X 线管的控制原理,如图 1-28 所示。当栅极对阴极加一个负电压(−2～−5 kV)或负脉冲电压时,可使阴极发射的热电子完全飞不到阳极上,无法形成管电流,不会产生 X 线。当负电压或负脉冲电压消失时,阴极发射的热电子在阳极与阴极之间的强电场作用下飞向阳极,形成管电流,产生 X 线。由于脉冲电压信号无机械惯性延时,控制灵敏,因此可实现快速连续 X 线摄影,摄影频率可达 200 帧/秒。

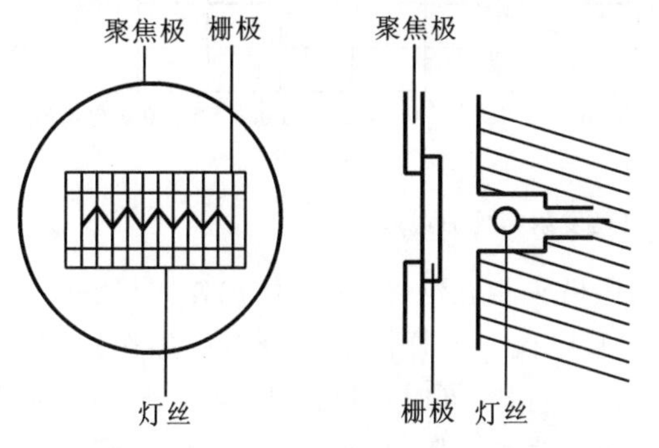

图 1-27 三极 X 线管的阴极结构

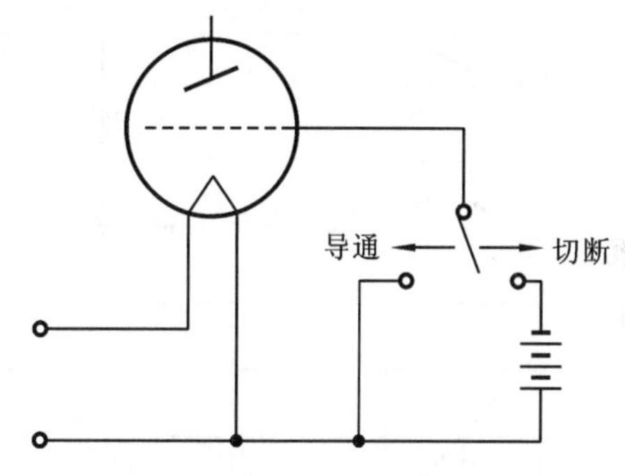

图 1-28 三极 X 线管控制原理

我们还可制成一个没有实体栅极的特殊形状的阴极头,其也具有三极 X 线管的栅控特性,通过负偏压来控制 X 线管的电子束,当负偏压较小时,一部分电子飞向阳极,并聚焦起来形成很窄的电子束,以获得很小的焦点,即微焦点,如图 1-29 所示。例如,给阴极头加一个小于 X 线管截止电压的负偏压,如 −400 V,那么该负偏压将使阴极发射的电子聚焦,从而可获得 0.1 mm×0.1 mm 的微焦点。若负偏压值再小一点,可获得更小的焦点,这就是微焦点 X 线管的工作原理。微焦点 X 线管常用于放大 X 线摄影。

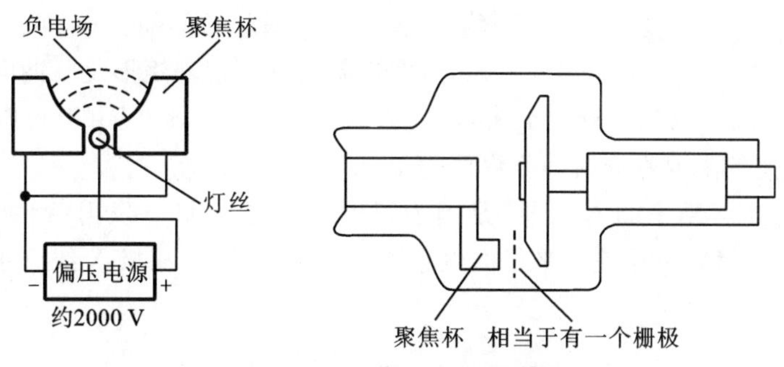

图 1-29 无栅三极 X 线管

（二）特性

三极 X 线管的特性取决于灯丝加热电流和管电压及栅极电位的变化。三极 X 线管具有高压开关管和 X 线管的作用。

1. 灯丝发射特性 栅控 X 线管的灯丝发射特性要比一般 X 线管的发射特性差，是因为栅极负电位对电子束起着阻碍作用。在获得相同的管电流时，栅控 X 线管的灯丝加热电流要比一般 X 线管的灯丝加热电流大得多。如图 1-30 所示。

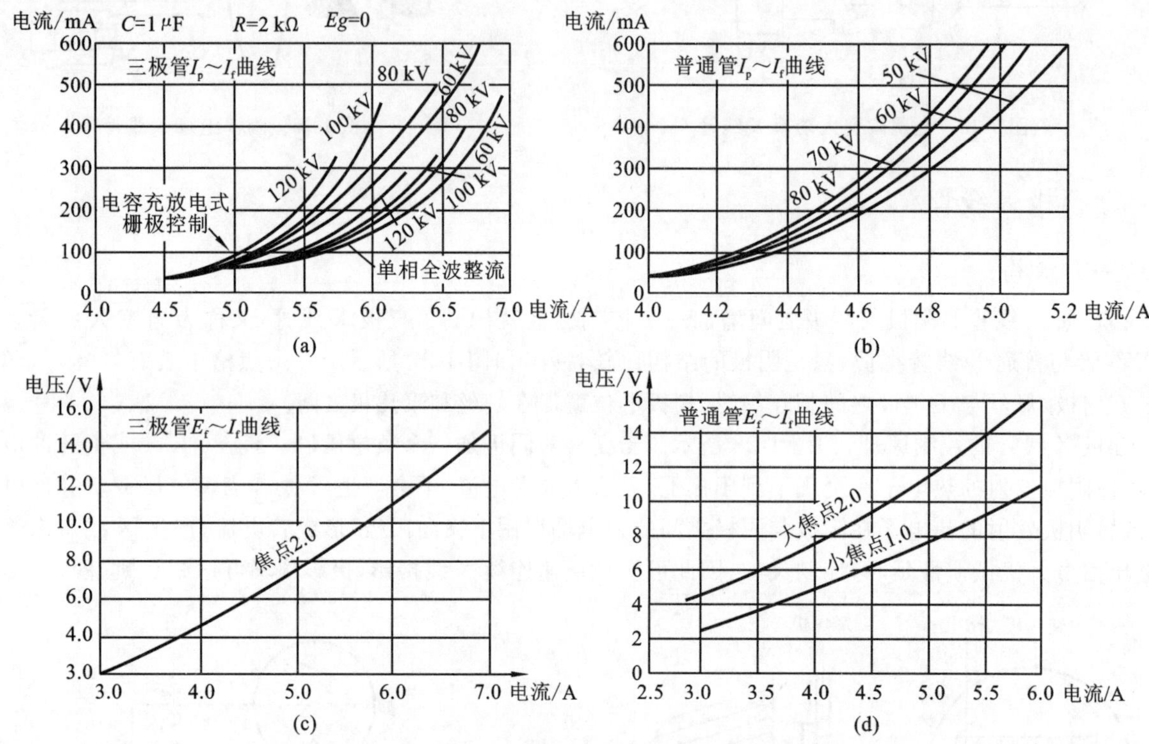

图 1-30 三极 X 线管与普通 X 线管灯丝发射特性曲线对比

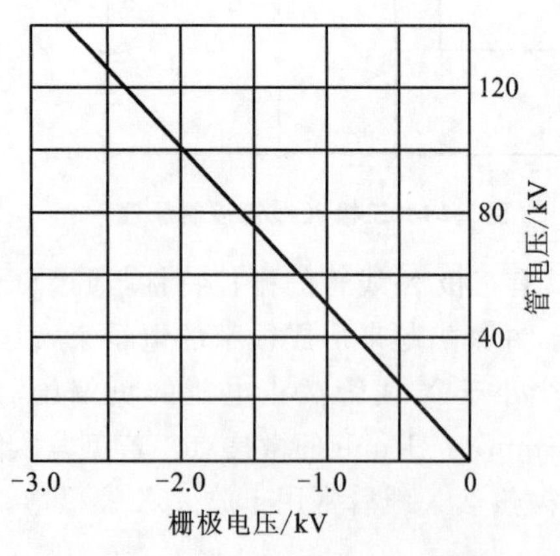

图 1-31 三极 X 线管截止特性

我们将灯丝与阴极头相互绝缘，负电位加在阴极头上，可以提高栅控 X 线管的管电流。这样阴极头既有聚焦作用，又有栅极作用。阴极装有两组灯丝，同时加热，同时发射电子，在阴极头的作用下使两束电子束轰击到靶面的位置稍有差异，形成近似高斯分布的焦点，从而获得 X 线辐射强度分布较为合理的焦点，灯丝发射特性也得到了改善。

2. 截止特性 不同的管电压，管电流截止的栅极电位也不同，如图 1-31 所示。例如，在电容充放电 X 线机中，当管电压为 125 kV 时，截止管电流的栅极电位为－2.5 kV。栅极电位的变化会使灯丝附近的电位分布发生变化，从而焦点宽度也随着改变。为此，使栅极金属丝的间隔变小，可以改变上述现象。

3. 时间控制特性 把一矩形负脉冲电压加在栅控 X 线管的栅极和阴极之间，可实现瞬时曝光。理论上讲，瞬时曝光可短到 10 μs，但由于高压电缆对地存在分布电容，因此栅控 X 线管实用的瞬时曝光时间临界值为 1 ms。

三极 X 线管不适用于大功率的 X 线机，是因为三极 X 线管的灯丝发射特性差，不能产生大的管电流，而且管电流越大，为保持管电压波形平稳的电容器也越大。所以，三极 X 线管主要应用于电容充放电 X 线机上。

三、软X线管

普通X线管对乳房等软组织进行摄影时，得不到满意的摄影效果。为了提高X线影像的对比度，得到满意的摄影图像，需要大剂量的软X线照射，所以研制了专门用于软组织摄影的软射线X线管。软X线管在构造上具有以下特点。

1. 钼靶 乳腺摄影X线管，因其阳极靶面常采用钼材料制成，又叫钼靶X线管。临床实验证明，软组织摄影时最适宜的X线波长是0.06～0.09 nm。而软X线管在管电压高于20 kV时，除辐射连续X线外，还能辐射出波长为0.07 nm和0.063 nm的特征X线，如图1-32所示。所以软X线管的阳极靶材料一般是由钼(原子序数为42，熔点2622 ℃)或者铑(原子序数为45，熔点为1966 ℃)制成的。摄影时主要利用钼靶辐射的特征X线。工作中，加上0.03 mm的钼片作为滤波片，它对波长小于0.063 nm的稍硬X线具有强烈的选择性吸收作用而使其滤除，同时对波长大于0.07 nm的较软X线因钼片本身的吸收而使其衰减。这样，无用的软X线及较硬的X线被衰减后，余下的X线正好适合于软组织摄影。

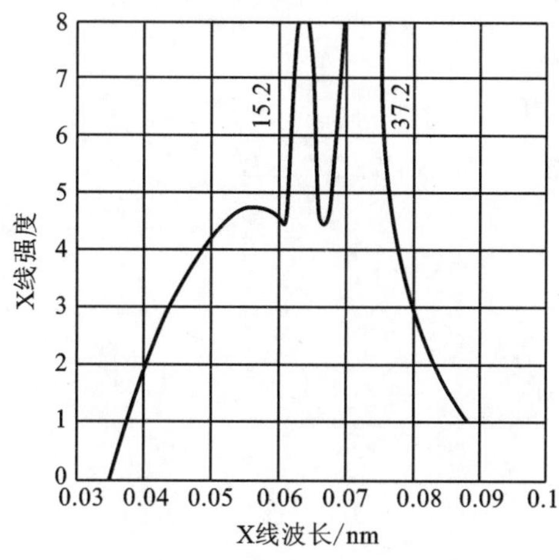

图1-32 钼靶辐射X线波谱

2. 极间距离短 软X线管的极间距离一般只有10～13 mm，普通X线管的极间距离为17 mm左右。极间距离的缩短，使得在相同灯丝加热电流情况下，软X线管的管电流比一般X线管的管电流要大。另外，软X线管的最高管电压不超过60 kV。

3. 铍窗 软X线管的输出窗口一般用铍(原子序数为4)制成，它能滤除极软X线，而适用于软组织摄影波长段的软X线则极易通过它。

能力检测

一、单项选择题

1. 固定阳极X线管中用于吸收二次电子的是结构是(　　)。

A. 灯丝　　B. 阳极罩　　C. 阳极柄　　D. 阳极靶

2. 固定阳极X线管中用于将热量散发到X线管外面去的结构是(　　)。

A. 灯丝　　B. 阳极罩　　C. 阳极柄　　D. 聚焦槽

3. 阴极灯丝的材料是(　　)。

A. 铜　　B. 铁　　C. 钨　　D. 铅

4. 若旋转阳极无法旋转，而能进行的曝光操作是(　　)。

A. 普通透视　　B. 普通摄影　　C. 滤线器摄影　　D. 体层摄影

5. 描述X线管单次曝光所能承受的最大电压(kV)、电流(mA)和时间的曲线是(　　)。

A. X线管负荷特性曲线　　B. 管套冷却曲线

C. 阳极冷却曲线　　D. 散热曲线

6. 管电流的大小取决于(　　)。

A. 阳极转速　B. 灯丝加热电压、电流

C. 管电压大小　D. 曝光时间

7. X线管管套中起高压绝缘作用的是(　　)。

A. 膨胀器　B. 阴极支架　C. 阳极支架　D. 变压器油

8. X线管管套中用于防止油压升高的是(　　)。

A. 高压插座　B. 膨胀器　C. 变压器油　D. 放射窗口

二、简答题

1. 简述X线管的阳极特性。
2. 简述X线管的灯丝发射特性。
3. 什么是空间电荷？空间电荷补偿原理是什么？

(吕　解)

参考答案

一、1. B　2. C　3. C　4. A　5. A　6. B　7. D　8. B

二、(略)

第二章　工频X线机的高压部件

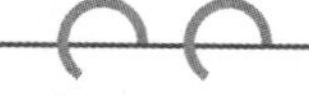

学习目标

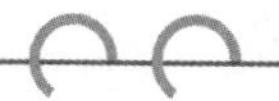

掌握：高压发生器的结构及作用；高压变压器的结构及次级中心点接地；灯丝加热变压器的结构特点及作用；高压电缆的结构及作用；高压交换闸的作用；变压器油的作用，高压插头与插座的结构。

熟悉：高压部件常见故障。

了解：变压器油的性能及常用绝缘材料。

第一节　高压发生器

高压发生器是X线机的重要组成部分，其作用如下：①提供X线管所需的管电压；②为X线管提供灯丝加热电压；③如配有两只以上X线管，完成管电压和灯丝加热电压的切换。

高压发生器主要由高压变压器、X线管灯丝加热变压器、高压整流器、高压交换闸、高压插座和插头等高压元件构成。这些元件按要求组装后置于用钢板制成的长方形或圆形箱体内，如图2-1所示。箱内充满变压器油，以加强各部件之间的绝缘和散热。箱体接地，以防高压电击造成的危害。高压发生器与X线管之间通过高压电缆连接。

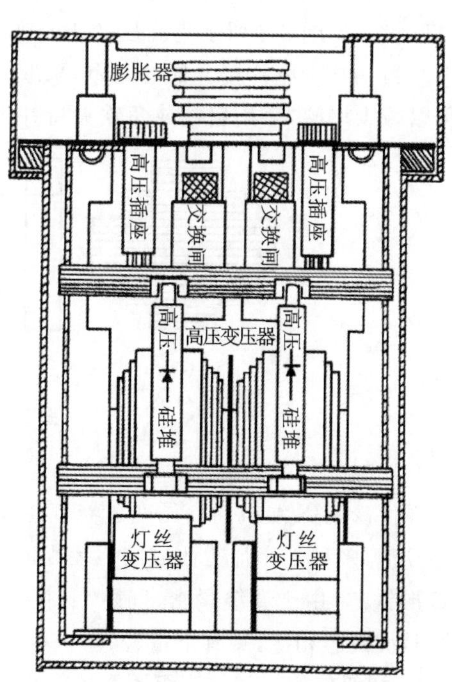

图2-1　高压发生器的内部结构

高压发生器的体积大小与其高压电源的频率有关。简化的变压器方程为

$$U = kfNA$$

式中：U为变压器的输出电压；N为变压器绕组匝数；f为高压电源频率；A为变压器铁芯横截面积；k为常数。

由简化方程可以看出，当输出电压U一定时，高压电源频率f越高，变压器铁芯横截面积A和绕组匝数N的乘积越小，即变压器的体积就越小。频率为50 Hz或60 Hz的工频X线机，变压器铁芯横截面积A和绕组匝数N的乘积必须足够大。因此，中、大型工频X线机高压发生器的体积均较大，高压发生器必须单独设置。逆变X线机采用直流逆变技术，先将50 Hz或60 Hz的工频交流电整流滤波后得到直流电压，再经逆变器变换成频率为0.4～20 kHz，甚至更高的中频或高频交流电，作为高压电源和灯丝加热电源。由于电源频率提高，高压发生器的体积大大缩小。目前，中、高频X线机的高压发生器一般放置在控制台内。

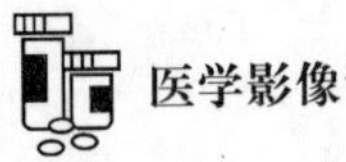

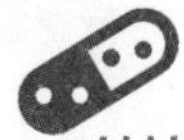

第二节　高压变压器

一、高压变压器的结构

如图 2-2 所示，高压变压器由铁芯、初级绕组、次级绕组、绝缘材料和固定件等组成。要求结构紧凑、体积小、重量轻；具有良好的绝缘性能和散热效率，负载时不产生过大的电压降。

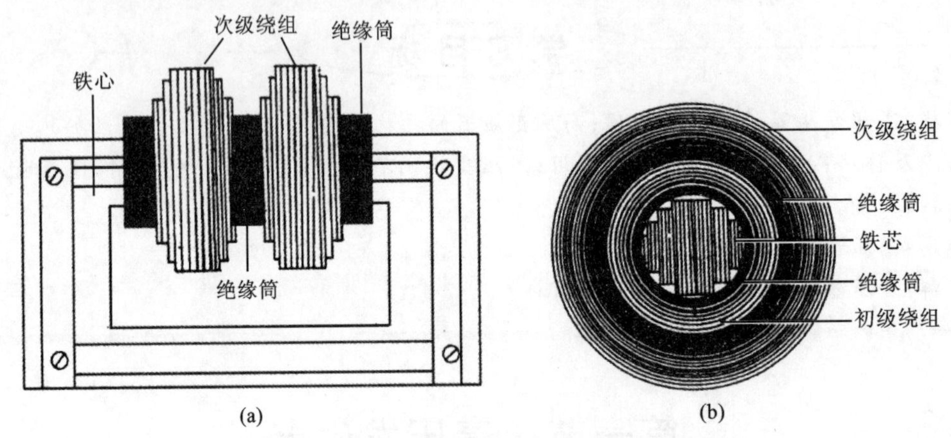

图 2-2　高压变压器结构示意图

(a) 外形结构；(b) 断面结构

1. 铁芯　高压变压器的铁芯，其主要作用是提供磁通的通路，与普通变压器相同，多采用闭合式的导磁体，以 0.35 mm 厚的热轧硅钢片(D41～D43)或冷轧硅钢片(D310～D340)剪成不同宽度的矩形条叠成阶梯形状。如图 2-3 所示是高压变压器铁芯结构示意图。为减少涡流损耗，每片表面涂上一层很薄的绝缘漆。为了减少叠片接合处的磁阻，采取交叉叠片的方法，最后嵌成闭合口字形或日字形。为了使铁芯压紧以减少漏磁，多用扁铁或角铁夹持并用螺栓紧固。

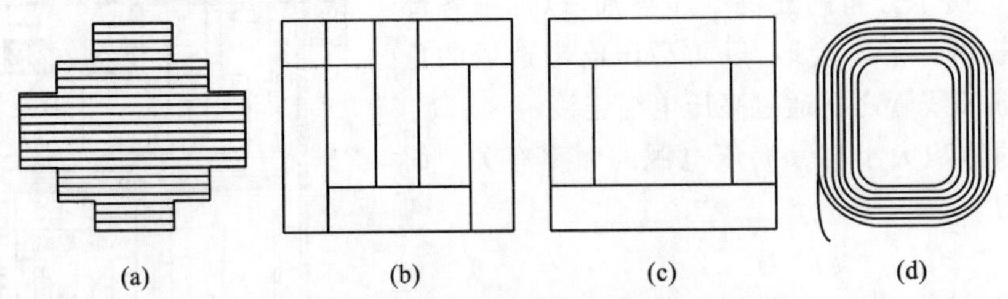

图 2-3　高压变压器铁芯结构示意图

(a) 阶梯形叠片；(b) 日字形；(c) 口字形；(d) C 形

现代诊断 X 线机的高压变压器，广泛采用 C 形卷绕铁芯，它是用带状冷轧硅钢片经过卷绕、成形、退火、浸渍等多种工序加工而成的。装配时将绕好的初级绕组、次级绕组套在铁芯上用夹板夹紧即可。这种 C 形铁芯，由于卷绕紧密、间隙小、接缝少，因而减少了漏磁和磁化电流，提高了导磁率，与相同容量的其他形状铁芯相比，具有重量轻、体积小等特点。

2. 初级绕组　初级绕组匝数比较少，一般为数百匝。电压比较低，一般在 500 V 以下。瞬间电流很大，多用线径较粗的纱包或玻璃丝包扁铜线，分若干层绕在绝缘纸筒上。初级绕组对线圈层间绝缘强度的要求不是十分严格，一般采用厚度为 0.12 mm 的电缆纸或多层 0.02 mm 的电容器纸作为绝缘介质。有的高压变压器将初级绕组绕成两个，同相串联或并联后使用。初级绕组的直流电阻很小，一般在 1 Ω 以下。

3. 次级绕组　次级绕组电流比较小，多采用线径很细的油性或高强度漆包线绕制，匝数比较多，总匝数在数万到数十万匝之间，输出电压很高，故次级一般分两组绕制，如图 2-4 所示，每个绕组呈阶梯状绕成数十层，层间用绝缘纸（常选用电容器纸）间隔，且每层边缘留有 6～10 mm 的宽度，以提高层间的绝缘强度。两个次级绕组串连，套在初级绕组外面。初、次级间必须有良好的绝缘性。

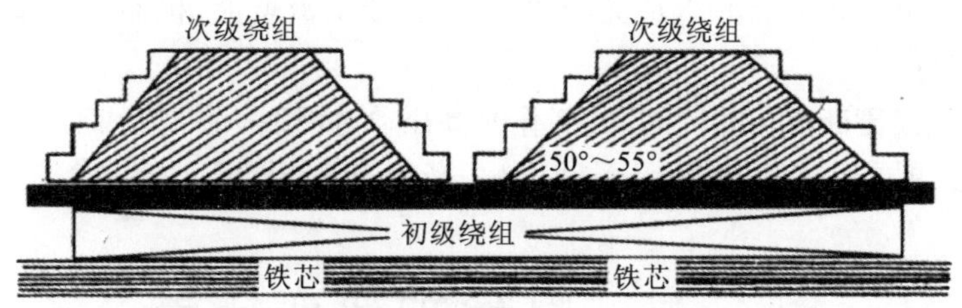

图 2-4 高压变压器初次级绕组断面示意图

为了增强绕组的抗电强度和机械强度，防止突波电压冲击时出现断线现象，次级绕组的开始和最后二、三层都用绝缘强度高、线径较粗的漆包线绕制。有的高压变压器为了防止次级高压袭击初级回路，保证人员和设备的安全，在初、次级之间加一层不闭合的薄铜片，并将其接地以作为屏蔽层。

诊断用 X 线机高压变压器一般采用两个次级绕组同相串联，次级中心点接地的方式，这样可使高压变压器的绝缘要求降低一半。

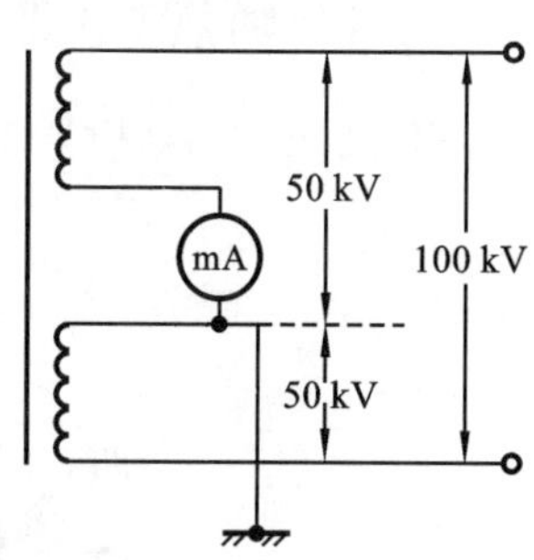

图 2-5 次级中心接地

高压次级中心点接地后可获得与大地相同的零电位，因此，次级任何一个输出端相对于中心点的电位都等于输出高压的一半，如图 2-5 所示。如果高压变压器次级输出的电压为 100 kV，中心点接地后，每个次级输出端对中心点（地）的电位都是 50 kV。这样，可使高压变压器的整体绝缘要求从原来的 100 kV 降到 50 kV。另外，由于次级中心点电位为零，可以把毫安表串接在次级中心点处，安装在控制台上，使控制台免受高压威胁，从而保证操作人员的安全。

为了防止管电流测量回路断路而使中心点电位升高，需要设置防电击保护装置。多数 X 线机是在两个中心点接线柱上并联一对放电针或一个纸介电容器，当中心点对地电位升高时，放点针放电或电容器击穿，将次级中心点对地短路，起到保护作用。有的 X 线机在次级中心点的两个接线柱上，并联一只放电管，当次级中心点电位升高时，放电管起辉导通，同样能起到保护作用。

二、高压变压器的特点

高压变压器的主要作用是产生交流高压，其输出经整流后为 X 线管提供管电压。其工作原理及分析方法与普通变压器相同，但运行状态较为特殊，在结构、性能、容量、规格等方面有如下特点。

1. 变压比小 高压变压器是一个初、次级绕组匝数比很大的升压变压器，次级输出交流电压很高，诊断 X 线机管电压为 30～150 kV，治疗 X 线机管电压可达 200～300 kV 或更高。

2. 次级绕组中心点接地 高压变压器一般采用两个次级绕组同相串联，次级中心点接地的方式。

3. 设计容量小于最高输出容量 诊断 X 线机用于摄影时，管电流比较大，可达数百毫安甚至上千毫安，但曝光时间很短，从几微秒到数秒。透视时，虽然工作时间较长，但是管电流很小，一般在 5 mA 以下。因此，高压变压器的工作属于瞬时高负荷、连续低负荷，故其设计容量可等于最高输出容量的 1/5～1/3。

4. 浸泡在变压器油中 高压变压器浸泡在变压器油中，可提高各部件间的绝缘性能和散热效率。

三、高压变压器的常见故障

高压变压器是高压电路中最主要的部件，工作电压很高，常见故障如下。

1. 高压对地击穿或两线圈间高压击穿 故障现象：高压变压器次级两个线圈同相串联中心点接地，其中，一个线圈始端直接接地，一个线圈始端经毫安表后接地，所对应的故障现象也有所不同。

（1）经毫安表后接地线圈的末端对地高压击穿时，全波整流 X 线机，毫安表指针冲至满刻度；自整流 X 线机，毫安表指针在零位振动，毫安表很容易因大电流流过而烧毁；同时电压表和管电压表指针下降，机器过载声很大，保险丝熔断，无 X 线产生或 X 线产生甚微。

(2) 直接接地线圈的末端对地高压击穿时，故障现象同上，但毫安表无指示或指示甚微。

2. 高压变压器次级线圈局部短路 故障现象：高压线圈局部断路后，透视时荧光屏亮后慢慢暗下来，X线穿透力不足，毫安表指示比正常稍低或无异常，高压初级电流增大，机器过载嗡嗡声大，短路严重时，保险丝熔断，无X线产生。

3. 高压变压器次级线圈断路 故障现象：工作时高压通过断线头放电，可有“吱吱”响声，荧光屏荧光闪动，毫安表指示不稳；断口距离较大时，无X线产生，毫安表无指示。

第三节 灯丝加热变压器

灯丝加热变压器是一个降压变压器，其主要功能是为X线管提供灯丝加热电压。双焦点X线管需配备两个结构相同、规格不同的灯丝变压器。

一、灯丝加热变压器的结构

灯丝变压器的结构与普通变压器类同，由铁芯、初级绕组和次级绕组构成，如图2-6所示。

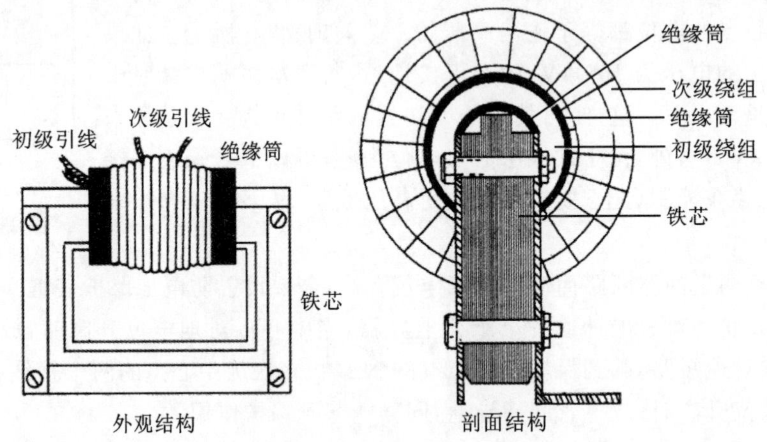

图2-6 灯丝变压器结构

1. 铁芯 一般用0.35 mm涂漆硅钢片以交错叠片的方法制成“口”字形或C字形，有的铁芯还将有绕组的一臂叠成阶梯形。

2. 初级绕组 初级绕组的电流很小，通常采用线径为0.19～0.93 mm的漆包线，分数层绕在用黄蜡绸或绝缘纸包好的阶梯形臂上，层间用绝缘纸绝缘，总匝数为1000匝左右。初级绕组可直接绕在经绝缘后的铁芯上，或绕在绝缘筒上再套在铁芯外面。

3. 次级绕组 次级绕组电流较大，多用直径为2 mm左右的纱包或玻璃丝包圆铜线，分几层绕制，总匝数多为数十匝。初、次级绕组之间用绝缘强度较高的绝缘筒作绝缘材料。

二、灯丝加热变压器的特点

1. 灯丝加热变压器必须有足够的容量 与高压变压器不同，灯丝加热变压器属连续负荷工作。因此，灯丝加热变压器必须具有足够的容量才能为X线管提供持久稳定的灯丝加热电流。

2. 初次级间必须有足够的绝缘强度 灯丝变压器次级绕组的一端与高压变压器次级相连，次级绕组电位很高，这就要求初、次级绕组间具有良好的绝缘性，绝缘强度不能低于高压变压器最高输出电压的一半。

3. 次级输出电压低 灯丝加热变压器初级输出电压在100～220 V之间，次级输出电压在5～12 V之间，功率在100 W左右。

三、灯丝加热变压器的常见故障

灯丝加热变压器的次级线圈与高压连接，使用中常出现高压击穿等故障。

1. 次级线圈对地或对初级线圈击穿 故障现象：击穿时，高压初级电流增大，电压表、管电压表指针下降，机器过载“嗡嗡”声很大，毫安表指针冲至满刻度。

2. 次级线圈引出线接触不良或断路 故障现象：接触不良时，灯丝亮度不够，灯丝电压低于正常值，严重接触不良时可致断路，灯丝不亮；次级公用线断路，大小焦点同时点亮。

3. 次级线圈短路 故障现象：轻微短路，灯丝亮度不足；变压器初级电流增大，毫安调节电阻压降增大温度升高，初级电压降低。严重短路，灯丝电路保险丝熔断，灯丝不亮。

4. 初级线圈断路 故障现象：灯丝不亮，无 X 线产生。

5. 初级线圈短路 故障现象：严重短路，保险丝立即熔断；如果局部短路，次级电压升高，灯丝亮度增高，有烧毁 X 线管灯丝的危险。

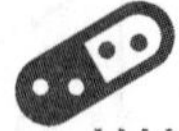

第四节 高压整流元件

高压整流元件是一种将高压变压器次级输出的交流高压变为脉动直流高压的电子元件。

如果高压变压器次级输出的交流高压直接加到 X 线管两端，在交流高压的正半周，X 线管加正向电压，阳极高电位，阴极低电位，阴极灯丝发射的电子能够轰击阳极靶面，产生 X 线；在交流高压的负半周，X 线管加反向电压，阳极低电位，阴极高电位，阴极灯丝发射的电子不能飞向阳极，X 线管不辐射 X 线。这种利用 X 线管自身的单向导电性整流的 X 线机称为自整流 X 线机。很显然，这种自整流 X 线机输出效率比较低，不能充分发挥 X 线管的额定容量。同时，因反向电压时无 X 线产生，逆电压很高，容易导致高压电缆、高压插头、高压插座、X 线管等高压元器件的击穿损坏。

除小型 X 线机采用自整流方式以外，现代中型以上 X 线机，都设有高压整流电路，利用高压整流元件，将高压变压器次级输出的交流高压变为脉动直流高压。此直流高压的正极加到 X 线管阳极，负极加到阴极，这样，不管是交流高压的正半周还是负半周，X 线管都能辐射 X 线，同时，也可使 X 线管免受逆电压的影响。

一、常用高压整流元件

早期 X 线机多采用高压真空整流管作为高压整流元件，现代 X 线机则都采用半导体整流器，取代老式的高压真空整流管。

（一）高压真空整流管

高压真空整流管属真空玻璃器件，易碎、体积大、寿命短，且需专用灯丝加热变压器提供灯丝加热电压，电路复杂，目前已被半导体整流器取代。但在基层医院，某些使用高压真空整流管的早期 X 线机仍在服役。早期国产高压真空整流管有 E_1-0. 025/140 型和 E_2-0. 25/125 型两种型号，外观结构如图 2-7 所示。

（二）半导体整流器

半导体整流器种类很多，有氧化铜整流器、硒整流器、硅整流器和锗整流器等。目前应用最广泛的是高压硅整流器，也称高压硅堆。它具有体积小、机械强度高、绝缘性能好、寿命长、性能稳定、正向电压较小和使用时无须灯丝加热等优点，从而简化了电路结构，缩小了高压发生器的体积。

高压硅堆结构如图 2-8 所示，它由单晶体硅做成的多个二极管（PN 结）用银丝逐个串联而成，接线从两端引出，外壳用环氧树脂封装，硅堆的两端设置有引出线的接线端口，端口的方式有多种以便根据需要装配不同形式的插脚。

高压硅堆在使用时要浸入绝缘油内，油温不得超过 70 ℃。加在硅整流器上的反向峰值电压不得超过额定值，以防击穿。

国产高压硅整流器的型号为 2DL 系列。如 2DL100X、2DL130X、2DL150X、2DL180X 等，主要性能参见表 2-1。

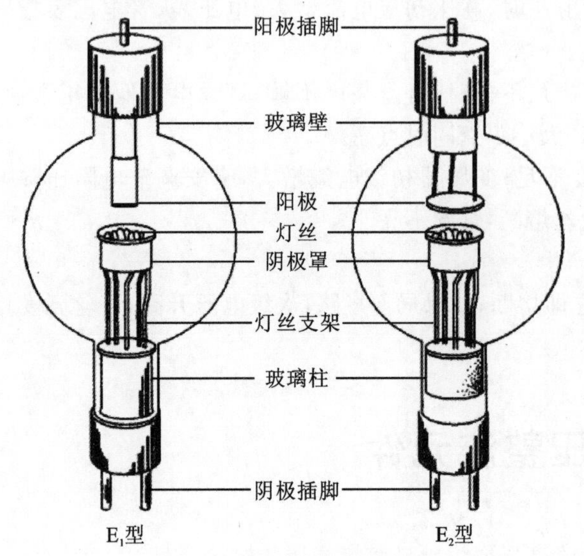

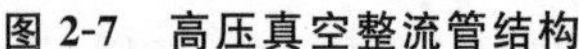
图 2-7 高压真空整流管结构

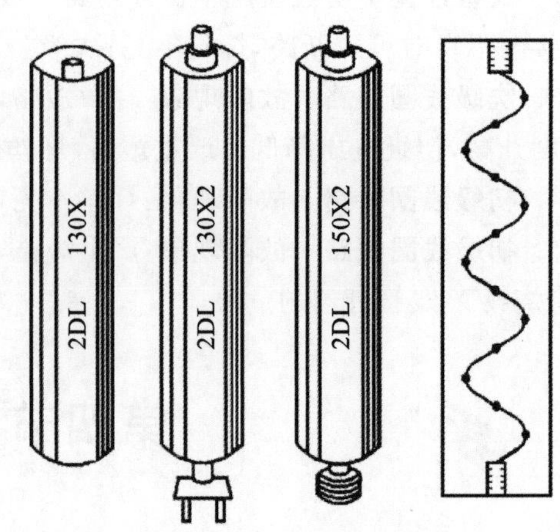

图 2-8 高压硅堆结构

表 2-1 国产 2DL 系列高压硅堆主要性能参数

型号	工作电压/kV	最高测试电压/kV	正向压降/V
2DL100X2	100	150	≤120
2DL130X1	130	195	≤150
2DL130X2	130	195	≤150
2DL130X3	130	195	≤150
2DL150X1	150	225	≤180
2DL150X2	150	225	≤180
2DL150X3	150	225	≤180
2DL180X1	180	270	≤200
2DL180X2	180	270	≤200
2DL180X3	150	270	≤200
2DL200X2	200	300	≤250
2DL250X2	250	375	≤250

二、高压整流元件的常见故障

1. 高压整流硅堆断路

(1) 对于全波整流 X 线机，如果一个高压整流硅堆断路，则原来的全波整流变为半波整流，控制台毫安表指示减半，透视荧光屏暗淡。

(2) 如果两个高压整流硅堆断路，则以这两个高压硅堆所处位置的不同而不同。如图 2-9 所示，K_1、K_2、K_3、K_4 是四个高压整流硅堆，组成桥式整流电路。若 K_2、K_3（或 K_1、K_4）断路，故障现象同一只高压整流硅堆断路的情况；若 K_2、K_4（或 K_1、K_3）断路，则毫安表无指示，无 X 线产生。

2. 高压整流硅堆击穿 故障现象：高压整流硅堆击穿后，单向导电性消失，内阻很小，电流很大。在全波整流电路中，如果一只高压整流硅堆击穿，则毫安表指针满偏，无 X 线产生。

高压整流硅堆损坏时，可用兆欧表进行检查，也可用替换法来确定已损坏的硅堆。

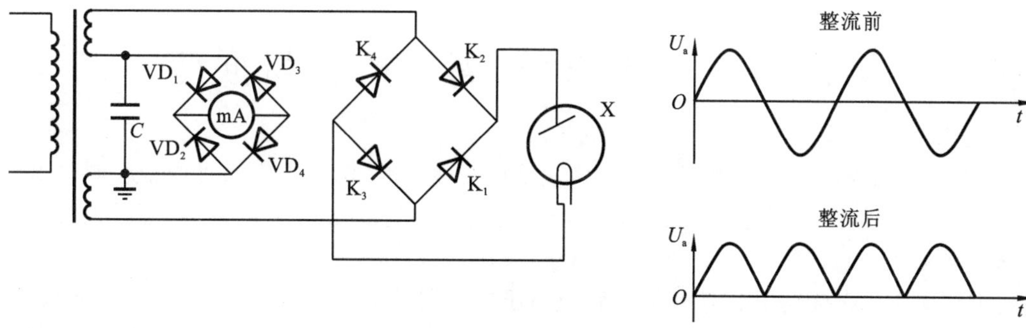

图 2-9 高压硅堆整流示意图

第五节 高压交换闸

较大功率的诊断用 X 线机，为适应不同检查的需要，常配有两个或两个以上的 X 线管。如：配有两个 X 线管的 X 线机，一个用做透视和点片摄影，一个用做摄影或特殊检查。由于两个 X 线管共用一个控制台和高压发生器，而两个 X 线管又不能同时工作，所以高压变压器产生的管电压和灯丝加热变压器产生的灯丝加热电压必须经过切换装置进行切换，为当前选用的 X 线管产生 X 线提供条件，这种完成高压切换的装置称为高压交换闸。

高压交换闸不仅要切换管电压和灯丝加热电压，而且动作十分频繁，因此在结构上要求牢固，应有很高的绝缘强度和机械强度。为了保证触点接触良好，减小接触电阻，要求触点面积要大，并有足够的接触压力。

一、常用的高压交换闸

目前，高压交换闸多为电磁接触器式，一般由两组高压交换闸组成：一组做阳极高压切换；另一组做阴极高压和灯丝加热电压切换。两组高压交换闸同步工作。其结构包括铁芯、线圈、衔铁和带有触点的高压绝缘臂。其工作原理与普通接触器相同。当线圈通电后，衔铁动作使触点闭合，将所选用的 X 线管切换到相应的电路。图 2-10 为接触器式双管高压交换闸电路。透视时，高压交换闸线圈 J_0 无电流通过（称为不得电），高压交换闸的常闭触点将 X 线管 XG_1 接到高压次级电路和灯丝加热电路。摄影时，高压交换闸线圈 J_0 有电流通过（称为得电），其常开触点闭合，将 X 线管 XG_2 接到高压次级电路和灯丝加热电路。

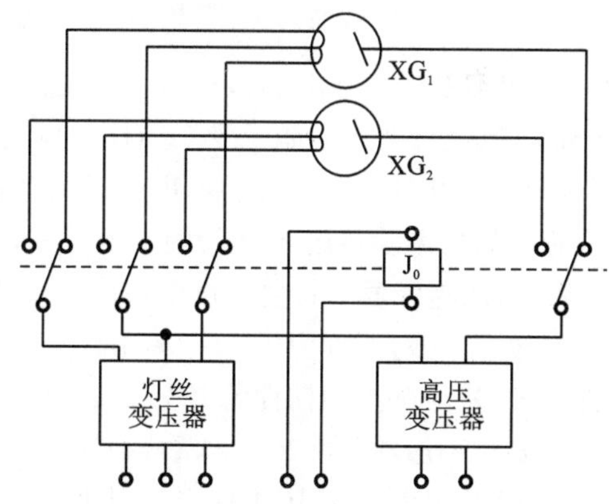

图 2-10 接触器式双管高压交换闸电路

除上述接触器式高压交换闸外，还有电动机式高压交换闸。它是用一个小型可逆电动机作动力，经齿轮变速后，带动一根带有触点的高压绝缘杆，往复运动，使其与相应的高压插座上的触点接触。为了控制电动机的转向和使触点接触良好，一般都设有限位开关。当触点与高压插座上的触点紧密接触后，方能压开限位开关，切断电动机电源，使电动机停转。

二、高压交换闸的常见故障

1. 触点接触不良 由于提供灯丝的加热电压较低，触点接触不良时，将发生毫安表指示不稳或 X 线管灯丝不亮，荧光屏亮度降低、闪烁或无 X 线发生。

2. 引线断路 阴极端引线断路时的故障现象与灯丝变压器引线断路的故障现象相同，阳极端引线断路时，无 X 线产生。

第六节　高压电缆、高压插头与插座

大、中型X线机的高压发生装置和X线管装置是相互独立的，两者之间通过两根特制的电缆线连接在一起，即高压电缆。其作用是将高压发生装置产生的高压输送到X线管的两端，同时把灯丝加热电压输送到X线管的阴极。

高压插头与插座是连接高压电缆和X线管及高压发生器的器件。为装卸方便，并保证高压绝缘，高压电缆的两端都装有高压插头，而X线管头和高压发生装置上都设有高压插座，连接时只要将高压插头插入相应的高压插座内即可。

一、高压电缆

（一）高压电缆的结构

X线机所用的高压电缆，按芯线分布位置的不同分为两种形式，即同轴高压电缆和非同轴高压电缆，如图2-11所示。考虑到加工和制造的方便，目前多用非同轴高压电缆。其各部分构造和作用如下。

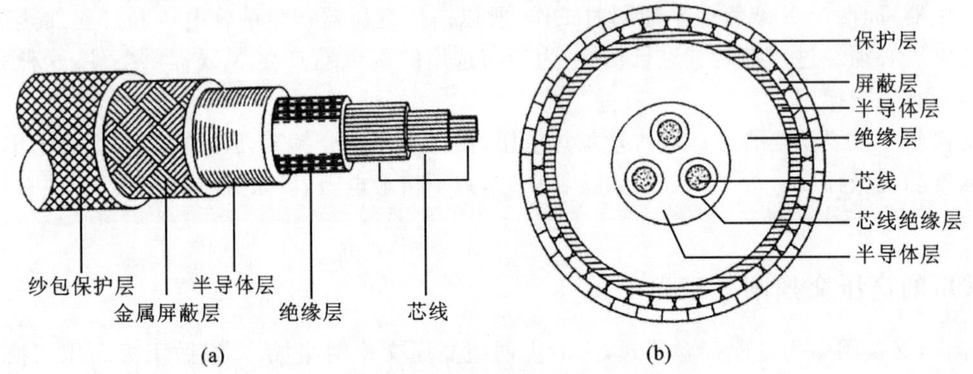

图2-11　高压电缆示意图

(a) 同轴高压电缆；(b) 非同轴高压电缆

1. 导电芯线　导电芯线位于高压电缆的最内层，每根芯线都由多股铜丝制成，外包绝缘橡皮，约1 mm厚，其绝缘要求为能承受50 Hz、1000 V交流电试验5 min而不击穿。电缆芯线数目不一，有二芯、三芯、四芯等几种。二芯线供单焦点X线管使用，三芯线供双焦点X线管使用，四芯线供三极X线管使用。芯线的作用除传送X线管的管电压外，阴极侧电缆还传送X线管灯丝加热电压。

2. 高压绝缘层　其主要作用是使芯线的高电压与地之间绝缘。高压绝缘层位于导电芯线外侧，主要由天然橡胶制成，厚度为4.5～20 mm，呈灰白色。目前，也采用高绝缘性能的塑料作高压绝缘层，直径可做得较细，机械强度和韧性都较好。高压绝缘层具有良好的机械强度和韧性，在一定范围内可以弯曲。其耐压要求一般在50～200 kV(峰值)之间。

3. 半导体层　它由具有半导体性能的橡胶制成，紧包在高压绝缘层外，呈灰黑色，厚度为1～1.5 mm。其作用是消除绝缘层外表面与屏蔽层之间的静电场，防止静电放电，破坏高压绝缘层的绝缘性能。

在非同轴电缆结构中，芯线外围还有一层半导体层，称为内半导体层。非同轴结构电缆因三条芯线不同轴，故电场分布不均匀，在凸起的地方，单位面积电荷密度增大，容易引起电缆击穿，借助内半导体层，可使芯线与高压绝缘层间的静电场分布均匀，从而避免了凸起部分发生电击穿的危险。同轴结构的高压电缆因电场分布均匀，无需加内半导体层。

4. 金属屏蔽层　金属屏蔽层由直径不大于0.3 mm的镀锡铜丝编织而成，编织密度不小于50%。也可用镀锡铜丝网带重叠包绕，但连接部位必须接触良好。金属屏蔽层必须紧包在半导体层上，并在高压电缆的两端与高压插头的金属喇叭口焊接在一起，借固定环接地，使之与大地同电位。金属屏蔽层的主要作用是，一旦高压电缆击穿，导电芯线的高压便与金属屏蔽层短路，而金属屏蔽层通过固定环接地，从而保护操作者和患者的安全。

5. 保护层 保护层位于高压电缆的最外层，老式电缆多用棉纱、涤纶线编织而成，裹在电缆外部，现多用塑料代替。其作用是加强对高压电缆的机械保护，减少外部损伤，并能防止有害气体、油污和紫外线对高压电缆的危害。

（二）高压电缆的使用

高压电缆在使用中，应注意防止过度弯曲，其弯曲半径要大于电缆直径的 5～8 倍，以免损坏绝缘层，降低绝缘强度。平时要加强保养，保持电缆干燥、清洁，避免油污和有害气体的侵蚀。

高压电缆的主要参数是耐压值，各国标注方法不一。有的用标盘方式直接标出耐压值，也有的用套在电缆上的色环或编在金属层外面的有色棉线表示。表 2-2 是部分国家各色环代表的电压。

表 2-2 部分国家各色环代表的电压

国家	颜色与相对应的电压				
中国	白，125 kV	黑，150 kV	绿，50 kV	红，75 kV	蓝，100 kV
日本	白，50 kV	黑，150 kV	绿，75 kV	红，100 kV	棕，125 kV
英国	白，50 kV	黑，75 kV	蓝，100 kV		

高压电缆的最大允许耐压值与管电压的波形相关；交流成分愈大，最大容许耐压值就愈小。目前诊断用 X 线机的高压电缆，在脉动直流电压下，其耐压值不超过 200 kV。当高压变压器次级绕组一端接地时，所选高压电缆的耐压值应大于高压变压器输出的最高电压；而在高压变压器次级中心点接地时，每根高压电缆只承受高压变压器输出电压的一半，因此，高压电缆的耐压值可降低一半；在自整流形式的高压电缆的耐压值应为输出电压的 2 倍以上。表 2-3 是部分型号高压电缆的主要参数。

表 2-3 部分型号高压电缆的主要参数

型号	芯线数	高压绝缘厚度/mm	护套厚度/mm	最大外径/mm	试验电压/kV	电压等级标志线	电容值/(pF/m)
X-Z_{50}	3	4.5	1.0	24.5	65	绿	245～295
X-Z_{75}	3	6.0	1.0	28.0	100	红	200～250
X-Z_{100}	3	7.5	1.0	31.0	130	蓝	180～230
X-Z_{125}	3	9.0	1.5	36.0	165	白	165～215
X-Z_{150}	3	11.0	1.5	43.0	200	黑	155～205

高压电缆内部的导电芯线与金属屏蔽网之间形成一个沿电缆长度分布的电容，电容容量虽然很小，但由于电压很高，维修时须特别注意，应首先将导电芯线对地放电，以免电击。另外，由于该电容在电路中会形成电容电流，电容电流在摄影时可以忽略，但相对透视管电流来说还是比较大的，会造成透视管电流指示的偏差。所以，在透视管电流测量电路中一般设置有电容电流补偿电路。

（三）高压电缆常见故障

1. 电缆击穿 绝缘层被击穿，使芯线的高电压与接地金属屏蔽层短路，多发生在高压插头附件。故障现象：①高压次级电路电流增大，毫安表根据不同接线情况，不同整流电路，可出现指针满度、不稳或倒退现象；②高压初级电流增大，电源压降增大，管电压表指针下跌，机器过载嗡嗡声增大，电源过载保护继电器工作，保险丝熔断；③透视时荧光屏暗淡，摄影时影像清晰度和对比度显著降低，甚至出现白片；④电缆附近闻到臭氧或橡胶烧焦的气味。

2. 电缆插头击穿 故障现象同高压电缆击穿。

3. 高压电缆芯线短路

（1）阳极端芯线短路，可以正常使用。

（2）阴极端芯线短路，视短路情况不同而有不同的现象。轻微短路，灯丝加热电压降低，毫安表指示偏低或不稳；严重短路，X 线管灯丝不亮，无 X 线产生。万用表测量，灯丝变压器初级电压低于正常值，毫安调节电阻温度异常升高。拔出高压电缆，用万用表测量，可见短路芯线的两个插脚导通。

4. 高压电缆芯线断路 高压电缆三根芯线同时断路的故障很少见，多是一根芯线断路。

(1) 小焦点芯线断路，则透视时 X 线管灯丝不亮，无 X 线产生。

(2) 大焦点芯线断路，则摄影时 X 线管灯丝不亮，无 X 线产生。

(3) 公用芯线断路，则大小焦点灯丝同时都亮，但亮度很暗，无 X 线产生。此时，测量灯丝变压器次级，大小焦点均有电压，如芯线断路不完全，时接时断，则可见荧光屏荧光闪动，毫安表指示不稳。

二、高压插头与插座

高压插头与插座工作在高电压下，对耐压的要求很高，多由机械强度大、绝缘性能好的压塑性材料或橡胶制成。为便于维修，近年来，各厂家生产的高压插头与插座都采用国际电工委员会(international electro technical commission，IEC)标准，可以通用、互换，如图 2-12 所示。

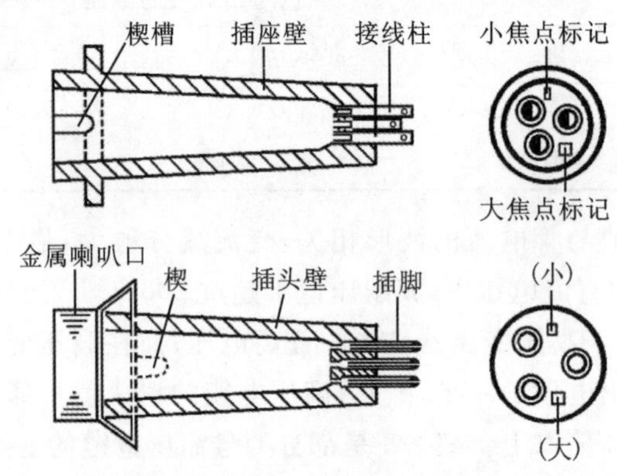

图 2-12 高压插头与插座

高压插座的底部有三个压铸的铜制接线柱，接线柱上端钻有约 1 cm 深的圆孔，供高压插头上的插脚插入。高压插头的头端压铸有三个铜制插脚，每个插脚的根部钻有一个小的引线孔，导电芯线由此孔伸出，并焊接在插脚根部的槽沟内。高压电缆与高压插头间的空隙部分，要用松香和变压器油等配好的绝缘填充物灌满，以提高绝缘强度。高压插头底端镶有铜制喇叭口，以便与高压电缆金属屏蔽层相焊接，并通过高压电缆锁母(固定环)和高压发生器或 X 线管头的外壳相连接。金属喇叭口可以改善接地处的电场分布，不使电力线过于密集。

高压插头三个插脚呈等腰三角形排列，插入时要注意插脚的方位。插紧时，插脚就会紧密地与插座的接线柱接触。此时不可强力扭转，以免损坏插脚。为了正确插入和防止高压插头转动，目前多在插座口处铸有一楔槽，高压插头尾侧铸有一相应的插楔，插入时插楔对准楔槽，用固定环固定即可。另外，为了保持良好的绝缘，避免高压沿面放电，需在高压插头表面上均匀涂上一层脱水凡士林或硅脂，再将高压插头插入高压插座中。

高压插头插入高压插座时，常出现高压插头的插脚与高压插座的接线柱接触不良现象，此时可用小刀将插脚的开口轻轻撑开，使其与高压插座的接线柱接触良好。

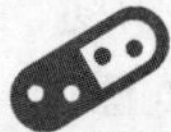

第七节 变压器油及常用绝缘材料

X 线机在工作时，由于高压变压器次级输出电压很高，因此高压部件要有良好的绝缘。绝缘材料要有良好的电性能和耐压强度，以免发生漏电、击穿等现象。另外，要求具有良好的耐热性能，避免长期受热而发生性能变化。同时，也要有良好的导热性、耐潮性和较强的机械强度、加工方便等特点。表征材料绝缘性能指标的主要参数是绝缘耐压强度，通常以 1 mm 厚的绝缘材料所能耐受的电压表示。

常用的绝缘材料有变压器油、绝缘纸、黄蜡稠、塑料等。

一、变压器油

变压器油又称为绝缘油，是碳氢化合物，属矿物绝缘油。在高压发生器和 X 线管头中都填满变压器油，以作高压绝缘和散热用。

（一）主要性能特点

1. 电介质强度高 电介质强度也称绝缘强度。国际标准是用一种高压陶瓷制的油杯（容量约 600 mL），做变压器油耐压试验。如图 2-13 所示，油杯内电极的圆平面直径为 25 mm，圆平面厚度为 7～8 mm，两电极间平行距离为 2.5 mm。用两电极间的击穿电压来表示其电介质强度，一般应达到 30 kV。小型组合机头和 X 线管管套内用的变压器油要求更高，应达到 40 kV。

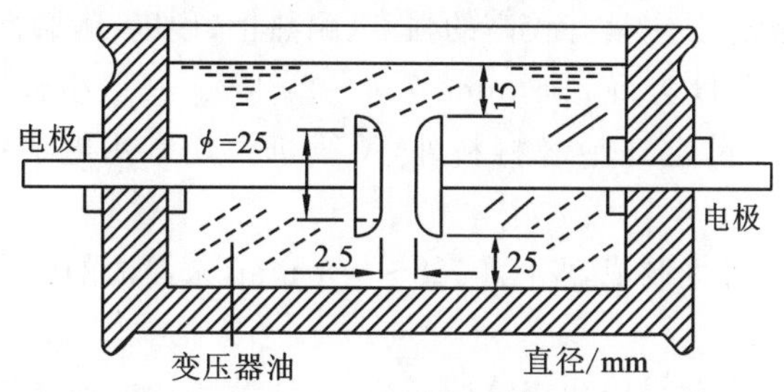

图 2-13 高压油杯和电极

2. 燃烧点和闪燃点高 燃烧点要求在 150～160 ℃；闪燃点要求在 135～150 ℃。

3. 导热系数高 能起到良好地散热作用，把高压变压器和 X 线管产生的热量散发出去。

4. 化学性能稳定 在工作温度时不碳化、不起电解反应、不产生胶黏沉淀物、无水分、含硫黄、石蜡等杂质少、酸度不大于 0.05 mol/L。

5. 黏度低 要求易于对流和散热，在 20 ℃时，用恩格勒黏度计测量不大于 5 度。

6. 凝固点低 一般要求在－15～－45 ℃之间，变压器油凝固点温度即为油的标号，如 45 号油其凝固点为－45 ℃。

7. 比重 要求在 15.5 ℃时为 0.895 g/cm^3。

8. 颜色 一般为浅黄色、暗红色或水白色，透明无悬浮物。

X 线机用的变压器油不可低于上述要求，其中最主要的是电介质强度。尤其是油中不能含有水分和杂质，否则，会严重影响它的电性能。据试验，干燥时击穿电压达到 60 kV 的变压器油，当含水量为 0.001%时，击穿电压下降到一半左右，当含水量达到 0.01%时，击穿电压下降到 10 kV 以下。这种油不能再使用。所以，变压器油不能裸露放置，高压发生器不能置于可能淋雨的地方，高压发生器不能过久裸露。

（二）老化与再生

变压器油在工作过程中，由于受到电场、光线、高温、氧气、水分、杂质（如铜屑、铁屑、铅屑）等影响，其性能会逐渐变劣，使电介质强度下降，这种现象称为变压器油的老化。对于老化的油，一般再生后可继续使用。简单的处理可采用过滤法，具体方法是先将滤油纸加热、烘干，再放在滤油机或真空注油机内过滤变压器油，反复更换滤油纸，直到电介质强度合乎标准为止。若无滤油设备，也可用干燥方法处理。处理好的油应及时装入容器内密封，勿长时间暴露在空气中，以免吸潮。

二、其他绝缘材料

（一）电容器纸

电容器纸也是一种常用的绝缘材料，它用纯纤维素制成，并用石蜡或石油浸渍。电容器纸的厚度极薄，一般为 0.006～0.02 mm，密度很高，因此，介电常数较大，击穿的场强较高。未经浸渍的电容器纸的击穿电场强度是每 2.5 mm 35～40 kV，而用石油浸渍后，可增加到每 2.5 mm 250～300 kV，高压变压器绕组层与层之间的绝缘多采用此种经石油浸渍的电容器纸。

（二）塑料

塑料是X线机中应用比较广泛的一种绝缘材料，它具有很好的机械强度和绝缘性能，并且容易制成各种形状，以满足各种绝缘要求。常用的塑料有如下几种。

1. 酚醛压塑粉(3201) 酚醛压塑粉是以苯酚、苯胺和甲醛树脂为基材，以木粉为填料，经加工制成塑粉，适宜于热压法加工成型。制品具有良好的绝缘性能和物理性能。使用于塑制电绝缘性能要求较高的零件，如高压插头、插座，旋转阳极X线管的阳极座等。

2. 聚丙烯(PP) 聚丙烯比重小，拉伸和压缩性能、硬度都优于聚乙烯，并有特殊的刚性，耐热性能较好，可在100 ℃以上使用。聚丙烯几乎不吸水，化学性质稳定，电性能优良，不受湿度影响，易成形，可制成各种绝缘零件，如灯丝加热变压器初、次级间的绝缘套等。

3. 尼龙 俗称卡普隆或锦纶。它具有较高的强度、耐热性、硬度、耐磨性且弹性较好，冲击强度高，熔点低，易加工成形，其击穿电场强度为每2.5 mm 17.4～20 kV。一般组合机头内用来做高压支撑元件。低压元器件做骨架、接线盒等。除上述绝缘材料外，X线机中还常用电缆纸和黄蜡绸带等物质做绝缘材料。

4. 电缆纸 电缆纸是用木纤维制成，厚度0.08～0.1 mm，未浸渍的电击穿强度为8～10 kV/mm，浸渍后可提高到70～80 kV/mm。

5. 黄蜡绸带 黄蜡绸带是将绸带用油漆浸渍而成，呈淡黄色。电击穿强度为50～60 kV/mm。

能力检测

一、单项选择题

1. 灯丝变压器是(　　)。

A. 升压变压器　B. 降压变压器　C. 等压变压器　D. 磁饱和变压器

2. 高压变压器工作时，次级是(　　)。

A. 电压高、电流小　B. 电压高、电流大　C. 电压低、电流小　D. 电压低、电流大

3. 高压发生器主要包括(　　)。

A. 定子线圈、高压变压器、高压交换闸、高压整流器

B. 灯丝变压器、高压变压器、高压交换闸、高压整流器

C. 高压变压器、高压整流器、空间电荷补偿器、灯丝变压器

D. 高压整流器、空间电荷补偿器、灯丝变压器、稳压器

4. 下面对X线机用高压变压器的叙述错误的是(　　)。

A. 次级中心点接地处的电位为零

B. 初级绕组中通过的电流很大，但电压不高

C. 次级绕组通常绕成阶梯形，目的是增加层与层之间的绝缘强度

D. 诊断用X线机高压变压器的设计容量等于最大容量

5. 高压电缆从内到外分为(　　)。

A. 芯线、绝缘层、半导体层、金属网层、保护层

B. 芯线、保护层、半导体层、金属网层、绝缘层

C. 芯线、绝缘层、保护层、半导体层、金属网层

D. 芯线、半导体层、绝缘层、保护层、金属网层

6. 关于高压硅整流器的叙述，错误是(　　)。

A. 体积小　B. 机械强度高　C. 正向压降大　D. 寿命长

7. 高压交换闸不切换的参数是(　　)。

A. 管电压　B. 大焦点灯丝电压

C. 旋转阳极启动电压　D. 小焦点灯丝电压

8. 灯丝变压器工作时，次级是(　　)。

A. 电压高、电流小　B. 电压高、电流大　C. 电压低、电流小　D. 电压低、电流大

9. X 线机用的变压器油，相对而言下列标准哪组最为重要？(　　)

A. 导热系数高　B. 电介质强度高　C. 易于对流和散热　D. 化学性能稳定

10. 高压变压器是(　　)。

A. 升压变压器　B. 降压变压器　C. 等压变压器　D. 磁饱和变压器

11. 高压发生器内的整流装置多为(　　)。

A. 二极管　B. 电子管　C. 高压硅堆　D. IGBT

12. 变压器油耐压测试中两电极间的距离为(　　)。

A. 5 mm　B. 2.5 mm　C. 10 mm　D. 1 mm

13. X 线机的高压发生器内没有(　　)。

A. mA 表　B. 高压硅堆　C. 高压交换闸　D. 灯丝变压器

14. 高压变压器的设计容量只需要最高输出容量的(　　)。

A. 1/3～1/2　B. 1/4～1/3　C. 1/5～1/3　D. 1/6～1/4

15. X 线机中高压整流器件不包括(　　)。

A. 高压硒堆　B. 高压硅堆　C. 高压闸流管　D. 高压真空管

二、简答题

1. 高压发生器的作用是什么？
2. 高压发生器由哪些部件组成？
3. 高压变压器次级中心点接地的目的是什么？
4. 高压电缆的结构有哪些？
5. 灯丝加热变压器的特点是什么？

(岳若蒙　王　帅)

参考答案

一、1. B　2. A　3. B　4. D　5. A　6. C　7. C　8. D　9. B　10. A　11. C　12. B　13. A　14. C　15. C

二、(略)

第三章　工频X线机的低压部件

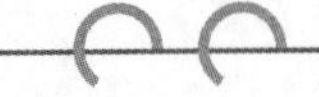
学习目标
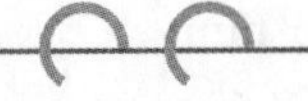

掌握：自耦变压器的原理和调节方法；谐振式磁饱和稳压器的结构和工作原理；空间电荷补偿变压器的结构和原理。

熟悉：控制台的结构及各部件的作用。

了解：限时器和延时器的工作原理及结构。

诊断用X线机的控制装置，最初以实现X线管在透视和摄影过程中的管电压、管电流和曝光时间三个基本参量的调节和控制为主要任务。随着直流逆变、大规模集成电路、X线探测以及计算机技术的发展，控制装置的自动化程度不断提高，电路结构日趋复杂，X线机的操作变得越来越简单、方便。

诊断用X线机的控制装置主要由各种低压部件和低压元件组成的电路组成。对于工频X线机，这些低压部件包括自耦变压器、谐振式磁饱和稳压器、空间电荷补偿器、接触器与继电器、控制开关和常用仪表等。而逆变X线机由于采用了直流逆变技术，其控制装置中常用晶闸管、功率场效应晶体管和绝缘栅双极型晶体管等作为电子开关元件，大多采用微电子电路和大规模集成电路，电路结构复杂，但自动化程度高。本节主要介绍工频X线机的控制装置主要组成部件的结构及工作原理。

第一节　控　制　台

由于诊断用X线机控制装置主要集中在控制台内，控制台便成为X线机控制装置的代名词。虽然不同型号的诊断用X线机、控制台的结构形式差异很大，但大都分为台面结构和台内结构两个部分。

一、控制方式

X线机控制台控制曝光参数方式总结起来有四种，每种控制方式的特点如下。

1. 三钮制　管电压、管电流和曝光时间三个曝光参量由各自的旋钮来调节或选择，这种调节或选择方式称为三钮制调节控制式。三钮制具有摄影条件搭配灵活、造价低廉等特点，早期的大型X线机及现代的小、中型X线机多采用此种方式。

2. 二钮制　随着大功率旋转阳极X线管的开发成功，快速动态摄影技术得到应用。随之控制电路要求将管电流和曝光时间的乘积作为一个曝光参量来控制，X线机的控制系统出现了只有管电压和曝光量(mAs)的二钮制调节控制方式。摄影时只需选定管电压和代表X线辐射量的mAs值，即可完成摄影条件的选择。

3. 单钮制　随着能量转换技术的发展，光电倍增管及电离室等X线探测器件广泛应用于X线机，特别是计算机技术的应用，使X线机的自动曝光成为现实。1970年后相继出现了单钮制和零钮制调节控制方式。所谓单钮制调节控制方式是在摄影时，操作人员只需要调节管电压值，即可在X线管允许的最大功率范围内，通过X线管负荷自动降落系统控制曝光时间和管电流，充分发挥X线管效率。

4. 零钮制　零钮制调节控制方式并非无钮，而是按人体的部位和厚薄分类设置部位按钮，摄影时只需按下相应的部位按钮，X 线机即可自动针对该部位确定一个适合的曝光参量。零钮制一般会采用 X 线管负荷自动降落系统，曝光过程与单钮制类同。

二、台面结构

操作人员通过控制台台面可方便地选择曝光条件和控制摄影曝光，台面上设有各种控制开关、按键、调节旋钮和指示仪表，用来完成开、关机控制、曝光条件的调节与选择、曝光条件的预示与指示、曝光控制等功能。按照曝光条件的调节与检查方式的选择形式不同，控制台台面可分为传统式和轻触式。早期的工频 X 线机均采用传统式台面，多选用旋钮式或琴键式开关，如图 3-1 所示；而现代程控或中频 X 线机大多采用轻触式台面，大量选用了轻触式开关，如图 3-2 所示。

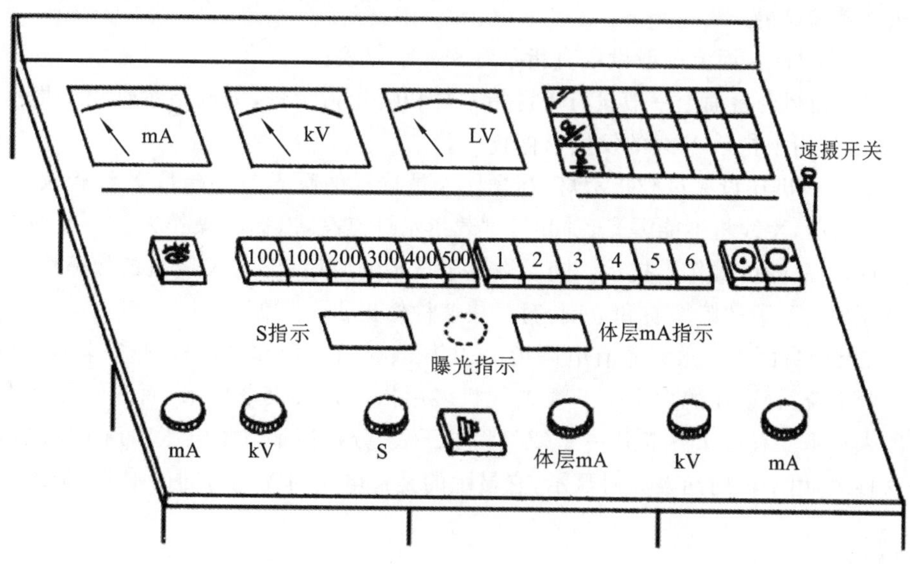

图 3-1 琴键式控制台面板结构(XG-500 型)

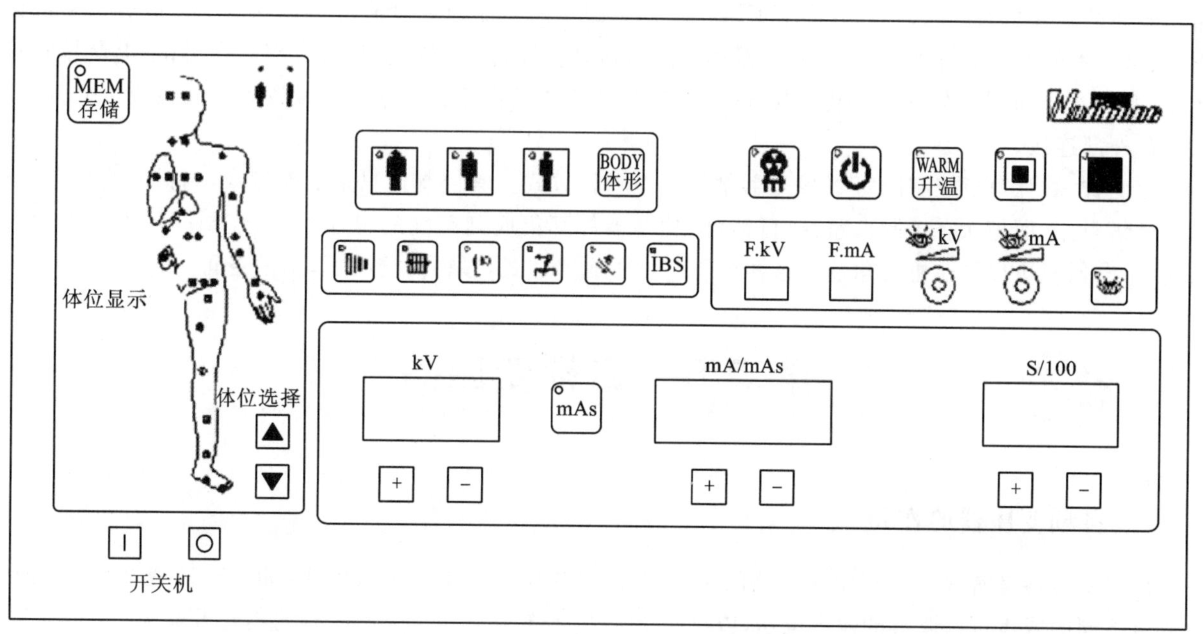

图 3-2 程控式 X 线机面板结构

1. 开关 控制台台面上开关很多，种类不一，这里仅介绍电源开关和手开关。

(1) 电源开关 中、大型工频 X 线机的电源开关多用按钮开关或琴键开关，现代程控或中频 X 线机多用触摸开关。其作用是直接或间接控制 X 线机的输入电源，使 X 线机整机电源接通或断开。

(2) 手开关　这是一种特制的按钮开关，用来接通控制电路，控制 X 线的发生，也称为曝光开关。根据 X 线机曝光控制形式的不同，分单层开关（按下准备、松手曝光或按下准备、就绪后曝光）和双层开关（按下第一层准备、按下第二层曝光）。

2. 选择器　中、大型工频 X 线机常用转换开关、琴键开关、刷形开关及触摸式开关作选择器，现代程控或中频 X 线机多用触摸式开关。选择器主要用于检查技术方式选择、摄影毫安选择、曝光时间选择。选择器一般为分挡断续选择。也有的中、小型 X 线机的电源电压、透视管电压和摄影管电压采用选择器来选择，其参数为断续值。

3. 调节器　X 线机中的调节器主要用于电源电压、透视管电压、摄影管电压及透视管电流的调节，其特点是通过调节获得连续数据值。对具有自动调节功能的中、大型程控或中频 X 线机，在面板上通常是用触摸式按钮来实施控制的。

4. 显示器件　控制台台面上一般设置有指示灯和显示仪表。

(1) 指示灯　在控制台台面上一般设有电源指示灯和曝光指示灯，电源指示灯用于指示 X 线机电源的通与断，曝光指示灯用于指示 X 线的发生与停止。

一般中型以上 X 线机还设有过载指示灯，当操作人员选择的曝光条件超过 X 线管额定容量时，控制装置的曝光电路被切断，X 线机不能曝光。同时，过载指示灯点亮，以提醒操作人员。大型 X 线机一般还设置有故障指示灯，对故障区域作出提示。随着微电子技术的应用，现代 X 线机的故障用代码显示，故障代码较准确和具体地指示了故障性质和范围，对于快速检修提供了方便。

(2) 仪表　控制台台面上一般设置有电源指示、电压表（千伏表）和电流表（毫安表），用以实时指示电源电压的状态和管电流、管电压的大小。工频 X 线机多用指针式仪表来显示，而现代程控或中频 X 线机多用数码指示器来显示。有些 X 线机用一个双量程电压表，分别指示电源电压和预示管电压。大型 X 线机还设置了毫安秒表，用于短时间曝光时显示，它显示的是管电流与曝光时间的乘积，即毫安秒。

三、台内结构

大多数 X 线机的低压部件、控制元件均按照一定方式布局在控制台内部。各型 X 线机控制台内部电路元器件的布局有所不同，一般分为上下层、前后面，卸下四周侧面板可清楚地看到其全部内容。一般体积大、重量重的部件如自耦变压器、稳压器和空间电荷补偿器等排布在控制箱内部的底层；中上层排布接触器、继电器、延时器、大功率电阻及电路板等；在控制箱内部的背面下方一般设置有接线板或接插件，与控制台外部连接。

逆变方式、计算机控制的 X 线发生器都采用电器柜方式。其控制台只是操作键盘，内设键盘控制、显示和通信电路，而把所有控制电路、执行器件、功率器件都集成到单独的电器柜中，连同高压发生器也置入其中，电器柜可以放在机房角落。这样控制台可做成壁挂式，显得简洁明了，不占空间。

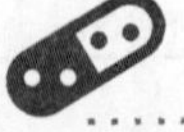

第二节　自耦变压器

一、自耦变压器的作用

自耦变压器是常规 X 线机电源电路的主要部件，其作用是将单一输入电压，如 380 V 或 220 V，变换为数值不同的或者可以调节的输出电压，以满足 X 线机各单元电路对电源电压的不同需求。

二、自耦变压器的结构

自耦变压器的结构和一般互感式变压器不同。其特点是在铁芯上只有一个绕组，既是初级绕组，又是次级绕组。采用分段抽头式或滑轮滑动的方式，将绕组分成若干部分，输出各种不同并可调节的电压。自耦变压器的结构，主要由铁芯和绕组两部分组成。铁芯材料皆为涂漆硅钢片，结构形式主要采用口字形，也有 C 字形或环形。

三、自耦变压器的原理

自耦变压器的原理和其他变压器一样，加在变压器初级的电压几乎均匀分配给初级绕组的所有线匝上，次级绕组上各抽头的电压仍遵循一般变压器变压比的规律，其输入、输出之比等于初次级绕组匝数之比，即 $U_1/U_2=N_1/N_2=k$。

四、常用自耦变压器的类型

（一）调压方式

自耦变压器的调压方式有滑动调压式和抽头调压式两种，两种调压方式对应的自耦变压器结构略有不同。

1. 滑动调压式自耦变压器 它的绕组分里层和外层两部分。里层有抽头，以做电源电压选择和输出电压的一端。在外层绕组上除去绝缘层，并将裸线面磨平，但绕组间仍保持绝缘。将炭刷或炭轮与裸线面紧密接触，炭刷或炭轮上端多装有弹簧或弹片，以保证接触良好，减小接触电阻。通过机械或电动传动装置，使炭轮或炭刷在裸线面上滑动，改变初次级匝数比，从而取得不同的输出电压值。其调节方式如图 3-3 所示。用此种自耦变压器具有调压连续均匀和接触电弧小的优点，故广泛应用于中、大型常规 X 线机中。

2. 抽头调压式自耦变压器 它的结构是在铁芯上装有一个或两个串联的绕组，在绕组中每隔一定匝数引出一个线头。由于线头间的匝数不同，其电压值也不同。引出的抽头接在标有电压数值的接线板上，也可直接连于电路中的某些电器元件。使用时，用导线将接线板上各抽头接到电压选择开关上，以便对电压进行选择和调节，如图 3-4 所示。用此种调节方法的自耦变压器，因调节简单，故小型 X 线机多采用此，又因其接点允许通过较大电流，故大型 X 线机也有采用这种形式的。

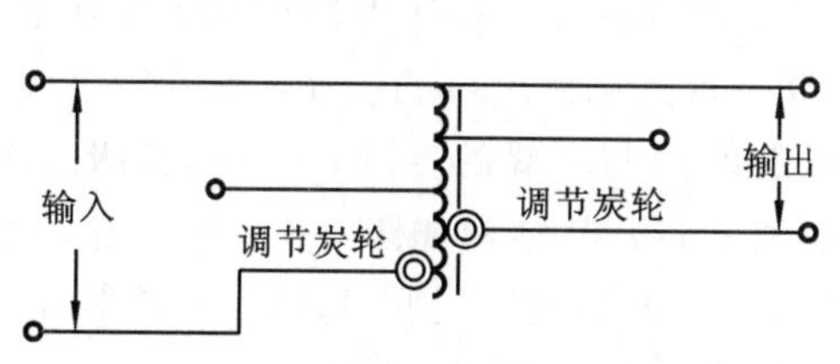

图 3-3 滑动调压式自耦变压器

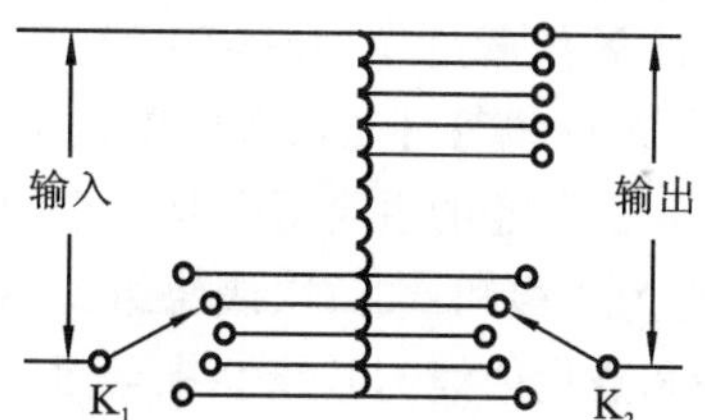

图 3-4 抽头调压式自耦变压器

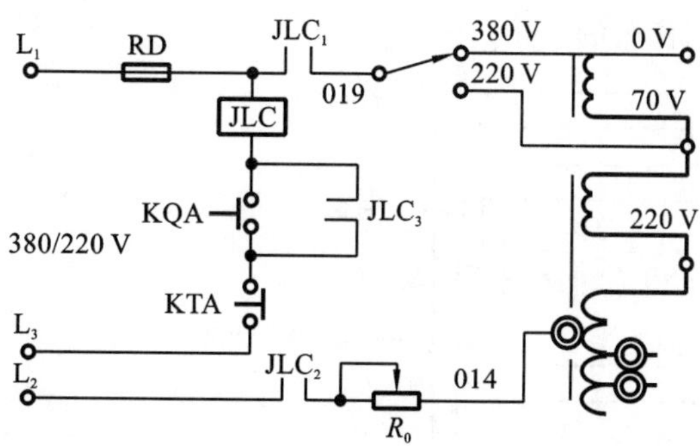

图 3-5 电源电压的选择

（二）电源电压的选择

X 线机供电电源有 220 V 和 380 V 两种。小型 X 线机多采用 220 V 供电，而中型 X 线机多设计成既适用于 220 V 供电，又适用于 380 V 供电。在安装中，电源电压供电方式是 X 线机自耦变压器的电源输入电路的依据。如图 3-5 所示，$L_1 \sim L_3$ 为供电电源输入端，RD 为电源保险，JLC 为电源接触器，R_0 为电源补偿电阻。自耦变压器上有 0 V 和 70 V 两个接线端，可以选择不同供电电压的电源。当电源电压选用

380 V 供电时，L_1、L_2 接相线，L_3 接中线，019 与自耦变压器的 0 V 相接；当电源电压选用 220 V 供电时，L_1 接相线，L_2 接中线，L_3 与 L_2 短接，019 应与自耦变压器的 70 V 相接。

在实际工作中，供电电源电压会随供电线路负荷的变化而发生相应的电压波动。为此在自耦变压器的输入端都设有电源电压调节器，即图中的 014 所连接的电源电压调节炭轮，当用外界供电电源电压波动时必须进行调整。

在自耦变压器的设计中，输出端有很多额定电压输出值的固定抽头，各抽头的电压值，遵守变压器变压比的规律。因此，在外界电源电压波动时，只要调节 014 所接的电源电压调节炭轮的位置，改变自耦变压器输入端与输出端的匝数比，则固定抽头输出电压仍能保持额定值。

（三）电源电阻的匹配

电源电阻是供电变压器内阻和电源导线电阻之和，它是 X 线机设计中的重要参数，也是 X 线机能否发挥最大功率的重要条件。X 线机在高压未接通前，整个负载电流较小，电压降也很小；当连通高压而 X 线发生时，负载电流很大，供电电源会产生较大的电压降落。所以，X 线机对电源电阻的要求十分严格，在说明书中都有明确规定。但由于每个使用单位供电条件不同，电源电阻也不一样，因此有些 X 线机在自耦变压器通电回路中特设了一个可调电阻，即电源补偿电阻，如图 3-5 中的 R_0。R_0 仅在电源电阻小于规定值时才有实际意义，而电源电阻大于规定值时，应将 R_0 短接，X 线机只能降低要求使用。

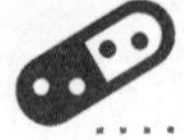

第三节 稳 压 器

一、稳压器的作用

医用 X 线设备力求 X 线管产生的管电流稳定准确才能得到高质量的 X 射线影像。管电流稳定，就必须要保证 X 线管灯丝加热电压稳定。因此，需要在 X 射线管灯丝加热初级电路中设置稳压装置，称为稳压器，为 X 射线管灯丝初级电路提供稳定的电源电压，防止因为电源电压的波动而影响管电流的稳定。

磁饱和稳压器的主要部分是一个饱和变压器，它的铁芯截面与一般的变压器不同，初级绕组铁芯截面积大，称为非饱和铁芯；次级绕组铁芯截面积小，称为饱和铁芯。其结构如图 3-6 所示。它的基本原理是利用铁芯磁化曲线的非线性特点而制成的，如图 3-7 所示。在电源电压很低时，这个变压器和普通变压器相同，是按绕组匝数的比例把电压升高或降低。随着电源电压的升高，铁芯内磁通增加。当次级绕组铁芯达到饱和时，若电源电压再升高，饱和铁芯中增加的磁通只能漏到空气中而不再增加，次级绕组的输出电压不再按比例上升，故起到稳压的作用。

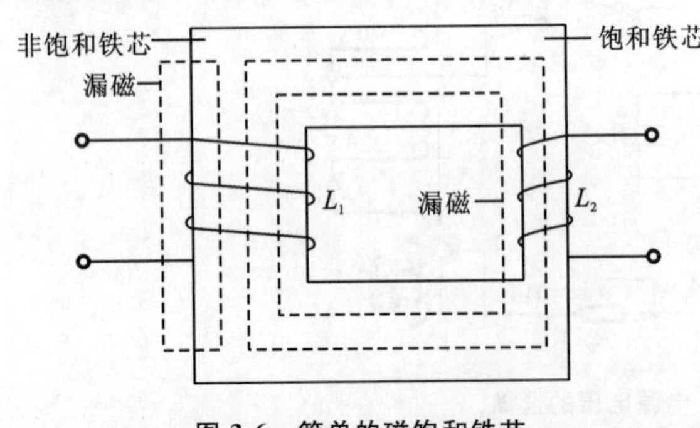

图 3-6 简单的磁饱和铁芯

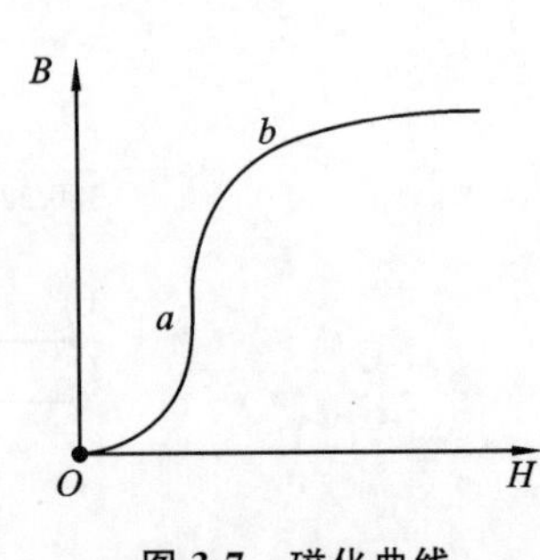

图 3-7 磁化曲线

二、谐振式磁饱和稳压器

（一）谐振式磁饱和稳压器的作用及工作原理

1. 谐振式磁饱和稳压器的作用 在磁饱和稳压器的基础上发展起来的谐振式磁饱和稳压器，当输入电压在一定范围内发生改变时输出电压不变或变化极小，为 X 线管灯丝加热初级电路提供稳定的电源电压，避免了因电源电压的波动和电路压降对 X 线管灯丝加热电压的影响，从而保证 X 线管管电流的稳定，在医用 X 线设备中常用谐振式磁饱和稳压器或者电子稳压器。

2. 谐振式磁饱和稳压器的工作原理　谐振式磁饱和稳压器是一种特殊的变压器，它的铁芯截面积与一般变压器不同，初级绕组铁芯截面积大，称非饱和铁芯；次级绕组铁芯截面积小，称饱和铁芯。它的基本原理是利用铁芯磁化曲线的非线性特点而制成的。当输入电压较低，初级绕组铁芯和次级绕组铁芯都处于非饱和状态时，磁饱和稳压器和普通变压器一样，次级输出按初、次级绕组匝数比的关系升高或降低电压。随着输入电压的升高，初级绕组内铁芯中的磁通量不断增加，而次级绕组内铁芯由于截面积小于初级绕组内铁芯，通过铁芯的磁通量不能增加而达到饱和，多余的磁通量通过空气而泄漏，称为漏磁。绕在饱和铁芯上的绕组由于没有磁通的变化，产生的电压也就基本不改变，这样稳压器次级的输出电压就不再随初级电压的变化而改变，达到稳定输出电压的目的。

根据这一原理，在次级绕组内铁芯的磁通量达到饱和之后，初级输入电压在一定范围内改变，次级绕组内铁芯的磁通变化很小，次级绕组的输出电压就会稳定在一定数值，但是这种稳压器输出电压的稳压精度不高，稳压范围不大，且需要较大的磁化电流，增加了电源的能量损耗，稳压器的工作效率不高。为此，需在非饱和铁芯上加一补偿绕组 L_3，在饱和铁芯上加由 L_4 和电容 C 组成的谐振回路，这样就构成了应用较多的谐振式磁饱和稳压器。其结构和电路如图 3-8 和图 3-9 所示。图中 L_1 为未饱和绕组；L_2 为饱和绕组；L_3 为补偿绕组。L_3 匝数不多但可调，且与 L_2 反向串连。当电源电压发生变化时，在未饱和绕组 L_1 上引起较大的电压变化，而 L_2 因是饱和绕组，其电压变化很小；L_3 因匝数很少，其电压变化也很小。如果调整 L_3 的匝数适当，使其电压变化量与 L_2 的电压变化量相等或相接近，就会使稳压性能进一步提高。L_4 的匝数也是可调的，且与电容 C 构成谐振电路。当电源频率与 LC 振荡频率相等时，电路发生谐振。因谐振电流很大，使饱和铁芯很快达到饱和状态，从而减小了取自电源的磁化电流，减小了电能的损耗，提高了稳压器的效率。

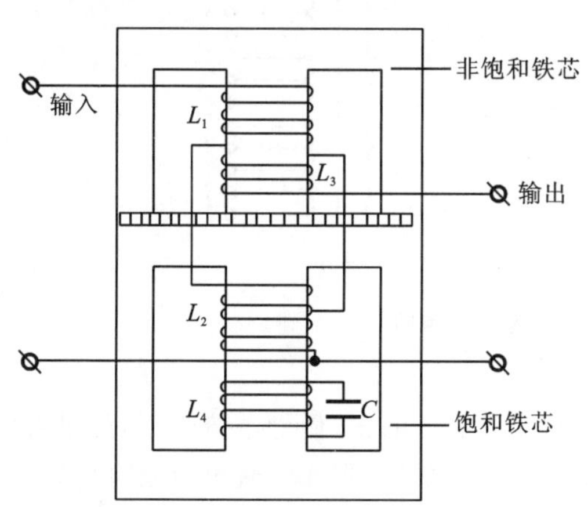

图 3-8　谐振式磁饱和稳压器结构图

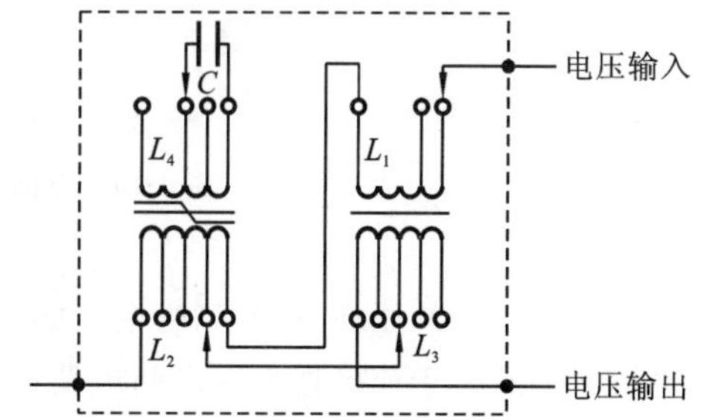

图 3-9　谐振式磁饱和稳压器电路图

谐振式磁饱和稳压器稳压性能很好，当电源电压在 170～240 V 范围内变化时，其输出电压的波动不超过±1%，即稳定度能达到±1%，但它对电源频率的变化十分敏感，在使用时必须使电源频率与稳压器谐振频率相符，否则输出电压会随电源频率的波动而变化。一般国产 X 线机在出厂时，已按 50 Hz 的电源频率调好 LC 震荡电路，因此，在电源频率不稳而高于或低于 50 Hz 时，LC 振荡电路不工作，稳压器失去稳压作用，其输出电压随频率变化而变化。当电源频率升高时，输出电压升高；电源频率下降时，输出电压也降低。

（二）谐振式磁饱和稳压器的常见故障

1. 谐振电容器击穿　谐振电容器击穿造成谐振绕组短路，使稳压器铁芯上形成一个短路环，此时输出被短路，稳压器无输出，并发出“嗡嗡”声。

2. 谐振电容器断路　电容器断路后无谐振电流产生，稳压器的励磁电流增大，引起稳压器内部压降增加，使输出电压严重下降。

3. 输出电压不稳 测量稳压器输出电压时电压表指针随输入电压的升降而摆动。其主要原因是电源频率不稳或谐振电容容量改变等原因造成。

第四节 空间电荷补偿变压器

一、空间电荷补偿变压器的作用

温度越高，灯丝周围的电子密度越大。空间电荷是X线管的灯丝侧后方发射的电子形成的。由于空间电荷的存在，在灯丝加热电压不变的情况下，管电流将随管电压的改变而改变，其影响见第1章X线管的阳极特性曲线。为了保持管电流免受空间电荷的影响，达到管电流和管电压单独调节的目的，而使用空间电荷补偿变压器，以补偿空间电荷效应对管电流的影响。

二、空间电荷补偿变压器的结构与原理

空间电荷补偿变压器是一个多绕组多抽头的降压变压器，其结构是在“日”字形铁芯上，绕有一个初级绕组和两个多抽头的次级绕组组成。如图3-10所示。根据所选管电流的大小可选取不同的抽头进行合理补偿，补偿变压器上有多个抽头与管电流选择器联动，只要选择恰当，基本能消除空间电荷的影响。

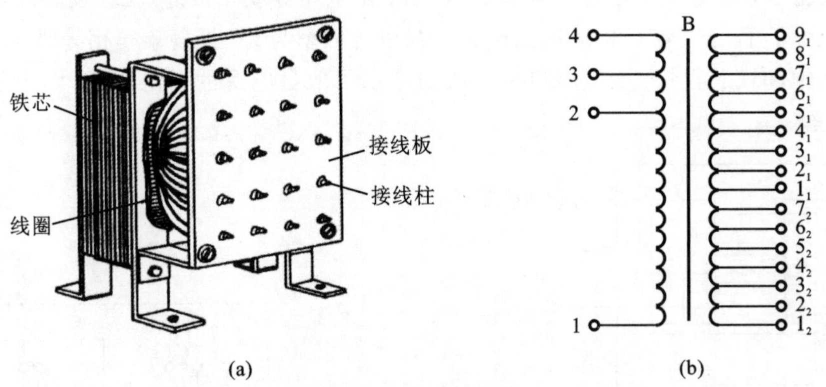

图3-10 空间电荷补偿变压器实体图及电路图

(a) 外形图；(b) 基本电路

空间电荷补偿的原理：在升高管电压的同时，适当地降低灯丝加热电压，使管电流降低，如果管电流降低的数值正好等于或接近于因空间电荷的影响而使管电流增大的数值，则此时管电流就会保持不变，使管电流不随管电压的变化而变化。

空间电荷补偿变压器在不同的电路中有两种连接方法。

1. 升压补偿法 该方法是以最高管电压为基准，使灯丝加热电压随管电压的降低而升高。电路连接是把补偿变压器的初级绕组引线分别接于自耦变压器绕组的末端和高压变压器初级的末端。其次级与X线管灯丝变压器同相串联，如图3-11所示。其补偿过程是：管电压↓→补偿变压器初级电压↑→补偿变压器次级电压↑→灯丝变压器初级电压↑→灯丝加热电压↑。如F_{78}-Ⅱ型、F_{78}-Ⅲ型等国产X线机采用了该连接方式。

2. 降压补偿法 该方法是以最低管电压为基准，使灯丝加热电压随管电压的升高而降低。在电路连接上是把补偿变压器的初级绕组与高压变压器初级绕组并联，其次级绕组与X线管灯丝变压器的初级绕组反相串联，如图3-12所示。其补偿过程是：管电压↑→补偿变压器初级电压↑→补偿变压器次级电压↑→灯丝变压器初级电压↓→灯丝加热电压↓。XG-200型、F_{30}-ⅡF型等国产X线机采用了这种方法。

三、空间电荷补偿变压器的常见故障

X线开机后，空间电荷补偿变压器得电，处于连续负荷工作状态。补偿变压器的质量是其正常工作

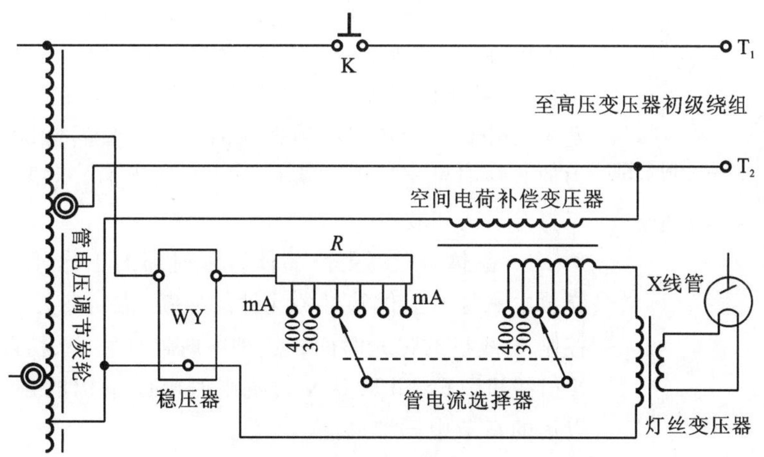

图 3-11 空间电荷补偿变压器在电路中的连接图(升压法)

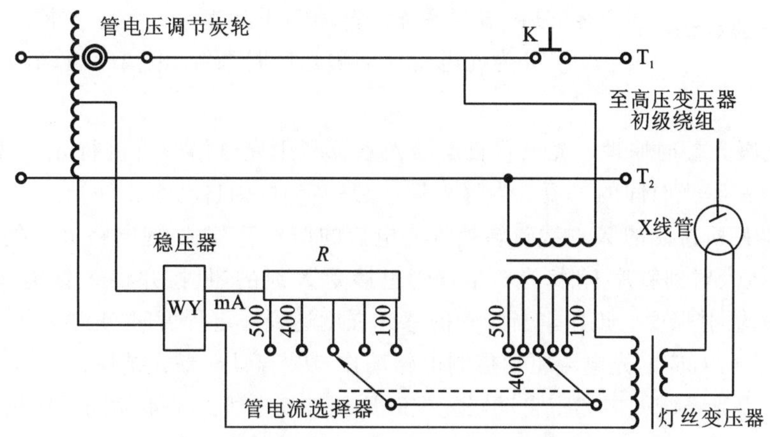

图 3-12 空间电荷补偿变压器在电路中的连接图(降压法)

的关键。补偿变压器的常见故障一般是绝缘能力下降,使匝间、层间击穿短路及电流增大,导致补偿变压器烧毁。一旦发现补偿变压器损坏,必须更换,并进行调整。

第五节 限 时 器

一、限时器的作用

限时器是控制时间的装置。在X线机中,用于控制摄影X线发生的时间。其控制方法一般是将限时器的控制触点串接在高压接触器的线圈电路中控制高压接触器的工作时间,从而控制曝光时间。在晶闸管控制高压初级通断的X线机中,限时器通过控制产生触发信号时间的长短,来控制晶闸管的导通时间,从而控制X线的发生时间。它要求有足够的可调时间范围、较快的重复频率和较高的控时精度。

二、限时器的种类

限时器的种类很多,X线机常用的有机械限时器、电子管限时器、晶体管限时器及集成电路限时器,还有光电管式或电离室式的自动曝光控时系统,以及在计算机控制下的自动负载降落曝光控制系统。

1. 机械限时器 机械限时器结构比较简单,表面为限时旋钮和时间刻度盘,顶端设有控制按钮,如图3-13所示。内部结构由三部分组成,即以盘状发条为主构成的动力部分,以齿轮组为主构成的传动部分和以按钮、连杆与接点构成的电路控制部分。

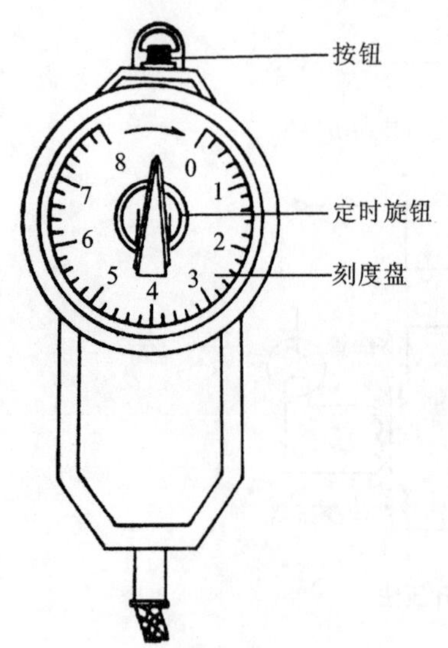

图 3-13 机械限时器外形图

机械限时器具有体积小、轻便、易于携带和接点容量大(可通过 10 A 的电流)等优点。但精度较差,所以只用于功率小的组合机头式 X 线机中,此类限时器将接点直接串联在高压初级电路内,控制 X 线的发生与停止。操作时必须按顺时针方向旋转限时旋钮定时,不可用外力使其逆时针旋转返回零位。按钮按下后,不得松开,待限时结束,接点打开后方可松开。

2. 晶体管限时器 晶体管限时器的工作原理就是利用电容器的充放电来控制晶体管开关元件的通断,推动高灵敏继电器的动作,从而控制 X 线机的曝光时间。这种限时器体积小、精度高,多用于中、大型 X 射线机。F_{30}-ⅡF 型 X 线机限时电路采用的是晶体管限时器,将在以后的章节中详细描述。

3. 自动曝光控时系统 自动曝光控时系统是以穿过被照体的 X 射线量达到胶片所需的标准感光量来决定曝光时间的,当胶片感光量足够后,限时系统将自动终止曝光。这类曝光控时系统按传感器的类型可分为光电管自动曝光控时系统、电离室自动曝光控时系统和半导体自动曝光控时系统。

(1) 光电管自动曝光控时原理 光电管自动曝光系统利用光电倍增管进行光电转换,根据所产生光电流的大小来决定所需曝光时间的长短。当曝光量达到一定时,则自动终止曝光。

光电管的作用是将所接受的 X 射线量转换为光电流的信号量,送处理电路进行处理控制。X 射线摄影时,X 线穿过被检体入射到胶片上时,光电倍增管也接受 X 线的照射,并将 X 线能转换为光电流,光电流的大小和 X 射线的辐射强度成正比。当胶片的感光强度达到一定程度时,光电流也达到一定值。当胶片的感光效应满足后,所对应的光电流驱动控制电路动作,切断高压,曝光结束。

(2) 电离室自动曝光系统 电离室自动曝光控时原理和光电管式基本相同。区别是用电离室代替了光电管。电离室作用是将 X 线入射电离室产生电离,收集其离子流量代表 X 线量的信号。电离室所产生的离子流量大小与 X 线曝光辐射强度成正比,根据离子流的大小,切断高压,曝光终止。

利用电离室作为探测 X 线辐射强度的传感器,特别是用于胸部摄影的三野测量能较好地符合曝光要求。电离室自动曝光控时装置应用范围比光电管式自动曝光控时装置广。

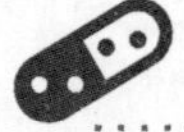

第六节 延 时 器

一、延时器的作用

延时器是中、大型 X 线机中不可缺少的器件之一,它在 X 线机中的主要作用如下:①在曝光前(延时时间内)使旋转阳极迅速启动,在旋转阳极未达到额定转速前不能进行曝光;②在延时时间内,X 线管的灯丝开始加热和增温;③各部分电路由透视工作状态切换为摄影工作状态,为摄影做好准备。

二、延时器的种类

延时器与限时器的工作原理基本相同。主要区别是限时器有多个固定的控制时间,而延时器是在可调的延时范围内,只设置一个控制时间。X 线机中所用的延时器,延时时间多设置在 0.8~1.2 s 之间。其类型较多,有热控式、继电器式、晶体管式和集成电路式延时器。

1. 热膨胀式延时器 它是采用两片膨胀系数不同的金属片,经铆合或锻压而制成。当金属受热膨胀时,由于膨胀系数不同,必然造成弧形弯曲,热源消失后,双金属片即会复原。从热膨胀片受热至弯曲完成控制作用需要的时间即延时时间,这种延时器可延时数秒至数分钟,适用于整流管和需要较长延时时间的装置，现在生产的 X 线机已经不再使用这种延时器。

2. 晶体管延时器 晶体管延时器(电路)，由三极管 V_1、高灵敏继电器 J、充放电电容及电阻组成，如图 3-14 所示。其工作过程是，当 K 闭合时，因电容 C 两端电压不能突变，A 点电位为零，故三极管不能立即导通，但电容 C 已经开始充电。当 C 两极电压逐渐上升到使 V_1 基极电压大于 0.7 V 时，V_1 立即导通，从而高灵敏继电器 J 得电工作。C 从开始充电至 J 得电的时间为延时时间。调节充电电阻 R_A 即改变延时时间。

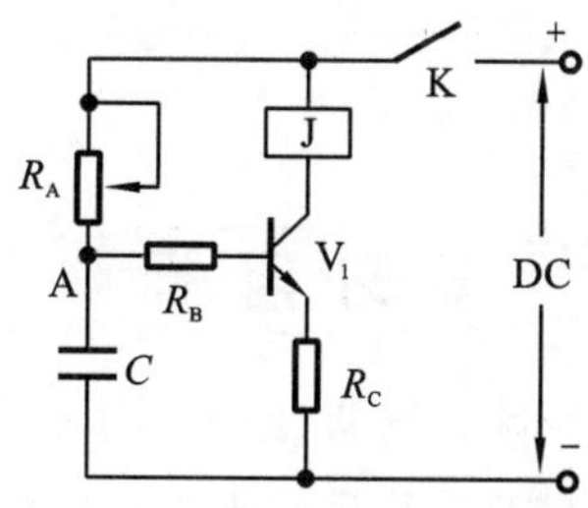

图 3-14 晶体管延时器电路图

能力检测

一、名词解释

空间电荷

二、单项选择题

1. 延时器的作用不包括(   )所需的等待时间。

A. 管电压升高　　B. 透视与摄影状态转换

C. 灯丝增温　　D. 阳极启动

2. 滑动调压式自耦变压器的优点不包括(   )。

A. 调节连续　　B. 调节细致　　C. 简单　　D. 接触电弧小

3. 限时器的种类不包括(   )。

A. 声控限时器　　B. 自动曝光限时器

C. 电子限时器　　D. 机械限时器

(樊　冰　王　帅)

参考答案

一、X 线管灯丝侧、后方的电子，会随着管电压的升高而不断飞向阳极。

二、1. A　2. D　3. A

第四章　X线机辅助装置

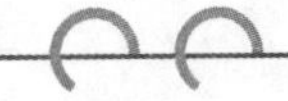
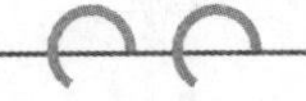

学习目标

掌握：锁止器、遮线器、滤线器的作用、结构、分类和工作原理，X线电视系统的基本构成。

熟悉：各种管头支持装置、遥控床与摇篮床的基本结构和作用，X线电视系统的影像转换过程和自动亮度控制原理。

了解：摄影床和荧光屏式诊视床的基本结构和作用。

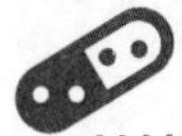

第一节　X线管支持装置

X线机发生装置即X线管装置、高压发生装置、控制装置，为X线的产生提供了基本条件。为了更好地利用X线对人体进行检查，还需要借助辅助设备，它包括X线管头支持装置、遮线器、滤线器、摄影床、诊视床等。

一、管头支持装置

X线管头支持装置用于把X线管装置锁定在摄影所需的位置和角度上，使X线管固定在一定的距离和角度上进行摄影。在X线摄影中，根据不同的被检部位，要求X线中心线以不同的入射方向和规定的焦片距进行摄影。为了避免移动患者，要求X线管头能做上下、左右和前后三维移动，并能绕X线管长轴和短轴转动，要求X线管有较大的移动范围和灵活的转动功能。这些功能都由X线管头支持装置来完成，其结构形式有落地式、附着式、悬吊式和C形臂式等。

（一）落地式

这种管头支持装置的总重量最终由底座承担再作用于地面，结构和安装都比较简单，多用于中、小型X线管装置的支持。

1. 结构　落地式X线管支持装置主要由立柱、移动轨道、抱筒或滑架、横臂、钢丝绳、平衡装置和各种定位机件等组成，如图4-1所示。立柱为圆形或方形的钢板结构，顶端有滑轮，钢丝绳经滑轮连接滑架和平衡锤。钢丝绳一端连接滑架，滑架承担着X线管头、遮线器、横臂等组件的所有重量，钢丝绳的另一端连接平衡锤，调整平衡锤的重量，使之与滑架重量相等，这样在沿立柱上下的运动中，可以更轻便、更灵活地移动X线管装置。

立柱可在移动轨道之间平稳地滑动，携带X线管头纵向移动，并利用设在底座上的刹车装置，将立柱固定在任意所需要的位置上。横臂通过滑架与立柱相连，可做伸缩运动，并靠固定螺栓或电磁锁止器固定于任意角度与位置，以改变X线的投照方向，适应不同摄影角度的需要；目前多采用浮动台面的摄影床，有的横臂不再有伸缩功能。滑架能沿立柱上下移动，可以调节X线管装置的高度，并由固定螺栓或电磁锁止器固定。

X线管装置能绕横臂做±90°的转动；横臂绕立柱的转动采用分挡嵌入定位的方式；松开管头固定夹

的旋钮，X 线管装置能绕其自身长轴转动，在管套和固定夹上有转动角度的刻度和指针，用于指示转动角度。分挡嵌入定位及 X 线管装置绕自身长轴的运动在日常工作中使用较少。

2. 分类

（1）天地轨式　这种管头支持装置由一条天轨、一条地轨和居于中间的立柱、连接杆组成。天轨不承重，只起支持作用，地轨承担管头支持装置的所有重量，连接杆可上下伸缩，在一定范围内适应不同高度的房间。这种地面上只有一条轨道的结构形式，使整个机房显得较为整洁，且安装简单，应用较多。

（2）双地轨式　主要结构与天地轨式相同，不同的是该装置没有天轨，而采用两条平行的固定在地面上的地轨支持立柱，如图 4-2 所示。其优点是不受机房高度的限制，安装简单，但底座面积大，轨道多，显得不整洁，移动也不如天地轨式灵活。

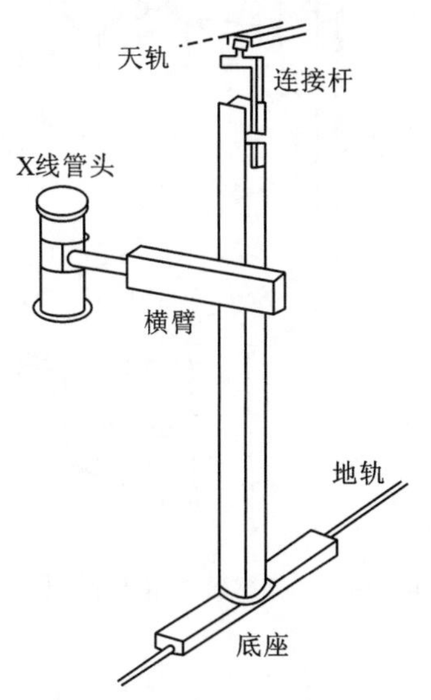

图 4-1　天、地轨支持装置结构示意图

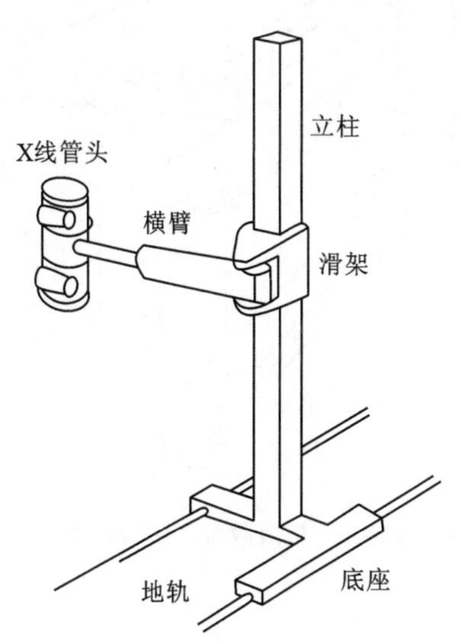

图 4-2　双地轨立柱式支持装置结构示意图

（二）附着式

这种管头支持装置的特点是轨道或转轴附着在摄影床体上，较落地式更为紧凑，安装维修方便。它包括轨道附着式和转轴附着式两种结构形式。

1. 轨道附着式　支持立柱的轨道附着在摄影床一侧，立柱的活动范围较小，但它具备落地式立柱的各种功能，能完成日常摄影的绝大部分功能，如图 4-3 所示。

2. 转轴附着式　如图 4-4 所示，这种装置的立柱没有轨道，立柱由转轴固定于摄影床侧面，立柱不能移动，只能作一定角度的倾斜；横臂不能伸缩，也不能绕立柱转动，仅可绕自身长轴转动±90°；这一动作可使管头进行倾斜角度摄影或与一定距离上的胸片架组合进行胸部摄影。X 线管在原始位置时，中心线与滤线栅中心重合，该装置通用性较差，但在头颅、躯干的滤线栅摄影时操作方便。

（三）悬吊式

这种支持装置主要用于大型固定式 X 线机。悬吊式管头支持装置主要由天轨、横轨（滑车架）、滑车、伸缩架和管头横臂等组成，结构如图 4-5 所示。天轨固定在房间顶部，承担着全部重量。滑车装在横轨上，伸缩架装在滑车上，组成一个整体。滑车由框架和滚轮组成，伸缩架由伸缩筒及其升降传动平衡装置或电机驱动装置组成。滑车能沿天轨纵向移动，其移动范围为 2～3 m 或更长，也能沿横轨横向移动，其移动范围为 1～2 m。伸缩筒分 4～6 节，上下升降距离为 1.5 m 左右，X 线管能绕伸缩筒垂直轴旋转 180°或 360°，绕横臂长轴能旋转±90°。X 线管装置的三维运动均采用电磁锁止方式，各电磁锁止控制按钮集中设置在控制盒上。

悬吊式管头支持装置的结构特点是，它能充分利用机房上部空间，不占地面位置，使整个机房宽敞整洁，方便工作人员的操作。并且 X 线管能在较大范围内做纵向、横向、上下移动和转动，有较大的灵活性，能满足 X 线摄影检查中各种位置和方向的需要。

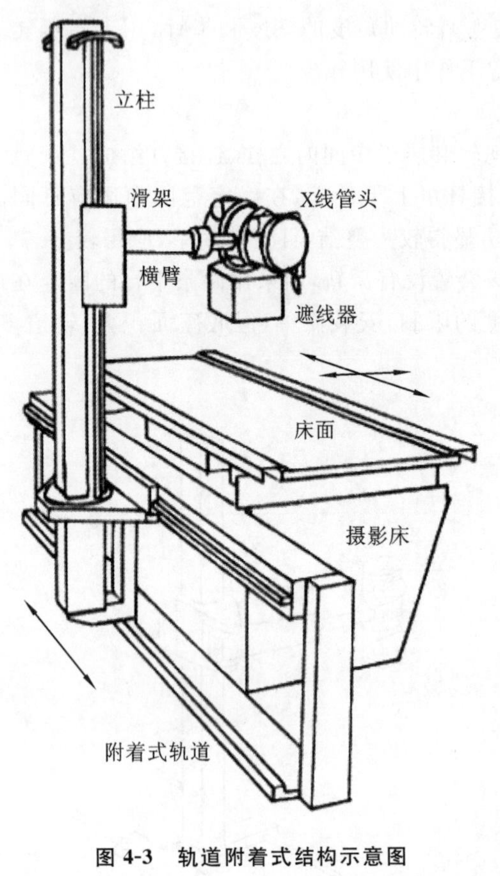

图 4-3 轨道附着式结构示意图

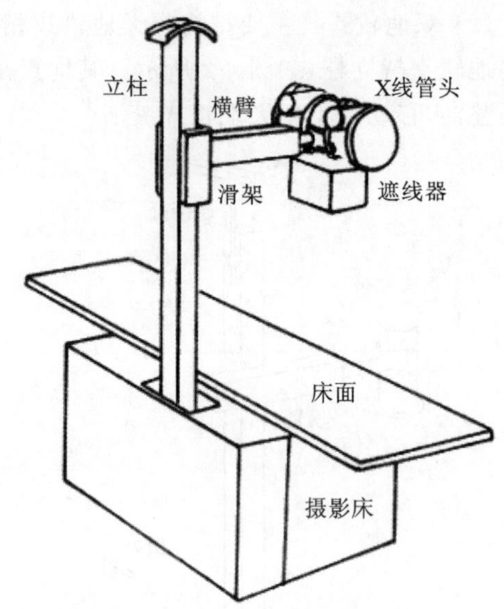

图 4-4 转轴附着式结构示意图

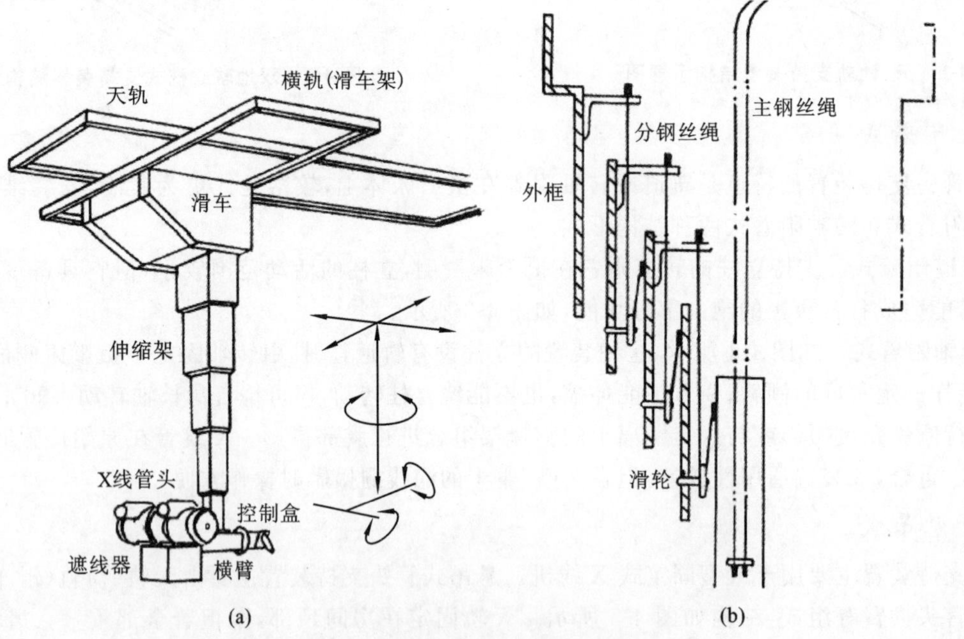

图 4-5 X线管悬吊装置结构示意图

(a) 外观结构；(b) 弹簧箱内部结构

（四）C形臂式支持装置

这种管头支持装置出现于20世纪60年代，是为适应各种不同的X线特殊检查而设计的，其名称因形状而来。

在C形臂的一端装有X线管头和遮线器，另一端装有X线影像转换和记录系统，如X线影像增强器、电视摄像机、点片照相机和电影摄像机等。C形臂也可以和悬吊装置结合，组成悬吊式C形臂支持装置，如图4-6(a)所示；还可以与专用底座结合，组成落地式C形臂支持装置，如图4-6(b)所示。

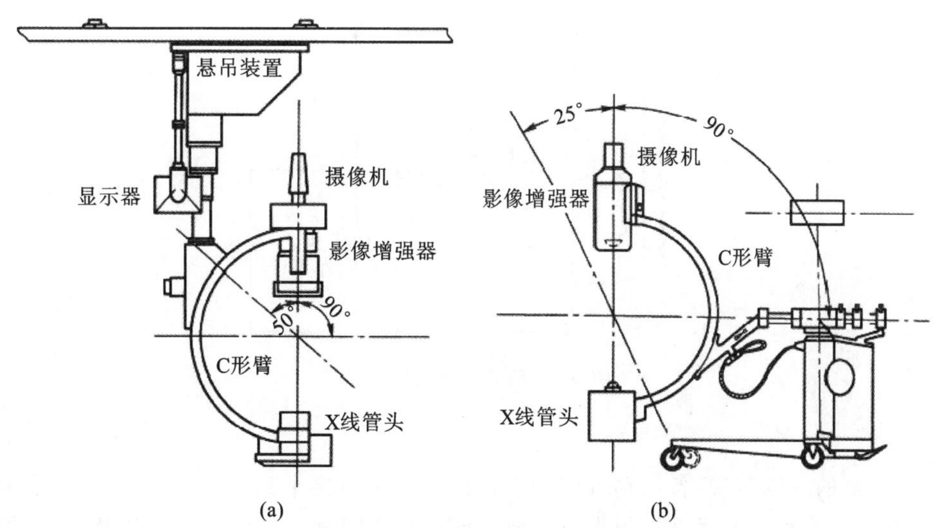

图 4-6 悬吊式 C 形臂与落地式 C 形臂结构示意图

(a) 悬吊式 C 形臂；(b) 落地式 C 形臂

由于 C 形臂结构紧凑，占据空间少，并能沿槽移动和绕水平轴转动，活动范围大且灵活，因而特别适用于心血管系统的 X 线检查。其最大优点是检查时无需移动患者。小型移动式 X 线机装配 C 形臂后，特别适合进行床边 X 线检查和手术室使用。

二、锁止器

管头支持装置可实现 X 线管装置的三维移动和灵活的转动。在 X 线检查过程中，当焦片距、投照方位和角度确定以后，需要临时固定 X 线管装置，使其在曝光过程中不移位、不颤动。完成对 X 线管头及其支持装置临时固定的装置称为锁止器。常用的锁止器有旋钮式和电磁式两种，其中电磁式使用最为广泛。

（一）旋钮式

旋钮式是一种最简单的锁止器，常用于小型 X 线机。中型以上的 X 线机多用于摄影时 X 线管头角度的固定。其固定方法是顺时针旋动旋钮，顶紧对面的非活动部件，使两者无相对运动；逆时针旋动可旋松旋钮而使其恢复活动。

（二）电磁式

电磁锁止器的主要结构是电磁铁、支持簧片，其中电磁铁又是由线圈、铁芯构成的。给线圈通电后，因电磁感应使铁芯磁化产生磁力，克服支持簧片的弹力，与对面的金属部件（吸着轨道）吸合，使两者之间无相对运动而实现锁止，如图 4-7 所示。当线圈断电后，铁芯失去磁性，在支持簧片的弹力作用下复位，解除锁止。

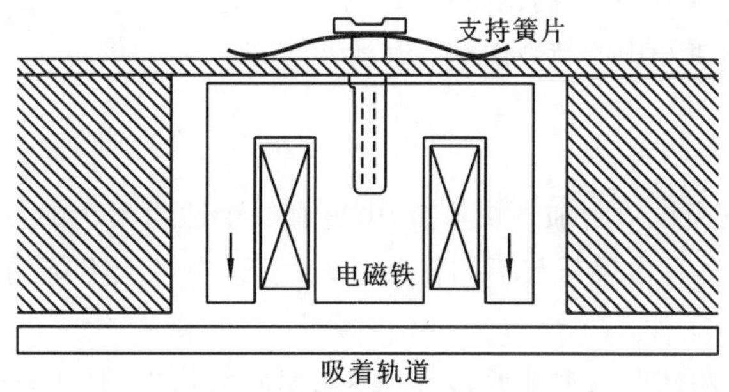

图 4-7 电磁锁止器示意图

电磁锁止器使用直流供电，其电路原理如图 4-8 所示。隔离变压器 T 提供交流电源，通过整流桥 ZL 整流、电容器 C 滤波之后输出直流电源，DT_1、DT_2、DT_3 为电磁锁止器中电磁铁的线圈，其得电、失电由开关 K_1、K_2 控制。采用电磁锁止器的装置在机器断电后可能会发生自行滑动现象，使用中应特别注意。

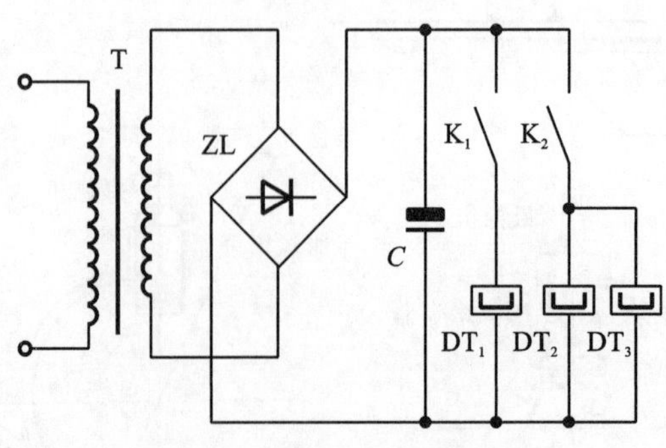

图 4-8　电磁锁止器电路图

（三）控制盒

采用电磁锁止器的外围装置，各运动方向的锁止控制开关可集中到一起，组成控制盒。例如，控制管头运动的立柱控制盒，使管头的运动控制十分方便。该控制盒同时具有 X 线管头以横臂为轴的倾斜角度指示等功能，如图 4-9 所示。

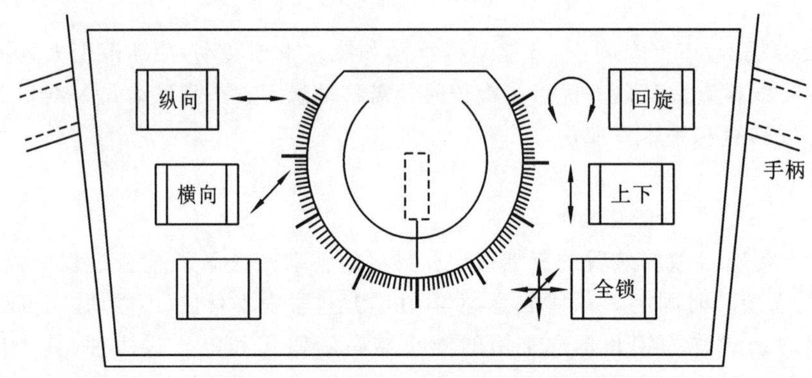

图 4-9　管头运动控制盒的面板结构示意图

在上述控制盒的操作中应注意，转动 X 线管头或移动立柱和横臂时，应首先解锁，到位后锁止固定，切勿在锁止状态下，转动或移动任何机件。移动立柱和横臂时，用力要均衡，轻移轻停，防止产生撞击而损坏机件。要特别注意地轨两端的防脱块是否牢固，以防意外事故。

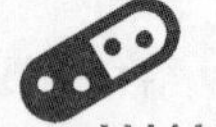

第二节　遮　线　器

遮线器又称为缩光器，安装在 X 线管管套的窗口部位，用来控制 X 线照射野的大小，遮去不必要的 X 线，尽可能地减少被检者受照剂量，并提高图像质量。摄影用遮线器内部还设有光源和反射镜，模拟 X 线管焦点的位置，用于指示照射野和中心线，如图 4-10 所示。

一、遮线器的种类和应用

1. 遮线板　在 X 线管管套窗口附加一块铅板，中央有一个适当大小的方形或圆形口，铅板开口中心对应 X 线中心线安装。一般备有多块开有不同孔径的遮线板，在各板上标明特定距离上的照射野大小，以便选用。

2. 遮线筒　由铁板制成圆柱形或圆锥形、方锥形，内壁附有铅板，遮线筒的口径各异，口径不同，控制的照射野大小也不一样。摄影时，可依据实际所需合理选用。

3. 活动遮线器　其基本结构是两对能开闭的铅板，分两层垂直排列，每对铅板的开闭决定一个方向照射野的大小。调节两对铅板的开闭程度，就能改变照射野的大小和形状，同一层相对的两铅板总是以 X 线中心线为轴对称开闭。这种遮线器效果更理想，操作较方便、灵活，可以在任意距离上满足对各种尺寸胶片的遮线要求。

4. 多层遮线器 多层遮线器是由几组遮线板组成的遮线器，同一方向的多对遮线板工作时同步活动，只是它们到焦点的距离不同，活动幅度也不同，下组遮线板活动幅度较大，上下两组遮线板具有共同的照射野。在两组遮线板之间加有吸收散射线的方筒，另外，遮线器的外壳也具有吸收散射线的作用。这种遮线器还设有软射线滤过板更换轨道，有上口插入式和下口插入式。插入一块薄的铜或铝滤过板，即可吸收软射线。另有一种转盘更换式，将几种常用的滤过板都镶嵌在一个圆盘上，安装在遮线器上口，使用哪一种滤过板，就将它转至窗口的下方。

5. 圆形照射野遮线器 仅在配有影像增强器的透视装置中使用，使照射野与影像增强器的圆形输入屏形状对应。结构有单片遮线板式和叶瓣式，后者可以电动控制，连续调节照射野的直径，多在心血管设备中使用。

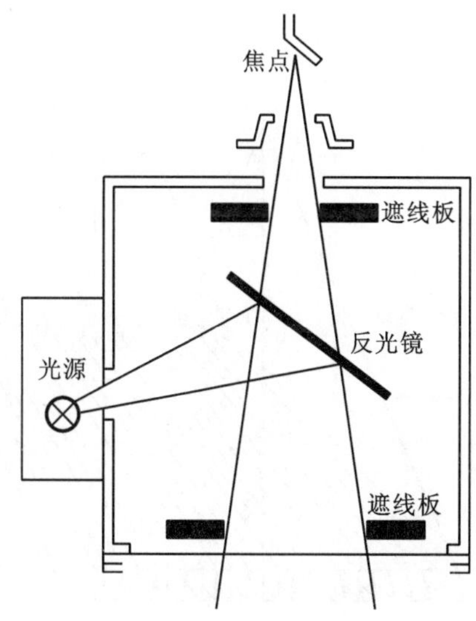

图 4-10 多层遮线器结构示意图

二、活动遮线器

活动遮线器有手动式和电动式两种，前者多用于摄影，后者多用于透视。两种遮线器的结构及工作原理基本相同，只是调整的动力不同。

(1) 手动式遮线器 直接用手通过机械传动开闭遮线器的遮线板，控制照射野的大小。操作方式有旋钮式和拨杆式两种。遮线器内部多设有照射野的指示灯，有的还装有中心线指示器，如图 4-10 所示。

(2) 电动式遮线器 电动式遮线器的结构与手动式的基本相同，只是遮线板的移动动力是由小型电机提供的。控制电机的正、反转及动作时间，即可将照射野调整到适当大小。纵横两个方向的多叶遮线板的开闭，是由两个微型电机通过两套减速器和传动机构控制的，照射野将随之改变。电机的转动由手控开关和限位开关控制。有的电动式遮线器可随透视距离的改变自动调节，以保持照射野大小不变。在点片摄影时，自动转换成与所选胶片规格和分割方式相对应的照射野大小。心血管设备中的遮线器光栅还可以以 X 线中心线为轴顺时针或逆时针旋转，以达到更好地控制照射野的目的。

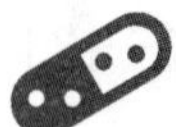

第三节 滤线器与摄影床

自 X 线管发出的原发 X 线透过人体时，一部分射线与人体组织作用，发生了康普顿效应，产生传播方向改变、波长较长的 X 线，即散射线。这些散射线作用于胶片上，增加了胶片灰雾度，降低了图像对比度，使影像质量下降。投照部位的照射野越大、组织的厚度越厚、密度越高、管电压越高，摄影中产生的散射线越多，对胶片质量的影响就越大，因此应设法消除这种不利影响。滤线器就是为此设计的一种摄影辅助装置，它能吸收散射线，使散射线无法到达胶片，从而消除了散射线的影响，提高了影像质量。滤线器是消除散射线的最有效设备，其主要组件是滤线栅。

一、滤线栅

滤线栅也称滤线栅栅板或滤线板，按结构形式分为平行式、聚焦式和交叉式。平行式滤线栅又称线形栅，其铅条纵向排列且相互平行；交叉式滤线栅由栅焦距相等的两个平行栅交叉而成。目前应用最多的是聚焦式滤线栅，下面主要介绍聚焦式滤线栅(图 4-11)。

1. 结构 滤线栅外观为一厚 4～8 mm 的平板，内部有极薄的铅条和纸条、木条或铝片交替向焦排列，上下再用薄铝板封装而成。滤线栅中心两侧的铅条向中心倾斜一定的角度，将所有铅条沿倾斜方向延长，会聚成一条线，称为会聚线。该线与滤线栅平面中心垂直线的交点，称为滤线栅的焦点。聚焦的一

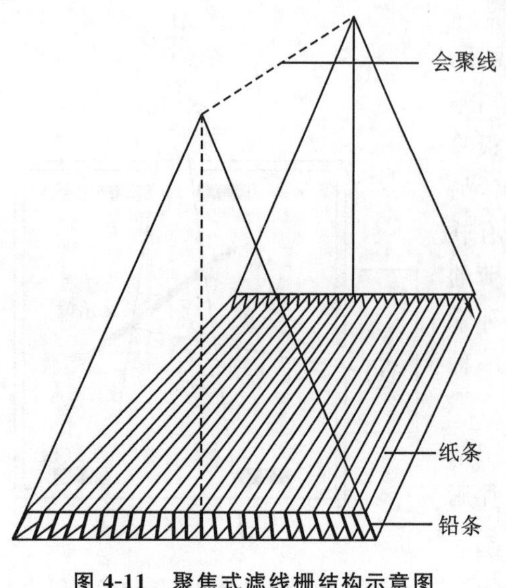

图 4-11 聚焦式滤线栅结构示意图

面为滤线栅的正面或称为聚焦面，另一面为反面或称为背焦面。聚焦面印有文字或图形标记，如“—⊙—”，圆点或圆圈表示中心，横线标记铅条的方向。

2. 技术参数 滤线栅的技术参数有焦距(f)、栅比(R)、栅密度(N)。

(1) 焦距(也称半径) 即滤线栅焦点到滤线栅中心的垂直距离。常用滤线栅的焦距为 80 cm、90 cm、100 cm、120 cm。

(2) 栅比 滤线栅铅条高度与相邻铅条间隙的比值($R=H/D$)，如图 4-12 所示。栅比越大，吸收散射线的效果越好，但吸收原发 X 线的量也随之增加，故应根据所用管电压的高低来选择合适栅比。一般摄影选用滤线栅的栅比在 5～8 之间，高千伏摄影多选用栅比在 10～12 之间的滤线栅。

(3) 栅密度 每 1 cm 距离范围内所排列铅条的数目。栅密度的单位是线/厘米。栅比相同时，栅密度值大的吸收散射线能力强。一般摄影用活动滤线栅的密度为20～30 线/厘米，固定滤线栅的密度为 40 线/厘米以上。

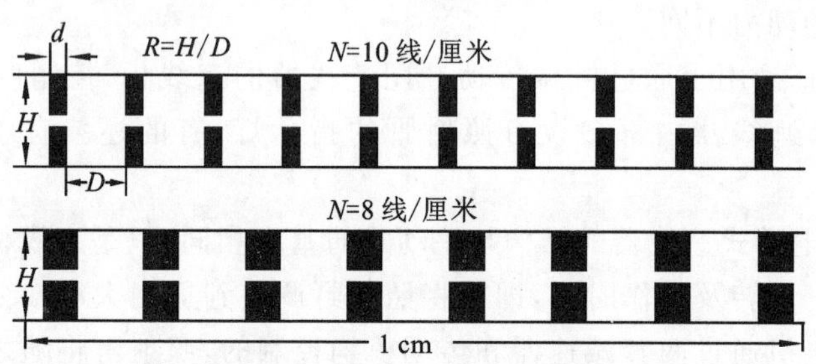

图 4-12 滤线栅规格示意图

3. 滤线栅的切割效应 滤线栅铅条对原发射线的吸收作用。切割效应产生的原因有滤线栅反放、偏离滤线栅中心、横向倾斜、超出焦片距允许范围等。

4. 注意事项

(1) X 线穿过被检体时，与被检体发生了康普顿效应，产生了散射线，故滤线栅应置于人体和片盒之间。

(2) 尽可能减少滤线栅的切割效应；使用聚焦式滤线栅时，聚焦面应朝向 X 线入射方向，即滤线栅正放，同时应将 X 线管焦点置于滤线栅焦距允许的范围内，与滤线栅中心重合并且垂直，这样，原发 X 线的方向与铅条方向一致，能最大限度地透过滤线栅，而散射线的方向是杂乱的，大部分会被滤线栅的铅条吸收。

(3) 摄影时，应根据滤线栅的焦距来确定焦片距；X 线管焦点不能横向偏离滤线栅的中心线，它与滤线栅的距离改变不应大于或小于焦距的 25%。

(4) 滤线栅在吸收散射线的同时还会吸收一部分原发射线，所以在使用滤线栅摄影时，要适当增加曝光条件。

5. 滤线器的种类和结构 根据滤线栅在摄影过程中是否运动，可将滤线器分为固定式滤线器和活动式滤线器两大类。

1) 固定式滤线器 在摄影过程中，静止不动的一块滤线栅。使用时，将其置于患者和胶片之间，达到吸收散射线的目的。固定式滤线器使用比较方便，但栅密度较小时，胶片上会留有铅条阴影。

2) 活动式滤线器 滤线栅在曝光前的瞬间开始运动，至曝光结束后停止。运动方向与铅条排列方向垂直，这样既能吸收散射线，胶片上又不会留下铅条的阴影。活动式滤线器由于结构所限，一般都水平安装在摄影床、诊视床的床面下或直立安装于滤线器摄影架(胸片架)上。活动式滤线器一般由滤线栅、驱动机构、暗盒托盘和框架等组成。活动式滤线器要求滤线栅的面积较大，以满足最大胶片摄影时使用。驱动机构用以驱动滤线栅按一定方式运动并与曝光时间协调，要求运动时间大于曝光时间。目前常用的活动滤线器有两种，如图 4-13 所示。

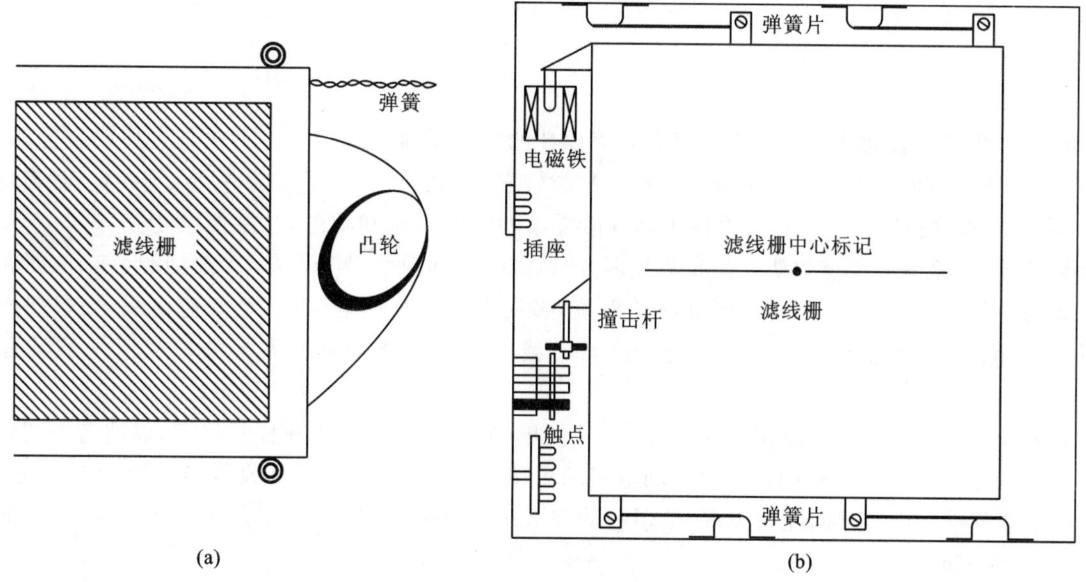

图 4-13 活动式滤线器结构示意图

(1) 电动机式活动滤线器 其驱动机构为电动机，常见的为凸轮电动机式。滤线栅由弹簧牵引，并由小型电机带动的凸轮驱动；摄影时，电机动在曝光前得电转动，带动凸轮旋转，凸轮通过触碰滤线栅，使之往复运动，其速度均匀稳定。

(2) 弹簧减幅振动式活动滤线器 滤线栅四角由四条弹簧支撑为悬浮状态。滤线栅受外力驱动时可在支撑弹簧的作用下往复运动，振幅逐渐减小，直至最后停止。目前，应用较多的是储能-释放减幅振动式滤线器。其基本原理是曝光前滤线栅在电磁力作用下移向一侧，进入储能阶段，发出曝光指令后，滤线栅被释放开始往复振动，并在振动开始时接通曝光电路。

根据储能阶段的不同，又分为普通储能式、提前储能式、触动式。提前储能式是把滤线栅移向一侧的时间提前到开机时或曝光前准备过程中；触动式，即吸引滤线栅的衔铁仅在曝光前的一瞬间得电吸引滤线栅，并随即释放，开始曝光。

二、摄影床

摄影床是在 X 线摄影时用于安置病人、摆放体位的一种辅助装置。其主要结构是床架、床面，床面可沿床纵轴方向移动，有些摄影床的床面还可沿床面横轴方向移动，靠手柄和电磁锁止器固定。床边一侧有手动控制开关，床下有脚踏开关，可控制床面水平各方向的锁止。摄影床上一般配有活动滤线器和简易体层摄影装置等，以用于滤线器摄影和简易体层摄影。其结构如图 4-14 所示。

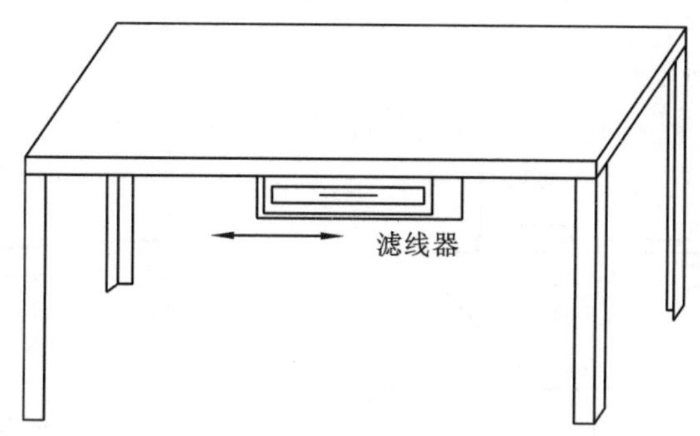

图 4-14 摄影床结构示意图

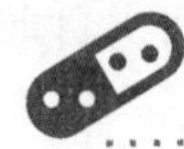

第四节 诊视床与点片装置

一、诊视床

诊视床是为满足普通透视和造影透视需要而设计的一种机械辅助装置。它常与点片架组合，即可满足透视需要，还可方便地进行点片摄影。诊视床种类较多，常见的有荧光屏式诊视床、遥控床、摇篮床等。

1. 荧光屏式诊视床 荧光屏式诊视床具有诊视床的一般结构和功能，其主要结构是床体、点片架及其平衡装置、动力系统等。点片架上装有荧光屏，所以点片架也称为荧光屏架。床体由底座、床面和床身组成。动力系统一般有两套：一套是床身回转系统，多用单相或三相电动机，经变速由蜗轮、蜗杆或齿轮组传动；另一套是床面移动系统，多用单相电动机，经变速由链条传动。大多数诊视床一般具有如下功能。

(1) 床身立卧功能 床身能在+90°～－30°之间电动回转，并可停止在任意位置，以适应不同角度的观察和点片摄影的需要。床身回转是由驱动电机的正转、反转，通过变速器带动链条拉动床面实现的。

(2) 床面移动功能 床面能朝头端、足端电动伸出；水平位时一般可向头端伸出 50～100 cm，向足端可伸出 20～50 cm。

(3) 点片架移动功能 可手动上下、左右、前后移动，由电磁锁止器控制，可固定到需要的位置。

2. 遥控床 遥控床是将影像增强器、X 线电视和诊视床合理组合，实现全自动透视(即遥控电动操作)功能的诊视床。遥控床具有一般诊视床的各项功能，其床身回转、床面升降、点片架的三维运动和锁止以及压迫器动作、遮线器等均采用电动控制，全部在控制台遥控操作。遥控床多采用无暗盒点片装置，一次可装入多张胶片，在为大量患者检查过程中，如需要点片摄影，医师也不必频繁进入检查室，既提高了工作效率，又完全脱离了 X 线现场，改善了工作条件。遥控床分为床下管式和床上管式两种。

(1) 床下 X 线管式遥控床 这种遥控床多由传统的诊视床改进而来，X 线管在床下，点片架在床上，点片架上设有各种动作的操作钮，除遥控操作外，也可以进行近床侧操作，如图 4-15 所示。这种遥控床由于点片架上的影像增强器和胶片等与患者的距离较近，图像的放大率小，有助于提高图像质量；但由于点片架距患者太近，患者活动受限。这种遥控床多采用有暗盒式的点片架。

(2) 床上 X 线管式遥控床 这种遥控床是将点片架和影像增强器设计在床面以下，点片架多改用无暗盒式，如图 4-16 所示。床面以上只有 X 线管和一个压迫器，使整个诊视床的结构更加紧凑、合理。透视过程中患者转动身体不受点片架的限制。由于 X 线管的位置与摄影床相同，X 线管和床面间的距离也可以调整，有的调整距离甚至可以达到 150 cm，所以能兼做普通摄影，并且 X 线管可向足侧及头侧倾斜 30°，更有利于病灶的观察；但是这类遥控床不利于 X 线的防护，床身较高，患者上下床也不方便。

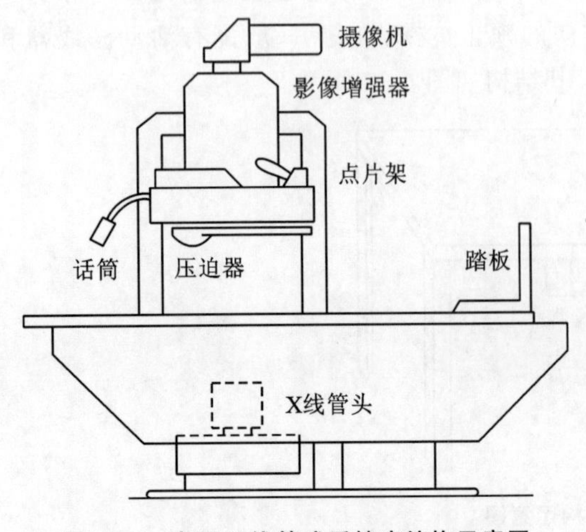

图 4-15 床下 X 线管式遥控床结构示意图

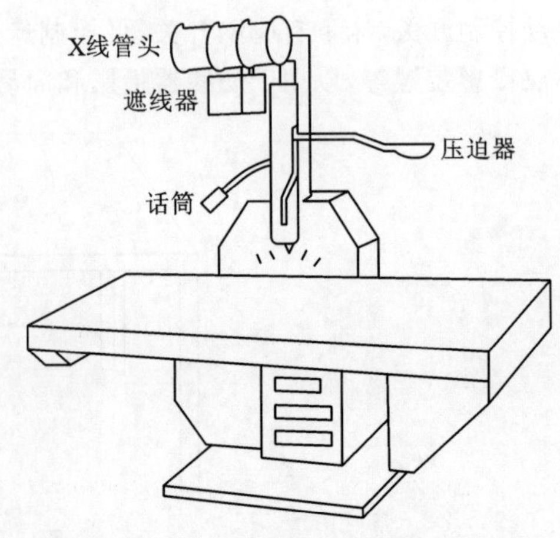

图 4-16 床上 X 线管式遥控床结构示意图

3. 摇篮床 一种功能全面、自动化程度更高的遥控床，其结构多采用固定底座和C形滑槽，实现了床身的垂直、水平和负角度回转，如图4-17所示。在0～90°时，回转速度每16 s达90°，在0～90°时，每32 s达90°。床面可绕其纵轴±360°旋转；在水平位置时，可向头侧伸出50 cm，向足侧伸出20 cm，横向可移动25 cm。管头和影像增强器可绕患者转动±90°，对任意方向的投照定位很方便。

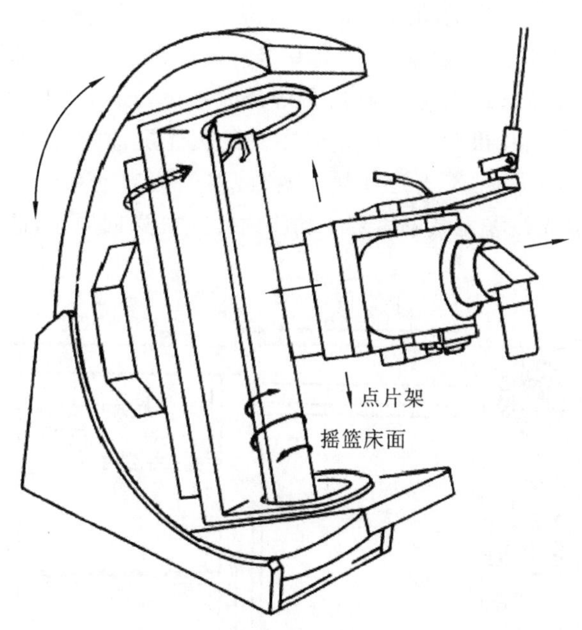

图4-17 摇篮床结构示意图

摇篮床除了具有遥控床的所有功能外，还具有以下优点。

(1) 将患者固定在凹形床面上，身体随床面可做360°以至720°旋转，在患者身体不动的情况下，可方便地进行各种体位的透视和点片摄影，这也是摇篮床名字的由来。

(2) 在患者身体不转动的情况下，X线管和点片架可一起绕患者转动，以便对患者同一部位进行不同体位的观察。

二、点片摄影装置

点片摄影简称点片，亦称为实时摄影或胃肠摄影，是供医师在透视过程中，对被检部位或病变进行点片摄影，以实时记录有诊断价值的影像。

点片架与透视观察媒介支架等合理搭配，形成一个既能透视又能点片摄影的辅助装置。观察媒介(荧光屏、影像增强器)与X线管始终保持中心线重合并联动，可一起做上下、左右方向的二维运动。点片装置本身还能单独做压迫动作，在透视或点片摄影时尽量靠近患者，减少影像的放大和模糊。压迫动作是通过设在床边的专用支架的滑动来完成的。

点片架还要求送片系统和透视互不影响，点片摄影时，需要将胶片迅速送入曝光区，即透视观察媒介的正前方，胶片中心与观察媒介的中心、X线管中心线重合，然后曝光，把透视观察到的病灶抓拍下来。从点片摄影的角度来说，透视对点片摄影起定位和病灶观察的作用。从透视的角度来说，点片摄影是透视的记录手段，因此点片架就是透视和点片摄影两种功能的结合体。

1. 点片架的结构 点片架主要由主框架、观察媒介安装框、摄影用储片区、送片系统、控制盒、滤线器、遮线器、压迫器、防咳板和防护裙等组成。

观察媒介是指荧光屏、平板增强器或增强电视系统等，可以直接安装在主框架上，较大的增强器要专设天轨悬吊系统。送片系统把等候在观察媒介旁的暗盒适时送入曝光区进行点片摄影，它能适用于多种规格的片盒，并能进行水平或垂直方向的分割曝光；送片系统有手动和电动两种，电动送片由电机带动，可自动定位和曝光，并自动返回、分割换位，为下次送片做好准备。控制盒主要用于诊视床的移动和点片架的电动控制，是透视和摄影过程中对有关因素及参数进行集中控制的组件。在对胶片进行分割曝光时，为了使每幅影像分割清楚，除遮线器要做相应的调整外，在暗盒的前面还要用铅制隔板进行遮挡，使同一张胶片上的几幅影像互不影响，影像清晰，边缘整齐。有的X线机遮线板是一套独立机构，与分割方式选择机构联动。有的则与压迫器组合在一起，在分割摄影时，选用相应规格的压迫器。

目前，比较先进的适时摄影用X线机都配备影像增强器及三路光分配器，供X线电视、X线电影或点片照相机使用，这样，既得到了高质量的动态影像，又实现了明室、遥控操作。

2. 点片架的分类 根据点片架的结构，可分为有暗盒式和无暗盒式两种。

(1) 有暗盒式 这种装置的机械结构和荧光屏结合为一体，如图4-18所示。透视中需要点片摄影时，将送片拉杆向左拉动，带动点片摄影夹和暗盒向左侧的荧光屏前方移动，这时透视自动停止；点片架上下、左右、前后运动自动锁止；同时，X线管灯丝增温、旋转阳极启动为曝光做准备，当暗盒到达摄影位置时，按下曝光手闸或自动曝光。曝光结束后要手动将送片拉杆送回原位，即点片架的最右端。

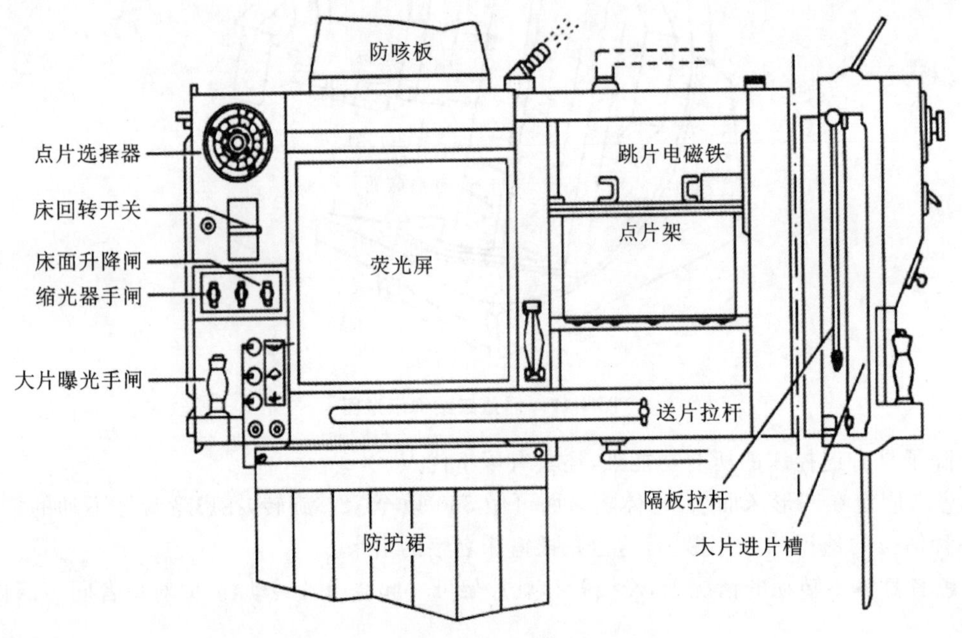

图4-18 有暗盒式点片架结构示意图

(2) 无暗盒式 一般装配在遥控床和摇篮床上，与X线管装置、X-TV组合成一体。此装置在胶片装卸、传送时，只对胶片本身操作，适于工作量较大的情况。它由储片盒、胶片传送机构、增感屏及其动作机构、收片盒等组成，如图4-19所示。

储片盒一般可一次装入多至50张同一规格的胶片。摄片时，吸盘从储片盒拾取一张胶片送入传片机构，将胶片传送到增感屏内，增感屏夹紧胶片后将胶片送到等待位置，点片摄影命令发出后，按预定分割方式将胶片传送至曝光位置，进行曝光。曝光后，增感屏打开，胶片退出。如分割曝光尚未结束，则胶片随增感屏退至等待位置，同时增感屏打开，胶片在增感屏内移动一下，将未曝光区移动到增感屏中间后增感屏夹紧，准备下一次曝光。如全片曝光完毕，则被传送到收片盒，然后可对胶片进行暗室处理。

由于胶片在储片盒中无任何间隔地放在一起，如果空气湿度太大，可造成胶片相互粘贴，因此，要求机房内空气相对湿度不大于80%。胶片在传送过程中有较多的摩擦，如果空气干燥又会产生静电放电，为此有的设备设有防静电装置，并要求环境相对湿度不小于40%。总之在使用中应严格掌握周围空气的相对湿度，必要时，使用去湿机或加湿机。

传片机构要求使用适当大小、形状和厚度的胶片，不符合规定时容易引起卡片。机器有胶片计数及取出和返回检测，一旦有胶片卡片则不能再传送胶片，防止浪费更多的胶片。有的装置可同时装有两个不同尺寸的胶片暗盒，称双通道装置；有的在同一通道位置也可使用两种尺寸的胶片，但收片盒是共用的，可接受来自任何通道和不同尺寸储片盒送出的胶片。

3. 点片架的几种平衡方式 为了使X线管头和点片架在诊视床处于水平位或立位时都能灵活、轻便地移动，并且能自动停止在任意位置，点片架都安装了平衡装置。常见的有以下几种平衡方式。

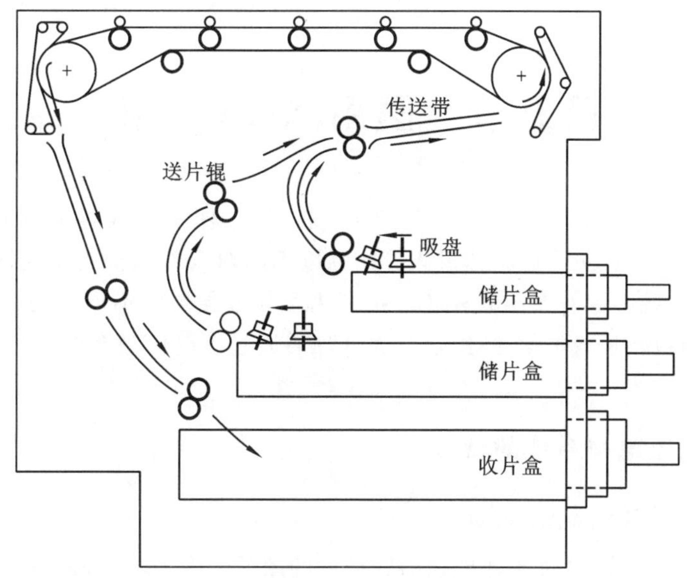

图 4-19 无暗盒式送片系统结构示意图

(1) 外平衡方式 这是一种最简单的平衡方式，平衡系统由天轨和平衡砣组成。用一条钢丝绳将荧光屏架吊住，通过天轨、滑轮等与床外的平衡砣平衡。平衡砣在床水平位和立位都能对点片架起平衡作用。这种平衡方式安装较复杂，并且钢丝绳的行走和平衡砣的移动都给工作带来不便，所以这种方式多用于中小型 X 线机，如图 4-20 所示。

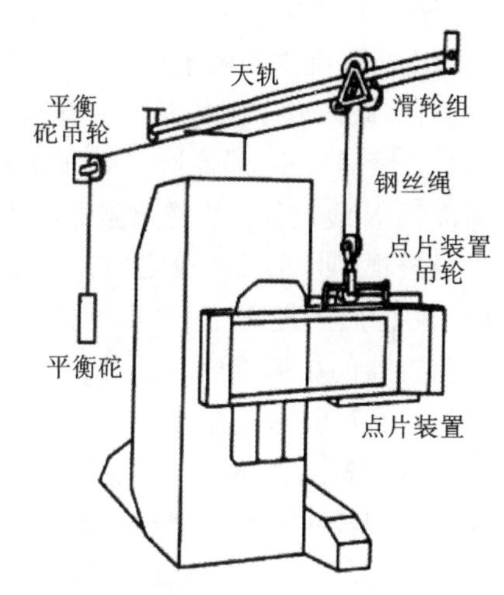

图 4-20 点片架外平衡式诊视床结构示意图

(2) 内平衡方式 内平衡装置设在床身内，用于平衡 X 线管和点片架系统的重量，使其在各个方向上都能平衡。它由传动轮、钢丝绳和平衡砣组成。当床身处于立位时，内平衡装置的重量等于点片架系统和 X 线管头装置的重量之和，以使点片架系统和 X 线管头装置上下移动更为轻便。当床身处于水平位时，需对点片架的重量做单独平衡，此平衡砣设在点片架内。由于点片架内的平衡砣增加了立位时所需的平衡重量，即水平位时用于平衡点片架的平衡砣，在立位时也成了需要被平衡的重量，这便使内平衡式诊视床过于笨重。但内平衡式诊视床使用安装方便，不受房间大小、高度的限制，是一种常见的平衡方式。中型以上的 X 线机大都采用内平衡方式，如图 4-21 所示。

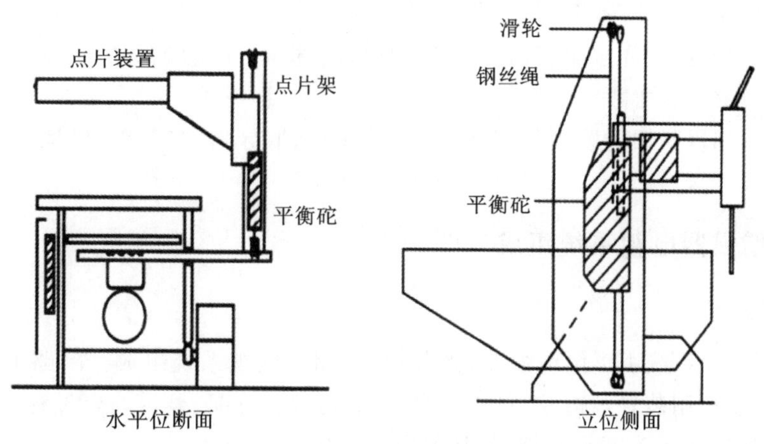

图 4-21 点片架内平衡式诊视床结构示意图

(3) 复合平衡方式 这种平衡方式，诊视床处于水平位时，对点片架起平衡作用的重砣，在立位时仍能对点片架起平衡作用，而无须另外增加其他重量进行平衡，使整个诊视床较轻便。

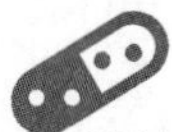

第五节　医用 X-TV 系统

常见的医用 X 线透视有两种形式，一种是荧光屏透视，另一种是 X 线影像增强器电视透视。荧光屏透视以荧光屏作为信息接收器，荧光屏将透过人体的强度不同的 X 线转换为荧光图像；因其荧光亮度低，只能在暗室观察图像。X 线影像增强器电视透视是利用影像增强器将不可见的 X 线转换为亮度很高的可见光影像，再通过摄像机转换成电信号，经过放大处理后通过电缆传输至监视器，显示出人体各部位的组织结构。

一、X 线影像增强器电视系统的特点

（一）X 线影像增强器电视系统的优点

（1）图像亮度高，明室操作：经过影像增强器转换后的图像亮度高，使透视可以在明室中进行，医生不必再于透视前进行暗适应；医生和病人可免受暗室闷热之苦，特别是小儿透视、骨折复位、透视下手术取异物、心导管手术等，更为理想，透视和各种工作可同时进行。

（2）诊断正确率和效率提高：由于影像亮度提高，便于观察，医生无需用极大的精力在荧光屏上寻找暗淡的影像，既改善了工作条件又有利于提高诊断的正确率和效率。

（3）受照剂量小：影像增强器可以把荧光亮度增强几千倍，在满足电视摄像机所需亮度的同时，还可以适当降低 X 线剂量。影像增强器电视透视使用的管电流大都在 1 mA 左右，有的可低至 0.2 mA，几乎是荧光屏透视剂量的几十分之一。

（4）影像质量提高：由于 X 线剂量降低，X 线管负荷减轻，为使用微焦点进行透视创造了条件，这有助于提高监视器的影像质量。

（5）透视时用电视监视器观察图像，发挥了电视的优点。

①用大屏幕监视器或多个监视器同时观察，可供较多人员使用，便于教学、会诊和科研。

②电视图像可以传送到一定距离外显示，使教学、会诊不需在检查现场，从而使众多人员免受射线照射，也便于避开患者对疾病进行讲解和讨论。在电动床的各种动作全部实现电动遥控后，放射科医生也脱离了放射现场，使工作条件得到进一步改善。若没有影像增强电视系统，是不可能实现的。

③能用录像机把影像记录下来，作为动态影像保存。

（6）通过 X-TV 获取的视频信号经过 AD 转换、计算机处理后可形成数字图像。

（7）亮度自动调节：从影像增强器的输出光路上或视频信号取样，可以实现透视亮度自动调节。

（二）X 线影像增强器电视系统的缺点

其缺点是影像层次不如荧光屏丰富，对于密度对比的部位，如做胸部透视，对某些细小病灶不易发现，这主要是电视部分的性能所限。

但对大多数用途，如胃肠钡餐透视、骨折复位、导管定位、取异物、结石等，仍是很理想的手段，所以使用十分广泛。

二、X 线影像增强器电视系统组成

（一）基本结构

X 线影像增强器电视系统由影像增强器、光分配器、闭路电视系统组成。闭路电视系统是由电视摄像机、监视器、自动亮度控制装置等构成，实现摄像、传输、控制、分配、显示的全过程。X-TV 是 X 线机的一个影像装置，其工作过程受 X 线机的控制，基本构成如图 4-22 所示。

图 4-22 中各部分的作用如下。

1. 影像增强器　X-TV 的主要部件，其作用是将不可见的 X 线影像转换为亮度增强的可见影像。

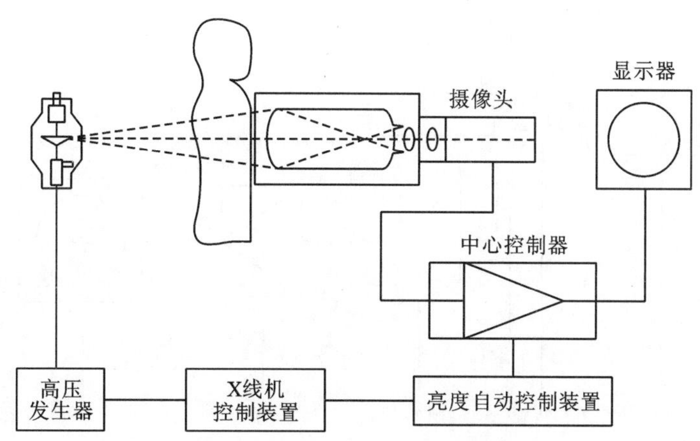

图 4-22　X 线影像增强器电视系统基本结构方框图

2. 摄像机　其作用是将可见光像转换为视频信号。它主要由光学镜头、电视摄像管、摄像电路等构成。

3. 中心控制器(center control unit,CCU)　其作用是对视频信号进行控制、处理,形成监视器能够接收显像的全电视信号。它由视频信号处理器、同步机、电源等构成。

4. 监视器　它是图像显示器件,其主要作用是进行电光转换。它本质上是一个电视信号接收机,主要由显像管、视频放大器、偏转电路等构成。

5. 亮度自动控制(automatic brightness control,ABC)装置　其作用是保证监视器的图像亮度自动稳定到最佳状态,亦称影像亮度稳定(imaging brightness stabilize,IBS)装置。在对患者不同部位透视时,ABC 装置可以自动调整 X 线的质或量,使监视器上的图像亮度稳定到最佳状态。

此外,在影像增强器和摄像机之间可以安装光学系统和光分配器,用于实现 TV 摄像、点片照相和 X 线电影摄影等功能,如图 4-23 所示。

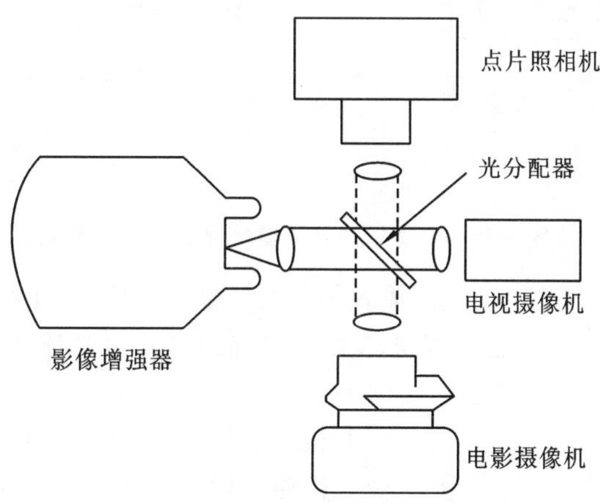

图 4-23　光学系统与光分配器

（二）工作原理

透过人体的 X 线投影到影像增强器的输入屏,形成亮度微弱的荧光图像、电子图像,经输出屏转换为缩小、增强的可见光图像;再经光学系统传输、校正后,被摄像机转换为视频信号;该视频信号经预放器放大、中心控制器进行信号控制、处理和放大后形成全电视信号,最后由监视器将全电视信号转换为可见图像。图 4-24 为 X-TV 的基本工作原理示意图。

三、影像增强器

X 线影像增强器用于把 X 线像转换成可见光像,并使亮度得到增强。影像增强器由影像增强管、管套和电源三部分组成。

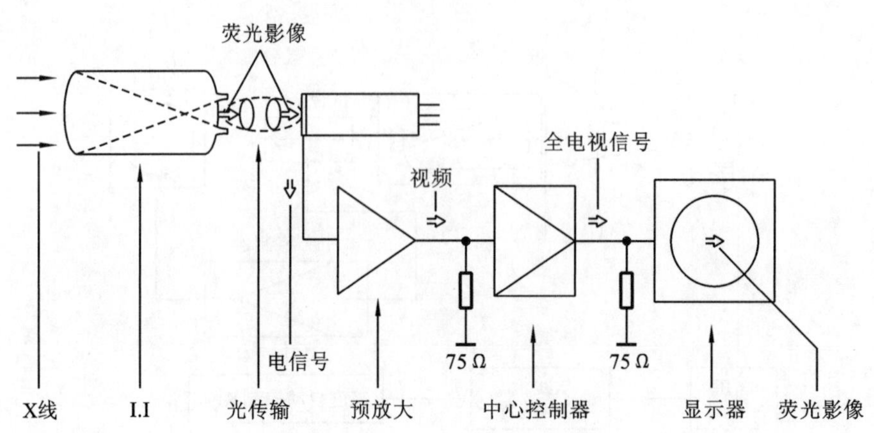

图 4-24 X-TV 的基本工作原理示意图

（一）影像增强管

影像增强管是影像增强器的核心部件，但需有管套和电源部分才能正常工作。影像增强管是一个高真空玻璃器件，由输入屏、聚焦电极、加速电极、输出屏、离子泵和外壳组成。各电极加适当电压后能把影像增强管输入屏接收的 X 线影像转换成增强了的可见光像，其结构如图 4-25 所示。

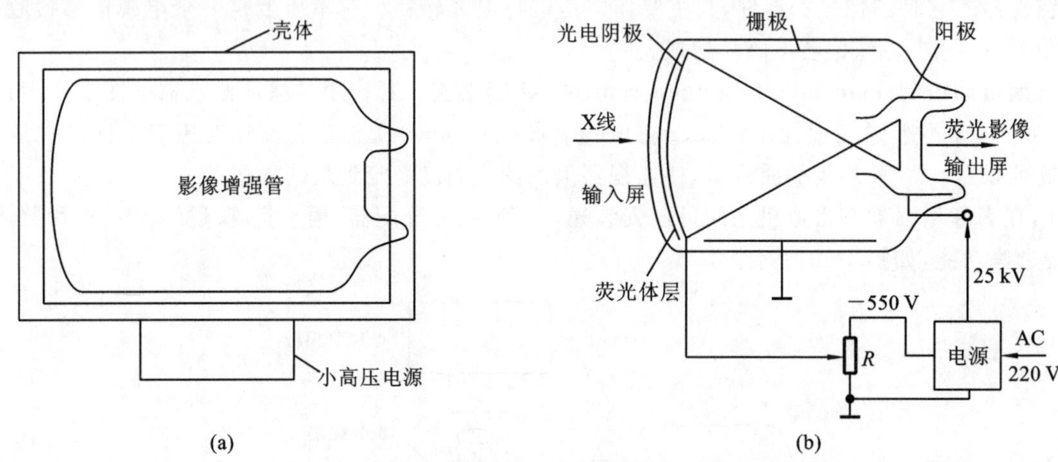

图 4-25 影像增强器及增强管结构示意图

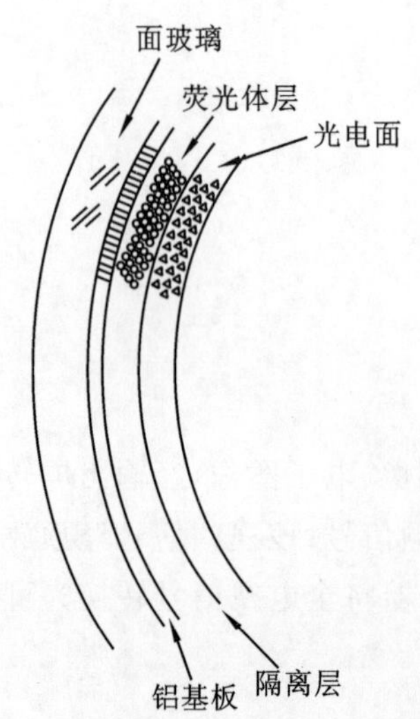

图 4-26 影像增强管输入屏结构示意图

1. 输入屏 封于玻璃壳内，用于将 X 线像转换成电子像。整个输入屏呈球面形，由铝基板、荧光体层、隔离层和光电面四层组成，如图 4-26 所示。

(1) 铝基板 由铝制成，用以支持输入屏。

(2) 荧光体层 用于将 X 线像转换成可见光像。荧光体层的要求：①X 线的吸收率高，以获得较高的转换效率；②荧光效率高，即在吸收相同 X 线量的情况下，能转换成更多的可见光；③发光频谱与光电阴极的频谱响应特性匹配；④柱状结晶侧向散射较少，能够提高输出影像分辨率。

近年生产的影像增强器都采用碘化铯(CsI)作为荧光材料。碘化铯的结晶形状更近于理想的柱状，其晶体分布密度较硫化锌镉高，分子量也较大(CsI 中碘和铯的原子序数都较大)，对 X 线的吸收率、影像分辨率高，发光频谱与光电层也匹配，是目前应用最广泛的荧光材料。

(3) 隔离层 用于分开荧光体层和光电面，以免相互发生作用。它也是光电阴极的电位连接点，给光电阴极以确定电位。隔离膜的透光度要高，厚度要薄，以减少荧光的散射，保护影像质量，其制作材料是

Al_2O_3或 SiO_2等。

(4) 光电面 光电面接收来自荧光体层的可见光激发，发出光电子。光电子的数量与可见光强度成正比，使 X 线像转换成电子像(不可见)。

2. 静电透镜 静电透镜又称电子透镜，能对电子束起聚焦、加速作用。它由光电阴极、聚焦电极、辅助阳极和阳极各电极的电位形成。

3. 输出屏 输出屏用于把增强了的电子像转换成可见光影像。其主要结构是输出光电面和玻璃层。

(1) 玻璃层 输出屏的支持体，是影像增强管外壳的一部分。

(2) 输出光电面 受阳极电位加速并经电子透镜聚焦的光电子撞击到输出屏光电面上时，电子的动能便转换成可见光，形成增强的可见光影像。光电面的荧光体颗粒要小，以便增强后保持较高的分辨率；也不宜太厚，否则激励电子不易透过，影响内层荧光体所发荧光的射出，如图 4-27 所示。

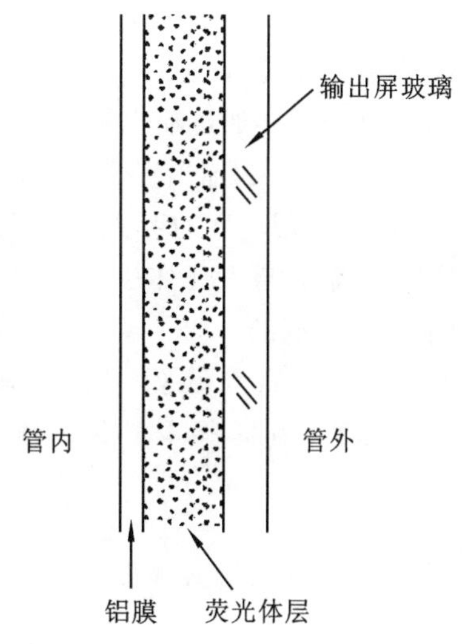

图 4-27 影像增强管输出屏结构示意图

(3) 铝膜 位于荧光体层背后，其厚度在 0.5 μm 以下，不会影响高速电子的通过。它可防止输出屏的荧光反射到输入屏的光电阴极和防止二次电子反跳，且其光亮的表面可起反射作用，使输出屏的荧光射向输出窗。铝膜与阳极相连，起到防止电子存储的作用。

4. 外壳 外壳用高强度玻璃制成。除输入输出面外，全部涂以石墨，以防止光线进入管内。外壳的作用是把输入屏和管内各电极支持在固定位置上，并保持管内真空度。管内真空度一般在 1.33×10^{-4} Pa 以下。

(二) 管套

管套用以保护管壳的安全、固定影像增强管的位置，防止外界磁场对管内电场的影响，吸收透过射线及散射线等。管套分筒部、后端和前端三部分，其构成和功能如下。

1. 筒部 筒部是由支持重量和定位的主结构层(金属外壳)、0.8～1.0 mm 的铍膜合金层和 1～2 mm的铅板层三层组成。铍膜合金层、铅板层都附着在主结构上，前后端结构也附着在其上，共同夹持影像增强管。其外面设有与专用支架或悬吊装置相固定和连接的接口，有的设接线板和调节钮等。

铍膜合金具有较高的导磁率，对影像增强管起屏蔽作用，防止外磁场对影像增强管内电场的影响。

铅板层用于吸收进入管套但未被输入屏吸收的 X 线和由影像增强器产生的二次射线。

2. 后端 后端与筒部连为一体，并具有相同的结构层，与筒部和前端共同完成对影像增强管的夹持、定位和准直。其中心部位正对影像增强管的输出屏，此处装有影像增强器光学系统物镜。

3. 前端 管套前端有滤线栅和护板封口。用于床下 X 线管式胃肠诊视床时，管套前端还装有与点片架相连的接口板。因管套前端没有屏蔽材料，外界磁场对影像增强管会有影响，常见的是地磁对影像增强管的影响，尤以南北方向安置时为甚。故安装机器时除注意方向外，其附近不得有强磁场设备。

(三) 电源

影像增强管工作时必须在各电极加适当的电压。这些电极的电压均由电源部分提供。其中包括如下几点。

(1) 加给光电阴极的零电位和阳极的 25～30 kV 直流高压(可调)。

(2) 加给聚焦电极的－500～－9000 V 直流高压。

(3) 可变视野影像增强管的辅助阳极电压。

(4) 离子泵和定时装置的电源电压等。

(四) 影像增强器的原理

1. 增强过程

(1) 输入屏的荧光体层把透过人体的 X 线影像转换成可见光像，并由输入屏的光电阴极转换为电子像。

(2) 光电子在阳极电位和聚焦电极电位共同形成的电子透镜作用下加速聚焦，轰击在输出屏上形成缩小并增强了的电子像。

(3) 电子像再通过输出屏转换成亮度增强的可见光像。阳极电位越高，光电子运动速度越快，撞击到输出屏时动能越大，输出屏亮度越高。

2. 增强原理 普通荧光屏接收透过人体后的X线照射，发出的荧光十分暗淡，约为0.003 cd/m²。影像增强器输入屏荧光体层发出的荧光亮度也在这个范围内，但是输出屏能得到亮度较高的影像，是以下两个增益造成的。

(1) 缩小增益 影像增强管的输入屏面积较大，输出屏面积较小，把较大面积上的亮度聚集在较小面积上，使亮度得到提高，称为缩小增益。其关系为

$$\text{缩小增益}=\frac{\text{输入屏有效面积}}{\text{输出屏有效面积}}=\frac{\text{输入屏有效直径}^2}{\text{输出屏有效直径}^2}$$

当影像增强器输入屏有效直径为9英寸，输出屏有效直径为1英寸时，则缩小增益为

$$\text{缩小增益}=\frac{9^2}{1^2}=81$$

即单纯由于面积缩小引起输出屏亮度是输入屏荧光体层发出荧光亮度的81倍。

(2) 流量增益 又称为能量增益，是指在影像增强管内，由于阳极电位的加速，光电子获得较高能量，轰击到输出屏荧光体层时，能发出数目更多的光子。光电子能量越大，可激发出的光子数目越多，输出屏的荧光亮度越大。影像增强管的流量增益一般在50倍左右。

影像增强管总的亮度增益等于缩小增益与流量增益的乘积。总增益一般在10^3～10^4之间。增益过大时，量子噪声变得明显，影响影像质量。

(五) 影像增强管的变野功能

影像增强管把输入屏的影像全部缩小至输出屏上，影像不能放大和缩小。有时须把影像局部放大观察，影像增强管本身可以附加这一功能。其方法是在影像增强管内设辅助阳极，改变加在聚焦电极和辅助阳极上的电位，便能改变管内静电透镜状态，即可影响图像的大小，从而使输入屏中心一定范围的影像成像在输出屏上，这称为可变视野影像增强器。这种影像增强器一般有两种视野：全屏或中心一定范围。也有三视野影像增强器和连续可变视野影像增强器。

小视野充分利用了输出屏的分辨率，其输出影像中心部分分辨率可达5 LP/mm。使用较小视野时，由于缩小增益降低，要维持原来的输出亮度，必须适当增加X线条件。

四、电视基础知识

人眼对可见光具有视觉惰性，当可见光亮度发生变化时，人眼对这个变化有一个“逗留时间”，称此时间为惰性时间。若可见光亮度变化很快，当亮度变化的周期小于人眼惰性时间时，人眼就感觉不到此亮度的变化。实验证明，当亮度变化频率高于45.8 Hz时，人眼就感觉不到亮度的变化。

(一) 图像的摄取与显像

1. 图像的构成 任意一幅图像都可以看成是由很多点构成的，构成图像的点称为像素；灰度不同的像素在平面空间中按一定规律分布就可以形成图像。

一幅图像空间分辨率的高低，与像素的大小和多少有关。如果单位面积内的像素数目越多，说明像素越小，则图像的空间分辨率越高；反之，如果单位面积内的像素数目越少，说明像素越大，则图像的空间分辨率越低。

2. 摄像与显像原理 透过人体的X线由影像增强器转换为增强的可见光图像，再经过闭路电视系统在监视器上形成图像。其具体过程是增强的可见光图像由摄像机摄取获得全电视信号，经电缆传输至监视器，在监视器上显像，从而实现图像的摄取、传送和显像。摄像机的摄像是光电转换过程；监视器的显像是电光转换过程。将摄像机摄取的图像传送到监视器显示，涉及图像信息的传输问题。根据传输方式不同，将电视系统分为同时制和分时制两种。

(1) 同时制　如图 4-28 所示，同时制信号传输时，摄像屏与显像屏同时传输信息；例如摄像屏横向有 n 个像素，纵向有 m 个像素，对应的显像屏横向也有 n 个像素，纵向也有 m 个像素，共有 $n\times m$ 个通道同时传输图像信息。这种传输方式的优点是工作原理简单、直观。影像增强管输入屏上的光电子影像传输到输出屏，光纤传送图像都是同时制信号传输方式。

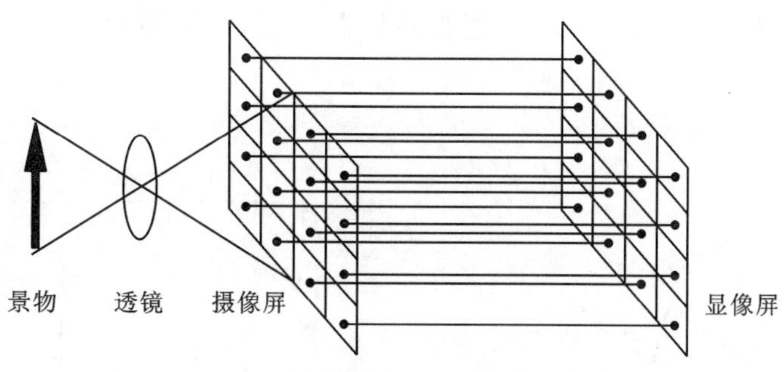

图 4-28　同时制摄像和显像原理示意图

(2) 分时制　如图 4-29 所示，分时制信号传输时，同一时刻只有一个通道传输信息，图像信息是逐个传输的，例如摄像屏、显像屏上横向有 n 个像素，纵向有 m 个像素，在摄像端 K_1、显像端 K_2 同步连动电子开关的控制下，同一时刻只有一个通道传输信息，一幅图像的信息是分时逐个像素传输的。K_1、K_2 两个电子开关的动作在时间和位置上总是保持精确的一致性，这就是所谓的同步。目前，X-TV 均采用分时制信号传输方式。

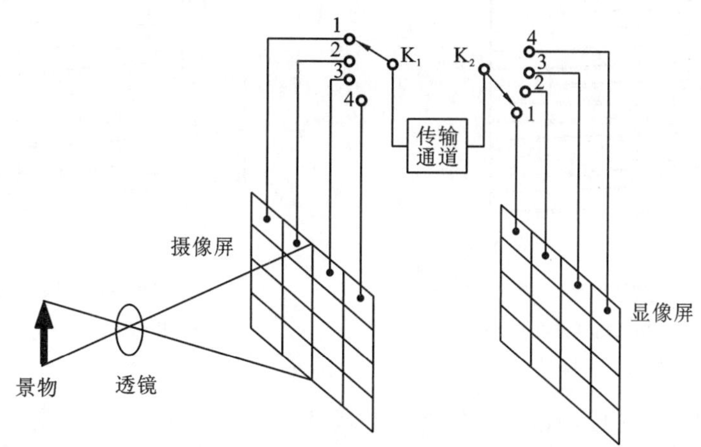

图 4-29　分时制摄像和显像原理示意图

(二) 扫描原理与扫描制式

1. 扫描原理　扫描是电子束按一定规则偏转后撞击到扫描面，把一幅图像分解或组合的过程。摄像机通过扫描把一幅图像分解成按像素排列的若干条扫描线；监视器通过扫描再将按像素排列的若干条扫描线组合成图像。

图像分解的扫描是光电转换过程。它将图像上亮度不同的像素转换成大小不同的电子束电流，即图像信号。像素重新组合的扫描是电光转换过程；它将大小不同的电子束电流转换成亮度不同的像素，并按一定空间规律排列形成图像。

摄像管与显像管都有两组偏转线圈，分别通以行、场锯齿波扫描电流，产生水平、垂直方向的偏转磁场。在这两个偏转磁场的作用下，电子束在扫描面上匀速直线扫描。扫描方式可分为逐行扫描和隔行扫描。

(1) 逐行扫描　当行、场偏转线圈施加锯齿波电流时，电子束产生自左向右、自上而下，一行紧挨一行的运动，在扫描面上形成扫描光栅。如图 4-30 所示。图 4-30(a)中，T_H 为行扫描周期；图 4-30(b)中 T_V 为场扫描周期。当行偏转线圈施加行扫描锯齿波电流时，在 $t_1 \sim t_2$ 时刻，电子束在扫描面上将从左向右运动，称此运动为行扫描正程；在 $t_2 \sim t_3$ 时刻，电子束在扫描面上将从右往左运动，称此运动为行扫描逆程。

当场偏转线圈施加场扫描锯齿波电流时：在 $t_1 \sim t_2$ 时刻，电子束在扫描面上将从上往下运动，称此运动为场扫描正程；在 $t_2 \sim t_3$ 时刻，电子束在扫描面上将从下往上运动，称为场扫描逆程。图 4-30(c) 中扫描正程用实线表示，图 4-30(c) 中扫描逆程用虚线表示。图像信号只在扫描正程传送。

(2) 隔行扫描　将每帧图像分为两场来扫描，第一场仅扫描光栅的奇数行，第二场仅扫描光栅的偶数场。在图 4-31(a) 中，T_H 为行扫描周期，T_V 为场扫描周期，T_Z 为帧扫描周期。在隔行扫描中，$T_Z = 2T_V$。图 4-31(b) 中扫描正程用实线表示，扫描逆程用虚线表示。

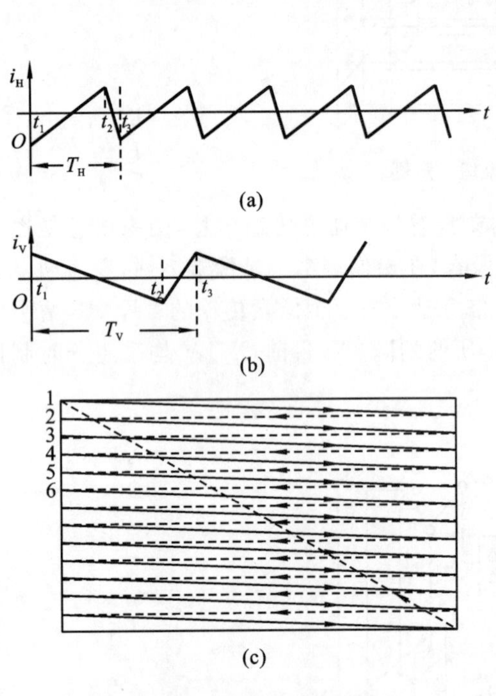

图 4-30　逐行扫描示意图

(a) 行扫描锯齿波电流；(b) 场扫描锯齿波电流；
(c) 扫描正逆程轨迹示意图

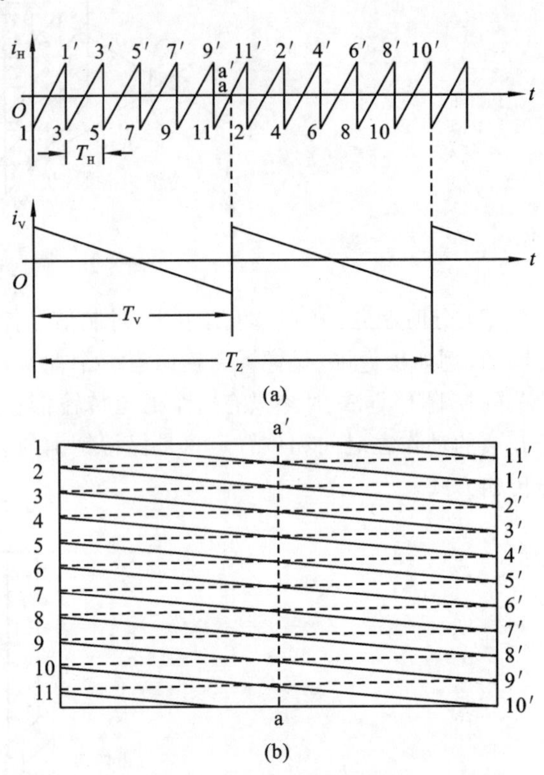

图 4-31　隔行扫描示意图

(a) 行场扫描锯齿波电流；(b) 扫描正逆程轨迹示意图

隔行扫描的奇偶两场的扫描顺序：先传送奇数场 1—1′—3—3′—5—5′…；紧接着开始传送偶数场 2—2′—4—4′—6—6′…。

隔行扫描每帧的扫描行数应为奇数行。我国采用 625 行的隔行扫描制，每一场的扫描行数是 312.5，有些国家采用 525 行，每一场的扫描行数是 262.5。隔行扫描应满足的要求：①扫描起始点相同，以保证各帧扫描光栅重叠；②偶数行必须均匀地分布在奇数行扫描线中间，以获得最高清晰度。

(3) 扫描同步　要求摄像机的光敏靶面与监视器的荧光屏面在时间和位置上保持完全同步。若扫描不同步，图像就无法正确重显。

2. 扫描制式　X-TV 的扫描制式一般采用广播 TV 的格式标准。常见的标准制式有两种：①我国为行频 15625 Hz，625 行扫描线；②日本为行频 15750 Hz，场频 60 Hz，525 行扫描线。

在临床诊断、治疗要求高的场合，常采用高清晰度 TV 扫描制式。目前，常用的高清晰度 TV 扫描制式有两种：①我国为行频 31225 Hz，场频为 50 Hz，扫描线 1249 行；②日本、美国为行频 30690 Hz，场频为 60 Hz，扫描线 1023 行。以上两种高清晰度扫描制式均为隔行扫描方式。

五、摄像机

目前使用的摄像机有摄像管式摄像机和电荷耦合器件式(charge coupled device，CCD)摄像机两种。

(一) 摄像管式摄像机

摄像管式摄像机由摄像管、偏转线圈、控制及其保护电路和预放大电路等组成，如图所示。摄像管是将光信号转换为电信号的真空电子管，它是摄像机的关键器件，其性能好坏直接决定图像质量。摄像管种类很多，如视像管、超正析管、硅靶管等，下面以视像管为例介绍其结构及工作原理。

1. 摄像管的结构 常用的硫化锑视像管由电子枪、光电导靶、管壳等组成。如图 4-32 所示。

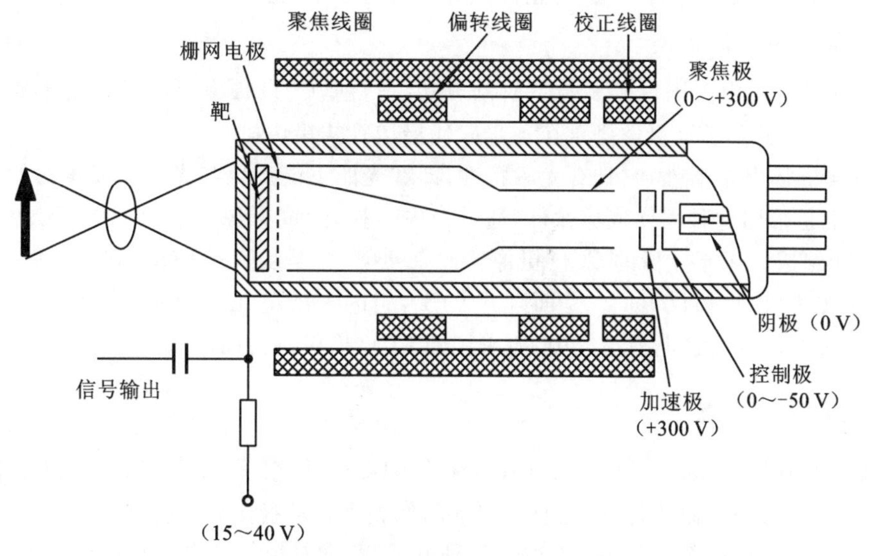

图 4-32 硫化锑视像管结构示意图

1) 电子枪 其功能是产生聚焦良好的电子束，它的结构可参考图 4-32，电子枪各结构的名称及作用如下。

(1) 灯丝，为螺旋形，给灯丝加热后使之发射电子。

(2) 阴极，其顶端涂有活性材料，以提高电子的发射效率。

(3) 控制极，呈圆盖形，中间有圆形小孔正对着阴极的电子发射面，用来控制电子束电流的大小。

(4) 加速阳极，用于产生加速电场，提高电子的运行速度。

(5) 聚焦极，用于电子束的聚焦，使电子束聚集在摄像管轴心附近。

(6) 栅网电极，位于第二阳极出口处，它所产生的电场能使电子束较好地垂直射向靶面，并能吸附负离子，避免负离子轰击靶面而造成离子斑。各电极的轴心线都与摄像管的轴心线完全一致。

2) 光电导靶 其功能是电子枪产生的电子束对光电导靶扫描，通过光电导靶将被摄景物的光信号转换为电信号。在摄像管的玻璃窗口内壁上喷镀一层透明导电的氧化锡薄膜形成信号板。在信号板上均匀涂制一层光电导材料三硫化二锑(Sb_2S_3)形成光电导靶。光电导材料具有内光电效应，受光照后光子从材料的原子里激发出电子，使材料的电阻率下降。光照亮度不同，电阻率下降情况也不同，因此，摄像管也称作光电导管。如图 4-33 所示。

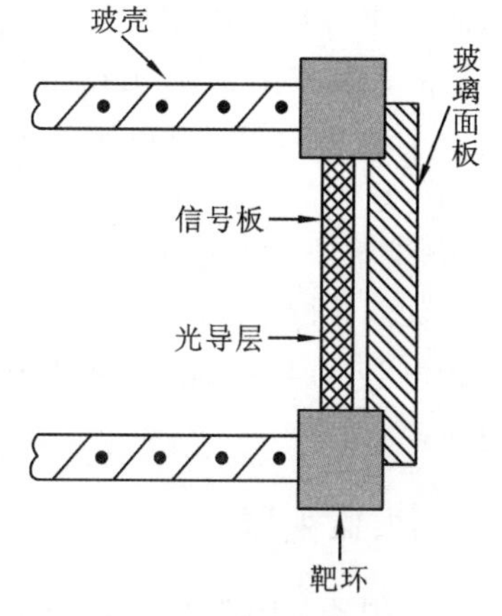

图 4-33 光电导靶结构

3) 管壳 起保持管内真空度和支持固定各电极的作用。

2. 摄像管的工作原理 当阴极温度达到 2000 K 时，便可大量激发出热电子；通过调节控制极的电位，可控制飞出电子的数量；加速极施加约＋300 V 的电位，使电子加速，在聚焦极 0～＋300 V 的电位作用下，可使电子束产生汇聚的效果。

光电导靶面的信号板上的靶电位为 15～40 V，图像信号的产生分两步：①被摄景物的光像经镜头成像在靶的外侧，靶上各像素光电导的变化使靶面各像素的阻抗产生变化，形成电导图像；②由电子扫描靶内侧，经信号板输出的电流信号便是图像信号。

3. 偏转、聚焦及校正系统 摄像管外加有偏转线圈、聚焦线圈及校正线圈等，最外层是镀膜合金。

(1) 偏转线圈 由行偏转线圈和场偏转线圈两部分组成，套在摄像管外。分别加以行频和场频锯齿波电流，产生偏转磁场，控制电子束对靶面的水平和垂直扫描。

(2) 聚焦线圈 聚焦线圈位于偏转线圈之外，产生轴向磁场，起聚焦作用，它直接影响影像的分辨率。

(3) 校正线圈 其作用是保证电子枪轴线与摄像管轴线一致。否则，将影响电子束的聚焦。

(4) 镀膜合金 其作用是进行屏蔽，防止外界磁场对电子束的扫描和聚焦产生影响。

(二) CCD摄像机

1970年，CCD摄像机由美国贝尔实验室研制成功。目前，CCD摄像机广泛应用于成像系统，是最常用的摄像机。在X-TV中，CCD摄像机正在逐步取代摄像管式摄像机。

CCD是一种半导体电子器件，它具有光敏特性，即在光照下能产生与光强度成正比的电荷量，形成电信号。CCD摄像机是采用此种固体成像元件，通过光电转换，形成影像电信号的电视摄像机。CCD器件由很多个光敏单元组成。用于成像的CCD摄像器件有两类，一是线阵式CCD，它的光敏单元有序地排成一行或一列，用于传真机、扫描仪等。二是面阵式CCD，它的光敏单元以行列方式排列成矩阵，用于摄像机、数码相机等。X线影像增强电视系统中，所采用的CCD摄像机为面阵式。

六、自动亮度控制装置

自动亮度控制装置(automatic brightness control，ABC)的作用是：在X-TV透视时，使影像亮度不随被检部位的厚度、密度的变化而变化，保证监视器的图像亮度自动稳定到最佳状态。

ABC属闭环控制。因影像亮度正比于视频信号电平，故常对视频信号电平进行取样以获得实际影像亮度的取样值。

在视窗内，图像各部分的亮度不同。视频信号的取样一般有两种方法：①取整个视窗亮度的平均值；②取视窗中心一定范围的亮度平均值。

图4-34是两种不同范围的亮度视频取样方框图。全视窗取样反映的是图像的平均亮度，它与感兴趣区的平均亮度有时相差较大，使显示图像的层次变少。而中心取样只要把感兴趣区的部分放在荧光屏中心，就可以使中心部分的图像平均亮度就是感兴趣区的平均亮度，这样显示的图像层次更为丰富。图中的电位器R_w用于调节取样亮度的基准电平。图4-34(a)的取样范围为整个视窗，视频信号经滤波后取出，把每场的视频信号电平与基准电平比较，比较后的输出送到控制调整装置，经闭环控制使图像亮度稳定在基准的亮度范围。图4-34(b)的取样范围为设定范围。该取样的关键是建立一个取样的范围。图中设定一个矩形作为取样的范围。这个矩形范围可调，水平尺寸是调节水平的脉冲宽度，垂直尺寸调节垂直的脉冲宽度。由门脉冲形成电路，控制取样门电路取样，取样信号经滤波后形成直流电平，与基准电平比较后控制调整装置，通过闭环控制使图像亮度稳定在基准的亮度范围。

ABC常采用自动电压控制方法。其特点是控制简单、效果明显。它是用ABC取样信号去控制X线机的电压。如果X线机的电压取决于高压变压器的初级电压，那么，只要有效的控制高压变压器的初级电压，就可获得不同的电压。

如图4-35所示，取样信号和基准信号的比较决定比较电路的输出。比较电路的输出控制伺服电机的驱动电路，以控制伺服电机自动调整自耦变压器的输出，进而调整高压变压器的初级，最终获得不同的电压。

七、监视器

监视器是闭路电视系统的接收端，它是将电缆传输的视频全电视信号还原成影像的部件。医学上常用的监视器有黑白阴极射线管显示器(cathode ray tube，CRT)、液晶显示器(liquid crystal display，LCD)和彩色显示器。

(一) 黑白阴极射线管显示器

1. 构成 监视器的主要构成器件是显像管、附属电路及偏转系统。附属电路包括电源电路，视频放

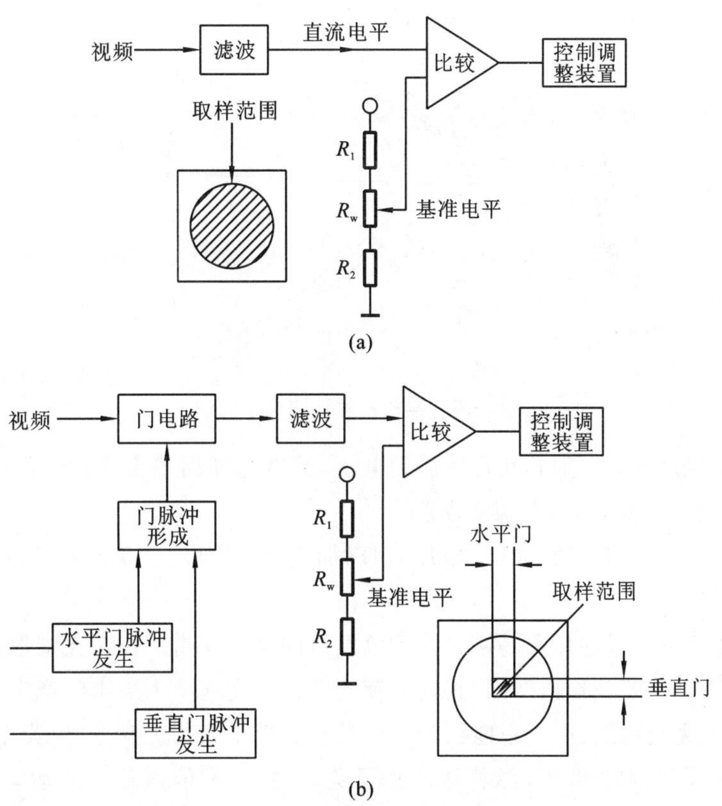

图 4-34　两种不同范围的亮度视频取样

(a) 取样范围为整个视窗；(b) 取样范围为设定范围

大电路，同步分离电路，行、场扫描电路，线性补偿电路等。有的监视器设有音频放大电路和喇叭，也只能用于有线传输的音频信号。监视器的构成如图 4-36 所示。

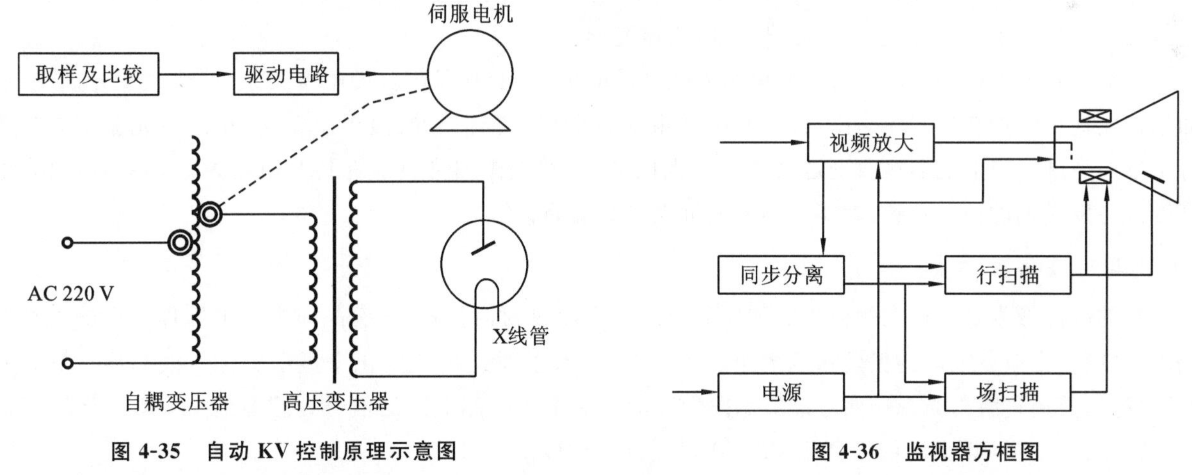

图 4-35　自动 KV 控制原理示意图

图 4-36　监视器方框图

2. 显像管　显像管是大型真空光电转换器件，是监视器的主要部件。其外形分为管颈、锥体和屏幕三部分，内部构造分为电子枪和荧光屏两部分。其结构如图 4-37 所示。

1) 电子枪　电子枪由灯丝、阴极、控制极、加速极、聚焦极、第三阳极等构成。

(1) 灯丝　通电后使阴极加热。

(2) 阴极　加热后发射电子。

(3) 控制极　也称为调制极；调整控制极与阴极间的相对电位可改变电子枪发射电子的数量。电子数量较多时在显像管荧光屏上亮度较高；反之，亮度较低。由此可以控制影像重现时每个像素的亮度。

(4) 加速极　又称第一阳极，其作用是使电子加速。在加速极一般加有 300 V 正电压。

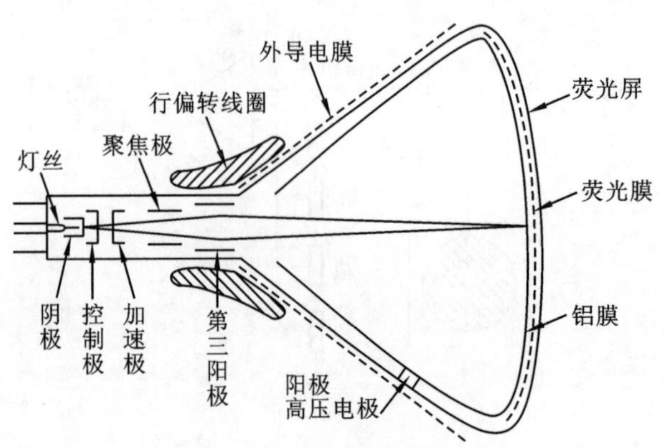

图 4-37 黑白显像管结构示意图

(5) 聚焦极 又称第二阳极，加有几百伏可调电压，适当选择加于聚焦极上的电位，可使电子枪发射的电子束在荧光屏上聚成一点，提高图像清晰度。

(6) 第三、四阳极 其上加有约 12 kV 电压，用以加速电子，使电子高速轰击荧光屏。有些显像管没有第四阳极。

2) 荧光屏 显像管荧光屏的作用是接受电子枪发射的电子撞击产生荧光图像。其结构如下。

(1) 荧光膜 位于显像管玻璃内侧面；其内的荧光粉在接受电子束轰击时产生荧光。

(2) 铝膜 位于荧光膜内面；电子束能顺利地穿过铝膜轰击到荧光膜上，但荧光膜发出的荧光却不能穿透铝膜，而是被铝膜反射到输出面。这样既增加了荧光亮度，又能避免高速运动的电子对荧光膜的直接轰击而产生的损伤。铝膜与第二阳极相连，加有高压。

荧光屏幕呈球面形，宽高之比为 4∶3(新式显像管的屏幕为超平或纯平形)。显像管的尺寸规格是指其屏幕对角线的长度。

3) 工作原理 由电子枪发出的电子通过聚焦，在加速电场的作用下飞向荧光屏，在荧光屏上打出一个亮点。在行、场偏转线圈产生的偏转磁场作用下，电子束做水平方向和垂直方向的扫描运动，在荧光屏上打出一条条水平亮线，从上到下布满屏幕，叫做光栅。

因显像管电子枪的控制极有控制电子束强度的能力，改变其对阴极的电位关系，就能改变光栅亮度。如果把电视信号加在控制极与阴极之间，电子束就会根据电视信号的强弱而变化，从而在光栅不同位置打出不同亮度。当监视器接收到送来的全电视信号后，其光栅扫描就能保持与电视发送端一致，每点的亮度又与发送端的信号一致，就能在屏幕上重现发送端的影像。

(二) 液晶显示器

它的画面像素是通过大规模集成制作的液晶点阵构成的，利用在液态晶体电极上施加电压的极性和幅度的变化，来改变液晶的偏转角度大小，从而控制像素上通光量的变化来显示影像。液晶显示屏自身并不发光，要通过背射光源照明才能显示图像。液晶显示器内部电路的信号处理通道与 CRT 显示一致，但无需高达 20 kV 以上的阳极高压，其工作可靠性也比较高。

它的突出特点如下：①电源消耗功率非常低，与同尺寸 CRT 显示器相比，约为 1/20；②采用低电压驱动，可靠性较高；③发热量很低；④重量轻，体积很小，价格较低。与 CRT 比较，尚有以下不足：①亮度偏低；②视角受限，观察角度过大时影响实际观察效果；③影像层次和色彩鲜艳度上不如 CRT；④对影像的解像力也不如 CRT。

(三) 彩色显示器

其结构与工作原理与黑白显示器类似，只是它的 CRT 有三个阴极(单色显像管只有一个阴极)，分别受红色(R)、绿色(G)、蓝色(B)三种色彩信号调制。如果三色均衡则显示黑白图像，三色不均衡时则为彩色图像。

能力检测

一、名词解释

1. 滤线器焦距
2. 滤线器栅比
3. 滤线器栅密度
4. 点片摄影

二、单项选择题

1. 不属于常见的X线管头支撑装置的是(　　)。

A. 天地轨立柱式　　B. 双地轨立柱式　　C. 轨道附着式
D. 天轨悬吊式支撑装置　　E. X形臂式支撑装置

2. 管头支持装置的作用是(　　)。

A. 将X线管头固定在摄影所需要的位置和角度上
B. 消除散射线
C. 控制照射野
D. 用于摄影时安置病人,摆放体位
E. 多用于胸部立位摄影

3. 下列不属于机械辅助装置的是(　　)。

A. 双地轨管头支持装置　　B. 锁止器　　C. 滤线器
D. 高压发生器　　E. 摄影床

4. 关于天地轨式管头支持装置,下列错误的是(　　)。

A. 有一条天轨、一条地轨
B. 天轨承担管头支持装置的所有重量
C. 连接杆可上下伸缩,在一定范围内适应不同高度的房间
D. 立柱、连接杆位于天地轨之间
E. 该装置安装不复杂,应用较多

5. 特别适用于心血管系统检查的是下列哪种管头支持装置(　　)。

A. 天地轨式　　B. 轨道附着式　　C. 双地轨式
D. C形臂式　　E. 悬吊式

6. 对X线管各运动方向的锁止集中到一起的装置是(　　)。

A. 遮线器　　B. 滤过板　　C. 控制盒
D. 电磁锁止器　　E. 摄影床

7. 遮线器的主要作用是(　　)。

A. 吸收软X线　　B. 消除散射线　　C. 改变照射野
D. 决定层厚　　E. 锁止X线管头

8. 滤线器的作用(　　)。

A. 消除软X线　　B. 吸收散射线　　C. 控制照射野
D. 临时固定X线管头　　E. 提高X线的穿透力

9. 滤线栅铅条的高度与相邻铅条间隙的比值称为(　　)。

A. 会聚线　　B. 焦点　　C. 栅比　　D. 栅焦距　　E. 栅密度

10. 诊视床基本功能不包括(　　)。

A. 床身在0°～+90°转动　　B. 床身在0°与负角转动
C. 床面伸缩　　D. 点片架三维移动
E. 底座横向移动

11. 不属于医用X线影像增强器电视透视优点的是(　　)。
A. 影像亮度高　B. 辐射剂量相对较低　C. 图像可远距离传输
D. 改善了医生工作环境　E. 不利于实现图像数字化
12. 影像增强管输入屏、输出屏均有的结构是(　　)。
A. 光电阴极　B. 荧光体层　C. 栅极
D. 光分配器　E. 中心控制器
13. 将X线转换为亮度增强的可见光的元器件是(　　)。
A. 影像增强器　B. 光学系统　C. 摄像机
D. TV控制器　E. 监视器
14. 影像增强管将光信号转换为电信号的结构是(　　)。
A. 荧光体层　B. 光电阴极　C. 阳极　D. 铝膜　E. 栅极
15. 硫化锑摄像管电子枪结构中,用于控制电子束电流大小的结构是(　　)。
A. 阴极　B. 调制极　C. 加速极　D. 聚焦极　E. 灯丝

三、填空题

1. X线管头支持装置,其结构形式有落地式、附着式、________和________等。
2. 按结构特点,滤线栅可分为平行式、________、________。
3. 活动式滤线栅有电动机式和________。
4. 多层遮线器内同一方向的铅板总是以________为轴对称开闭。
5. 滤线栅用于滤除________,提高照片对比度。
6. 遮线器安装在X线管管套的窗口,是用来控制________,遮去不必要的X线。
7. 大多数诊视床具备的基本功能有________、________和点片架移动功能。
8. 影像增强器由________、壳体和电源三部分构成。
9. 影像增强器能得到亮度增加的图像,是因为两个增益:①________;②________。
10. TV扫描根据传输方式的不同分为________、________。
11. TV扫描方式中,电子束一行紧跟一行的扫描方式称为________。
12. 硫化锑摄像管的结构由________、________、管体三部分构成。

四、简答题

1. 落地式与悬吊式管头支持装置的结构及管头的平移、旋转运动是如何实现的?
2. 简述电磁锁止器的工作原理。
3. 聚焦式滤线栅使用注意事项是什么?
4. 简述减幅振动式滤线栅的工作原理。
5. 遮线器的作用是什么?并列举常用的遮线器类型。
6. 遥控诊视床有哪几种结构形式?其各自特点是什么?
7. 简述无暗盒式点片装置送片系统的传片过程。

(樊跃强)

参考答案

一、
1. 滤线器的铅条会聚线到滤线器栅板的垂直距离。
2. 滤线器的铅条高度值与相邻铅条间隙值之比。
3. 每厘米滤线栅宽度范围内所排列的铅条数值。
4. 点片摄影即胃肠摄影或适时摄影,是指在透视过程中的一种摄影,摄影完成后可迅速地回到透视状态。

二、1.E　2.A　3.D　4.B　5.D　6.C　7.C　8.B　9.C　10.E　11.E　12.B　13.A　14.B　15.B

三、

1. 悬吊式　C形臂式
2. 聚焦栅　交叉栅
3. 减幅振动式
4. X线中心线
5. 散射线
6. X线照射野
7. 床身立卧　床面移动
8. 影像增强管
9. 缩小增益　流量增益
10. 同时制　分时制
11. 逐行扫描
12. 电子枪　光电导靶

四、(略)

第五章　工频 X 线机单元电路

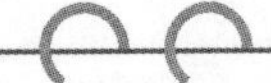
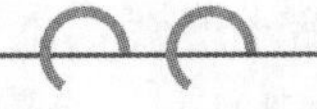

学习目标

掌握：电源电路电压的选择与调节方法；管电压的预示和补偿方法；单相全波整流 X 线机高压次级及管电流测量电路；管电流的调节方法；晶体管限时电路；旋转阳极启动延时保护电路；容量保护电路；曝光控制电路。

熟悉：常见工频 X 线机电源电路分析；常见高压初级电路的分析。高压次级电路及管电流测量电路分析；常见工频 X 线机灯丝加热初级电路分析。

了解：倍压整流高压次级电路；集成电路限时器；自动曝光控时电路。

工频 X 线机是指以 50 Hz 交流电为高压发生器电源的 X 线检查设备。其电路结构相对简单，原理和逻辑关系容易理解，为了能更好地理解电路，一般是把 X 线机整机电路分离出若干单元电路，这些电路相对独立或具有特定功能，这些电路称为 X 线机单元电路。X 线机单元电路的作用是在透视和摄影过程中，调节和控制管电压、管电流和曝光时间三个参量产生 X 线，保证 X 线机正常工作和保护被检查者的安全。

虽然 X 线机种类很多，可一般单元电路的原理基本相同，大致可分为电源电路、高压发生电路、灯丝加热电路、控制电路和辅助装置电路。电源电路为 X 线机各单元电路提供电源，将 380 V 或 220 V 转变成多种电压或可调电压，提供给其他电路，还负责整机的开关机。高压发生电路是指为 X 线机提供直流高压的电路，包含高压初级电路(亦称管电压调节电路)和高压次级电路。灯丝加热电路是指为 X 线管灯丝提供加热电源的电路，包含灯丝初级电路(亦称管电流调节电路)和灯丝次级电路。控制电路是指控制 X 线机曝光开始和停止及相关电路，包含操作控制电路、容量保护电路和旋转阳极启动和保护电路等。辅助装置电路是指 X 线机外围装置的相关电路。由于各 X 线机生产厂家和型号不同，辅助装置电路差别很大。各单元电路之间关系如图 5-1 所示。

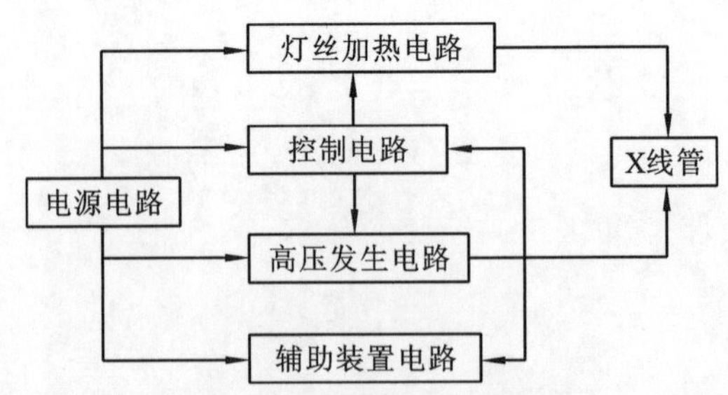

图 5-1　X 线机单元电路关系图

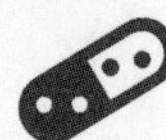

第一节　工频 X 线机电源电路

电源电路是指将外电源引入控制台内部，与自耦变压器初级相连的电路。其作用是为 X 线机的各个单元电路提供电源。电源电路的元件主要包括电源熔断器、电源接触器、自耦变压器、电源开关、电源仪表和电源电压调节器等。电源电路将 220 V 或者 380 V 的工频外电源引入到控制台内部的自耦变压器输入端,能够适应电源电压的波动,在一定的范围内可调,变换电压后输出并为各单元电路提供电源。

一、电源电压的选择与调节

(一) 电源电压的选择

工频 X 线机电源电压一般是 220 V 和 380 V,一般小型 X 线机多采用 220 V 供电,而中型 X 线机多设计成既适用于 220 V 供电,又适用于 380 V 供电。在安装中,一旦确认用哪一种电源电压供电后,则 X 线机自耦变压器的电源输入电路,必须作相应的改动。

在图 5-2 中,当电源电压选用 380 V 供电时,则 019 触头应与自耦变压器的 0 V 相接;当电源电压选用 220 V 供电时,则 019 触头应与自耦变压器的 70 V 相接。

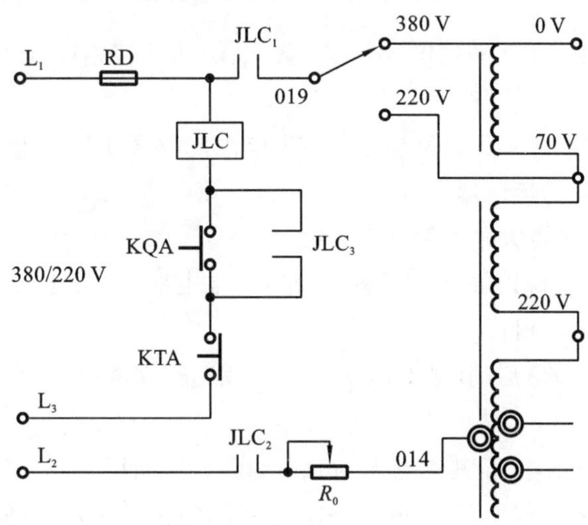

图 5-2 电源电压的选择电路

(二) 电源电压的调节

自耦变压器的调压方法有滑动调压和抽头调压,其对应的自耦变压器结构也不同。

滑动调压自耦变压器的电源电压调节分两部分,分别位于自耦变压器的初、次级绕组中。在自耦变压器的次级外层绕组上,电动装置或者机械装置驱动碳轮滑动,改变初级绕组与次级绕组匝数比,从而调整输入、输出电压。在自耦变压器的初级绕组,电源电压调节器(如图 5-2 中 014 触头所接的碳轮)作用是随供电线路负荷的变化而发生相应的变化,以便当外界电源电压波动时随时进行调整。在自耦变压器的次级绕组,调节碳轮的位置,为 X 线机提供不同数值的电压。滑动调压自耦变压器有连续调压的优点,一般用于中、大型 X 线机。

抽头调压自耦变压器在设计中,从变压器次级绕组中相隔一定匝数引出一个抽头,根据绕组匝数比的变化,其输出的电压值大小也不同,从而产生各种适用于 X 线机电路的电压值。当外界电源电压波动时,只要调节变压器初级绕组抽头的位置,就可改变自耦变压器输入端绕组与输出端绕组的匝数比,其输出端绕组的电压仍能保持额定电压值。抽头调压自耦变压器调节方式简单,在使用中,只需调节挡位开关就能完成输出不同电压的需求,所以在小型的 X 线机中较多采用,又由于绕组抽头可通过大电流,所以也可以用于大型的 X 线机。

二、常见工频 X 线机电源电路举例

(一) F_{30}-ⅡF 型 200 mA X 线机电源电路

1. 电路结构 图 5-3 是 F_{30}-ⅡF 型 200 mA X 线机电源电路,供电方式可以采用 220 V,也可以采用 380 V。用 380 V 供电时,电源线 DZ_{1-3} 与 DZ_{1-5} 接相线(即 A、C 接相线),DZ_{1-1} 与 DZ_{1-2} 短路,一般机器出厂

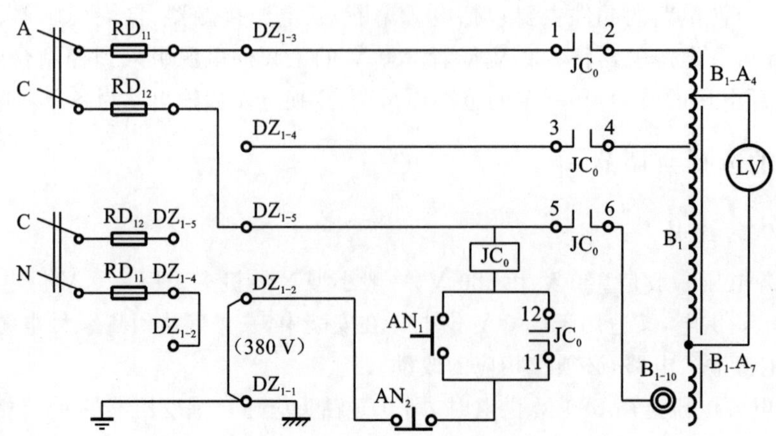

图 5-3 F_{30}-ⅡF 型 200 mA X 线机电源电路

时，已按此法接好。如果要改用 220 V 供电，则 DZ_{1-5} 接相线（即 C 接相线），DZ_{1-4} 接中线（N），并将 DZ_{1-4} 和 DZ_{1-2} 短路，DZ_{1-3} 空置。

如图 5-3，AN_1 为开机按钮、AN_2 为关机按钮、JC_0 为电源接触器、LV 为电源电压表、B_1 为自耦变压器、B_{1-10} 为电源电压调节碳轮、RD 为熔断器。

2. 电路分析 以 380 V 供电方式为例进行介绍。

(1) 按下开机按钮 AN_1，电源接触器 JC_0 线圈得电，得电电路如下：地线→DZ_{1-1}→DZ_{1-2}→AN_2→AN_1→JC_0（线圈）→DZ_{1-5}→RD_{12}→C（相）。

(2) 电源接触器线圈 JC_0 得电后，其触点 JC_0（11、12）闭/合，完成自锁，在松开按钮 AN_1 后，接触器线圈 JC_0 继续保持得电状态。

电源接触器线圈 JC_0 得电工作后，其触点 JC_0（1、2）、JC_0（3、4）、JC_0（5、6）闭合，自耦变压器 B_1 得电，其电路如下：A（相）→RD_{11}→DZ_{1-3}→JC_0（1、2）→B_1→B_{1-10}→JC_0（5、6）→DZ_{1-5}→RD_{12}→C（相）。

(3) 在自耦变压器 B_1 得电后，电源电压表 LV 会有指示，可调节电源电压调节碳轮 B_{1-10}，让电源电压表指到“倒三角”标记处，LV 表的得电电路如下：B_1-A_4→电源电压表 LV→B_1-A_7。

(4) 按下关机按钮 AN_2，电源接触器 JC_0 所在电路失电，JC_0 线圈失电，其触点 JC_0（1、2）、JC_0（3、4）、JC_0（5、6）、JC_0（11、12）断开，自耦变压器 B_1 失电，电源电压表 LV 回位，整机失电，关机完成。

（二）XG-200 型 X 线机电源电路

1. 电路结构 图 5-4 是 XG-200 型 X 线机电源电路，该机电源电路的供电方式可以采用 220 V，也可以采用 380 V。用 380 V 供电时，自耦变压器得电由 019 接至 021；用 220 V 供电时，自耦变压器得电由 019 接至 023，其中 001 必须接相线。机器出厂前电源线按 380 V 供电方式连接，若需改接 220 V 供电，应将 023 与 019 短接，002 与 003 短接，001 接相线。HQA 与 HTA、KQA 与 KTA 是两组开机与关机按钮，分别位于点片架和控制台上。JLC 为电源接触器线圈，014 对应碳轮为电源电压调节碳轮，ZOB 为自耦变压器。空气开关及熔断器 RD 位于机房墙面上。

2. 电路分析 以 380 V 供电方式为例进行介绍。

(1) 按下开机按钮 KQA（或 HQA），电源接触器 JLC 线圈得电，得电电路如下：（相）→001→RD_1→KQA/HQA→HTA→KTA→JLC（线圈）→003→（中）。

(2) 电源接触器 JLC 线圈得电后，其触点 JLC_3 闭合，完成自锁，当松开按钮 KQA（或 HQA）后，接触器线圈 JLC 继续保持得电状态。

电源接触器 JLC 线圈得电后，自耦变压器 ZOB 得电，其电路如下：（相）→001→RD_1→JLC_1→0V→ZOB_1→ZOB_2→ZOB_6→014 碳轮→JLC_2→RD_2→002→（相）。

(3) 按下关机按钮 KTA（或 HTA），电源接触器 JLC 所在电路失电，JLC 线圈失电，其触点 JLC_1，JLC_2，JLC_3 断开，自耦变压器 ZOB 失电，整机失电，关机完成。

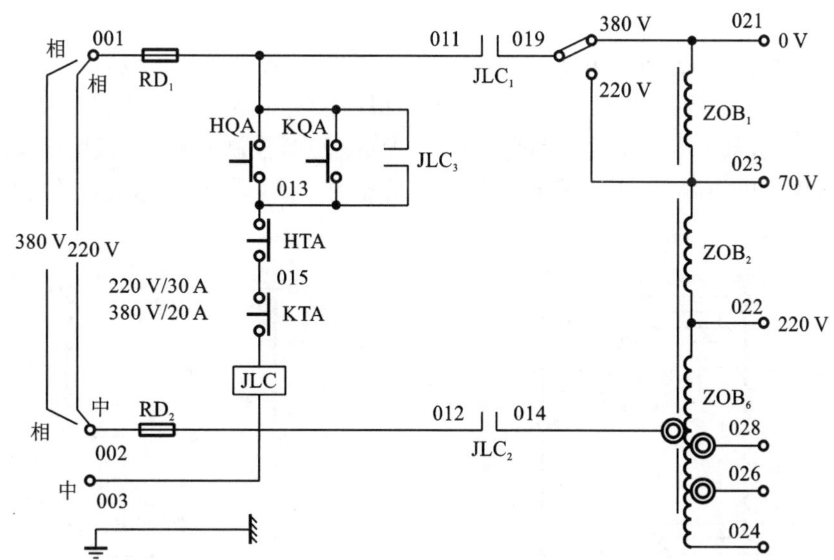

图 5-4 XG-200 型 X 线机电源电路

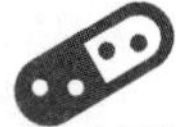

第二节 工频 X 线机高压初级电路

高压初级电路是指为高压变压器提供电压的电路。具体地说是将自耦变压器输出可调电压送至高压变压器初级电路。当高压变压器初级绕组得电后次级绕组立刻产生高压加到 X 线管两极。因为人体各部位的组织密度、厚度不同,所以要求 X 线机的管电压具有连续可调性。X 线机高压变压器的初级绕组一般都设有管电压调节装置、管电压预示和补偿装置、管电压的控制装置,有些还有主晶闸管保护装置。

一、管电压的调节

X 线的质是指 X 线的硬度,是由管电压大小来决定的,调节管电压就能够有效地控制 X 线的质。根据 X 线机的容量和功能的不同,调节范围也各有差异,一般诊断用 X 线机管电压的调节范围在 30～150 kV 之间。管电压的调节是根据高压变压器的工作原理进行的,$U_2 = \frac{N_2}{N_1} \cdot U_1$,其中 U_2 为高压变压器次级电压、U_1 为高压变压器初级电压、N_2 为高压变压器次级绕组匝数、N_1 为高压变压器初级绕组匝数。因此,根据变压公式,管电压的调节主要有三种方法:①初级绕组匝数 N_1 与次级绕组匝数 N_2 不变,调节高压变压器初级电压 U_1;②初级电压 U_1 与次级绕组匝数 N_2 不变,调节初级绕组匝数 N_1;③初级电压 U_1 与初级绕组匝数 N_1 不变,调节次级绕组匝数 N_2。第一种方法不需要修改高压变压器的硬件结构,电路相对简单,因此国产工频 X 线机均采用第一种方法调节管电压。第二和第三种方法会改变变压器的结构,增加工艺难度,因此采用这两种方法的比较少,只有国外少数 X 线机采用了第二种方法调节管电压。

通过保持绕组匝数比不变,调节高压变压器初级电压来完成管电压调节的电路有两种方式。

(一) 分挡可调式

高压变压器的初级电压取自于自耦变压器的次级电压,如图 5-5 所示,在自耦变压器的次级绕组有两组分挡可调装置。图 5-5 中 K_1 为粗调开关,其抽头之间的电压差别较大,调节时,电压变化大。K_2 为细调开关,其抽头之间的电压差别较小,调节时,电压变化小。粗调与细调相结合,可改变高压变压器初级绕组的输入电压,从而让次级绕组得到各种不同数值的管电压。

这种调节方式比较简单,可得到的管电压不是连续的,当需要微小管电压变化时,就不适用。所以一般应用于小型的 X 线机中。

（二）连续可调式

大、中型X线机都采用连续可调方法，如图5-6所示，它是用管电压调节装置（手动或伺服电动机）使碳轮在自耦变压器次级外层裸露的绕组上滑动，从而使得高压变压器初级绕组得到不同的电压。手动管电压调节装置精度较低，且电源电压的波动会导致无法实现适时控制和调节；伺服电动机管电压调节装置可以自动实现对管电压的调节。因采用改变绕组匝数比的方式，调节细微，比值改变较小，所以管电压几乎是连续变化的。

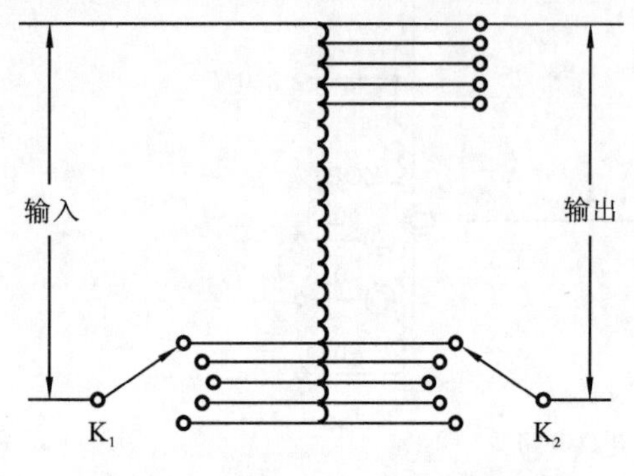

图5-5 管电压分挡可调式示意图

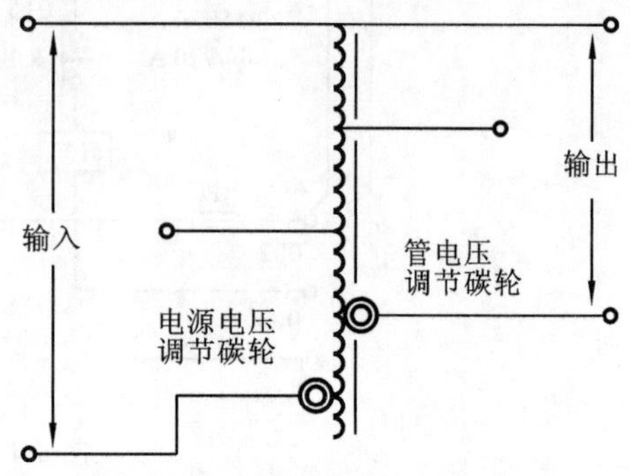

图5-6 管电压连续可调式示意图

二、管电压的控制

管电压取之于高压变压器的次级电压，高压变压器的次级电压来自于高压变压器的初级绕组，而高压变压器的初级电压又来自于自耦变压器的次级电压，所以管电压的控制只需要控制自耦变压器的次级绕组和高压变压器的初级绕组的通断。自耦变压器上取得的电压经过一定的控制方式加到高压变压器初级绕组上。管电压的控制，是通过控制高压变压器初级电路的接通或断开，控制X线的发生和停止。

X线机管电压的控制根据使用元件的不同，主要有如下两种。

（一）接触器控制

接触器控制主要元件是接触器的常开触点，把触点串接到高压初级回路中，用手开关、脚闸或限时器来控制接触器线圈的得电与失电，从而控制接触器的触点闭合与断开，达到控制高压变压器初级电路的接通与断开。如图5-7所示，B_1为自耦变压器，B_2为高压变压器，JC_3为接触器，因控制高压变压器，在此也称为高压接触器，其中，JC_3（3、4）和JC_3（1、2）触点在安装前，需缩小触点动作间隙，即能比其他触点较早闭合。当JC_3线圈得电时，其常开触点闭合，接通高压变压器B_2初级电路；当JC_3线圈失电时，其常开触点断开，切断高压变压器B_2初级电路。

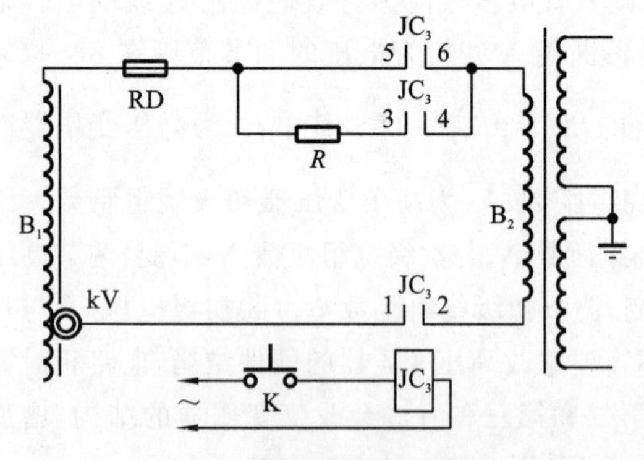

图5-7 接触器控制电路

该方法简单实用，电路简单，可也有缺陷。高压变压器初级电路工作电流大，在接触器断开和闭合的瞬间，电磁感应将使高压变压器次级绕组产生超过额定数值数倍的暂态过电压和冲击浪涌电流，俗称突波。突波对X线机有很大危害，能使高压变压器次级绕组的感应电压瞬间升高，造成X线管等高压元件有被击穿的危险。同时触点间有较强电弧，这也会导致触点熔蚀。所以使用接触器控制的高压电路必须配有防突波、灭弧装置。

在高压变压器初级回路中接入一个阻值小、功率大的电阻，使接触器触点在断开和闭合的瞬间，先通过该电阻产生压降，以此抑制过电压，这电阻就是防突波电阻。防突波电阻不仅起到防止高压次级电路出现过电压的作用，而且能使接触器的触点在断开和闭合时电弧减小，起到灭弧作用。

图5-7的工作原理是，当接触器线圈JC_3得电时，其常开触点JC_3（3、4）和JC_3（1、2）因触点动作间隙小

而先闭合，将电阻 R 接入电路，瞬间（约 0.01 s）常开触点 JC_3（5、6）闭合，又将 R 短路。当接触器线圈失电时，常开触点 JC_3（5、6）先断开，电阻 R 再次被接入电路，瞬间常开触点 JC_3（3、4）和 JC_3（1、2）断开，切断高压初级电路。在电路接通和断开的瞬间，都串接了电阻 R，致使高压变压器的初级绕组电压降低，从而抑制了高压变压器次级绕组的过电压和触点间的电弧，起到了防突波和灭弧作用。

在实际电路中，透视时负载电流小，工作频率高，所以使用体积小、耐冲强度高的接触器；摄影时负载电流大，所以采用触点容量较大的接触器。而且透视时电压降小，摄影时电压降大，使摄影时高压变压器初级绕组电压的预置值要比透视时高压变压器初级绕组电压的预置值高，因此透视与摄影的管电压需分开加以调节、控制。

（二）晶闸管控制

接触器控制在线圈得电到触点闭合需要一定的时间，基本上要几十毫秒以上，而实际快速摄影需要在 1 s 内完成多次闭合和断开，如心脏的快速摄影等，此时，接触器控制就无法达到要求。而且接触器触点对状态和时序无判断能力，加负载时会产生电弧放电，增加危险和加速元件老化。所以，目前大型 X 线机广泛采用晶闸管控制。晶闸管能在高电压，大电流条件下工作，是一种无触点开关元件。晶闸管控制不但可以完全避免接触器触点间电弧放电，而且无噪声，控制灵敏，压降很小，并能在每秒 200 帧脉冲的范围内与其他控制电路协调工作，满足快速摄影的要求。

图 5-8 是利用晶闸管控制的高压变压器初级电路。图 5-8 中，晶闸管 SCR_1、SCR_2 组成反向并联开关电路，SC 为摄影预备接触器，也称为高压预上闸，TC 为透视高压接触器，HT 为高压变压器，B_1 为自耦变压器，R、C 串联组成保护元件。

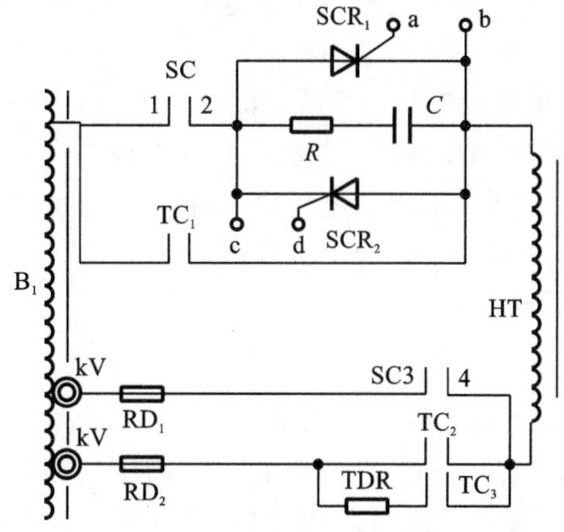

图 5-8 晶闸管控制电路

摄影时，高压预上闸 SC 先闭合，当 ab 间（a 点与 b 点之间，余同）和 cd 间没有施加触发信号时，SCR_1、SCR_2 未导通，电路仍是截止状态，因此 SC 常开触点闭合瞬间没有电流，也就不会产生电弧放电。在 SC 常开触点闭合约 0.8 s 后，在 ab 间和 cd 间施加触发信号，SCR_1、SCR_2 分别在交流电的两个半周期内交替导通，高压变压器初级电路导通，HT 得电，产生高压，曝光开始。经过一定曝光时间，触发信号 ab 间和 cd 间被切断，晶闸管在初级电路中交流电的过零点切断高压变压器得电回路，HT 失电，曝光结束。然后 SC 线圈失电，SC 触点断开。其中 SC 起高压辅助控制作用，可以避免发生因晶闸管被击穿误触发导通而使高压失控的现象。

由上可知，要使 HT 得电，必须给晶闸管施加连续的触发信号，即在 ab 间和 cd 间施加触发信号，才能使晶闸管导通，同时需设计能产生连续脉冲信号的触发电路和相应的移相电路，以保证 HT 得电瞬间能准确处在交流电的零点附近。这样一方面可防止高压发生器因过电压而击穿，另一方面可以提高曝光时间的准确性。如果不在交流电的零点附近，就可能产生突波，也可能产生曝光时间有最大交流电半个周期 10 ms 的误差。

透视时，依然使用接触器控制，TC 线圈得电，TC 常开触点闭合，HT 直接得电。TC 线圈失电，TC 触点恢复常开状态，HT 失电，透视结束。

图 5-8 中 R、C 组成阻容保护电路，用于限制晶闸管导通时在其两端产生过电压或与电感（高压变压器）造成的串联谐振。R、C 的存在，将会使高压变压器初级绕组两端有漏电流流过，在次级绕组会产生最大不超过 2 kV 的电压，对摄影来讲没什么影响。

三、管电压的预示和补偿

在 X 线机实际使用过程中，为了进行能量化检查，需要在管电压调节中，管电压的显示数值实时准确。对 X 线机中需调节的三个参数管电压（kV）、管电流（mA）、曝光时间（s）来说，管电流和曝光时间都可以直接测量和精确指示，但由于管电压很高（30～150 kV），普通的仪表基本无法测量，所以对管电压的测量一般采用间接测量的方法。通常采用在高压初级电路中接预示电路并补偿至与实际管电压数值一致的方法来测量。

（一）管电压预示

管电压预示又称千伏预示。在高压变压器空载时，测量出高压变压器初级电压的数值，然后再根据初级绕组输入电压与次级绕组输出电压成正比的原理，计算出对应的次级绕组输出电压值。从而达到在无高压产生的情况下，用高压变压器初级绕组电压值间接指示管电压的目的。管电压的预示和补偿是采用高压变压器初级电压间接预示并加以补偿的方法，使所预示的管电压与实际加在 X 线管两端的电压值相近或一致。常用的管电压预示方法有两种。

1. 刻度盘预示法 根据高压变压器的初级绕组匝数和次级绕组匝数的比值，计算出与高压变压器初级电压对应的高压变压器次级电压值，将这些次级电压值标刻到控制台面板上的千伏调节器的刻度盘上，调节千伏调节器的旋钮即可预示不同的管电压值。这种方法的精度比较低，多用于透视千伏预示或小型 X 线机的管电压预示。

2. 电压表预示法 在控制台面板上安装一低压交流电压表，用于测量高压变压器初级电压，根据高压变压器的初、次级电压比，计算出与高压变压器初级电压相对应的高压变压器次级电压值，将次级电压值标在交流电压表的表盘上，就相当于指示出管电压值。有些中、小型 X 线机的千伏表还兼做电源电压指示表，在旁边设置一个电源检测按钮用于切换。但多数 X 线机，为观察方便，通常设两个电压表，分别用做管电压预示表和电源电压指示表。

（二）管电压补偿

管电压补偿也称千伏补偿。以上叙述管电压预示的千伏值，是高压变压器空载时初、次级电压的换算值。当 X 线机曝光时，由于电源电阻、自耦变压器的阻抗、高压变压器阻抗及其他器件内阻的存在，高压初级电路中将产生电压降。在上述各种阻抗之和为某一定值时，管电流对产生的电压降有影响，管电流越大，产生的电压降也会越大，这样 X 线管两端的实际管电压值要小于管电压预示值，且随管电流的变化而变化。为解决这一问题，在 X 线机的高压变压器初级电路中，都设置了各种形式的补偿电路，使得工作在不同管电流负载时，管电压预示的电压值与曝光时实际施加到 X 线管两端的管电压值相同或相近，这种补偿电路叫做管电压补偿装置。

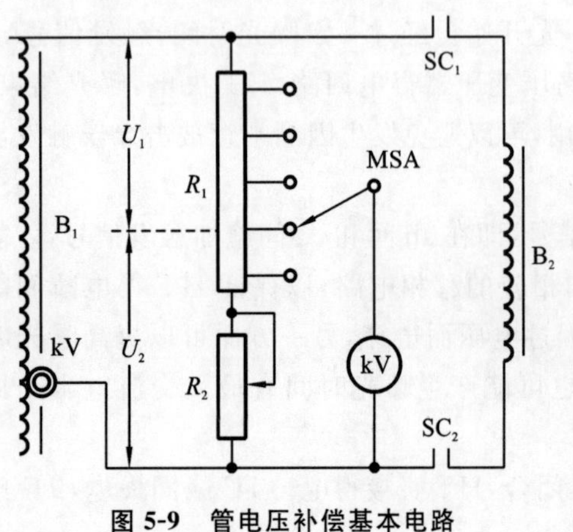

图 5-9 管电压补偿基本电路

管电压补偿的基本原理是：使用某种方法，依据不同的管电流预先增加高压变压器初级电压，以补偿加载负载时的管电压降低的数值，使得补偿的数值正好等于负载时降落的数值。

管电压补偿的方式通常有两种。

1. 电阻补偿法 图 5-9 所示的是管电压补偿的基本电路，由 R_1、R_2 串联组成分压器，其两端电压随高压变压器 B_2 初级电压变化而变化，其中 MSA 为管电流调节器，调节不同的挡位就是选择不同的管电流，而管电压预示表实际测量的电压只是 R_1 和 R_2 分压器的一部分，而剩下的一部分电压是选择某一管电流时的补偿电压值。由此可知，当使用的管电流值增大时，kV 表(电压表)两端的电压越小，补偿的就越多。

图 5-10 是把 kV 表通过毫安选择器(即管电流调节器)与另一组阻值不同的电阻相连接，当管电流从低挡向高挡调节时，kV 表所串联的电阻阻值也随着逐渐变大，即 kV 表的指示数值可随着管电流的增加而降低，补偿了不同的管电流负载对管电压的影响。

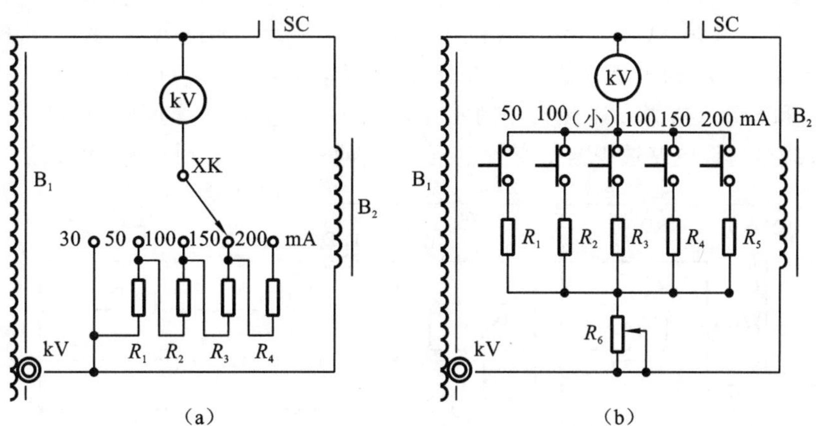

图 5-10 电阻管电压补偿电路

(a) 电阻串联式；(b) 电阻并联式

2. 变压器补偿法 利用变压器进行电压补偿，既能对不同管电流负荷时的电压降进行补偿，又能对不同管电压负荷时的压降进行补偿，效果更好。

四、常见高压初级电路

(一) F_{30}-ⅡF 型 X 线机高压初级电路

1. 电路结构 图 5-11 是 F_{30}-ⅡF 型 X 线机高压初级电路。图 5-11 中 B_1 为自耦变压器，B_2 为高压变压器，B_{10} 为空间电荷补偿变压器的初级碳轮，$B_{1\text{-}11}$ 为透视管电压调节碳轮，$B_{1\text{-}12}$ 为摄影管电压调节碳轮，JC_1(1、2)和 JC_1(5、6)为透视高压接触器的触点，JC_3(1、2)、JC_3(3、4)和 JC_3(5、6)为摄影高压接触器的触点，R_1 为防突波电阻，R_2 为透视限流电阻，R_{10} 为电源补偿电阻，$XK_{1\text{-}100}$ 为毫安选择器，kV 表为管电压预示表。

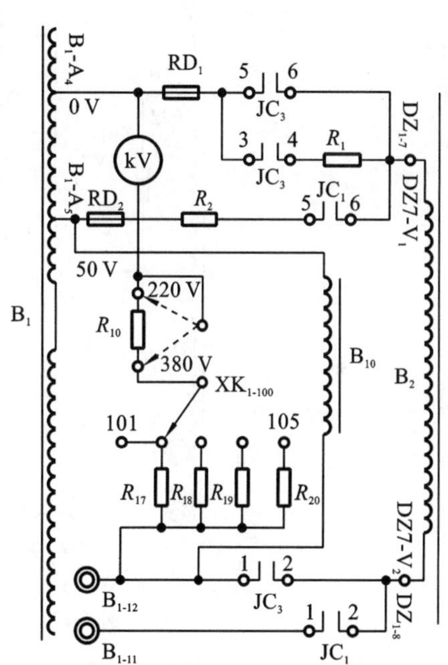

图 5-11 F_{30}-ⅡF 型 X 线机高压初级及管电压预示电路

管电压补偿和 kV 表预示电路由管电压补偿电阻 R_{17} 至 R_{20} 的不同抽头与毫安选择器 $XK_{1\text{-}100}$ 联动后，与 kV 表串联而成，管电流越大，串联进补偿电路的电阻越多，补偿电阻就越大，相应补偿了由于大管电流而引起的大的电压降。摄影管电压由 kV 表预示，透视管电压由控制台上的刻度盘预示。当电源电压选择 220 V 或 380 V 时，R_{10} 作为电源补偿电阻，以补偿外电源条件变化时产生的电压降。

2. 电路分析

(1) 透视高压变压器初级电路　透视高压接触器 JC_1 工作时，其常开触点 JC_1(1、2)和 JC_1(5、6)闭合，接通高压变压器 B_2 的初级电路，得电电路为：B_1-A_5(50 V)→RD_2→R_2→JC_1(5、6)→V_1→B_2→V_2→JC_1(1、2)→$B_{1\text{-}11}$。

(2) 摄影高压变压器初级电路　摄影高压接触器 JC_3 工作时，其常开触点 JC_3(1、2)、JC_3(3、4)和 JC_3(5、6)闭合，接通摄影高压初级电路，B_2 得电，得电电路为：$B_{1\text{-}12}$→JC_3(1、2)→V_2→B_2→V_1→JC_3(6、5)[瞬间先经 R_1→JC_3(4、3)]→RD_1→B_1-A_4(0 V)。

(3) 摄影 kV 表预示电路　摄影前，将毫安选择器 $XK_{1\text{-}100}$ 置于 30～200 mA 任一挡，这时管电压补偿电路相当于串接了补偿电阻，kV 表预示管电压值，其得电电路为 $B_{1\text{-}12}$→R_{17}(R_{18}、R_{19}、R_{20})→$XK_{1\text{-}100}$→kV

表→B_1-A_4(0 V)。

(4) 空间电荷补偿变压器 B_{10}初级电路　开机后，B_{10}得电，其初级电压随管电压增加而增大，其电路为 50 V(B_1-A_5)→B_{10}(变压器初级)→B_{1-12}。

(二) XG-200 型 X 线机高压初级电路

1. 电路结构　图 5-12 是 XG-200 型 X 线机高压初级电路及管电压预示电路。图中 B_{13}～B_{18}为毫安选择器 MSA 的按钮，R_1～R_6为千伏补偿电阻，R_7为电源补偿电阻，TC_1、TC_2和 TC_3为透视高压接触器的常开触点，SC_1、SC_2和 SC_3为摄影高压接触器的常开触点，GYB_1为高压变压器初级绕组，KHB_1为空间电荷补偿变压器初级绕组。该电路透视与摄影管电压，是用同一只 kV 表预示的，由按钮 TA 切换。

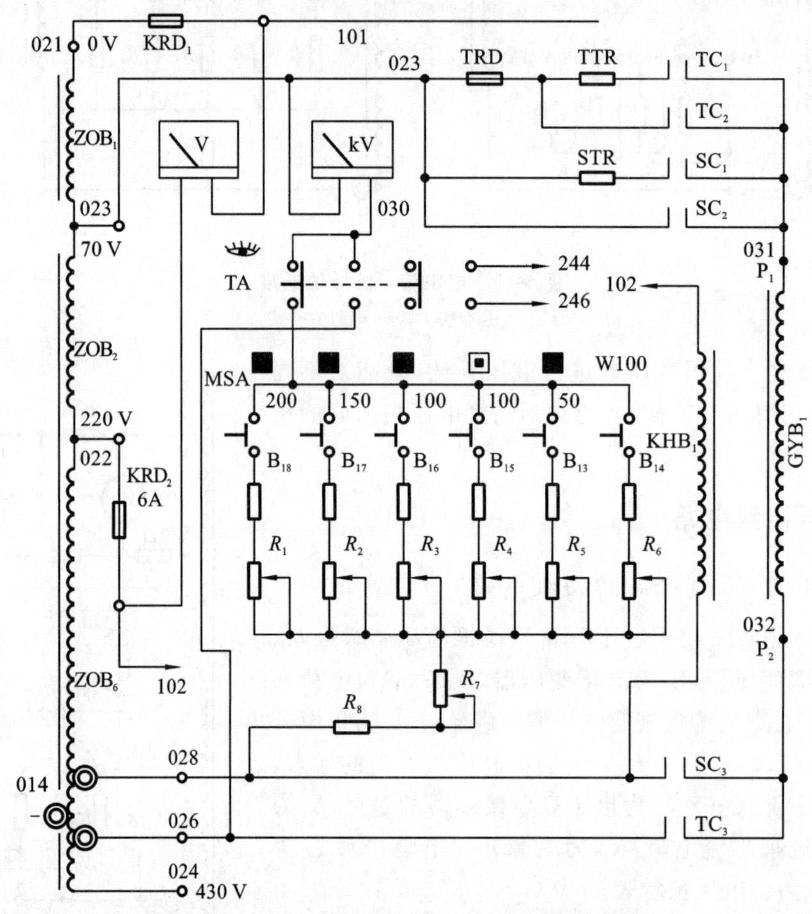

图 5-12　XG-200 型 X 线机高压初级及管电压预示电路

2. 电路分析　开机后，自耦变压器 ZOB 得电，同时，电源电压 V 表就会有显示值。

(1) 透视高压变压器初级电路　透视高压接触器 TC 得电工作，其常开触点 TC_1、TC_2、TC_3闭合，GYB_1得电，其电路为：ZOB_1→023→TRD→TC_2(瞬间先经 TTR→TC_1)→031→P_1→GYB_1→032→P_2→TC_3→026→透视管电压调节碳轮→ZOB_6。

(2) 摄影高压变压器初级电路　摄影时，高压接触器 SC 得电工作，其常开触点 SC_1、SC_2和 SC_3闭合，GYB_1得电，其电路为：ZOB→023→SC_2(瞬间先经 STR→SC_1)→031→P_1→GYB_1→032→P_2→SC_3→028→摄影管电压调节碳轮→ZOB_6。

(3) 透视管电压预示电路　透视时，管电流很小，产生的电压降也很小，可以忽略，因此不需要管电压补偿，可直接由 kV 表直接显示。按下按钮 TA，接通透视管电压预示电路，kV 表预示透视管电压，kV 表的电路为：ZOB→023→kV 表→030→TA 按钮(常开)→026→透视管电压调节碳轮→ZOB_6。

(4) 摄影管电压预示电路　松开按钮 TA，其常开触点切断透视管电压预示电路，其常闭触点接通摄影管电压预示电路，因摄影时管电流较大，此时 kV 表接入管电压补偿电路，则 kV 表指示摄影管电压，kV 表的电路为：ZOB→023→kV 表→TA 按钮(常闭)→MSA→50 mA～200 mA→R_5～R_1→R_7→R_8→028→摄影管电压调节碳轮→ZOB_6。

第三节 工频X线机高压次级电路

高压次级电路是指由高压变压器次级电路到X线管两极电路所构成的电路。高压次级电路主要由高压变压器次级绕组、高压整流元件、高压电缆、X线管和毫安表(用于显示管电流值)以及安全保护装置等部件组成。它的作用是为X线管提供管电压和对管电流进行测量。电路的结构形式有半波自整流、单相全波整流和三相全波整流,小型X线机多采用结构简单的半波自整流电路,中型X线机多采用单相全波整流电路,大型X线机全部采用三相全波整流电路。

一、单相全波整流X线机高压次级电压及管电流测量电路

(一)电路原理

单相全波整流电路在交流高压的任意一半周期内,提供给X线管的都是正向电压,都可以产生X线。如图5-13所示,XG为X线管,G_1～G_4为高压硅堆,mA为管电流显示表,C为保护电容。高压变压器次级电压经整流后加至X线管两端。其整流原理如下。

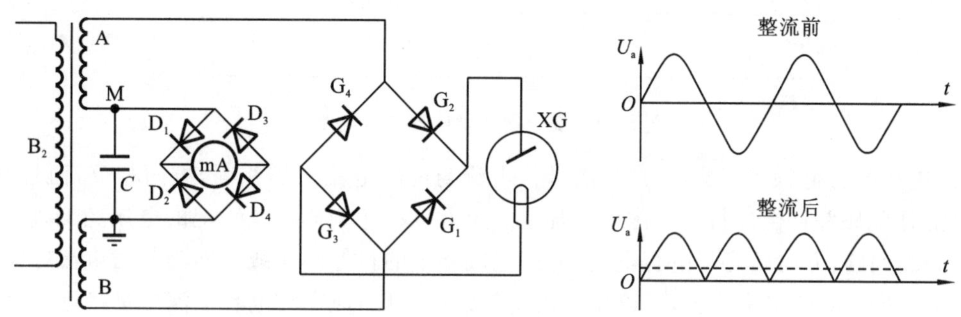

图5-13 全波整流高压变压器次级电路及波形

当高压变压器次级绕组A端为正,B端为负时,其电流走向为:B_2(A)→G_2→X线管阳极→X线管阴极→G_3→B_2(B)。

当高压变压器次级绕组B端为正,A端为负时,其电流走向为:B_2(B)→G_1→X线管阳极→X线管阴极→G_4→B_2(A)。

由此可见,交流电的正负半周都完整加到X线管上,都会有X线产生,这既增加了X线输出量,又提高了X线管的使用效率。

为了显示管电流值,一般在高压次级绕组中心串接电流表。在这种高压整流方式中,流过X线管的电流是脉动直流电,而流过高压变压器次级绕组中心点的电流却是交流电,因此不能直接串入直流毫安表来测量,而应当用交流毫安表来测量。但交流毫安表在低量程范围内是非线性的,无法准确读数,所以将高压变压器次级绕组中心点的交流电流经D_1～D_4全波整流后再用直流毫安表来测量管电流,这时直流毫安表指示的是管电流的平均值。

(二)电容电流

为了产生高压,高压变压器次级绕组匝数均高达10万匝以上,在匝与匝之间,层与层之间,绕组与地之间都可形成电容,一般可达到数百皮法,高压电缆的芯线与外层接地网之间也存在着分布电容,一般每米可达150～200 pF,这些电容并联起来,可以用一等效电容并在高压次级绕组两端来表示。当发生高压时,电容充电、放电形成电容电流。管电压越高,电容电流越大,一般可达到几个毫安。

电容电流是交流电,在全波整流电路中,因为毫安表有整流装置,所以交流性质的电容电流也会经整流后一起进入毫安表显示出来。当摄影时,几个毫安的电容电流对几十毫安甚至几百毫安以上摄影管电流,基本影响不大,不用补偿。但透视时,透视管电流仅几个毫安甚至更低,所以电容电流对管电流影响

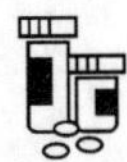

非常大，因此透视管电流测量电路中都设置电容电流补偿电路，以消除电容电流对透视管电流的影响。常见的补偿方法有两种：变压器补偿法和分流电阻补偿法。

（三）变压器补偿电容电流法

变压器补偿电容电流法是在高压变压器次级绕组上绕制一个独立、匝数不多的附加绕组，图 5-14 是常用的变压器式电容电流补偿电路。

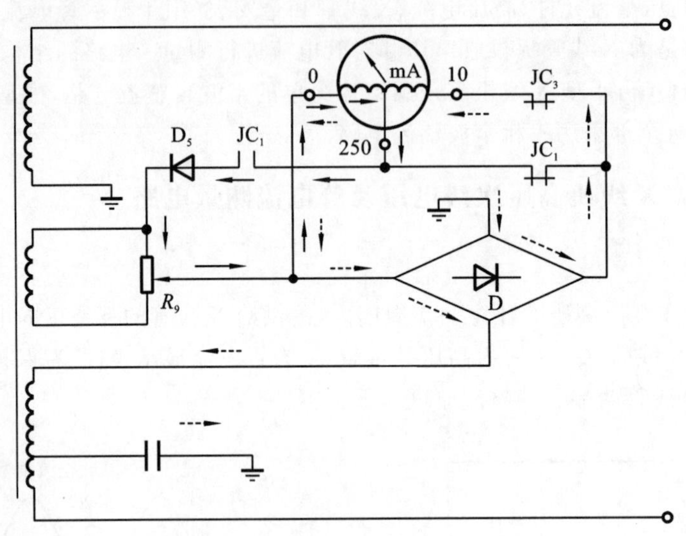

图 5-14 变压器补偿电容电流电路

附加绕组电压与管电压成正比，可产生的补偿电流与电容电流大小相等，方向相反，而且会随管电压的变化而变化，达到跟踪补偿的目的。图中附加绕组上并联一个电阻 R_9，R_9上的电压经 D_5整流后加于毫安表 0～250 mA 回路，方向始终与电容电流相反，完成补偿的目标。实线方向为补偿电流方向，虚线方向为管电流方向。调节 R_9的抽头位置，可以相应改变补偿电流值，使之与电容电流尽量接近。透视时，透视高压接触器 JC_1工作，其常开触点闭合，接入电容电流补偿回路；摄影时，透视高压接触器 JC_1不工作，其常开触点保持断开状态，切断电容电流补偿回路。

图 5-15 是 F_{30}-ⅡF 型 X 线机的高压次级电路及电容电流补偿电路，此机型就是利用变压器补偿电容电流法工作的。

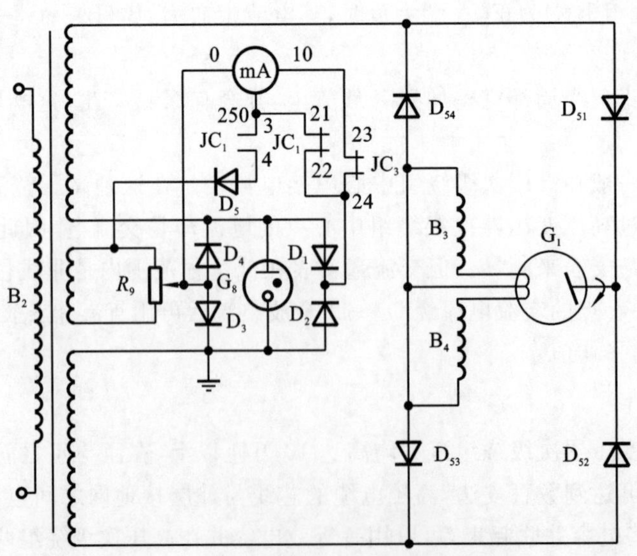

图 5-15 F_{30}-ⅡF 型 X 线机高压次级电路

1. 电路结构 高压变压器次级电路接通时，X 线管两端加载高压，即产生 X 线。串联在高压次级绕组中心的毫安表指示管电流值。

B_2为高压变压器次级绕组部分，D_{51}～D_{54}为高压硅堆，四只硅堆组成了高压变压器桥式整流电路。D_1～D_4为低压桥式整流器，G_8为辉光放电保护管。在毫安电路中设置由R_9和D_5组成的电容电流补偿器。B_3、B_4为大小焦点灯丝加热变压器次级绕组。G_1为X线管。

2. 电路分析

(1) 透视高压变压器次级电路　透视时，接触器JC_1工作，高压变压器初级电路得电，次级绕组产生高压，经过D_{51}～D_{54}高压硅堆整流后，直流高压在加载到X线管两极，产生X光。当高压变压器B_2次级绕组上端为正时，mA表显示管电流毫安值，其电路为：B_2(上)→D_{51}→G_1→D_{53}→B_2(下)→接地→D_2→JC_3(23、24)→10 mA→mA表→0 mA→D_4→B_2(上)。

(2) 电容电流补偿电路　透视接触器JC_1工作后，JC_1常闭点打开，切断毫安表250 mA挡的量程电路。JC_1常开触点闭合，电阻R_9上的分压经D_5整流后，反向与毫安表250 mA挡电路连接，实现电容电流补偿，其电路为：R_9分压→0 mA→mA表→250 mA→JC_1(3、4)→D_5→R_9上端。

(3) 摄影高压变压器次级电路　摄影时，高压接触器JC_3工作，高压变压器初级电路得电，次级绕组产生交流高压，经过高压硅堆整流加载到X线管两极，产生X光。此时摄影接触器JC_3常闭触点打开，切断毫安表10 mA量程得电电路。透视接触器JC_1常闭触点闭合，仍然接通着毫安表250 mA量程。

当高压变压器B_2次级绕组上端为正时，mA表电路为：B_2(上)→D_{51}→G_1→D_{53}→B_2(下)→接地→D_2→JC_1(21、22)→250 mA→mA表→0 mA→D_4→B_2(上)。

其中稳压管G_8起辉光放电作用。在正常情况下不起辉，当毫安表接地端发生断路时，起辉导通，保护工作人员和患者安全。另一方面也保护二极管(D_1～D_4)，以免超过其耐压值而击穿。

(四) 分流电阻补偿电容电流法

如图5-16所示，分流电阻补偿电容电流法是在毫安表整流电路输入的两端并联一可变电阻，调整可变电阻的阻值，使电容电流恰好被电阻分流。这样，毫安表的指示数值就可接近透视时的实际管电流，达到了补偿的目的。可是这种方法只能应用于某一管电压下的电容电流补偿，其他管电压下得不到完全补偿。因此调整时，应在透视常用的管电压70 kV左右进行调节，在摄影时一定要将该电容电流补偿电路切断。XG-200型X线机采用该种补偿方法。

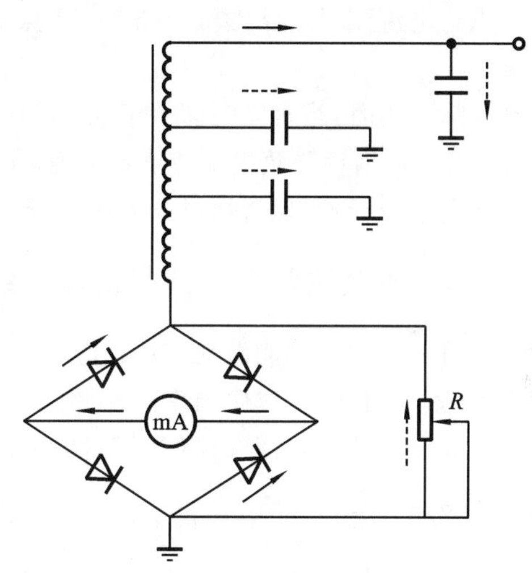

图5-16　分流电阻补偿电容电流电路

1. 电路结构　图5-17是XG-200型X线机高压变压器次级及管电流测量电路。由四个高压硅堆GZ_1～GZ_4组成桥式整流电路提供X线管直流高压，DJB_2与XJB_2分别为X线管大、小焦点灯丝加热变压器次级绕组，经高压交换闸与摄影床上管1XG或摄影床下管2XG。GYB_2与GYB_3为高压变压器的两个次级绕组，其中心接地，M(411)与地(412)间串联一毫安表整流器Z_1。WYG为辉光放电管，起保护作用。在透视时，直流毫安表量程为10 mA，同时触点$1SFJ_2$、$3WJ_2$闭合，接通电容电流补偿电阻DBW的电路；在摄影时，毫安表mA量程为200 mA，触点$3WJ_2$、$1SFJ_2$断开，电容电流补偿电阻DBW被断路，防止分流过大，影响摄影毫安表mA的显示值。

2. 电路分析

(1) 透视时，电容电流补偿电阻DBW的电路通路，管电流显示电路为：设GYB_2右端为正→GZ_1→2XG→XJB_2→GZ_4→GYB_3→412→Z_1→401→GSA_1→$2WJ_1$(常闭)→407→mA表(10)→mA表(—)→402→Z_1→M→GYB_2。

(2) 摄影时，摄影预备继电器SFJ工作，其触点$1SFJ_2$断开，电容电流补偿电阻DBW所在电路被切断。随着GSA的按下，毫安表mA切换至200 mA量程，此时管电流显示电路为：设GYB_2右端为正→GZ_1→1XG→GZ_4→GYB_3→412→Z_1→401→$GSA_{2\sim5}$→mA表(200)→mA表(200)→402→Z_1→M→GYB_2。

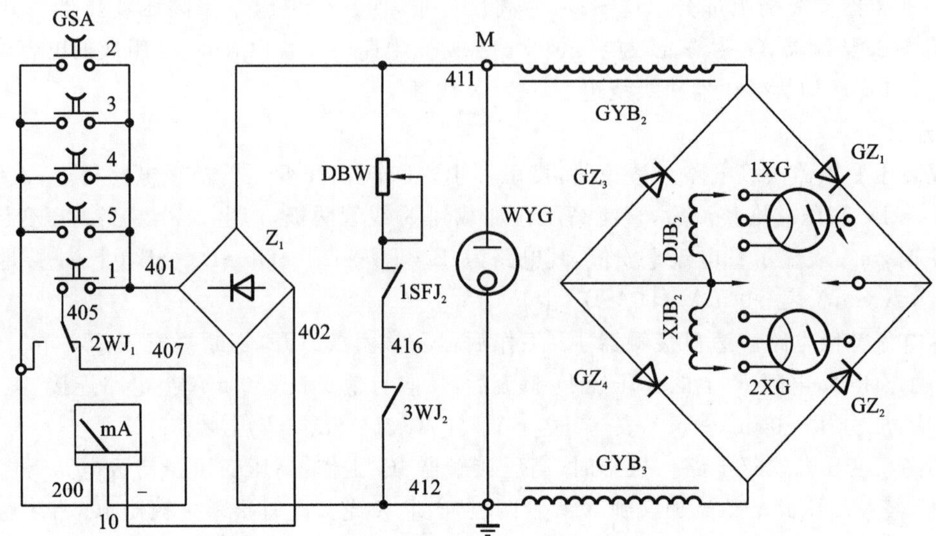

图 5-17 XG-200 型 X 线机高压次级及管电流测量电路

(3) 点片摄影时，高压变压器次级电路工作原理：点片摄影预备继电器 WJ 工作，其触点 $3WJ_2$ 断开，切断电容电流补偿电阻 DBW 的电路。管电流显示电路为：设 GYB_2 右端为正→GZ_1→1XG→DJB_2→GZ_4→GYB_3→412→Z_1→401→405→$2WJ_1$（常开）→407→mA 表(200)→mA 表(－)→402→Z_1→M→GYB_2。

当管电流测量电路发生断路时，M 点对地电位升高，辉光放电管 WYG 立即起辉导通，以防电击的危险。

实际使用时，当曝光时间大于 0.5 s 时，用 mA 表指示管电流；当摄影曝光时间低于 0.5 s 时，普通的 mA 表因指针惰性导致指示数值不准确，此时用 mAs 表指示管电流与曝光时间的乘积，即 mAs 表。mAs 表有冲击电流计型、保持性电子 mAs 表和数字式 mAs 表等。

二、三相全波整流 X 线机高压次级电路

在对一些器官功能做动态检查时，需要 X 线机在极短时间内多次曝光，所以 X 线发生装置必须具有功率大、曝光时间短、成像频率高、图像质量好等特性。为了达到这些性能指标，除了采取大功率、小焦点 X 线管等措施外，同时要提高 X 线发生装置的输出功率并改善管电压的波形。由于 X 线发生装置的输出功率不仅与管电流、管电压的大小有关，而且还与管电流、管电压的脉动率 η 有关（$\eta=\frac{U_{max}-U_{min}}{U_{max}}\times 100\%$），脉动率 η 越小，波形越好，其输出功率就越大。因此，应采用三相多波整流高压次级电路。

（一）三相六波桥式整流高压次级电路

1. 高压整流电路 图 5-18 为六个高压整流器组成的三相全波高压整流电路及其波形。高压变压器三个初级绕组接成△形，三个次级绕组接成 Y 形，即构成△/Y 方式连接。

(1) 高压整流 设三相高压变压器次级绕组电压有效值分别是 U_a、U_b、U_c，并按正弦规律变化，其相位差为 120°。①$t_1 \sim t_2$时间内，U_a相电压最高，U_b相电压最低，D_1、D_6导通，电流由 a 相→D_1→X 线管→D_6→b 相构成通路。如忽略整流器的正向电压降，则 X 线管 XG 两端的电压即为高压变压器次级绕组 a、b 两相间的线电压；②在 $t_2 \sim t_3$时间内，U_a 相电压仍为最高，但此时 U_c最低，那么 b 相转换到 c 相，此时 D_1、D_2导通，电流由 a 相→D_1→X 线管→D_2→c 相构成回路，由于 D_2 导通，而 c 相电压最低，因此 D_6便加上反向电压而截止；③在 $t_3 \sim t_4$时间内，U_b相压变为最高，U_c相电压最低，D_3、D_2导通，电流由 b 相→D_3→X 线管→D_2→c 相构成通路，由于 D_3导通，D_1加上反相电压而截止。依次类推，将把一个脉动较小的直流电压加到 X 线管 XG 上。

(2) 脉动率 管电压的脉动率影响 X 线的输出，对于三相六波桥式整流电路，脉动率为

$$\eta=\frac{U_{max}-U_{min}}{U_{max}}\times 100\%=\frac{1.732-1.5}{1.732}\times 100\%=13.4\%$$

由此可见，加在 X 线管两端的管电压脉动率减小，已接近于平稳直流，从而较大地提高了 X 线管的功率。由于其输出电压正负两端电位对地不对称，因而在 X 线机桥式整流高压次级电路中一般不采用此电路。

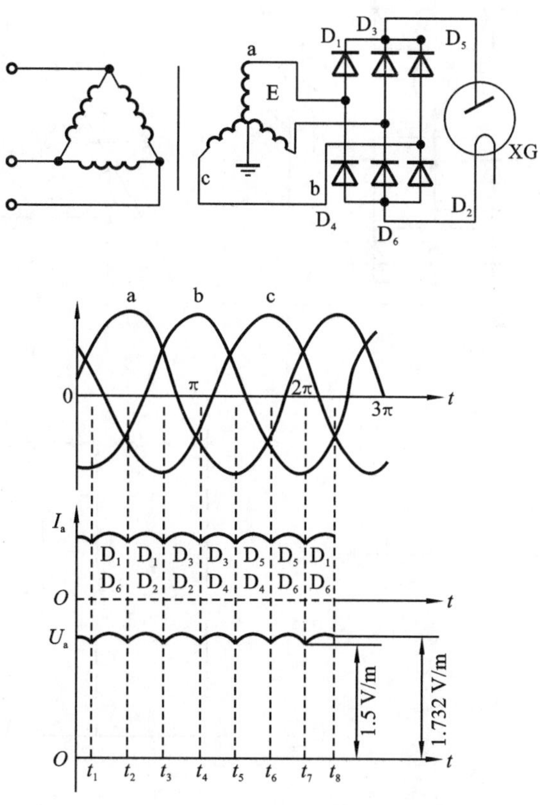

图 5-18　三相六波桥式整流高压次级电路

2. 管电流测量电路　图 5-19 为三相六波高压整流管电流测量电路，因为中性点为交流电，所以需要经全波整流后再安装直流电流表进行电流测量。

（二）三相双重六波桥式整流高压次级电路

图 5-20 为三相双重六波桥式整流高压次级电路，次级电路接入两组 Y 型绕组，形成两组三相六波电路。由于流过中性点的电流为直流电，可直接将直流 mA 表串接在中性点处。

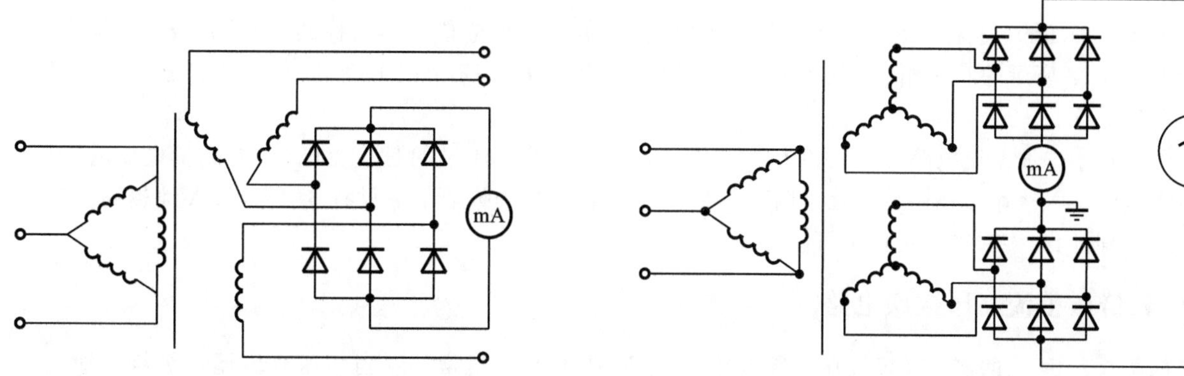

图 5-19　三相六波高压整流管电流测量电路　　**图 5-20　三相双重六波桥式整流高压次级电路**

（三）三相十二波桥式整流高压次级电路

双三相六波桥式整流电路脉动率为 13.4%，这对于大功率快速摄影仍然是不够的。目前心血管造影 X 线机等大型机组均采用三相十二波桥式整流高压次级电路，以保证连续拍片时有足够的输出功率和最小的脉动率，并获得最佳的胶片效果。此电路按 Δ/Y・Δ 法连接，其电路及波形图如图 5-21 所示。

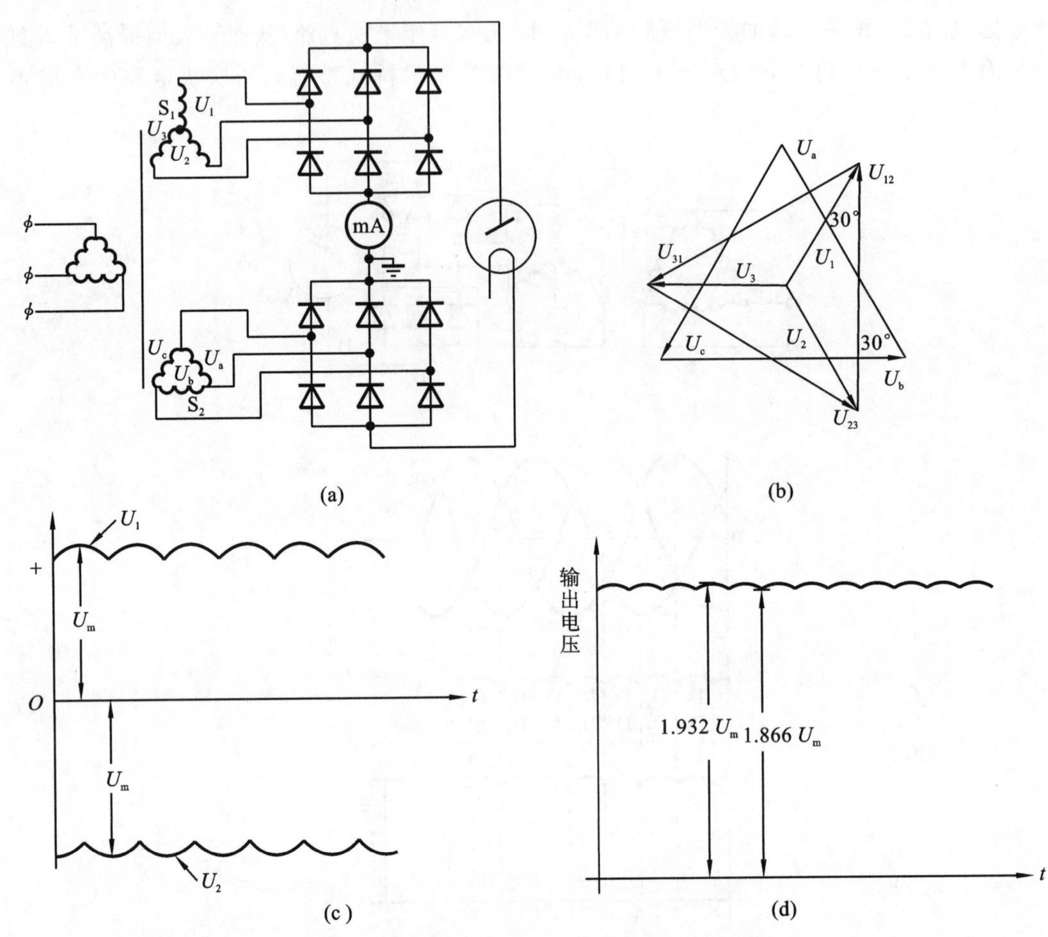

图 5-21　三相十二波整流高压次级电路及波形

(a) 三相十二波高压整流电路；(b) Δ/Y · Δ 接法相量图；

(c) Δ/Y · Δ 接法 S_1、S_2 输出波形；(d)三相十二波高压整流电路输出电压波形

图 5-21 中，次级 Y 绕组称为 S_1，次级 Δ 绕组称为 S_2，S_1、S_2 分别为三相六波整流。如果令 $U_{\Delta}=\sqrt{3}U_{Y}$，则使得 S_1 和 S_2 的输出电压相等。采用 Δ/Y · Δ 连接法时，S_1 和 S_2 的输出电压相差 30°电角度，而一个周期为 360°，所以每一个周期将出现 12 个脉冲，这种电路的脉动率 η 很小，即

$$\eta=\frac{1.932-1.866}{1.932}\times 100\%=3.4\%$$

由图 5-21 可知，这种三相十二波高压整流电路正、负端对地电位是不对称的，为了克服这一缺点，可采用如图 5-22 所示的双三相十二波高压整流电路。此电路共有 12 个次级绕组，24 个整流器，其正、负端对地电位对称。

因三相十二波整流电路和双三相十二波整流电路的中性点流过的是直流电流，故测量电流时，都可直接将直流 mA 表串接在中性点处。因双三相十二波整流电路脉动率 η 只有 3.4%，极大地提高了输出功率，为短时间内多次摄影提供了可能。

三、倍压整流高压次级电路

如图 5-23 所示的倍压整流高压次级电路，为小型高频 X 线机常用。当高压变压器初级绕组输入一交流电压 U_1，则次级绕组感应出交流高压 U_2。设 A 端为正、B 端为负，对电容器 C_1 充电，充电电路为：A→D_1→R_1→C_1→D_3→E→B。当 B 为正时，对电容器 C_2 充电，其电路为：B→E→D_4→R_2→C_2→D→D_2→A。电容 C_1、C_2 端电压的极性，对负载 X 线管是串联相加的，即电容 C_1 的上端和 C_2 的下端都为正，加载到 X 线管阳极。充电经过几个周期后，C、D 两端电压为变压器次级绕组最大值的 2 倍，即 $U_{CD}=2\sqrt{2}U_2$，所以此整流电路称为倍压整流电路。

管电流测量时，直流 mA 表直接串接于电容器 C_1、C_2 经 R_1、X 线管 XG、R_2 的放电电路中。

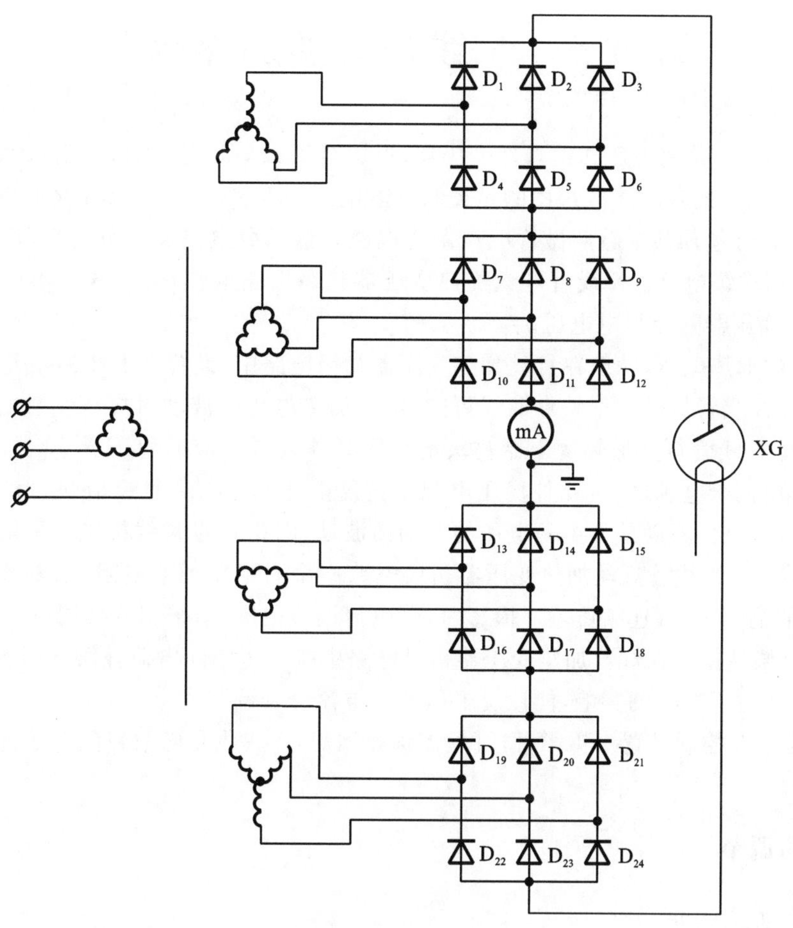

图 5-22 双三相十二波整流高压次级电路

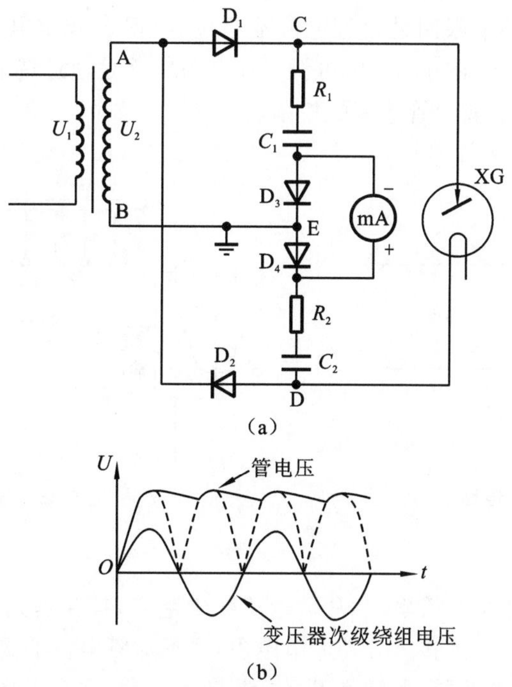

图 5-23 倍压整流高压次级电路及其波形

(a) 倍压整流高压次级电路;(b) 倍压整流电路波形图

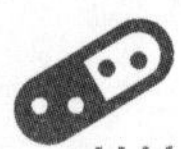

第四节　X线管灯丝加热电路

X线管灯丝加热电路是将电压送给灯丝变压器，再送至X线管灯丝，从而控制X线管管电流的电路。在工频X线机中，管电流的控制一般采用的是控制灯丝电压的方法，因此要求灯丝加热电压可调且稳定，所以我们也把X线管灯丝加热电路叫做管电流调节电路。这部分电路又可分为灯丝加热变压器初级电路和灯丝加热变压器次级电路。X线管灯丝加热变压器初级电路的作用是：根据不同的管电流要求，调整X线管灯丝加热变压器初级得电电压。

为了确保稳定的加热电压，一般在灯丝加热变压器初级电路中，设置以下几种装置。

1. 稳压器　由X线管灯丝发射特性曲线可知，灯丝加热电压的波动对灯丝发射电子数目、灯丝寿命有很大的影响，因此X线管灯丝加热变压器初级电路中必须设置相应的稳压器，确保电压稳定。谐振式磁饱和稳压器是常用稳压电源之一，此种稳压电源稳定度能达到±1%，且反应快，但对电源频率变化十分敏感，它能保证灯丝电压不随外界电源电压的波动而波动，因此有的X线机中也采用电子稳压器。

2. 管电流调节器　X线管灯丝加热变压器初级电路中串联毫安调节电阻，以调节灯丝的得电电压。透视时，管电流调节范围小，且连续可调。摄影时，管电流调节范围大，采用分挡调节。

3. 空间电荷补偿装置　在灯丝加热变压器初级电路中接入了空间电荷补偿变压器次级电路，它的作用是减少管电压变化对管电流的影响，能让管电压和管电流分开调节。

4. X线管灯丝温度控制装置　摄影时，灯丝需预热增温，以提供足够数目的电子撞击阳极靶面，以便产生X线。

一、管电流的调节

（一）透视管电流的调节

透视时，管电流较小，一般在0～5 mA之间，而且要求在曝光时能连续可调，因此在X线管灯丝加热变压器初级电路中串入一个半可调电阻和一个线绕电位器，图5-24为透视管电流调整电路。半可调电阻R_1常安装在机器控制台内部，用来限制最大管电流不超过5 mA。线绕电位器R_2在控制台上，称为透视毫安调节器，它的作用是让管电流在5 mA内可调。此调整电路是通过调节R_2阻值来改变灯丝变压器初级电压，进而改变灯丝温度，最后实现管电流的控制。

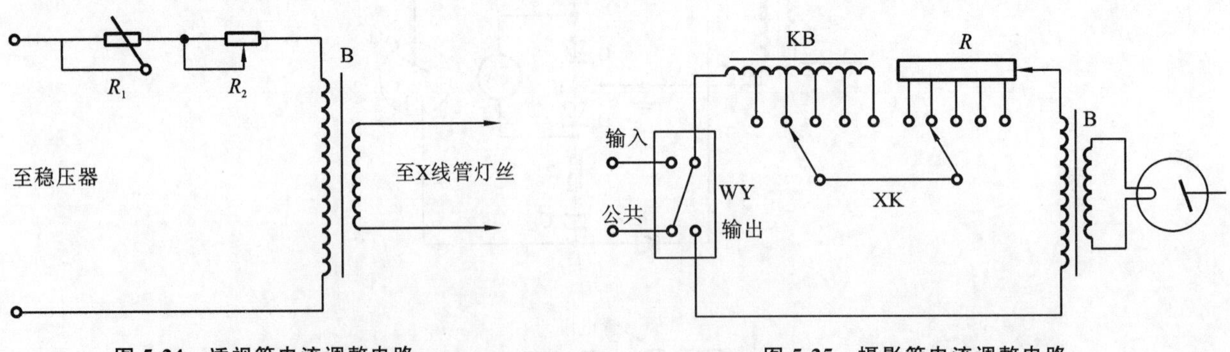

图5-24　透视管电流调整电路

图5-25　摄影管电流调整电路

（二）摄影管电流调节

摄影时，摄影管电流远大于透视管电流，从数十至数千毫安，且在曝光时摄影管电流不可调节。在摄影灯丝加热变压器初级电路中，一般接入分挡调节电阻，实现对管电流的选择和调节。

在图5-25中，XK为毫安选择器，是转换开关，调节XK，将XK置于所需面板上使其得到电流（毫安），可以同时改变串联在灯丝加热变压器初级回路中的电阻阻值，完成管电流调节。同时XK也可以根据不同的电流（毫安）改变空间电荷补偿的幅度。调节原理是：稳压器输出→毫安调节电阻→空间电荷补偿变压器次级绕组→灯丝加热变压器初级绕组→灯丝加热变压器次级绕组→灯丝电压。

（三）管电流的稳定

X 线机中，影响管电流的因素主要有两个：一是电源电压的波动导致灯丝电压不稳定，会严重影响管电流的稳定性，为此一般 X 线机的灯丝加热变压器初级绕组都设置了谐振式磁饱和稳压器或电子稳压器；二是空间电荷的影响，当管电压升高时，导致管电流随着管电压变化而变化，为此在 X 线机中设置了空间电荷补偿装置。

二、常见的工频 X 线机灯丝加热变压器初级电路

（一）F_{30}-ⅡF 型 X 线机 X 线管灯丝加热变压器初级电路

1. 电路结构 图 5-26 为 F_{30}-ⅡF 型 200 mA X 线机灯丝加热变压器初级电路。B_{11} 为谐振式磁饱和稳压器，B_3、B_4 分别为小焦点、大焦点灯丝变压器初级绕组，B_{10} 为空间电荷补偿变压器次级绕组，其初级绕组位于高压初级电路。R_6 为透视管电流最大限定电阻，R_3 为透视管电流调节电阻，R_7 和 R_8 为摄影管电流调节电阻，JC_2 为摄影预备继电器，JC_4 为点片预备继电器，XK 为毫安选择器，$XK_{1\text{-}301}$～$XK_{1\text{-}305}$ 和 $XK_{1\text{-}401}$～$XK_{1\text{-}405}$ 分别代表管电流为小焦点 30 mA，大焦点 50 mA、100 mA、150 mA、200 mA 的选择挡。

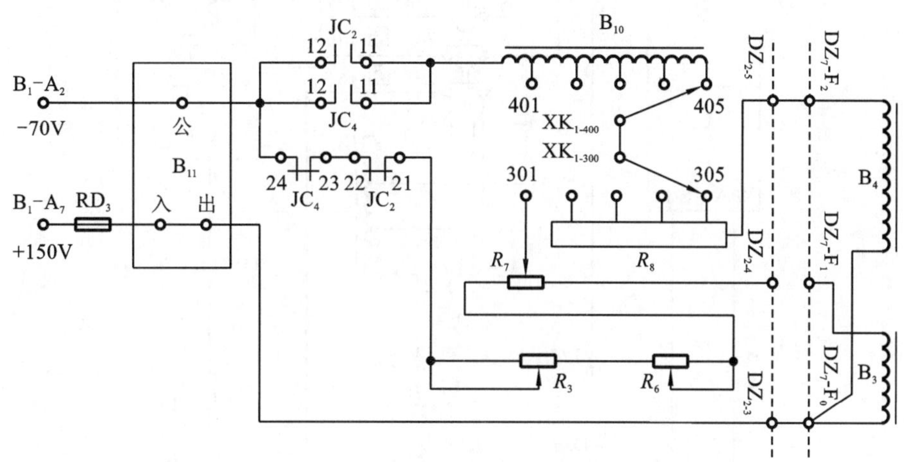

图 5-26 F_{30}-ⅡF 型 X 线机 X 线管灯丝加热变压器初级电路

开机后，默认状态为透视，小焦点灯丝加热变压器 B_3 初级绕组，通过 JC_2 和 JC_4 常闭触点、R_3、R_6、R_7 得电，使小焦点灯丝正常加热，调节 R_3 可改变管电流的大小，因透视时的管电流较小，空间电荷对管电流基本没有影响，故没有接入空间电荷补偿变压器 B_{10}。同时由于 JC_2 和 JC_4 常开触点处于通路状态，大焦点不得电。摄影时，摄影预备继电器 JC_2 工作，其触点 JC_2（21、22）断开，切断小焦点得电电路，同时其触点 JC_2（11、12）闭合，接通大焦点得电电路。当选择 30 mA 摄影时，为小焦点摄影。当选择其余四挡时，进入大焦点摄影状态。摄影时的管电流较大，容易受空间电荷的影响，故不论采用大小焦点都接入了空间电荷变压器 B_{10}。

2. 电路分析 开机后，谐振式磁饱和稳压器 B_{11} 得电工作，B_{11}（公、出）获得稳定输出电压至灯丝变压器初级电路。

（1）透视时，JC_2 和 JC_4 不工作，其常闭触点 JC_2（21、22）和 JC_4（23、24）保持闭合，小焦点灯丝加热变压器初级 B_3 得电，其电路为：B_{11}（出）→F_0→B_3→F_1→R_7→R_6→R_3→JC_2（21、22）→JC_4（23、24）→B_{11}（公）。

（2）摄影时，摄影预备继电器 JC_2 工作，其常闭触点 JC_2（21、22）断开，切断透视电路，其常开触点 JC_2（11、12）闭合，接通摄影电路，根据管电流选择不同，可分为大、小焦点得电电路。

①小焦点 30 mA 摄影电路。XK_1 置于 30 mA 挡，按下手闸第一挡，预备继电器 JC_2 工作，小焦点灯丝加热变压器 B_3 初级绕组得电，其得电电路为：B_{11}（出）→F_0→B_3→F_1→R_7→$XK_{1\text{-}301}$→$XK_{1\text{-}401}$→B_{10}→JC_2（11、12）→B_{11}（公）。

②大焦点 50～200 mA 摄影电路。XK_1 置于 50～200 mA 挡，按下手闸第一挡，预备继电器 JC_2 工作，大焦点灯丝加热变压器 B_4 初级绕组得电，其得电电路为：B_{11}（出）→F_0→B_4→F_2→R_8→$XK_{1\text{-}302\sim1\text{-}305}$→

$XK_{1-402\sim1-405}$→B_{10}→JC_2（11、12）→B_{11}（公）。

点片摄影（即点片）时，由于 JC_2 和 JC_4 触点位置相同，得电电路参考摄影电路。

（二）XG-200 型 X 线机灯丝加热变压器初级电路

1. 电路结构 图 5-27 是 XG-200 型 X 线机灯丝加热变压器初级电路。其中，WY 为稳压器，KHB_2、KHB_3为空间电荷补偿变压器次级绕组，MSA 为毫安选择器，GSA 为技术选择开关，DJB_1、XJB_1为大小焦点灯丝加热变压器初级绕组等部件组成。

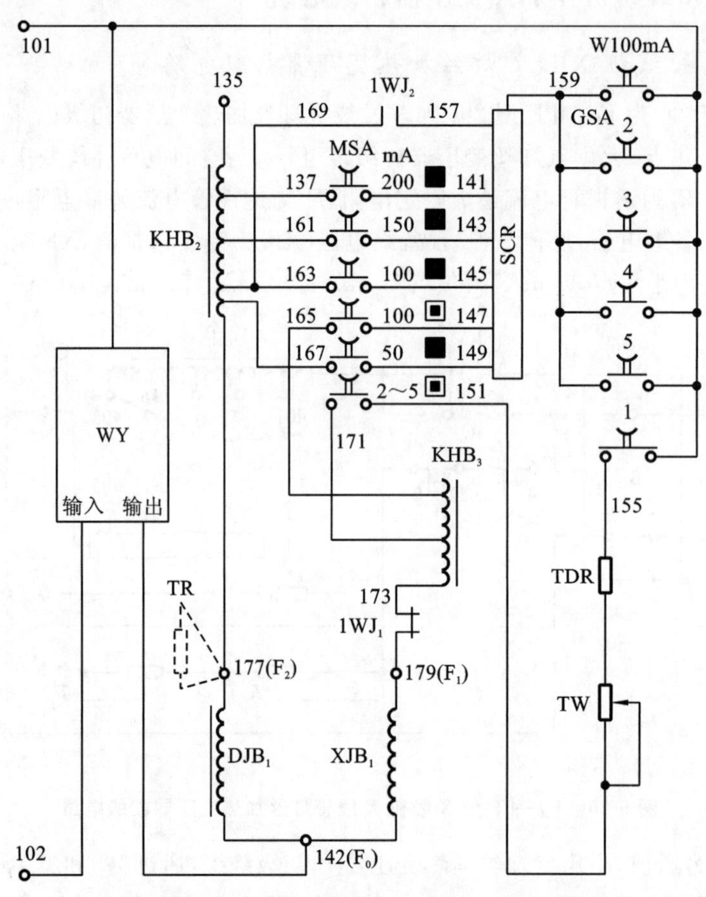

图 5-27 XG-200 型 X 线机灯丝加热变压器初级电路

在图 5-27 中，$1WJ_1$、$1WJ_2$为点片摄影预备继电器 WJ 的触点。$1WJ_1$用于在点片摄影时切断小焦点灯丝加热变压器初级电路，$1WJ_2$用于接通大焦点灯丝加热变压器 100 mA 挡的加热电路，用来完成自动切换。SCR 为摄影床上 X 线管和摄影床下 X 线管的摄影毫安调节电阻，TDR、TW 为透视毫安调节电阻，TR 为训练床上 X 线管时外加电阻。

2. 电路分析

（1）透视床下 X 线管灯丝加热变压器初级电路，按下技术选择开关 GSA_1。

①透视时，WJ 不工作，小焦点灯丝加热变压器 XJB_1 初级电路得电，其得电电路为：WY（公）→GSA_1→TDR→TW→MSA（5 mA）按钮→171→KHB_3→173→$1WJ_1$（常闭）→179（F_1）→XJB_1→142（F_0）→WY（出）。

②透视点片摄影灯丝加热交换　点片摄影预备继电器 WJ 工作，引起大、小焦点灯丝的加热交换，DJB_1得电，其得电电路为：WY（公）→W（100 mA）→SCR→157→$1WJ_2$（常开）→169→163→KHB_2→177（F_2）→DJB_1→142（F_0）→WY（出）。

（2）床上 X 线管灯丝加热变压器初级电路，按下技术选择开关 $GSA_{1\sim5}$ 中的一个。

①按下 MSA 小焦点 100 mA 按钮后，小焦点灯丝加热变压器 XJB_1 初级电路得电，其得电电路为：WY（公）→$GSA_{2\sim5}$→SCR→147（100 mA）→MSA（100 mA）→165→KHB_3→$1WJ_1$（常闭）→179（F_1）→XJB_1→142（F_0）→WY（出）。

②按下 MSA 大焦点 50～200 mA 中的一个按钮后，大焦点灯丝加热变压器 DJB_1 初级绕组得电，其得电电路为：WY(公用)→$GSA_{2\sim5}$→159→SCR(149、145、143、141)→MSA(50～200 mA)→(167、163、161、137)→KHB_2→177(F_2)→DJB_1→142(F_0)→WY(出)。

第五节 限时电路

限时电路用于控制X线机曝光时间长短。一般小型X线机用机械限时器，而大、中型X线机用电子限时器。电子限时器有辉光管限时器、晶体管限时器和集成限时电路等。电子限时电路精度高，稳定性好，如今大多使用半导体元件。

在控制X线曝光时间的方法上常有以下两种。①触点法。将限时电路的控制触点串接在高压接触器的线圈得电电路中，用控制高压接触器的工作时间来达到控制曝光时间。②无触点法：在高压初级绕组得电回路中直接串接晶闸管，限时电路控制产生触发信号时间的长短来控制晶闸管的导通时间，从而控制高压初级回路的接通和断开时间，即曝光时间。目前常用电子限时器。

一、辉光管限时电路

辉光管限时器用电容器充电到一定的电压值，使辉光管导通，从而接通高灵敏继电器工作电路，其触点切断高压接触器线圈得电回路，使得高压初级电路失电，完成曝光。

1. 电路结构 图 5-28 是 F_{30}-ⅡD 型 200 mAX 线机限时电路，图中 C_3 为限时电容，电容器 C_3 充电时间，即曝光时间。R_X 为限时电阻群，选择不同的充电电阻 R_X，可改变电容充电快慢，从而可获得不同的曝光时间。JD_5 曝光终止继电器，G_7 为辉光放电管，此辉光管具有一定的起辉电压，电容器 C_3 并联在此管两端，当电容器 C_3 两端的电压低于它的起辉电压时，管子不起辉，电路中所串联的继电器 JD_5a 不工作，当电容器 C_3 两端的电压达到起辉电压时，管内产生辉光放电，有较大的管电流产生。R_{14} 与 JC_3 常闭触点组成 C_3 的放电回路，以保证下次限时准确。其中 JC_3 为高压接触器，JD_4 为摄影预备继电器。

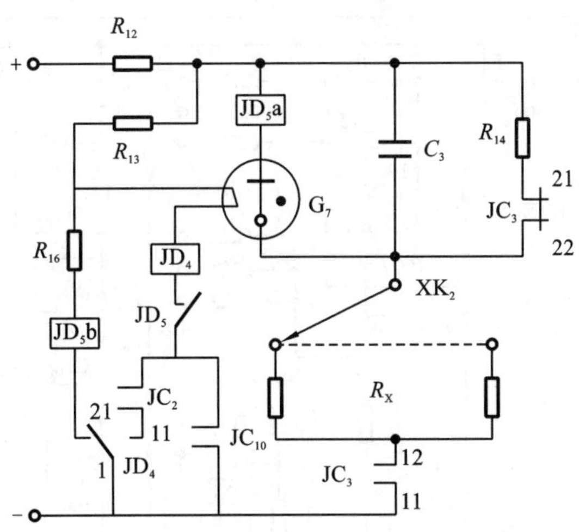

图 5-28 F_{30}-Ⅱ DX 线机限时电路

2. 电路分析

(1) 当按下摄影手闸 AN_4 或点片按钮 AN_5 后，继电器 JC_{10} 工作，其常开触点闭合，JD_4 工作，摄影预备接触器 JC_2 工作，摄影预备完成。

JD_4 线圈的得电电路：(+)→R_{12}→R_{13}→G_7→JD_4(线圈)→JD_5→JC_{10}//[JC_2→JD_4(1、11)]→(－)。

(2) 松开 AN_4 或 AN_5，JC_{10} 线圈失电，JD_4 靠自身触点(JD_4(1、11)闭合)和 JC_2 触点维持工作。同时摄影高压接触器 JC_3 工作，其常闭触点 JC_3(21、22)断开，切断 C_3 的放电回路，常开触点 JC_3(11、12)闭合，接通电容器 C_3 充电电路，C_3 经限时电阻群 R_X 开始充电。

C_3充电电路：(＋)→R_{12}→C_3→XK_2→R_X→JC_3(常开)→(－)。

当C_3充电到G_7辉光管的起辉电压时，G_7起辉导通，极化继电器的JD_5a线圈得电工作。JD_{5a}得电电路：C_3(＋)→JD_5a→G_7→C_3(－)。

电容器C_3通过继电器JD_5a对辉光管G_7放电(放电时间很短，JD_5a得电时间也很短)。继电器JD_5a工作，其触点打开(JD_5a断电，但触点不闭合)，JD_4线圈断电，JD_4常开触点打开切断控制电路电源，JC_3断电，曝光停止。同时JD_4的常闭触点JD_4(1、21)闭合，极化继电器的JD_5b线圈得电，其触点JD_5恢复到闭合状态，为下次摄影作准备。JD_5b线圈的得电电路为：(＋)→R_{12}→R_{13}→R_{16}→JD_{5b}(线圈)→JD_4(1、21)→(－)。

二、晶体管限时电路

晶体管限时电路利用电容器充放电来控制晶体管开关元件的通断，以达到控制曝光时间的目的。这种限时器体积小、精度高，多用于中、大型X线机。中型工频X线机的高压初级绕组通断控制一般用接触器控制法，大型工频X线机的高压初级绕组通断控制一般用主晶闸管控制法。下面以中型X线机中的F_{30}-ⅡF型200 mA X线机限时器电路为例进行介绍。

1. 电路结构 图5-29是F_{30}-ⅡF型200 mA X线机限时电路，该电路由限时电路和限时保护电路组成，实际上是由两套RC延时电路组成。其电源由自耦变压器的B_1-A_3及B_1-A_4提供交流24 V，经桥式整流器D_{10}整流和电容器C_2滤波后，再经集成稳压器U_1稳压，得到稳定的直流电压。

限时电路由摄影手闸Ⅱ挡保护继电器JD_8C，执行继电器JD_4，限时电阻群R_X，电容C_3，单结晶体管BG_6，晶闸管BG_7，晶体管BG_5等组成。可选时间共23挡(0.05～6 s)。限时保护电路由限时保护继电器J_{101}，电阻R_{101}～R_{104}、R_{108}及电容C_{103}，电平翻转集成模块NE555，晶体管BG_{101}，发光二极管BG_{104}等组成。限时保护电路对限时电路分级保护，保护时间为2 s、3.5 s、6 s三挡。当限时电路出现问题时，执行继电器JD_4失去控制，由限时保护电路进行保护，完成曝光停止的任务。此时限时保护电路中的继电器J_{101}线圈失电，其触点J_{101}(1、7)切断摄影高压接触器JC_3电路，高压初级电路失电，使曝光停止。

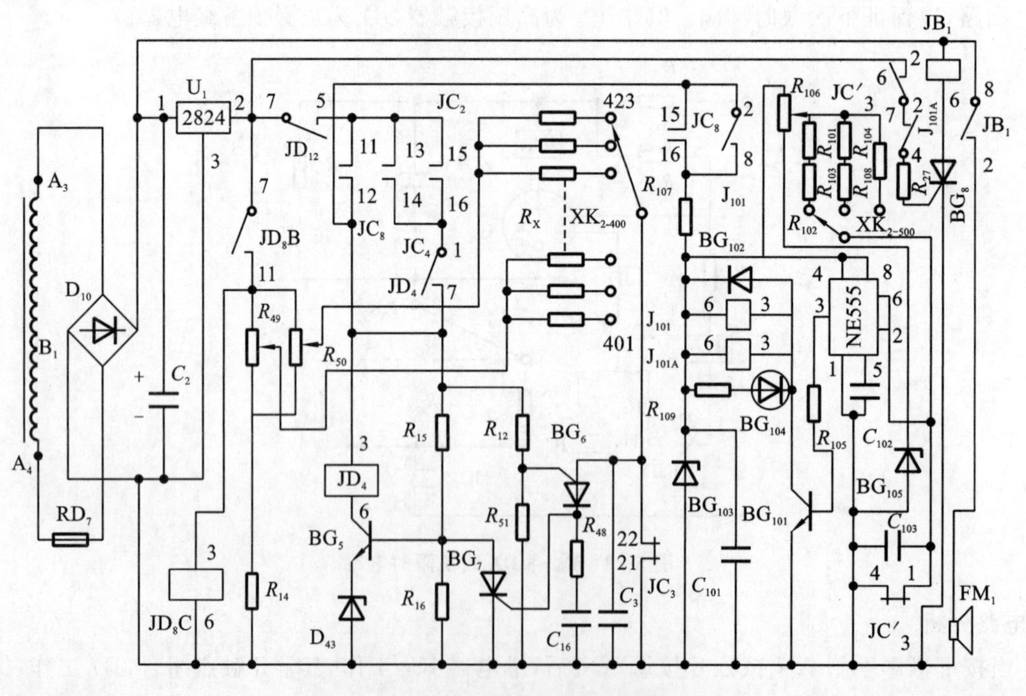

图5-29 F_{30}-ⅡF型X线机限时器电路

2. 电路分析 摄影时若未超出容量范围，则容量保护继电器JD_{12}不工作，其常闭触点JD_{12}(5、7)处于闭合状态。

(1) 曝光准备 按下手闸Ⅰ挡或点片开关K_1(1、21)闭合，都能使中间继电器JC_8工作，则常开触点JC_8(11、12)闭合，晶体管BG_5的基极从R_{15}和R_{16}取得分压，基极获得正偏压，晶体管正向偏置BG_5导通，继电器JD_4线圈得电工作，JD_4(2、8)及JD_4(1、7)触点闭合。在中间继电器JC_8工作的同时，其常开触点JC_8(15、16)闭合，晶体管BG_{101}导通，继电器J_{101}得电工作，其触点J_{101}(1、7)闭合。摄影时，继电器JC_2得电工作，JC_2(15、16)触点闭合。点片时，继电器JC_4(13、14)触点闭合。无论是JC_2还是JC_4得电工作后，就开始准备工作，旋转阳极开始启动，当旋转阳极延时0.8～1.2 s后，延时保护电路中的继电器JD_7工作，其触点JD_7(2、12)闭合，触点JD_7(1、21)打开，曝光准备完成。继电器JD_4线圈的得电电路为：U_1(2)→JD_{12}(7、5)→JC_8(11、12)//[JC_2(15、16)或JC_4(13、14)→JD_4(1、7)]→JD_4(线圈)→BG_5→D_{43}→U_1(3)。

继电器J_{101}(J_{101A})线圈的得电电路为：U_1(2)→JD_{12}(7、5)→JC_8(11、12)//[JC_2(15、16)或JC_4(13、14)→JD_4(1、7)]→JC_8(15、16)//J_{101}(2、8)→R_{107}→J_{101A}//J_{101}(线圈)→BG_{101}→U_1(3)。

(2) 曝光过程　按手闸Ⅱ挡或按点片按钮AN_5，手闸电路中的JD_8B得电，其在操作控制电路中的JD_8B(4、12)触点打开，在限时电路中的JD_8B(7、11)触点闭合，使得继电器JD_8C得电工作，其在操作控制电路中的触点JD_8C(2、8)闭合，接触器JC_3得电工作，接通高压初级电路，曝光开始。此时，其常闭触点JC_3(21、22)打开，电阻群R_X从R_{50}及R_{49}取电，电容C_3经电阻群R_X之任一电阻充电。充至预定时间，电容C_3两端的电压升高至单结晶体管BG_6导通电压时，BG_6导通，晶闸管BG_7控制极得一脉冲触发电压而导通，使BG_5截止，继电器JD_4线圈失电，其在操作控制电路中的触点JD_4(2、8)打开，接触器JC_3失电，断开高压初级电路，曝光结束。每次摄影后JC_3(21、22)触点闭合，将电容器C_3的残存电荷泄放，以保证下次曝光时间准确。

继电器JD_8C线圈的得电电路为：U_1(2)→JD_8B(7、11)→JD_8C(线圈)→U_1(3)。

C_3的充电电路为：U_1(2)→JD_8B(7、11)→R_{49}或R_{50}→R_x→$XK_{2\text{-}400}$→C_3→U_1(3)。

(3) 限时保护电路工作过程　曝光时按下手闸Ⅰ挡，在操作控制电路中的继电器JC_8得电工作，其常开触点JC_8(15、16)闭合，接通限时保护电路电源，此时集成模块NE555的2、6脚为低电平，3脚输出高电平，晶体管BG_{101}导通，继电器J_{101}、J_{101A}得电工作，在操作控制电路中的J_{101}(1、7)触点闭合，同时发光二极管BG_{104}点亮，为曝光做好准备。J_{101}(2、8)触点闭合而自锁。当按下手闸Ⅱ挡，继电器JC_3'得电工作后，JC_3'(1、4)触点打开，电源通过电阻R_{101}、R_{102}(或R_{103}或R_{104}、R_{108})向电容C_{103}充电。当充电电平达到集成模块NE555翻转电压时，其3脚输出低电平，使晶体管BG_{101}截止，继电器J_{101}失电，J_{101}(1、7)触点打开，切断接触器JC_3电路。由上可知，当继电器JD_4出现问题而不能停止曝光时，继电器J_{101}能在比预定的曝光时间稍晚一些切断高压初级电路，从而起到保护作用。

C_{103}的充电电路为：U_1(2)→JD_{12}(7、5)→JC_8(11、12)//[JC_2(15、16)或JC_4(13、14)→JD_4(1、7)]→JC_8(15、16)//J_{101}(2、8)→R_{107}→R_{106}→R_{101}、R_{102}或R_{103}、R_{104}或R_{108}→$XK_{2\text{-}500}$→C_{103}→U_1(3)。

在继电器J_{101}失电的同时，J_{101A}也失电，其常闭触点J_{101A}(2、4)闭合。此时，继电器JC_3'的常开触点JC_3'(6、7)尚未打开(从J_{101}失电到JC_3'触点打开需要几毫秒)，因此晶闸管BG_8的控制极瞬间获得一脉冲触发电压而导通。BG_8的导通使继电器JB_1得电工作，其触点JB_1(2、8)闭合，接通蜂鸣器FM_1电路，蜂鸣器鸣叫。同时触点JB_1(1、7)闭合，使过载保护继电器JD_{12}工作，其常开触点JD_{12}(2、8)闭合，过载指示灯XD_3燃亮；常闭触点JD_{12}(5、7)打开，切断JD_4电源。

继电器JB_1线圈的得电电路为：D_{10}(+)→JB_1(线圈)→BG_8→D_{10}(−)。

三、集成限时电路

电子技术发展迅速，许多X线机均采用各种集成限时电路。国产XG-200型200 mA X线机和KFⅡ-200型200 mAX线机等都使用图5-30所示的JSB-23型限时器电路。

1. 电路结构　JSB-23型限时器电路利用摄影曝光时间控制继电器JSB的常开触点控制摄影高压接触器，达到控制曝光时间的目的。JSB-23型限时器电路由四部分组成。①电源电路：由B_6、D_4～D_7、C_4、D_8～D_9和R_{14}组成整流稳压电源，为执行电路、限时电路和限时保护电路提供稳定的直流电压。②执行电路：由晶体管BG、稳压管D_{10}、电阻器R_{19}和R_{20}组成。③限时电路：由限时电阻R_{21}～R_{44}、限时电容器C_6和集成块JEC_1等组成，限时时间共23挡(0.04～6.2 s)。④限时保护电路，由电阻R_{15}～R_{18}、电容器C_5和集成块JEC_2等组成，限时保护电路对限时电路实行分级保护。限时电路和限时保护电路采用两块集成块和两套RC充电电路构成"与"门驱动继电器，当限时电路失灵，对曝光控制继电器失去控制时，限时保护电路在稍迟一点后，使曝光控制继电器线圈失电，常开触点打开，切断高压接触器 SC 线圈电路，使曝光停止。

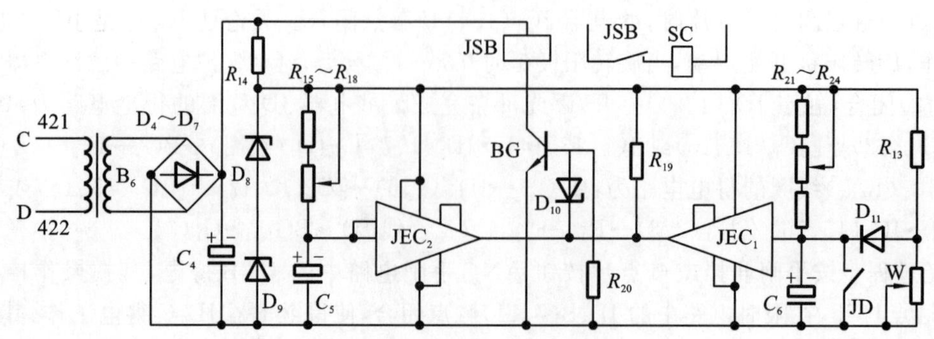

图 5-30 JSB-23 型限时器电路

2. 电路分析

(1) 在按下曝光手闸一段时间(约 0.8 s)后，220 V 交流电输入 C、D 两端，经 B_6 降压、桥式整流和 C_4 滤波后获得 24 V 直流电源，此时，因 C_6 和 C_5 未充电，JEC_1 和 JEC_2 都处于截止状态，执行电路中的晶体管 BG 因基极处于正电位导通，继电器 JSB 线圈得电工作，其常开触点闭合，接通高压接触器 SC 工作电路，SC 触点闭合，高压初级绕组得电，曝光开始。同时，中间继电器 JD 常闭触点打开，为计时作准备。

曝光开始后，24 V 直流电源分别通过 R_{21}～R_{44} 和 R_{15}～R_{18} 向限时电容器 C_6 和 C_5 进行充电。当 C_6 两端电压达到一定值时(充电时间即为曝光时间)，JEC_1 导通，使稳压管 D_{10} 截止，引起 BG 基极电位变负而截止，继电器 JSB 线圈失电，其常开触点释放，切断高压接触器 SC 电路，曝光结束。

松开曝光手闸时，JD 常闭触点闭合，C_6 快速放电，为下次曝光计时做好准备。

(2) 若限时电路出现故障而失灵，则限时保护电路中的限时电容器 C_5 两端的充电电压达到一定值时(比 C_6 充电时间长)，JEC_2 导通，同样使晶体管 BG 基极电位变负而截止，继电器线圈 JSB 失电，其触点切断高压接触器 SC 电路，从而切断高压初级电路，曝光结束，从而起到保护作用。

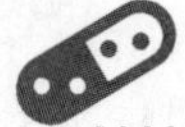

第六节 旋转阳极启动及延时保护电路

在 X 线机中有固定阳极和旋转阳极 X 线管，因为旋转阳极 X 线管有焦点小、功率大等优点，所以被广泛采用。但在摄影时，必须启动旋转阳极并使靶盘达到额定转速后才能曝光，否则来自阴极的高速电子将集中撞击阳极靶面上的某一小区域，使该区域过热熔化，损坏 X 线管。因此，为了保护 X 线管，除了设置旋转阳极启动电路，还专门设置了旋转阳极启动延时保护电路。

为了达到保护 X 线管的目的，旋转阳极启动及延时保护电路应具有以下三个基本功能。

第一，快速启动：目前中型医用 X 线机一般采用中速旋转阳极 X 线管，当电源频率为 50～60 Hz 时，其阳极转速为 2800～3000 r/min。在大型 X 线机中一般采用高速旋转阳极 X 线管，通过提高电源频率来提高阳极转速，其转速可高达 8500～9000 r/min。为了能快速启动阳极，要求电路能提供较大的启动电流和电压，以形成较大的转矩，在较短时间内，达到额定转速。所以，在电路设计上除采用较大容量的剖相电容外，还采用启动瞬间加上较高电压(150～170 V)完成启动过程，启动后自动降低电压(40～70 V)等待曝光。

第二，延时保护：为在曝光之前确保旋转阳极达到额定转速，采用了旋转阳极延时保护电路。因各 X 线机制造厂家的设计不同，该电路结构也不相同，但其完成的功能都是一样的，是为防止阳极未启动或虽启动却未达到额定转速时曝光，造成 X 线管损坏。

第三，适时制动：在曝光结束之后旋转阳极由于惯性作用，还会继续运转一段时间，从而增加了阳极轴承的磨损，缩短了 X 线管的寿命。特别是高速 X 线管，由于转子的临界转速在 5000～7000 r/min 之间，当转速处于这个范围时，转子系统会产生共振，极易破坏 X 线管。因此，装备高速 X 线管的 X 线机中，都装有转子制动装置。制动装置的基本原理是在曝光结束、定子绕组的工作电压断开后，立即给工作绕组加一脉动直流电压，从而产生制动力矩，制动旋转阳极。

一、延时器

延时器是中、大型X线机中不可缺少的器件之一，它在X线机中的主要作用：①在曝光前（延时时间内）使旋转阳极迅速启动，在旋转阳极未达到额定转速前不能进行曝光；②在延时时间内，X线管及其他电子管的灯丝开始加热或增温；③各部分电路由透视工作状态转为摄影工作状态时，为摄影电路做好准备。

延时器与限时器的工作原理基本相同。其区别是限时器有多个固定的控制时间，而延时器在可调的延时范围内，只调定一个控制时间。X线机中所用的延时器，其延时时间多调定在0.8～1.2 s之间。其类型较多，有继电器式、热控式、电动机式、晶体管式和集成电路式延时器等。

其中继电器式常利用在前期课程中大家已经认识的时间继电器。热控式延时器在Suoer系列和Medic系列X线机采用，在其他X线机中已很少使用。晶体管延时器见第三章图3-14。

图5-31是JEC-2集成电路设计的延时器电路，在XG-200型和XG-500型X线机旋转阳极启动延时电路用此延时器。该电路由稳压电源、RC充电电路和集成开关电路三部分组成。

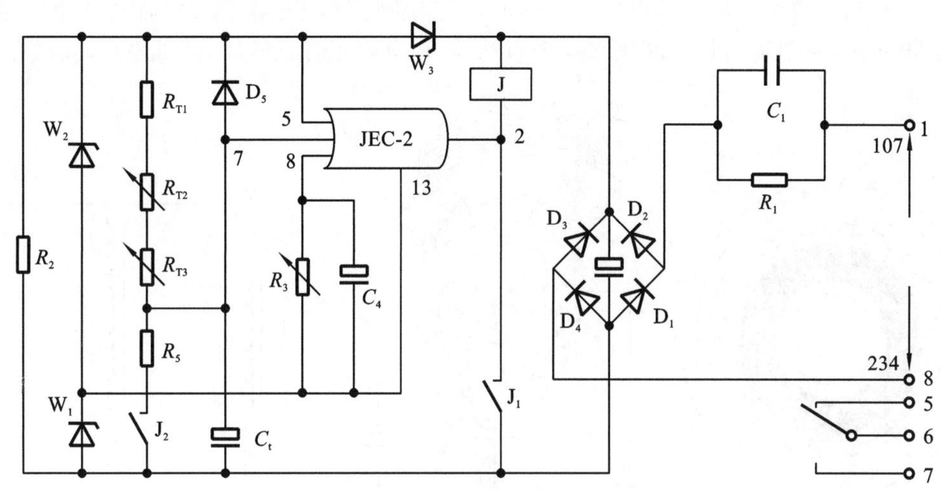

图5-31 集成电路延时器电路

交流电220 V输入插座1(107)与8(234)时，通过C_1和R_1将电压降至24 V，经D_1～D_4桥式整流后，电压约为22 V，再由W_2、W_1和R_2稳压限流变为12 V，提供了稳压电源。同时经R_{T_1}、R_{T_2}及R_{T_3}向C_t充电，此时，JEC-2的7脚电压逐渐升高，启动JEC-2内部集成开关电路，使JEC-2导通。

如图5-32所示左图为JEC-2集成块的内部电路，右图为JEC-2集成块的管脚分布，该电路共有14个脚：7脚是输入信号端，2脚是输出端，接继电器J线圈，5脚接电源+12 V，8脚接R_3、C_4。当7脚输入电压达到2.1 V时，T_1、T_2、T_3复合管导通，T_3处于饱和状态，T_3集电极电压为0.3 V，处于低电位，因此D_1、T_4截止。T_4集电极升高到一定电位，稳压管D_2被击穿，电源经R_3、D_2向T_6注入电流，使T_5、T_6导通，2脚和13脚连通，继电器J线圈工作，其触点J_1闭合自锁，使继电器J维持工作。同时，继电器J的另一触点J_2闭合，C_t残存电荷通过R_5放电到零，为下次工作做好准备，使下次延时准确。

二、旋转阳极启动延时保护电路

为了能让X线管正常工作，必须让旋转阳极具备快速启动、延时保护和适时制动三个基本功能，旋转阳极均配有启动装置及延时保护电路。

（一）旋转阳极启动装置

如图5-33所示，旋转阳极的转动原理和单相异步电动机的原理差不多。旋转阳极的结构是在旋转阳极X线管阳极端装有与阳极靶面同轴的铜管及其组件，该铜管及其组件类似于鼠笼转子，位置在玻璃管

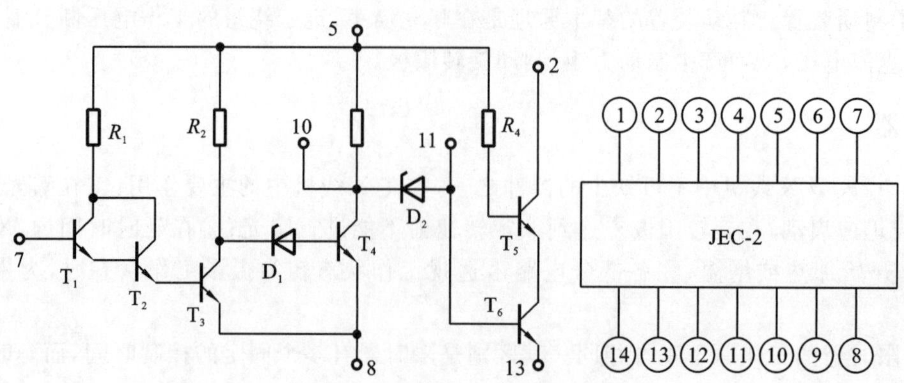

图 5-32　集成电路内部结构及插脚

内，在靠近阳极端的玻璃外壁上装有由铁芯和绕组组成的定子，就构成了单相异步电动机。定子是由硅钢片制成的圆环形铁芯和铁芯上的两绕组构成，这两绕组分别称为启动绕组和运转绕组，两绕组的空间互差 90°电角度，产生旋转磁场，作用于转子，使阳极转动。启动绕组和工作绕组是由同一单相电源供电的。为使两个绕组中的电流在时间上有一个相位差，在启动绕组中串接了一个电容 C 进行移相，该电容称为剖相电容。在启动绕组中串入了电容后，还加大了启动转矩，电容量越大，启动转矩就越大，能越快启动。在实际电路中，一般通过加一高压来提高启动转矩，直到正常运转时，降低电压，持续供电。

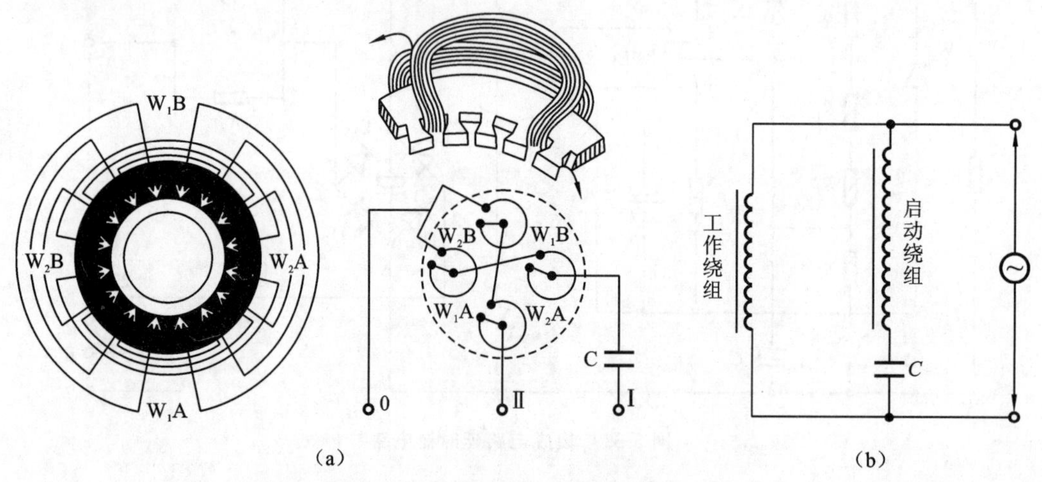

图 5-33　旋转阳极定子绕组及其连接

(a) 旋转阳极定子绕组的结构与连接；(b) 旋转阳极定子绕组基本电路

(二) 启动延时保护电路实例

启动延时保护电路分为继电器式和互感器式两种。一般在启动电路中串联一电流继电器或电流互感器，在剖相电容的两端并联电压继电器或电压互感器，用来监测启动电流或电压。在该条件满足后，延时器开始工作，经 0.8～1.2 s 的延时，在这期间旋转阳极达到规定转速，延时电路会自动接通曝光控制电路，曝光才允许进行，否则电路被切断，使曝光不能进行。延时器可用延时继电器或半导体延时器。

1. 互感方式　F_{30}-ⅡF 型 200 mA X 线机旋转阳极启动延时保护电路是采用互感方式来启动和延时的。图 5-34 是 F_{30}-ⅡF 型 200 mA X 线机旋转阳极启动延时保护电路。该电路由左图的启动电路和右图的保护电路两部分组成。

(1) 启动电路部分　该电路启动和运转电压都是 130 V。图中 DD_2 为阳极启动电动机定子，C_{6A} 与 C_{6B} 并联后作为剖相电容，启动绕组与剖相电容器串联。B_8 为电压互感器初级绕组，与剖相电容并联，其次级绕组在延时保护电路中。B_6 为电流互感器初级绕组，与定子运转绕组串联，检测启动电流，其次级绕组也在延时保护电路中。JC_6 是断电延时继电器，其触点 JC_6(11、12)和 JC_6(21、22)分别为快速常开和常闭触点，而 JC_6(23、24)为延时触点，触点延时时间 6 s 后断开，用于阳极制动。JC_2(17、18)为摄影预备接触器常开触点，JC_4(15、16)为点片摄影预备接触器的常开触点。

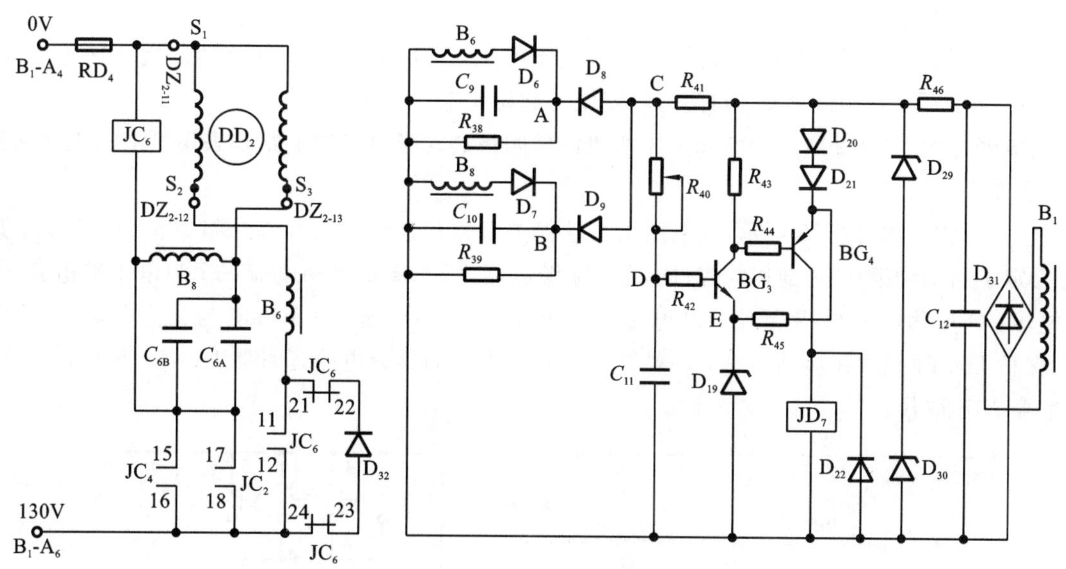

图 5-34 互感器式启动保护延时电路

(2) 保护电路部分 该保护电路由信号输入电路和开关电路组成。

信号输入电路是一个由二极管 D_8、D_9 组成的两输入端的"与"门电路。其输入信号分别来自电流互感器 B_6 和电压互感器 B_8 的次级绕组，当 B_6 初级绕组中的电流和 B_8 初级绕组中的电压，都达到额定值时，表示旋转阳极启动，并达到了额定转速，其次级绕组必感应产生与之相对应的电压信号，此信号分别经 D_6、C_9、D_7 和 C_{10} 整流滤波变为直流电压信号，分别加在电阻 R_{38} 和 R_{39} 上。由此可见，该电压信号完全由启动电路中的启动电流和电压控制。

开关电路由晶体管 BG_3、BG_4 和电容器 C_{11} 等元件组成，B_1 是自耦变压器的一个独立绕组，为开关电路提供交流电源，经 D_{31} 整流、C_{12} 滤波和 R_{46}、D_{29}、D_{30} 稳压后，输出的直流电压作为开关电路的工作电源，再经 R_{45} 和 D_{19} 二次稳压作为 BG_3 发射极(E 点)的基准电压。JD_7 为保护继电器，用于判断旋转阳极是否正常工作，其常开触点串接在曝光控制电路中，JD_7 不工作，曝光则不能进行。

2. 电路分析 摄影或点片摄影时，按下曝光手闸，预备继电器 JC_2 或点片摄影预备继电器 JC_4 工作，常开触点 JC_2(17、18)或 JC_4(15、16)闭合，延时继电器 JC_6 线圈得电，定子绕组得电，旋转阳极开始启动旋转。

JC_6 线圈得电电路为：0 V→RD_4→JC_6(线圈)→JC_2(17、18)或 JC_4(15、16)→130 V。

若旋转阳极电路正常运行，B_6、B_8 的初级绕组中有额定电流流过，各自处于延时保护电路中的次级绕组产生相应的感应电压，分别经 D_6、C_9 和 D_7、C_{10} 整流和滤波后，在 R_{38}、R_{39} 两端输出一较高电压，此时，A 点和 B 点都处于高电位，使 D_8、D_9 截止，C 点也将处于高电位。此时开关电路的工作电源经 R_{40}、R_{41} 向电容器 C_{11} 充电，其充电电路为：D_{31}(+)→R_{46}→R_{41}→R_{40}→C_{11}→D_{31}(−)。

当电容 C_{11} 充电到一定电位时，BG_3、BG_4 相继导通，JD_7 工作，位于操作控制电路中的常开触点 JD_7(2、12)闭合，为摄影高压接触器 JC_3 线圈得电提供了条件，曝光可以进行。电容器 C_{11} 充电时间就是延时时间，电容的充电速度可以由 R_{40} 进行调节，一般为 0.8～1.2 s。

若旋转阳极启动不正常或没有达到规定转速，使启动电流或电压达不到额定值，则 B_6、B_8 次级绕组输出的感应电压必然降低，A 点和 B 点电位下降，使二极管 D_8 或 D_9 导通，使 C 点处于低电位，从而使得电容器 C_{11} 被旁路，不能正常充电，D 点电位也很小，小于基准电位，BG_3、BG_4 都处于截止状态，JD_7 不工作，位于操作控制电路中的常开触点 JD_7(2、12)保持打开状态，摄影高压接触器 JC_3 线圈不工作，曝光不能进行，起到保护 X 线管的目的。若启动电路短路，则会产生大电流，烧断熔断器 RD_4，依然不能曝光，也是保护的一种方法。

3. 制动电路 摄影或点片摄影结束时，转子在惯性作用下会继续转动，此时预备继电器 JC_2 或点片摄影预备继电器 JC_4 失电，其常开触点打开，使继电器 JC_6 失电，其触点 JC_6(11、12)立即打开，JC_6(21、22)立即闭合，但 JC_6(23、24)尚需延时 6 s 才打开，此时运转绕组得电电路为：130 V→JC_6(23、24)→D_{32}→JC_6

(21、22)→B_6→DD_2(运转)→RD_4→0 V。

由于交流电通过 D_{32} 使运转绕组获得一脉动直流电流，产生制动力矩，使旋转阳极转速很快降低，直到停转为止。6 s 后触点 JC_6(23、24)打开，电路恢复起始状态。

2. 继电器方式 XG-200 型 200 mA X 线机旋转阳极启动延时保护电路是采用继电器方式来进行阳极启动和保护的。

(1) 电路结构　如图 5-35 所示，该电路由启动保护电路和延时电路两部分组成。YQ 为定子运转绕组；QQ 为定子启动绕组；C 为剖相电容；LJ 为电流继电器，用来检测启动电流；YJ 为电压继电器，用来检测启动电压；XLK 为电抗器，用于使启动电压(150 V)降为运转电压(60 V)；R_1 为分流电阻，R_2 为降压电阻，分别保护 LJ、YJ 线圈在启动的瞬间不被烧坏。延时电路为集成电路延时器 JSB-10，但电路中未绘出，而以继电器 XSJ 取代。

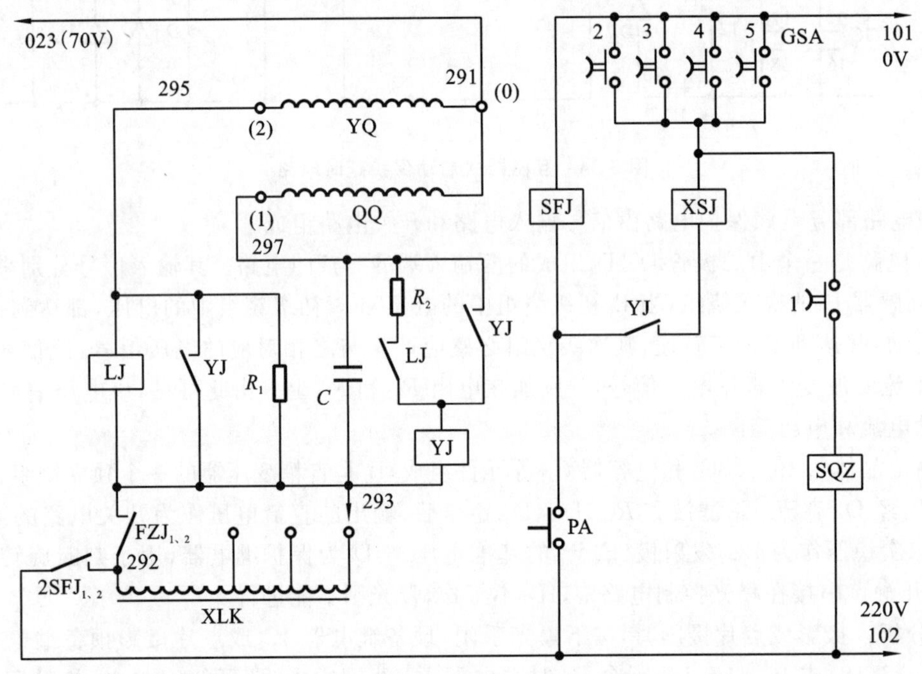

图 5-35　XG-200 型 200 mAX 线机旋转阳极启动延时保护电路

(2) 电路分析　按下摄影手闸，摄影辅助继电器 SFJ 得电，其常开触点 $2SFJ_{1,2}$ 闭合，接通启动电路电源(150 V)，定子运转绕组 YQ 经由 102→$2SFJ_{1、2}$→$2FZJ_{1、2}$→LJ→295→YQ→023 得电，若 YQ 无短路或断路，电流继电器 LJ 工作，其常开触点闭合，使旋转阳极电压继电器 YJ 线圈并联于剖相电容器 C 上，同时旋转阳极启动绕组 QQ 经由 102→$2SFJ_{1、2}$→291→$2FZJ_{1、2}$→293→C→QQ→023 得电。若 QQ 及 C 无短路或断路，旋转阳极开始启动。阳极靶环启动速度逐渐增加，电压继电器线圈 YJ 两端电压也逐渐升高，待电压达到额定值时，继电器 YJ 经降压电阻 R_2 得电，其三组常开触点将 LJ 线圈、电阻 R_1 短接，同时 YJ 自锁，也使 R_2 短接。此时 YQ 所在电路及 QQ 所在电路并联在 102 和 023 上，工作电压为 220 V 和 70 V 的电压差 150 V。延时电路(继电器 XSJ)经 0.8 s 后工作，其常开触点 XSJ 闭合，辅助继电器 FZJ 线圈得电，其触点 $2FZJ_{1,2}$ 打开，电抗器 XLK 接入电路，旋转阳极启动电压 150 V 降低至运转电压 60 V 左右，并持续旋转，等待曝光进行。

绕组 YQ 与 QQ 启动电路为：023(70 V)→{[YQ→295→LJ(线圈)//SR_1] // [QQ→297→C//(SR_2→LJ(常开)→YJ(线圈)]}→293→$2FZJ_{1、2}$→$2SFJ_{1、2}$→102(220 V)。

绕组 YQ 与 QQ 正常运转电路为：023(70 V)→[YQ→295→YJ(常开)]//[QQ→297→YJ 自锁→YJ(线圈)]→293→XLK→$2SFJ_{1、2}$→102(220 V)。

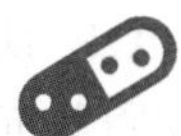

第七节 容量保护电路

X 线管的容量又称为负荷量，是指 X 线管在单次或连续曝光后无任何损坏时所能承受的最大负荷量。X 线管的容量保护电路是为了防止在选择摄影条件时超过 X 线管的额定负荷量而损坏 X 线管的安全措施。每个 X 线管都有其固定的容量，实际使用过程中，若超过其固定容量则会损坏 X 线管。为了保护 X 线管，多数 X 线机中均装有 X 线管容量保护电路(也称 X 线管过载保护电路)，这是从电路结构上采取的一种一次性预置保护。这种保护措施是只能防止 X 线管因一次负荷过大而导致 X 线管损坏的保护，而对多次曝光的累积性负荷无效。对于累积性过载问题，应根据 X 线管和管套的热容量特性，严格遵守该管的曝光间隔，以便让 X 线管冷却，这样才能确保 X 线管的安全。

在使用过程中，X 线管的实际容量是由该管的管电压、管电流、曝光时间决定的。所以，每次摄影所选择的管电压、管电流、曝光时间都不能超过一定的要求，需参照 X 线管瞬时负荷特性曲线。X 线管安全保护电路的设置与调整，都必须落在瞬时负荷特性曲线之下。若在曲线以上，保护电路就要工作，自动阻止曝光，并有提示过载。

在一些 X 线机中，管电压、管电流和曝光时间是分开调节的。在电路中一般采用参数连锁保护容量。当三个参数的信号叠加超过代表固定容量的参考信号时，启动容量保护电路，切断曝光电路，阻止曝光。

一、F_{30}-Ⅱ F 型 X 线机容量保护电路

(一) 电路结构

F_{30}-Ⅱ F 型 X 线机容量保护电路如图 5-36 所示，它由信号输入电路和开关电路两部分组成。

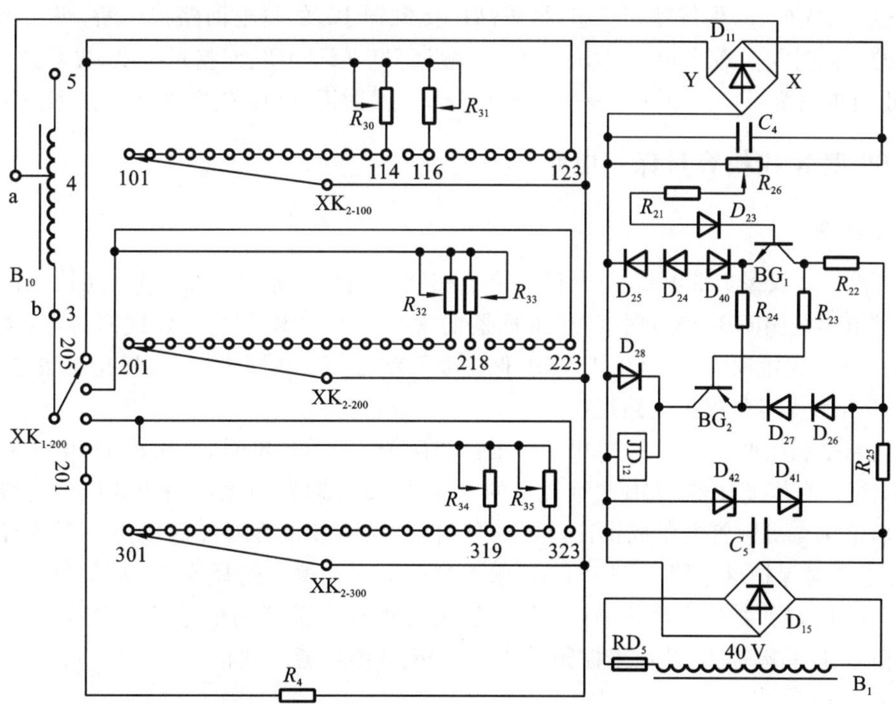

图 5-36 F_{30}-Ⅱ F 型 X 线机容量保护电路

1. 信号输入电路 其中 B_{10}(3、4)为空间电荷补偿变压器次级的一个独立绕组，XK_{1-200} 为管电流(mA)选择器、R_{30}～R_{35} 和 R_4 为降压电位器、XK_{2-100}～XK_{2-300} 为曝光时间选择器，(D_{11}、C_4)组合为整流器等。空间电荷补偿变压器 B_{10} 的初级绕组位于高压初级电路中，其电压大小随摄影管电压的改变而改变，其次级电压的大小就能反映摄影管电压的高低。此电压通过管电流选择器 $XK_{1-200\sim1-205}$(30～200 mA 任意一挡)、R_{30}～R_{35} 和 R_4、XK_{2-100}～XK_{2-300} 任意一挡后，经过硅桥 D_{11} 整流和电容 C_4 滤波变为直流电压，加

到 R_{26} 上作为开关电路的输入信号。该输入信号直接或间接受管电压、管电流、曝光时间三参量的联合控制，也反映了三参量的制约关系。只要预置条件超出额定值，信号电压就将大于临界导通电压，使开关电路导通，推动过载保护继电器 JD_{12} 工作，连接在控制电路中的 JD_{12} 的常闭触点打开，从而使得曝光不能进行，完成容量保护的作用。

2. 开关电路 由三极管 BG_1、BG_2 等组成。自耦变压器 B_1 次级独立绕组产生 40 V 交流电压，经 D_{15} 整流和 C_5 滤波，稳压管 D_{41}、D_{42} 和 R_{25} 稳压后作为开关电路的电源，此电源经过 D_{26}、D_{27} 及 R_{24} 后加载到三极管 BG_1 发射极作为基准电压，为了保证基准电压的稳定，不受温度的影响，使用了负温度系数稳压管 D_{40} 和正温度系数二极管 D_{24}、D_{25} 作温度补偿，因为 D_{40} 稳压管具有负温度系数，温度升高时其正向电压降会略微升高。而二极管具有正温度系数，即温度上升时其正向压降减小，从而补偿了温度上升引起的基准电压变化，使基准信号稳定不变。D_{26} 和 D_{27} 的作用是使 BG_2 发射极获得一基础电位，保证 BG_2 工作在合适的静态工作点上，继电器能够顺利可靠地工作。D_{28} 的作用是防止继电器线圈 JD_{12} 得失电瞬时产生的感应电动势对 BG_2 的冲击。D_{23} 的作用是为 BG_1 基极提供保护，R_{21} 为限流电阻。JD_{12} 为控制继电器线圈，其常闭触点 JD_{12}(5、7)接于曝光限时电路，常开触点 JD_{12}(2、8)接于过载指示灯电路。

（二）工作原理

1. 未超出安全范围 当摄影条件在安全范围以内，即未超过 X 线管的额定容量时，由管电压、管电流和曝光时间三个参数的变化而引起的输入信号电压加到 R_{26} 两端，R_{26} 上输出的信号电压小于基准电压，则二极管 D_{23} 截止，三极管 BG_1、BG_2 也处于截止状态，继电器线圈 JD_{12} 不得电，其在限时电路中的常闭触点 JD_{12}(5、7)保持闭合状态，使得限时电路能正常工作，JD_4 线圈可以得电，曝光可以正常进行。

2. 超出安全范围 当摄影条件超出安全范围时，由管电压、管电流和曝光时间三个参数的变化而引起的输入信号电压加到 R_{26} 两端，R_{26} 上输出的信号电压大于基准电压，则三极管 BG_1、BG_2 导通，继电器线圈 JD_{12} 得电，其常闭触点 JD_{12}(5、7)断开，使得限时电路不能正常工作，JD_4 线圈不工作，其位于操作控制电路中的常开触点 JD_4(2、8)保持断开状态，摄影高压接触器 JC_3 的得电回路被切断，曝光无法进行，从而达到保护的目的。同时与过载指示灯亮串联的常开触点 JD_{12}(2、8)闭合，指示灯亮，提示过载。

JD_{12} 线圈得电电路为：D_{15}(+)→R_{25}→D_{26}→D_{27}→BG_2 发射极→BG_2 集电极→JD_{12}(线圈)→D_{15}(−)。

二、XG-200 型 X 线机容量保护电路

（一）电路结构

如图 5-37 所示，过载保护继电器 GBJ 有一位于控制电路中的常开触点 GBJ_1 连接在高压接触器 SC 的回路中。当继电器线圈 GBJ 得电时，GBJ 继电器的常开触点 GBJ_1 闭合，SC 线圈得电，曝光可以进行；当继电器线圈 GBJ 不得电时，其常开触点 GBJ_1 保持断开状态，SC 线圈不得电，曝光无法进行。而继电器线圈 GBJ 的得电与否受容量保护电路控制。

容量保护电路是利用两个 6 V 的 $2DW_7$ 稳压管和两个 1.5 kΩ 电阻，而组成的“电压对比桥”。变压器 KB 的初级绕组接自耦变压器 ZOB 次级绕组的 023 和 028 端口，与摄影高压变压器初级绕组相并联，其次级绕组输出电压与摄影管电压成正比，该电压经硅桥整流和电容滤波后提供一个带有“kV 信息”的直流信号，再通过限时保护继电器(SJ_1～SJ_5)的触点(“s 信息”)、毫安选择器(“mA 信息”)，在经过相应的电阻(R_{11}～R_{24})分压以后，把这个与管电压、管电流、曝光时间有关联的信号送入电压对比桥 A、B 两端，对比后的结果由 C、D 两端输出，从而来控制晶体管 $3DK_4B$ 的导通与截止。

（二）工作原理

1. U_{BA}<10.6 V A、B 两端输入电压小于 10.6 V 时，C、D 两点的电压 U_{CD}>1.4 V，晶体管 3DK4B 导通，继电器线圈 GBJ 得电，曝光可以进行。

2. U_{BA}≥10.6 V A、B 两端输入电压大于等于 10.6 V 时，因稳压管压降为 6 V，C、D 两点的 U_{CD}≤1.4 V，晶体管 3DK4B 截止，继电器线圈 GBJ 不得电，曝光不可以进行。

由此可见，随着管电压、管电流、曝光时间的改变，电桥的输入电压即 A、B 两端电压相应也改变，使 C、D 两端的电压发生变化，控制晶体管 $3DK_4B$ 导通或截止，从而决定过载保护继电器 GBJ 是否工作，使

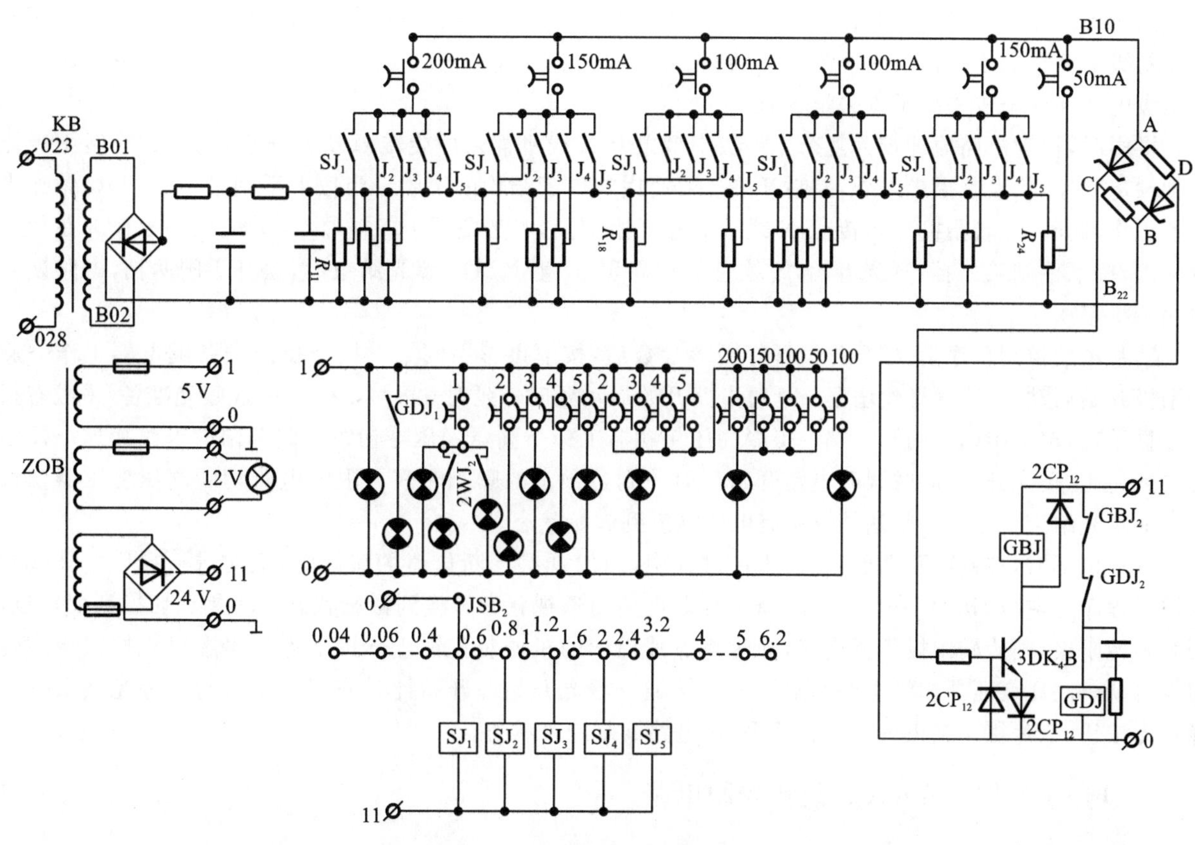

图 5-37 XG-200 型 X 线机容量保护电路

得三个参量的改变引起的实际容量不超过额定容量，保护 X 线管。如图中，接在 $3DK_4B$ 发射极与基极之间的 $2CP_{12}$ 二极管，是为了防止电桥 D 端为反相正电压时损坏 $3DK_4B$ 而设置的；GBJ 线圈两端并联一个二极管，是为避免继电器线圈 GBJ 得电和失电瞬间产生的感应电动势冲击 $3DK_4B$ 而使其损坏；继电器 GDJ 线圈两端并联一个电阻和一个电容，用于 RC 充放电延时，使 GDJ 线圈电压维持一定时间。当过载时，GDJ 线圈得到 0、11 之间的 24 V 直流电压，GDJ 线圈受自身常闭触点 GDJ_2 的控制而断续工作，位于显示灯电路中的与指示灯 GD 串联的常开触点 GDJ 交替闭合和断开，控制台指示灯 GD 闪烁发光并发出轻微啸叫声，表明机器过载。

（1）当不过载时 过载保护继电器 GBJ 线圈得电，此时 GDJ 不工作，过载指示灯不亮。继电器 GBJ 线圈得电电路为：11→GBJ（线圈）→$3DK_4B$ 集电极→$3DK_4B$ 发射极→$2CP_{12}$→0 V。

（2）当过载时 过载保护继电器 GBJ 不得电，GDJ 工作，控制台上过载指示灯闪烁亮。GDJ 线圈的得电电路为：11→GBJ_2（常闭）→GDJ_2（常闭）→GDJ（线圈）→0 V。

第八节 控制电路

控制电路是按照临床实际操作要求，来控制 X 线的发生和停止，并能协同某些机械动作的综合性电路。X 线机有多种功能和状态，一般有透视、点片摄影、普通摄影、滤线器摄影等。由于它是一种综合性电路，涉及的元器件和电路较多，前面介绍的限时电路和安全保护电路都是控制电路的部分，X 线机的绝大部分故障都将通过控制电路的环节展现出来，所以掌握 X 线机控制电路的正常工作流程对检修 X 线机非常有帮助。

虽然 X 线机有不同的型号，控制电路也有很大的差异，但其基本控制方式大致相同。

透视时，控制电路基本的方式较为简单，是用一个交流接触器的触点来控制高压初级绕组的通断，从而控制高压的发生与停止。用手开关（或脚闸）控制交流接触器线圈，线圈得电与否控制高压初级电路中透视高压接触器常开触点。其控制程序是：透视手开关（或脚闸）按下后→透视高压接触器工作→高压变压器初级电路接通→获得高压→产生X线；松开手开关（或脚闸）→透视高压接触器停止工作→高压变压器初级电路断开→失去高压→关闭X线。

摄影时，控制电路原理较为复杂。一般中型以上X线机都采用旋转阳极X线管，为了让旋转阳极能达到预定转速，除点片摄影以外，控制开关一般使用"双挡"结构的手闸。当按下手闸第一挡，开始做曝光准备工作，此时，旋转阳极开始转动，X线管灯丝开始增温，一般需要0.8～1.2 s完成准备工作。在规定时间内，按下手闸第二挡，曝光开始，X线管加载高压，产生X线。曝光结束后，松开手闸两挡，电路恢复到起始状态。

其基本的控制程序是：在预先设置好摄影参数后，按下摄影手闸第一挡→摄影预备继电器工作→旋转阳极开始启动，X线管灯丝增温→延时电路开始启动延时→延时0.8～1.2 s→完成曝光准备（一般有指示灯显示）。按下摄影手闸第二挡→摄影高压接触器工作→高压变压器初级电路和限时电路接通→X线管得到高压，曝光开始，同时限时电路开始计时→到达预定的曝光时间→限时电路切断高压变压器初级电路→曝光结束。松开手闸两挡→所有电路恢复到起始状态。

点片摄影时，控制电路功能是，在透视过程中，当发现有诊断价值的病灶时，适时进行摄影。其基本的控制程序是：拉动送片手柄，送片→有关控制电路由透视状态转换到摄影状态→小焦点切换到大焦点，若有旋转阳极，则旋转阳极开始旋转，同时将点片摄影的机械装置锁止→按下点片摄影曝光按钮→旋转阳极启动→高压变压器初级电路和限时电路接通→曝光开始并开始计时→到规定时间→曝光结束→松开曝光按钮，点片摄影结束→退回送片手柄，电路恢复原来状态。

一、F_{30}-ⅡF型200 mA X线机控制电路

（一）透视控制电路

1. 电路结构 图5-38是F_{30}-ⅡF型200 mA X线机的透视控制电路，图中JC_1为透视高压接触器，AN_6为透视手动开关，K_6为透视脚动开关。JC_2(27、28)是透视摄影交换继电器的常闭触点，按下摄影开关，则JC_2线圈得电，该触点断开，以防透视摄影控制电路互相干扰。K_1为透视和点片摄影转换开关。在透视时，JC_2(27、28)和K_1都闭合，在普通摄影或点片摄影时断开，防止透视与点片摄影控制电路相互干扰。

2. 电路分析 技术选择按钮在"台控点片"位。按下透视手动开关AN_6或踩下脚动开关K_6，由于JC_2(27、28)和K_1都处于闭合状态，透视高压接触器JC_1线圈得电工作，位于高压初级电路的JC_1常开触点闭合，高压变压器初级线圈接通，曝光开始。透视高压接触器JC_1的工作电路为：－100 V→JC_1（线圈）→JC_2(27、28)→AN_6或K_6→K_1→RD_3→＋150 V。

（二）普通摄影控制电路

1. 电路结构 该电路由两挡手闸电路和普通摄影控制电路组成。图5-39是F_{30}-ⅡF型X线机的两

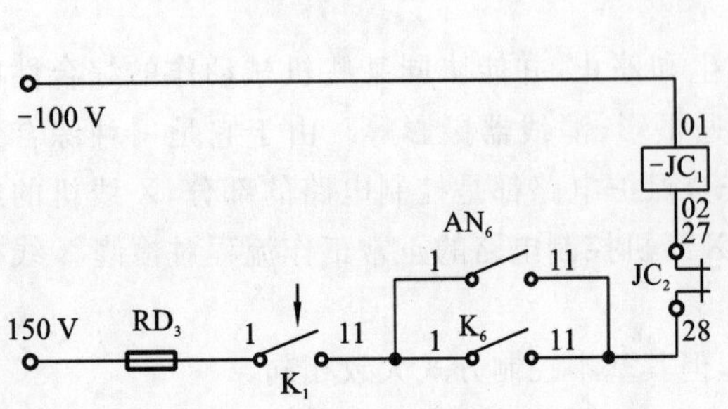

图5-38 F_{30}-ⅡF型X线机透视控制电路

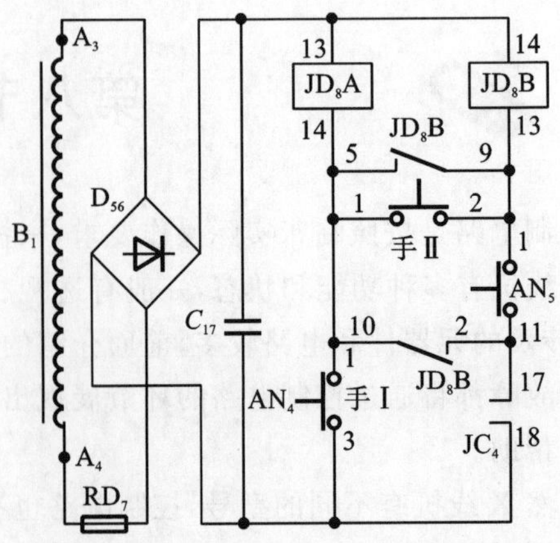

图5-39 F_{30}-ⅡF型X线机的普通摄影双挡手闸电路

挡手闸电路，AN_4 为摄影手闸，AN_5 为点片摄影手闸，JD_8A、JD_8B 为摄影按钮继电器，D_{56} 为桥式整流器，电容 C_{17} 为滤波电容。图 5-40 是 F_{30}-ⅡF 型 X 线机的摄影控制电路，JC_3 为摄影高压接触器，JC_2 为透视摄影交换继电器，JC_8 为中间继电器，XK_3 摄影方式选择开关。

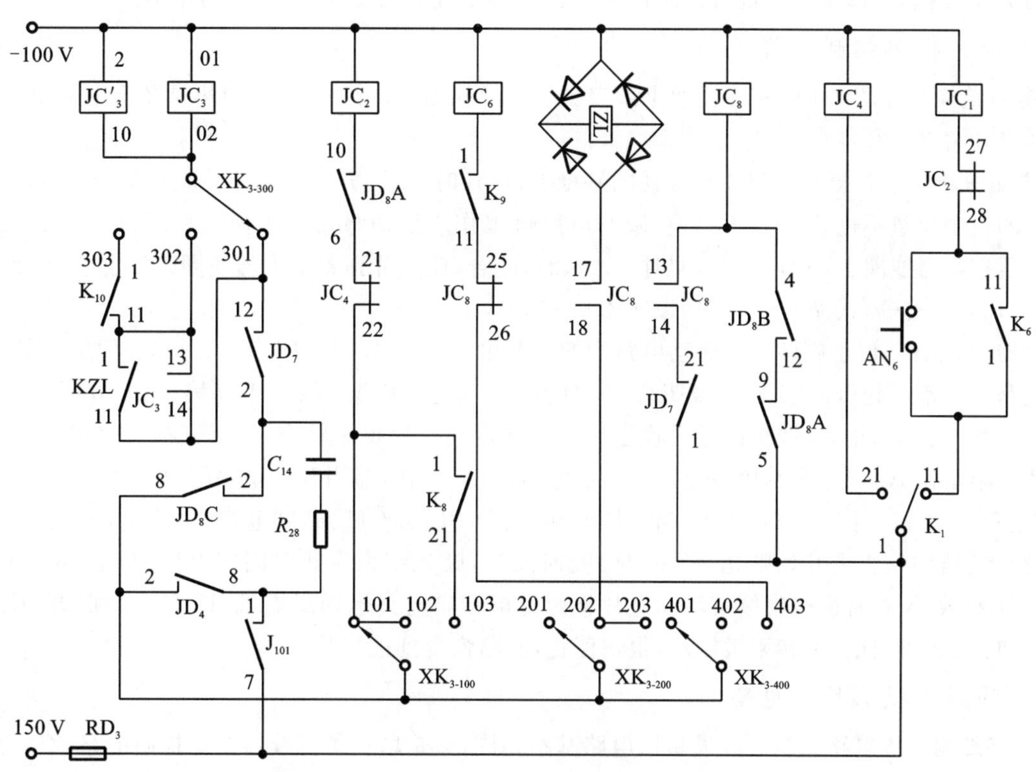

图 5-40 F_{30}-ⅡF 型 X 线机摄影控制电路

2. 电路分析

(1) 两挡手闸电路　自耦变压器 B_1 的绕组(A_3～A_4)提供 24 V 交流电压，经桥式整流器 D_{56} 全波整流和电容 C_{17} 滤波后成为直流电压。摄影时，按下摄影手闸 AN_4 Ⅰ挡，继电器 JD_8A 工作，开始摄影准备。JD_8A 工作电路为：C_{17}(上)→JD_8A 线圈→AN_4 Ⅰ挡(1、3)→C_{17}(下)。

按下摄影手闸 AN_4 Ⅱ挡时，继电器 JD_8B 工作，如果摄影准备工作完成，就立即曝光。JD_8B 工作电路为：C_{17}(上)→JD_8B 线圈→AN_4 Ⅱ挡(1、2)//JD_8B(5、9)→AN_4(1、3)→C_{17}(下)。

其中 JD_8B(5、9)闭合而自锁。

(2) 普通摄影　普通摄影时，摄影方式选择开关 XK_3 置“台控点片”位。若容量不过载，JD_{12} 不工作，则接通限时电路。按下手闸 AN_4 Ⅰ挡，JD_8A 工作，其常开触点 JD_8A(5、9)闭合，此时 JD_8B 线圈不工作，其常闭触点 JD_8B(4、12)闭合，从而 JC_8 线圈工作，JC_8 工作电路为：－100 V→JC_8 线圈→JD_8B(4、12)→JD_8A(5、9)→RD_3→150 V。

继电器 JC_8 得电，其触点 JC_8(13、14)闭合而自锁，JC_8(11、12)及 JC_8(15、16)触点闭合，分别引起 JD_4、J_{101} 工作，使触点 JD_4(2、8)、J_{101}(1、7)闭合，透视摄影交换继电器 JC_2 线圈工作，则 X 线机由透视自动切换至选定的摄影，JC_2 线圈工作电路为：－100 V→JC_2 线圈→JD_8A(10、6)→JC_4(21、22)→$XK_{3\text{-}100}$→JD_4(2、8)→J_{101}(1、7)→RD_3→150 V。

JC_2 线圈工作，摄影灯丝加热电路开始工作。同时阳极启动电路中的继电器 JC_6 工作，X 线管阳极启动，经 0.8～1.2 s 延时后，保护继电器 JD_7 工作，使触点 JD_7(2、12)闭合，JD_7(1、21)打开，完成摄影预备。按下手闸 AN_4 Ⅱ挡后，因为 JD_8B(4、12)打开，使 JC_8 线圈失电。又因 JD_8B(7、11)闭合，引起 JD_8C 得电，使 JD_8C(2、8)闭合，摄影高压接触器 JC_3 工作，曝光开始。JC_3 线圈工作电路为：－100 V→JC_3 线圈→$XK_{3\text{-}300}$→JD_7(12、2)→JD_8C(2、8)→JD_4(2、8)→J_{101}(1、7)→RD_3→150 V。

曝光开始时，电路开始充电，充电至限时时间，开关电路使得继电器 JD_4 失电，从而摄影高压接触器 JC_3 释放，曝光终止。与此同时 JC_2 失电，使 JC_6 释放，经 6 s 的制动力矩，阳极停止转动。

曝光结束后，如果立即按下手闸 AN_4 Ⅰ挡，由于电路原因使旋转阳极不转动，则 JD_7 不得电，此时即使按下手闸 AN_4 Ⅱ挡，摄影也无法进行。防止连续曝光，从而起到了保护 X 线管的作用。

（三）点片摄影控制电路

1. 电路结构 在图 5-40 中，在普通摄影控制电路的基础上，增加了点片摄影预备继电器 JC_4、透视点片摄影转换开关 K_1 等。

2. 电路分析 点片摄影是建立在透视的基础上，点片时，摄影方式选择开关应置于“台控点片”位置。如果摄影的三个参量不过载，JD_{12} 不得电，限时电路可工作。拉动暗盒架手柄送片后，K_1（1、11）断开，切断透视高压接触器线圈 JC_1 得电回路，同时 K_1（1、21）闭合，使点片预备继电器线圈 JC_4 得电，JC_4 线圈得电电路为：－100 V→JC_4（线圈）→K_1（21、1）→RD_3→150 V。

继电器 JC_4 工作，位于旋转阳极启动电路中的常开触点 JC_4（15、16）闭合，JC_6 得电，阳极开始旋转；位于手闸电路中的常开触点 JC_4（17、18）闭合，线圈 JD_8A 得电，相当于按下手闸第一挡，同时其常开触点 JD_8A(5、9)闭合，JC_8 得电，X 线机由透视状态切换到选定的点片摄影状态，当曝光准备完成后，JD_7 工作。按下点片摄影按钮 AN_5（曝光结束后松开）时，继电器 JD_8B 工作（相当于按下手闸第二挡），其位于限时电路的触点 JD_8B(7、11)闭合，JD_8C 得电工作；同时触点 JD_8B(4、12)断开，继电器 JC_8 失电，触点 JD_8C(2、8)闭合，摄影接触器 JC_3 得电开始曝光，经预定曝光时间后，曝光结束。此时因继电器 JC_4 仍还处于工作状态，故 JC_6 不释放，X 线管阳极继续旋转。点片摄影完毕把暗盒夹退回最右端，K_1（1、21）断开，K_1（1、11）闭合，JC_4 和 JC_6 相继失电，旋转阳极制动，很快停止，电路恢复到透视状态。

（四）滤线器摄影控制电路

1. 电路结构 该电路结构与普通摄影电路基本相同，只是增加了滤线器振动控制电路，ZL 为吸引滤线器的电磁线圈，KZL 为滤线器内的保护触点。

2. 电路分析 滤线器摄影时，首先需要把摄影方式选择开关 XK_3 置于“滤线器”位置。若容量不过载，JD_{12} 不工作，限时电路可正常工作。当按下手闸 AN_4 Ⅰ挡后，电路工作过程与普通摄影的相同。除此以外，电磁线圈 ZL 得电，将滤线器吸至一侧，压迫板簧积蓄能量，并将触点 KZL 压开，滤线器摄影准备工作完成。线圈 ZL 得电电路为：－100 V→ZL（线圈）→JC_8（17、18）→202→$XK_{3\text{-}200}$→JD_4（2、8）→J_{101}（1、7）→RD_3→150 V。

此时摄影预备接触器 JC_2 线圈工作，X 线管的灯丝加热，旋转阳极启动电路中的 JC_6 得电，旋转阳极启动，经 0.8～1.2 s 延时后 JD_7 得电，其触点 JD_7（2、12）闭合。按下手闸 AN_4 Ⅱ挡，JC_8 失电，其触点 JC_8（17、18）恢复到断开状态，电磁线圈 ZL 失电，滤线器被释放，在板簧的作用下作往返减幅运动，同时内部的保护触点 KZL 闭合，使高压接触器 JC_3 得电，曝光开始。

JC_3 得电电路为：－100 V→JC_3（线圈）→$XK_{3\text{-}300}$→302→KZL //JC_3（13、14）→JD_7（2、12）→JD_8C（2、8）→JD_4（2、8）→J_{101}（1、7）→RD_3→150 V。

JC_3 得电后，JC_3（13、14）触点闭合而自锁，防止滤线器在往返振动时撞开触点 KZL，出现 JC_3 断续得电现象。经过预设的曝光时间以后，摄影完成，旋转阳极制动，恢复到初始状态。

二、XG-200 型 200 mA X 线机控制电路

1. 透视及点片摄影电路 图 5-41 是 XG-200 型 200 mA X 线机透视、点片摄影、普通摄影和滤线器摄影控制电路。

(1) 透视电路 TC 为透视高压接触器，TSK 为点片架上的透视手动开关，TJK 为透视脚闸，XQZ 为诊视床高压交换开关，LFD 为 X 线管冷却风扇的电动机。

透视时，按下技术选择按钮 GSA_1 及毫安选择按钮 MSA（选择 5 mA）。XQZ 工作，高压送入诊视床 X 线管，同时 LFD 得电工作，风扇开始启动。合上点片架上的透视手动开关 TSK 或踩下脚闸 TJK，接触器 TC 线圈得电。

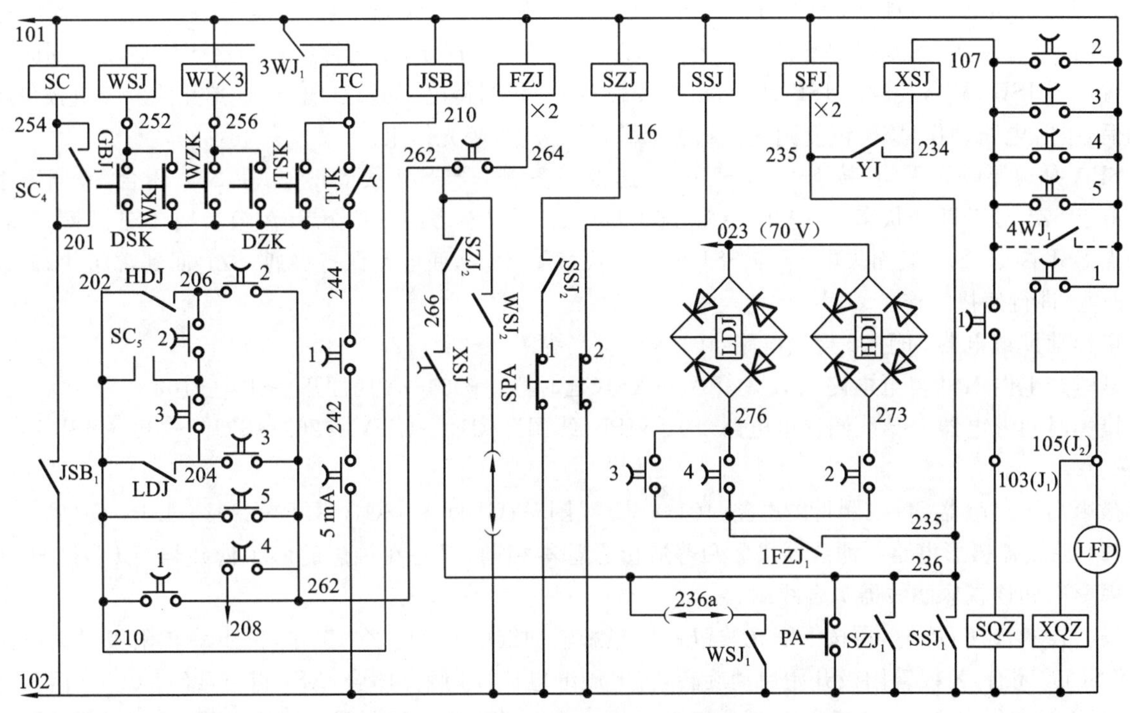

图 5-41　XG-200 型 X 线机透视、摄影控制电路

TC 线圈得电电路为：101→$3WJ_1$（常闭）→TC（线圈）→246→TJK（或 TSK）→244→GSA_1→242→MSA（5 mA）→102。

（2）点片摄影电路　WJ 为点片摄影辅助继电器，WSJ 为点片摄影准备继电器，JSB 为摄影限时电路，SC 为摄影高压接触器，DZK 为大片点片摄影预备开关，DSK 为大片摄影曝光按钮，WZK 为其他规格点片摄影预备开关，WK 为其他规格点片摄影曝光开关。

点片摄影时，当拉动手柄送片时，点片摄影预备开关 WZK 闭合（原为压开状态），点片摄影预备继电器 WJ 线圈得电，触点 $3WJ_1$ 转换至另一触点，切断 TC 线圈得电。待送片到位后，压合点片摄影曝光开关 WK，点片摄影继电器 WSJ 线圈得电，其触点 WSJ_2 闭合，摄影时间继电器 JSB 得电，其常开触点 JSB_1 闭合。同时若不过载，过载保护继电器 GBJ 保持得电状态，其常开触点 GBJ_1 闭合，摄影接触器 SC 得电工作，通过 SC_4 自锁，曝光开始。达到预设的曝光时间，限时电路动作，JSB_1 恢复到常开状态，SC 线圈失电，曝光结束。

当使用大片摄影时，从左侧送片长槽内插入装有大尺寸胶片的暗盒，则大片摄影预备开关 DZK 闭合，点片摄影预备继电器 WJ 线圈得电，按下大片摄影曝光按钮 DSK，点片摄影预备继电器 WSJ 线圈得电，接下来的电路动作过程和上面一样。

点片摄影预备继电器 WJ 线圈得电电路：101→WJ×3（线圈）→256→WZK（或 DZK）→244→GSA_1→242→MSA（5 mA）→102。

点片摄影继电器 WSJ 线圈得电电路：101→$3WJ_1$（常开）→WSJ（线圈）→252→WK→244→GSA_1→242→MSA（5 mA）→102。

摄影时间继电器 JSB 线圈得电电路：101→JSB→210→GSA_1→262→WSJ_2（常开）→102。

摄影高压接触器 SC 线圈得电电路：101→SC（线圈）→254→GBJ_1（SC_4 自锁）→202→JSB_1（常开）→102。

2. 普通摄影和滤线器摄影控制器电路

（1）普通摄影电路　FZJ 为辅助继电器，SFJ 为摄影辅助继电器，XSJ 为延时器，SSJ 为速摄继电器，SZJ 为速摄预备继电器，SQZ 为立柱球管高压交换闸，SPA 为速摄曝光手开关，PA 为控制台面板的曝光按钮。

普通摄影时，先按下技术选择 GSA_5，然后按下曝光按钮 PA，则摄影辅助继电器线圈 SFJ×2 得电，位于旋转阳极启动电路的触点 $2SFJ_{1、2}$ 闭合，X 线管旋转阳极开始启动，待电压继电器 YJ 闭合，延时继电器 XSJ 得电工作，经 0.8 s 后其触点闭合，FZJ 线圈得电，$2SFJ_{1、2}$ 打开，X 线管旋转阳极正常启动。同时摄影时间继电器 JSB 得电，其触点 JSB_1 闭合，摄影接触器 SC 线圈得电，其触点闭合，曝光开始。经过预设曝光时间后，限时电路动作，JSB_1 恢复到常开状态，SC 线圈失电，曝光结束。

SPA 是速摄曝光手闸，按下 SPA 第一挡，速摄预备继电器 SZJ 线圈得电，使 SZJ_1 闭合，等同于按下 PA，由于 SZJ_2 处于断开状态，使得 0.8 s 后 JSB 无法工作，只有当继续按下 SPA 第二挡，SSJ 线圈才得电，其触点 SSJ_2 断开，SZJ 线圈失电，触点 SSJ_1 的闭合代替了 SZJ_1，使电路保持接通，SZJ_2 回到常闭状态，线圈 JSB 得电，进行速摄工作。

摄影辅助继电器 SFJ×2 得电电路：101→$SFJ_{\times 2}$（线圈）→235→236→PA→102。

延时继电器 XSJ 得电电路：101→GSA_5→XSJ（延时器）→234→YJ（常开）→PA→102。

摄影时间继电器 JSB 线圈得电电路：101→JSB（线圈）→210→GSA_5→262→SZJ_2→266→XSJ→236→PA→102。

摄影高压接触器 SC 线圈得电电路：101→SC（线圈）→GBJ1 // SC4（常开）→202→JSB_1→102。

（2）滤线器摄影电路　滤线器摄影和普通摄影基本相同，只是在摄影时多了滤线器，LDJ 和 HDJ 分别是摄影床和诊视床滤线器吸合线圈。

按下技术选择 GSA_3，再按下曝光按钮 PA，摄影辅助继电器 SFJ×2 工作，位于旋转阳极启动电路的触点 $2SFJ_{1、2}$ 闭合，X 线管阳极开始启动旋转，待电压继电器 YJ 触点闭合，XSJ 得电，经过 0.8 s 后其触点闭合，FZJ 线圈得电，$2SFJ_{1、2}$ 打开，X 线管旋转阳极正常启动完毕。按下曝光按钮的同时，滤线器线圈 LDJ 经由辅助继电器常闭 $1FZJ_1$ 以及整流元件得电，将滤线器拉至一端储能，并且滤线器机件顶开常闭触点 LDJ，防止滤线器还没有振动却开始曝光。由于延时触点 XSJ 的闭合，辅助继电器 FZJ×2 得电，常闭触点 $1FZJ_1$ 打开，滤线器线圈 LDJ 失电，滤线器被释放开始振动，常闭触点 LDJ 闭合，使得时间继电器 JSB 得电，SC 线圈得电，其触点闭合，开始曝光。经过预设曝光时间后，限时电路动作，JSB_1 恢复到常开状态，SC 线圈失电，曝光结束。一般在 LDJ 常闭触点两端并联了摄影接触器 SC 的辅助触点 SC_5，完成自锁，这是为了避免滤线器在振动过程中顶开 LDJ 常闭触点（可导致限时系统断续通电）。

摄影辅助继电器 $SFJ_{\times 2}$ 得电电路同前。

延时继电器得电电路同前。

辅助继电器 $FZJ_{\times 2}$ 得电电路：101→FZJ（线圈）→264→GSA_1→262→SZJ_2→XSJ→236→PA→102。

滤线器线圈 LDJ 得电电路：023（70 V）→LDJ（线圈）→GSA_3→274→$1FZJ_1$→236→PA→102。

摄影时间继电器 JSB 得电电路：101→JSB→210→LDJ（常闭）→204→GSA_3→262→SZJ_2→266→XSJ→236→PA→102。

摄影高压接触器 SC 线圈得电电路参考普通摄影。

电动诊视床立柱 X 线管滤线器摄影电路的动作顺序与上述过程相似。按下技术选择按钮 GSA_2 时，电路为 102→PA→236→$1FZJ_1$→274→GSA_2→273→HDJ（线圈）→023。此电路工作电压为 150 V。

普通 X 线机体层摄影，现在基本被 CT 等数字影像设备所取代，如有兴趣，可参考相关资料。

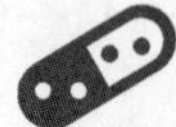

第九节　曝光量自动控制电路

在三钮制控制 X 线机中，每次摄影前都要调节管电压、管电流和曝光时间。其中管电压决定 X 线的质，也决定图像的对比度，管电流与曝光时间决定 X 线的量，对图像的密度和清晰度有很大影响。

在单钮制控制 X 线机中，通常采用自动曝光控时系统。其实现原理是：摄影时，根据被摄影部位厚度选定电压（kV），以到达胶片所需的 X 线的感光剂量来确定管电流和曝光时间。自动曝光剂量是根据 X 线管负荷特性曲线，在充分发挥 X 线管效能的前提下，选择时间和管电流，即自动曝光控时电路是采用曝光（mAs）限时电路。

自动曝光控时系统分为两种不同形式的自动曝光控制，即光电管自动曝光控时系统和电离室自动曝光控时系统。

一、光电管自动曝光控时电路

光电管自动曝光控时系统是利用X线的荧光效应，通过光电管来自动检测胶片的感光剂量的系统。

摄影时，X线通过荧光屏与胶片后，由光电管转换成光电流，并同时给电容器充电。光电管与胶片同时接受X线的照射，X线的辐射强度决定电容器积累的电荷量。当胶片感光量达到所需剂量时，电容器积累电荷量就立即推动控制装置而停止曝光。

1. 电路结构 图5-42为光电管自动曝光控时系统示意图。图中H.T.P为高压初级绕组，V为三极电子管，K为曝光手闸，S为荧光屏，F为胶片，N为冷阴极三极电子管，在摄影暗箱中放置了光电管PH，受光学系统P的照射，X线则通过荧光屏S和胶片F，自动控时的执行元件为继电器RE_1和RE_2，RE_1为曝光继电器，RE_2为曝光终止继电器。

2. 电路分析

(1) 曝光前 未按下摄影曝光手闸K，三极电子管V的栅极由RE_1的常闭触点短路通过R_1电阻与N阴极相连，阳极与阴极之间的电位差使其导通并产生电流，但冷阴极三极电子管N的启动阳极尚未达到使N管电离的程度，故N管所控继电器RE_2不得电。此时启动阳极与阴极之间的电压U等于低压直流电源LDC的电压E减去R_2上的电压降U_{R_2}，即$U=E-U_{R_2}$。

(2) 曝光时 按下摄影曝光手闸K，继电器RE_1得电，其触点1、2闭合。由于RE_2触点1、2处于常闭状态，高压初级绕组H.T.P得电，曝光开始。同时RE_1的常闭触点3、4打开，X线穿过人体及荧光屏和胶片进入暗室，光电管PH接受X线辐射而产生光电流，给电容器C充电，C充电电流方向使V管的栅极逐渐获得截止栅压，V管导通产生的电流随之下降，即流过R_2的电流下降引起电阻上的电压降U_{R_2}也随之下降，由上公式$U=E-U_{R_2}$得知，N管的启动阳极电位逐渐升高，当达到N管的电离电压时，N管电离导通，RE_2得电，其常闭触点1、2断开，切断高压初级电路，曝光停止。

若X线辐射量较大时，荧光屏S获得较大的亮度，胶片F的感光速度也加快，光电管PH产生的光电流也随之增大，电容器充电速度加快，达到N管电离时间缩短，曝光时间则变短。反之，当X线辐射量较小时，则曝光时间则变长。调节光电管各极之间的电压，能使光电管控时与所要求的胶片理想密度相适应。

光电管自动曝光系统使用暗箱内X线量来控时，随着技术发展，现在已经不再应用暗箱的间接摄影技术，而是采用一个称为“光电拾光器”的薄板状的检测装置，改变光电拾光器检测组件的位置，就能使通用X线机进行各种部位的光电控时自动曝光摄影。图5-43为专用于肺部摄影的两个对称的光电拾光器控时原理图。

二、电离室自动曝光控时电路

电离室自动曝光控时系统是利用X线的电离效应的控制系统。当电离室内的气体被加上直流高压时，空气作为绝缘介质并不导电；但当被X线照射时，电离室内的气体会电离，产生离子，气体离子由于处于高压强电场中，会不断移向两极板形成电离电流。电离电流的大小取决于X线强度以及X线量子能。若将电离室置于人体与胶片暗盒之间，X线照射时，被人体吸收后的剩余X线，仍可使电离室产生电离电流。以电离电流为输入控制信号，到X线胶片达到理想密度时，使用控制元件切断曝光。当X线的强度较大时，电离电流也较大，曝光时间较短，反之亦然。

电离室自动曝光系统比光电管自动曝光系统的应用范围广泛，在各种诊断X线机的摄影中几乎都可采用。

1. 电路结构 图5-44为简单的电离室自动曝光控时原理示意图。H.T.P为高压初级绕组，K为摄影曝光手闸，S_1、S_2为曝光指令继电器、S_3为曝光终止指令继电器，FC为摄影胶片暗盒，ION为电离室，V为三极电子管，C是电容器，R_1为胶片密度调节器。

2. 电路分析

(1) 摄影前 V管的工作状态应为截止状态，高压直流电源经S_2的常闭触点给电容器C充电，其极

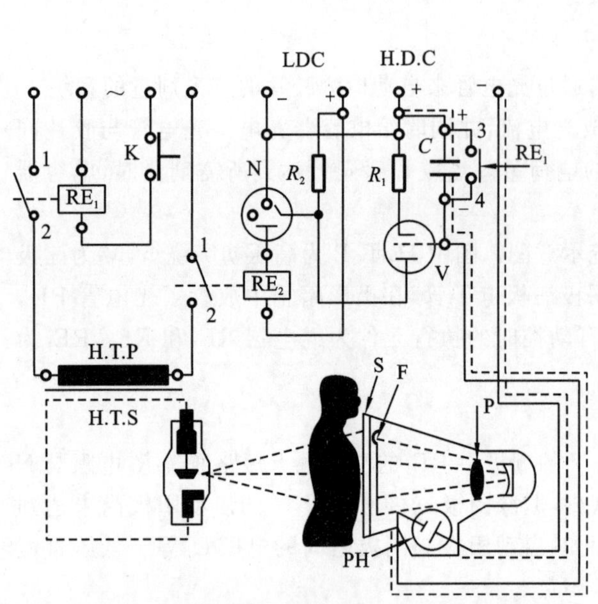

图 5-42 光电管自动曝光控时系统示意图

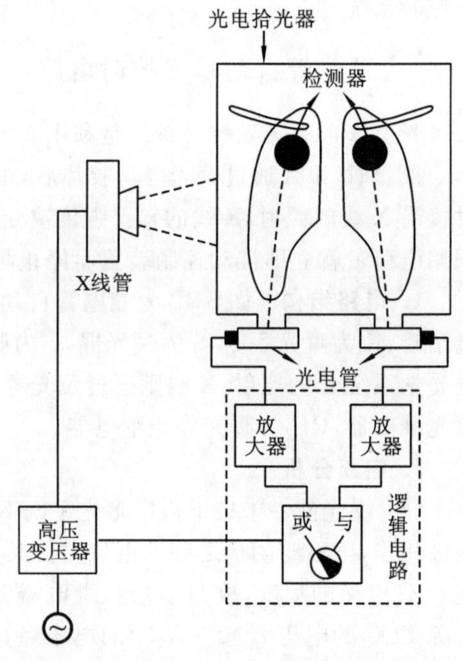

图 5-43 用于肺部摄影的光电控时原理图

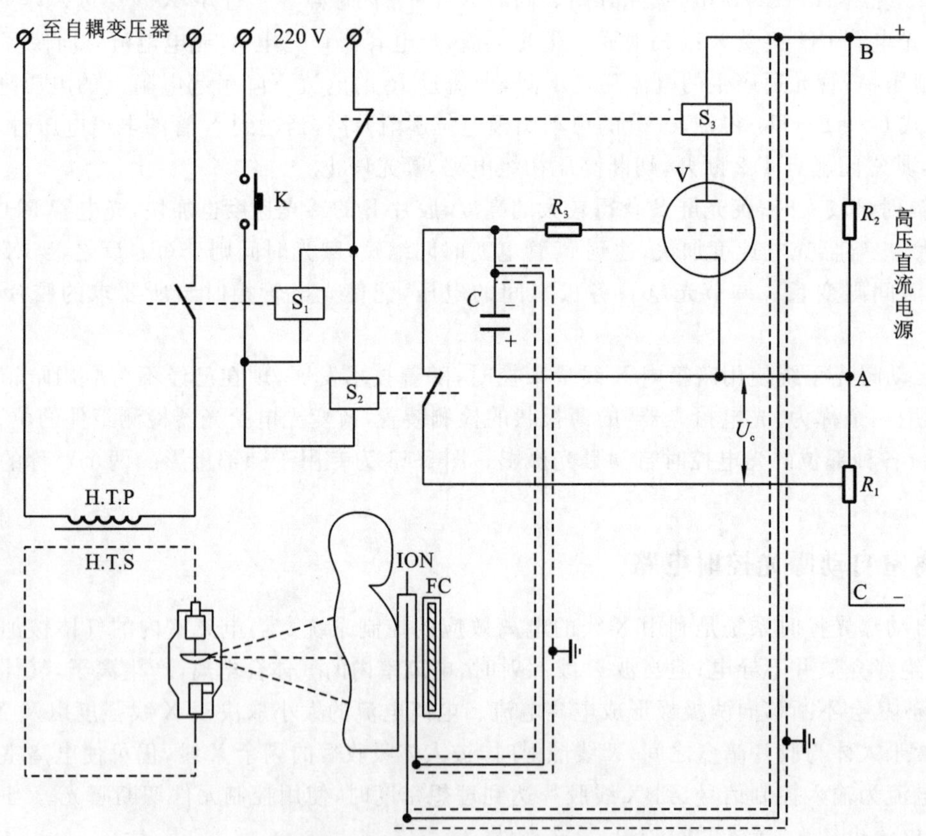

图 5-44 电离室自动曝光控时原理示意图

性是上负下正，使得 V 管栅极与阴极之间电压达到一定的负值，V 管截止，继电器 S_3 线圈不工作。

(2) 摄影时 按下摄影曝光手闸，继电器 S_1、S_2 同时得电工作，S_1 的常开触点闭合，高压变压器得电，曝光开始；S_2 的常闭触点打开，切断电容器 C 的充电电路。同时，X 线穿过人体后，剩余的 X 线使电离室的气体被电离，产生电离电流，电离电流使电容器 C 放电，V 管的栅极与阴极之间电压逐渐降低，当降到一定值时，三极电子管 V 导通，继电器 S_3 线圈得电，打开其常闭触点，S_1、S_2 同时失电，高压初级绕组 H. T. P 断路，曝光终止。电容器放电电流大小与 X 线辐射强度成正比。电容器初始充电电压为 U_C，调节电

阻 R_1 能改变其大小，因为在电离室工作时，不同的 U_C 初始值能相应地改变 C 的放电时间，所以 R_1 称为胶片密度调节器。

当 X 线辐射强度大时，电离电流也大，电容器 C 的放电速度快，达到 V 管导通的所需时间短，终止继电器得电时间早，曝光时间则短；反之，当 X 线辐射强度小时，电离电流也小，电容器 C 的放电速度慢，达到 V 管导通的所需时间长，终止继电器得电时间晚，曝光时间则长。

将电离室置于人体与胶片暗盒 FC 之间是基于以下三个原因：其一，电离室产生均匀的电离电流不受暗盒金属结构部分的影响。其二，若将电离室 ION 置于暗盒之后，其所获电离电流很小，不易获取和控制。其三，若将电离室 ION 置于暗盒之后，由于 X 线的质对胶片对 X 线的吸收起决定作用，而管电压值又决定 X 线的质，那就需要有跟随管电压值变化的补偿系统，难以实现。

为了保证电离控时的精准和稳定，在制作电离室时，从材料和结构上有一些特殊的要求：要选用高原子序数的重金属作为电极材料，此种金属吸收 X 线产生光电效应后释放出来的电子，会再次使气体电离，能让电离电流提高几十倍；电离室表面积要稍大，防止在胶片上留下阴影，同时电离室厚度要尽量小，因从电极释放出来的电子在空气中自由射程为 8～16 mm，所以选择 400 mm×400 mm×15 mm 的尺寸是合适的。

其实，整个电离室并不都置于测量 X 线剂量所需的区域，而是根据各种生理部位摄影的需要，在电离室有利区域安置，这块区域称为“测量野”。一般每个电离室表面装有两个或三个面积约为 50 cm^2 的测量野，目前大多采用“三野原理”，三个测量野一般置于电离室表面中心位置，这是由于通常把摄影部位安排在胶片的中心，照射后能得到胶片中心密度均匀映像。但也因一些器官对称于人体某部位，如肺等部位摄影时就可使用对准于两肺中心的测量野。三个测量野可根据不同部位摄影的要求，用开关选择单独使用或任意组合使用。

电离室的制作是先用喷雾法将导电物质喷涂在塑料薄片上产生三个测量野，然后夹在一些密度低的泡沫塑料中，周围的保护环与连接线也都喷涂导电物质，以保证在 X 线胶片上不留下任何部分的影子，如图 5-45(a)所示。整个电离室除测量野外都用泡沫塑料填充，然后用两块很薄的铜板夹住，以保证电离室表面的力学强度。图 5-45(b)标出了在各种摄影情况中“三野”电离室的位置摆放要求。

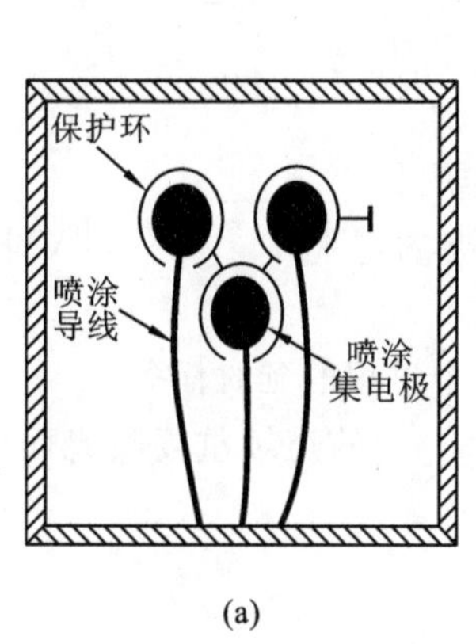

(a)

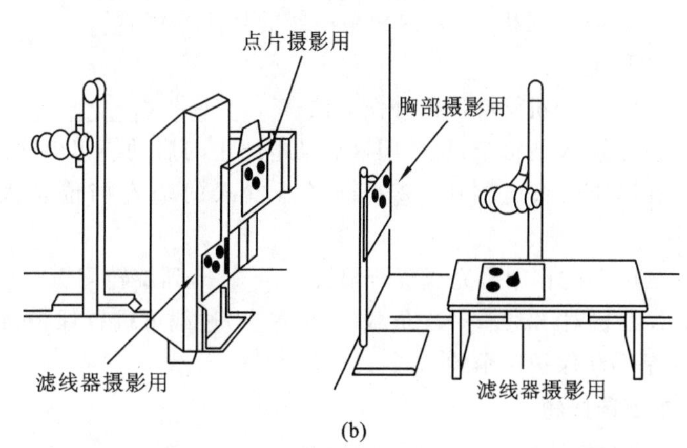

(b)

图 5-45 各种摄影用的“三野”电离室

(a)“三野”电离室基本结构；(b) 各种摄影用的“三野”电离室

能力检测

一、名词解释

1. 工频 X 线机
2. X 线的质
3. X 线的量
4. 最高管电压

5. 最长曝光时间
6. 容量
7. X线管代表容量
8. 瞬时负荷
9. 连续负荷
10. 空载电流
11. 空间电荷
12. 分布电容
13. 电源电路
14. 高压发生电路
15. 灯丝加热电路
16. 控制电路
17. 限时电路

二、填空题

1. X线机的基本电路包括：________、________、________、________和外围装置电路。
2. X线机一般采用________作为电源的总输入。
3. 工频X线机中，一般可采用电压为________和________作为输入电源。
4. 自耦变压器在调压方式上有________和________两种方式。
5. 在工频X线机中是通过调节________电路来调节管电压的。
6. 在工频X线机中，管电压的控制根据控制元件不同，可采用________和________两种。
7. 电子限时器利用了________的充放电特性。
8. 在接触器断开和闭合的瞬间，电磁感应将使高压变压器次级绕组产生超过额定数值数倍的暂态过电压和冲击浪涌电流，俗称________。
9. 高压初级电路是指输入电源提供给________的电路。
10. 在工频X线机中，磁饱和稳压器的作用是确保________的稳定，防止因________的波动而影响________的稳定。
11. 工频X线机管电压的补偿方法有________和________。
12. 在工频X线机中，旋转阳极启动电路中与启动绕组串联的电容作用是________。
13. 在高压初级电路中，毫安选择器置入的毫安挡位越大，则对应的电阻________，kV补偿数值________。
14. 延时器的作用是完成旋转阳极________，到旋转阳极________这个过程的延时任务。
15. X线机对X线管一次负载(一次曝光)过载可进行保护，但对________的连续重复曝光而出现的________是不起保护作用的。

三、单项选择题

1. 空间电荷补偿调节哪部分电压？(　　)

A. 高压变压器　　B. 灯丝加热变压器

C. 自耦变压器　　D. 空间电荷补偿变压器

2. 有关防突波电阻的描述，正确的是(　　)。

A. 防突波电阻不是电阻　　B. 防突波电阻可以用电容器代替

C. 防突波电阻可以增加次级过电压　　D. 防突波电阻可以减小次级过电压

3. 工频X线机都采用哪一种做电源的总输入？(　　)

A. 高压变压器　　B. 灯丝加热变压器

C. 自耦变压器　　D. 空间电荷补偿变压器

4. 关于空间电荷补偿变压器的作用，正确的是(　　)。

A. 随管电流的变化，稳定管电压　　B. 随管电流的变化，稳定电源电压

C. 随管电压的变化，稳定管电流　　D. 随管电流的变化，稳定管电压

5. 5 s以下时，指示管电流的合适仪表是（　　）。

A. A表　　B. V表　　C. mAs表　　D. 电秒表

6. 工频X线机的管电流的改变，一般是（　　）。

A. 调节电源电压　　B. 调节稳压器的输入电压

C. 调节稳压器的输出电压　　D. 调节灯丝初级电路中的电阻

7. 旋转阳极启动绕组一般串联一个电容的作用是（　　）。

A. 加大启动电压　　B. 移相

C. 加大启动电流　　D. 加快启动速度

8. 管电压补偿通常是调节（　　）。

A. 电源电压　　B. 管电压

C. 灯丝加热电压　　D. 高压初级电压

9. 下列关于管电压的观点，正确的是（　　）。

A. 指加于X线管两端的峰值电压

B. 管电压的单位是伏特

C. 最高管电压与X线管的长度、形状、介质材料无关

D. 指加于X线管两级间的最高有效值电压

10. F_{30}-ⅡF型200 mAX线机透视时，用于管电流调节的元器件为（　　）。

A. 变压器　　B. 电阻　　C. 电感　　D. 电容

11. 空间电荷补偿变压器的初级绕组一般位于（　　）。

A. 电源电路　　B. 限时电路

C. 高压初级电路　　D. 高压次级电路

12. 磁饱和稳压器的作用是解决（　　）对管电流的影响。

A. 电源电路的波动　　B. 空间电荷

C. 管电压变动　　D. 突波电压

四、简答题

1. 工频X线机中包含哪些基本电路？

2. 简述X线机空间电荷补偿的原理。

3. 用接触器控制管电压时，如何抑制突波？

4. 简述管电压补偿的目的和原理。

5. 电容电流补偿的方法有哪些？

6. X线管冷高压保护的作用？

7. 在图5-2所示电路中，说出各元器件的作用。

8. 图5-11所示为F_{30}-ⅡF型X线机高压初级电路，分析以下电路。

（1）透视高压初级电路。（2）摄影高压初级电路。（3）摄影千伏预示电路。（4）空间电荷补偿变压器B_{10}初级电路。

9. 图5-26所示为F_{30}-ⅡF型X线机X线管灯丝加热变压器初级电路，分析以下电路。

（1）透视时灯丝初级电路。（2）摄影时，大小焦点得电电路。

10. 图5-27所示为XG-200型X线机灯丝加热变压器初级电路，分析以下电路。

（1）床下X管灯丝加热变压器初级电路。（2）床上X线管灯丝加热变压器初级电路。

11. 图5-34所示为F_{30}-ⅡF型200 mAX线机旋转阳极启动延时保护电路，分析电路工作过程。

（周武洁　王德华）

参考答案

一、

1. 工频X线机是指以50 Hz交流电为高压发生器电源的X线检查设备。

2. X线的质是指X线的硬度。反映X线的穿透能力，可用电压(kV)表示其大小。

3. X线的量是指X线的多少。可用管电流和曝光时间的乘积(mAs)表示其大小。

4. 最高管电压是指允许加在X线管两极的最高电压峰值。

5. 最长曝光时间是指在管电压和管电流一定时，X线管一次曝光所允许的最长时间。

6. 容量是X线管在安全使用条件下，单次曝光或连续多次曝光而无任何损害时所能承受的最大负荷量。

7. X线管代表容量：一定整流方式和一定曝光时间下X线管的最大负荷。

8. 瞬时负荷：曝光时间为数毫秒到数秒的单次摄影。

9. 连续负荷：曝光时间为10 s以上的透视。

10. 当高压变压器空载时，初级绕组中有一很小的电流流过，该电流即空载电流。

11. 灯丝侧、后端的电子，特别是滞留在灯丝后面的电子称为空间电荷。

12. 分布电容是指高压变压器次级绕组匝与匝之间，层与层之间，绕组与地之间，以及高压电缆芯线与屏蔽层间所形成的电容。

13. 电源电路是指为X线机各单元电路提供电源的电路。

14. 高压发生电路是指为X线机提供直流高压的电路，包含高压初级电路(亦称管电压调节电路)和高压次级电路。

15. 灯丝加热电路指为X线管灯丝提供加热电源的电路，包含灯丝初级电路(亦称管电流调节电路)和灯丝次级电路。

16. 控制电路是指控制X线机曝光开始和停止及相关电路，包含操作控制电路、容量保护电路和旋转阳极启动和保护电路等。

17. 限时电路是指控制X线发生时间的计时电路。

二、

1. 电源电路　高压发生电路　灯丝加热电路　控制电路

2. 自耦变压器

3. 220 V　380 V

4. 滑动调压　抽头调压

5. 高压初级电路

6. 接触器控制　晶闸管控制

7. 电容器

8. 突波

9. 高压变压器

10. 灯丝电压　电源电压　管电流

11. 电阻补偿　变压器补偿

12. 移相或剖相

13. 越大　越多

14. 启动　达到正常转速

15. 多次　累积过载

三、

1.B　2.D　3.C　4.C　5.C　6.D　7.B　8.D　9.A　10.B　11.C　12.A

四、(略)

第六章　程控 X 线机

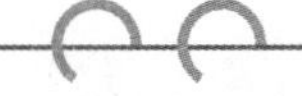

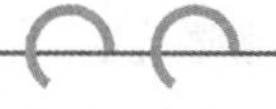

学习目标

掌握：程控 X 线机的基本配置、使用方法和程控 X 线机的电路组成模块。

熟悉：程控 X 线机主要特点、控制台结构、程序摄影使用方法和各电路模块的原理分析。

了解：程控 X 线机主要技术参数、电路构成、键盘控制电路、技术选择参数和体位参数显示电路等。

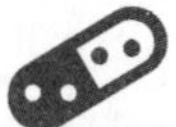

第一节　概　　述

程控 X 线机本质是用单片机控制的工频 X 线机，程控 X 线机由于采用了单片机的控制技术，使得 X 线机的自动化程度提高，管电压（kV）调节、管电流（mA）调节、曝光时间长短的控制更为精准；空间电荷补偿，自动降落负载等技术采用单片机软硬件结合实现。用户操作简单、使用方便。FSK302-1A 型 500 mA 程控机是我国自行研制生产的一种程控 X 线机，它的控制台核心采用单片机控制，透视、摄影条件设定全自动化，多位 7 段 LED 数码管数字显示，存储器里面存有各种备用的且可修改的各部位摄影曝光参数，能较好地获得清晰的人体各部位的影像。控制台上也可配用 X-TV 系统，以方便诊断医生观察透视图像。它具有普通摄影、滤线器摄影、立式摄影、透视、点片摄影、体层摄影等功能，适合于各类医疗、教学及科研单位使用。

一、基本配置

FSK302-1A 控制台与 FFSK302-1A 型高压变压器组件。XD51-20・40/125 型或 XD52-30・50/125 型 X 线管组件，可组成单管或双管位 125 kV、500 mA 医用 X 线发生装置，该装置配备相应床台及附件。摄影包括普通摄影、滤线器摄影、点片摄影，立式摄影（需选购立式摄影架）、体层摄影（需选购体层附件）。

（一）主要特点

（1）与常规 X 线机相比，该机在控制台上设有选择透视 kV 和 mA 的电位器。摄影床摄影和点片摄影在选取 kV、mA、s/100 搭配工作参数时，根据 X 线管容量保护值，由软件编程连锁保护自由组合。

（2）旋转阳极启动和运转，以及灯丝加热电路的工作状态是否正常，都受到单片机及电路的双重保护。只要发生阳极不能启动旋转，X 线管灯丝不亮等故障，单片机显示错误代码。曝光采用两种限时方式，以避免发生曝光不停止现象。

（3）在选择电流（mA）大小的同时就确定了焦点的大小。随着电流（mA）大小的调节，大、小焦点随之自动切换。软硬件保证灯丝至少有 1.2 s 的加热时间，使灯丝加热达到曝光所要求的温度。

（4）根据 X 线管的容量保护电路，在管电压（kV）、管电流（mA）、时间（s）三参量自由选配调节方式的同时，软硬件保证 X 线一次照射量不会超过该管的最大容量。当所选用的摄影条件高于规定值时，蜂鸣器报警，曝光无法进行，但面板上显示的曝光参数不变。

(5) 摄影电压(kV)补偿电路由单片机程序控制，它有两个作用：在电源条件正常情况下，确保实际摄影电压(kV)与预选电压(kV)的误差在允许范围内；在灯丝加热电路中，对于不同的电压(kV)和电流(mA)，程序设定了不同的灯丝触发频率，提高X线强度的输出稳定程度。

(6) 设计了两种透视限时电路用来保护患者接受X线的辐射剂量和X线管使用寿命。一是透视5 min限时装置，累积透视达到4.5 min时蜂鸣器自动报警，累积透视达到5 min时自动立即切断X线输出。为了保证透视的正常进行，操作面板上还设置了透视限时用的复位键，在透视过程中可随时按下复位键进行复位。二是由延时继电器控制，当透视连续(一直踩下脚闸)超过10 min时，自动切断X线管高压，终止X线输出。

(7) 曝光控制方式采用两挡手闸，手闸电源供电为低压直流电。手闸Ⅱ挡在灯丝温度达到预设温度后按下才能曝光。

(8) 诊断床和摄影床的转换由面板上的五种工作方式确定。在工作方式确定后，诊断床和摄影床自动完成对应需求的切换。

(9) 摄影床边上可配体层摄影装置，可以获得床面之上高度在0～22 cm内任一纵向体层面的X线照片。

(10) 设有隔离变压器B20，为所有控制电路、指示灯等模块电路单独提供电源。

(11) 如表6-1所示，出现常见故障时，操作台上显示面板会显示相应的故障代码。

表6-1 故障代码

故障代码	故　障	故障代码	故　障
Err1	电源波动超过规定范围	Err11	曝光过程中电流(mA)过低
Err2	电源检测回路异常	Err12	曝光结束后12 s内手闸未释放
Err3	同步信号异常(非50 Hz或60 Hz)	Err13	高压初级绕组异常(H. T. RET)
Err4	阳极启动异常	Err14	没按手闸Ⅱ挡，但出现X线(高压初级有电)
Err5	灯丝增温异常	Err15	第一套限时失灵(8253同步计数异常)
Err6	在规定时间内未检测到手闸Ⅱ挡信号	Err17	透视时电压(kV)超过最大值
Err7	体层返回无信号	Err18	没有透视初级电压
Err8	滤线器返回无信号	Err21	FkV滑轮调整异常
Err9	曝光时手闸提前释放	Err22	电源滑轮调整异常
Err10	曝光过程中电流(mA)过高	Err23	RkV滑轮调整异常

(二) 主要技术参数

1. 电源　三相四线制380 V，电源内阻不大于0.3 Ω，频率为50 Hz。

2. 透视

管电压为45～110 kV，管电流为0.5～5 mA，连续调节。

标称电压(kV)时，最大电流为5 mA。

标称电流(mA)时，最大电压为110 kV。

3. 摄影

管电压为50～125 kV可连续调节。

管电流为32～500 mA，共8挡(配XD52-30.50/125 X线管组件)。

管电流为32～320 mA，共6挡(配XD51-20.40/125 X线管组件)。

时间为0.02～5 s，共23挡。

4. 最大输出电功率

连续方式：0.41 kW(0.74×110 kV×5 mA)。

间歇方式：33.3 kW(0.74×90 kV×500 mA)/23.7 kW(0.74×100 kV×320 mA)。

5. 标称电功率　29.6 kW (0.74×100 kV×400 mA)/23.7 kW(0.74×100 kV×320 mA)。

6. 容量限制 如表 6-2 至表 6-4 所示。

表 6-2 Ⅰ台 XD51-20.40/125 X 线管组件容量限制

<table>
<tr><th colspan="2">挡位/mA</th><th colspan="4">过载条件</th></tr>
<tr><td rowspan="2">320 mA
（点片）</td><td rowspan="2">普通</td><td>s</td><td>0.63</td><td>0.32</td><td>0.16</td></tr>
<tr><td>kV</td><td>80</td><td>90</td><td>100</td></tr>
<tr><td>透视</td><td colspan="5">小焦点 70 kV、3 mA 连续加载</td></tr>
</table>

表 6-3 Ⅱ台 XD51-20.40/125 X 线管组件容量限制

<table>
<tr><th colspan="2">挡位/mA</th><th colspan="3">过载条件</th></tr>
<tr><td rowspan="6">小焦点</td><td rowspan="2">32、50</td><td>s</td><td colspan="2">0.02～5</td></tr>
<tr><td>kV</td><td colspan="2">125</td></tr>
<tr><td rowspan="2">63</td><td>s</td><td>0.02～5</td><td>0.02～3.2</td></tr>
<tr><td>kV</td><td>100</td><td>125</td></tr>
<tr><td rowspan="2">100</td><td>s</td><td>0.02～3.2</td><td>0.02～2</td></tr>
<tr><td>kV</td><td>90</td><td>100</td></tr>
<tr><td rowspan="4">大焦点</td><td rowspan="2">200</td><td>s</td><td>0.02～3.2</td><td>0.02～1.6</td></tr>
<tr><td>kV</td><td>80</td><td>100</td></tr>
<tr><td rowspan="2">320</td><td>s</td><td>0.02～0.8</td><td>0.02～0.2</td></tr>
<tr><td>kV</td><td>80</td><td>100</td></tr>
</table>

表 6-4 Ⅱ台 XD52-30.50/125 X 线管组件容量限制

<table>
<tr><th colspan="2">挡位/mA</th><th colspan="4">过载条件</th></tr>
<tr><td rowspan="2">小焦点</td><td rowspan="2">32,50
63,100</td><td>s</td><td colspan="3">5</td></tr>
<tr><td>kV</td><td colspan="3">125</td></tr>
<tr><td rowspan="8">大焦点</td><td rowspan="2">200</td><td>s</td><td>3.2</td><td>2</td><td>0.8</td></tr>
<tr><td>kV</td><td>90</td><td>100</td><td>125</td></tr>
<tr><td rowspan="2">320</td><td>s</td><td>1</td><td>0.5</td><td>0.16</td></tr>
<tr><td>kV</td><td>90</td><td>100</td><td>125</td></tr>
<tr><td rowspan="2">400</td><td>s</td><td>1</td><td>0.5</td><td>0.1</td></tr>
<tr><td>kV</td><td>70</td><td>80</td><td>100</td></tr>
<tr><td rowspan="2">500</td><td>s</td><td>0.25</td><td>0.1</td><td>0.04</td></tr>
<tr><td>kV</td><td>70</td><td>80</td><td>90</td></tr>
</table>

（三）电源要求

本机对电源要求为三相四线制，电压为 380 V，工频为 50 Hz，机器实际使用两条相线，一条中性线。本机的供电电源应具有能同时切断两根相线的分断开关，开关及所配熔断器的容量应不低于 70 A。

电源电压允许波动范围：380 V±38 V。

电源内阻允许范围：不大于 0.3 Ω。

电源频率允许变化范围：50 Hz±1 Hz。

过电流释放器的额定值：70 A。

漏电保护器对地漏电流额定值：20 mA，电磁式。

本机不允许接在临时性小容量发电设备上，也不允许与其他瞬时大负载设备（电焊机、电梯等）同一线路并联应用。制造厂不要求用户安装专用供电变压器，可尽量与其他电器和照明设备共用同一电源，但应满足以上要求。

二、使用方法

（一）控制台的结构

由电视操作板、监视器、控制台操作显示板、诊视床遥控板、控制柜及手闸、脚闸等部分构成控制台，其外形如图 6-1 所示，控制台平板操作面板如图 6-2 所示。

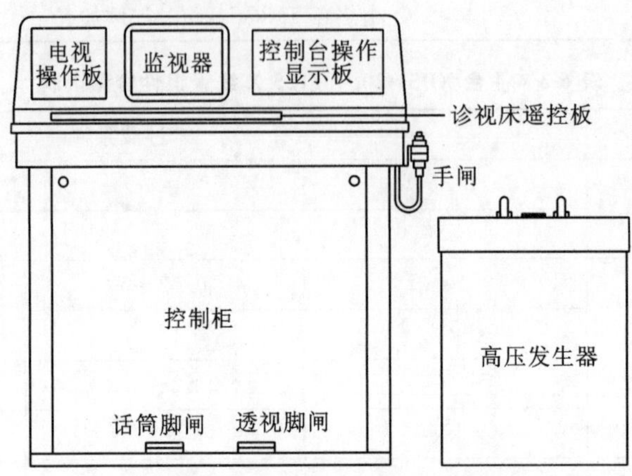

图 6-1　控制台外形结构

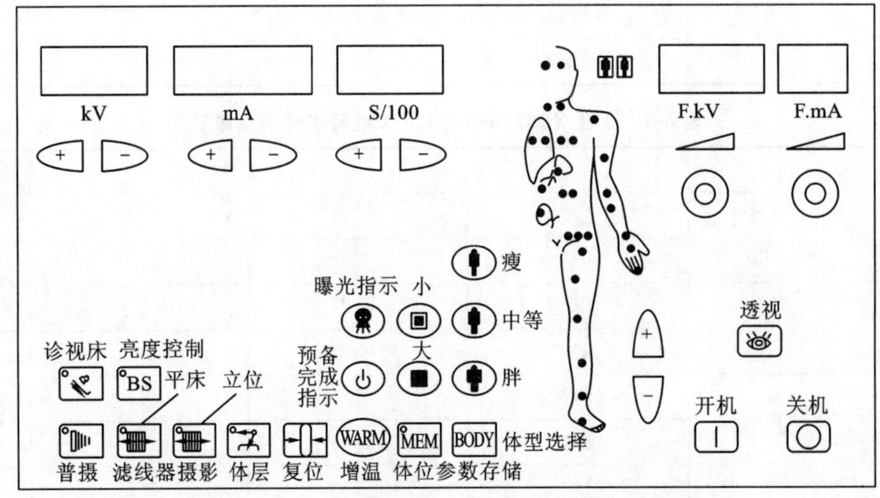

图 6-2　FSK302-1A 控制台控制台平板操作面板

（二）操作方法

1. 透视

(1) 开机　合上电源开关，将控制台操作显示板上的常开开机键按下，电源接触器 JC_0 线圈得电，其常开触点闭合，使该机电源电路得电。

(2) 技术选择　按下主床技术选择键，主床（Ⅰ台）工作。

(3) 选择透视电压(kV)　调节透视管电压调节按键 F. kV，使透视电压(kV)显示为所需的数值。调节透视管电流 F. mA 旋钮至最低。

(4) 透视　踩下透视脚闸，黄色曝光指示灯得电点亮，开始进行透视。调节透视管电流调节旋钮到所需要的透视电流(mA)，透视完松开透视脚闸，透视停止。

(5) 影像亮度调节　透视过程中，医生可以继续调节透视管电压 F. kV 调节旋钮或透视管电流 F. mA 旋钮，改变荧光屏上图像显示亮度，方便诊断。再次透视时，透视条件将保持不变。增加透视管电压可以提高荧光屏的输出亮度，适当增加透视管电流可以提高显示图像的分辨率和信噪比，但增加透视管电压和透视管电流会增加患者接受的 X 线剂量。

(6) 透视自动限时　5 min 自动限时累积透视，透视开始 1 s 后，在面板的 s/100 窗口按每秒增加 1 个数的方式递增。当面版上的透视计时数值变为 270(4.5 min)时，计算机开始发出蜂鸣报警信号，提示操作人员透视限时时间还剩 30 s，当面板上的透视计时数值变为 300(5 min)时，程序立即自动关闭管电压，此时即使继续踩下脚闸也不能进行透视了。透视过程中按下透视复位键透时计时清零，又重新开始 5 min 自动限时累积透视。

10 min 连续透视自动限时，在透视过程中松开脚闸，10 min 透视计时清零；当连续透视达到 10 min 后，自动关闭透视。此时松开脚闸，10 min 连续透视限时电路自动清零。再次踩下脚闸透视继续进行，10 min 连续透视重新开始计时。

(7) IBS 系统可使透视图像亮度自动保持稳定

①自动亮度控制方式选择：选择主床，再按下 IBS 键，即可选定当前的透视方式为自动亮度控制方式。再次按下主床技术选择键返回手动透视方式，IBS 键指示灯灭。

②透视：按下透视键即可透视。此时的透视管电压(kV)由 IBS 系统自动控制，面板上的透视 F·kV 旋钮失去作用。

2. 点片摄影　点片摄影是在透视的基础上进行的，在透视过程中发现病灶时，可对含病灶所在的组织进行瞬时点片摄影，以便将透视过程观察到的有用的图像保存下来。

(1) 选择电压(kV)和曝光时间　在控制台面板上选定点片摄影电压(kV)值和曝光时间，程序将点片摄影管电流固定在 300 mA 上。

(2) 选分割方式　将暗盒置于暗盒夹内，选定胶片的分割方式(具体操作参看诊视床说明书)。

(3) 透视过程中的点片摄影操作　在透视过程中，确定摄影部位，按下点片摄影准备键，暗盒开始向曝光位移动，灯丝升温和旋转阳极启动，准备指示灯开始点亮，当暗盒到达摄影位置，灯丝升温和旋转阳极启动完成后，曝光准备完毕绿色指示灯点亮，开始进行点片曝光，同时黄色曝光指示灯点亮，在达到曝光限时后，高压被切断，曝光终止。

3. 普通摄影

(1) 技术选择　将控制台面板上的开机键按下，在操作台上选择普通摄影技术选择键，该机即切换到副床(Ⅱ台)普通摄影工作方式。

(2) 准备　做好摄影前的一切准备。例如，摆体位、视野大小、摄影条件、保护措施等。各体位摄影曝光条件可调取单片机中参数，并可根据具体实际情况进行修改。

(3) 预备　按下手闸Ⅰ挡，灯丝开始加热，旋转阳极启动。1.2 s 后等待手闸Ⅱ挡曝光指令。

(4) 曝光　待曝光准备完毕，绿色指示灯点亮后，按下手闸Ⅱ挡，曝光开始的同时黄色曝光指示灯点亮，当达到预设的曝光时间时，程序使该机自动切断管电压，曝光完毕。

4. 摄影床滤线器摄影

(1) 技术选择　将控制台面板上的开机键按下，在控制台面板上按一下技术选择键(滤线器摄影)，该机切换到副床(摄影床)滤线器摄影方式。

(2) 其他步骤　其他操作步骤与普通摄影的步骤相同。

5. 立式摄影

(1) 技术选择　将控制台面板上的开机键按下，再按一下技术选择键(立式摄影架滤线器摄影)，该机切换到立式摄影工作方式。

(2) 其他步骤　其他操作步骤与普通摄影的步骤相同。

6. 体层摄影

(1) 技术选择　将控制台面板上的开机键按下，再按一下选择键(体层摄影技术)，选择体层摄影工作方式。

(2) 选择摄影电压(kV)和电流(mA)　设定摄影管电压和管电流，软件自动将曝光时间设定为 2 s。

(3) 选择曝光角度和体层高度　在体层摄影控制盒选择体层高度和曝光角度。

(4) 曝光　按下手闸Ⅱ挡，支柱开始运动。当到达曝光角度时开始曝光，当曝光结束时，支柱运动停止，直线体层摄影完成。

7. 程序摄影

(1) 开机、技术选择　将控制台面板上的开机键按下，并将机器的工作方式切换到普通摄影或滤线器摄影方式。

(2) 选体型、部位和正侧位　根据被检查者体型，在控制台面板上面按对应"体型"键选择胖、中、瘦体型，按体位加减键来选体位和摄影方向(正位或侧位)。

(3) 存储与复核　本机出厂时设定有30个体位90组摄影参数值，用户也可根据使用胶片和暗室情况设定合适的曝光条件，再按下"存储"键将设定值存储下来，下次开机使用时同样有效。若需恢复出厂时的程序摄影参数设置，其方法如下。

①设置：在关机状态下，将单片机板上的SW1.2拨至"ON"位置。

②恢复：开机，约1 min，单片机板上的蜂鸣器鸣叫，程序摄影参数恢复完成。

③复位：将单片机板上的SWP1.2拨回"OFF"位置。

(4) 其他步骤　其他步骤与普通摄影的步骤相同。

三、电路构成

如图6-3所示为电路原理框图，图中以方框、连线和箭头的形式表示各部分电路及其关系。FSK302-1A型程控X线机主要由微机电源板、采样板、微机主板(CPU)、接口板、灯丝加热板、操作显示板等构成。其各自主要作用如下。

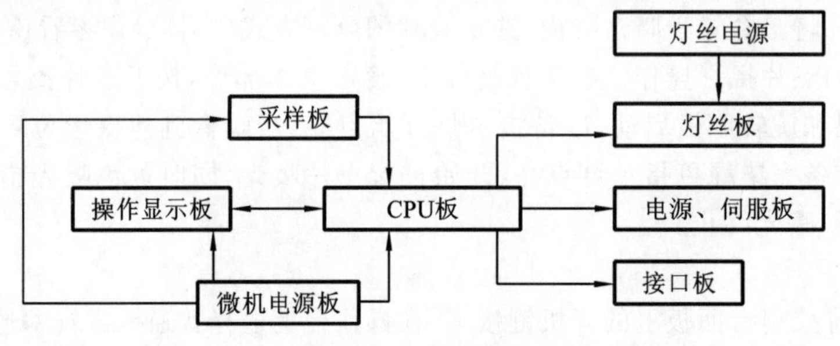

图6-3　电路原理框图

(一) 微机电源板

提供各种电源，伺服电动机控制，提供晶闸管触发信号等。

(二) 灯丝加热板

提供灯丝电源，进行电流(mA)调整，灯丝初级电压逆变等。

(三) 接口板

用于技术选择操作，灯丝电流采样、旋转阳极启动采样、高压初级电路采样，其他接口等。

(四) 采样板

伺服电动机采样，电流(mA)采样等。

(五) 微机板(主板CPU)

又称主板单片机，负责整个系统。程控X光机的核心在于程序控制。

(六) 操作显示板

键盘动态显示，显示预示电压(kV)，显示电流(mA或mAs)，显示曝光时间。

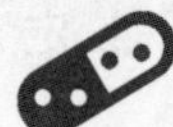

第二节　单元电路分析

本节分析程控X线机的主要单元电路。依次为开机电路、电源电路、伺服控制电路、灯丝电路、采样电路等。其中需要了解逆变电路基本知识，见第七章第二节。

一、开机电路

（一）结构与功能

利用控制台面板上的轻触开关控制程控 X 线机与电源 380 V 的接通和断开。使用如图 6-4 所示的开机电路，可防供电电源因某种原因停电后又来电时，自动与电源接通，而必须再按一下开机键才能使该机重新与 380 V 电源接通。

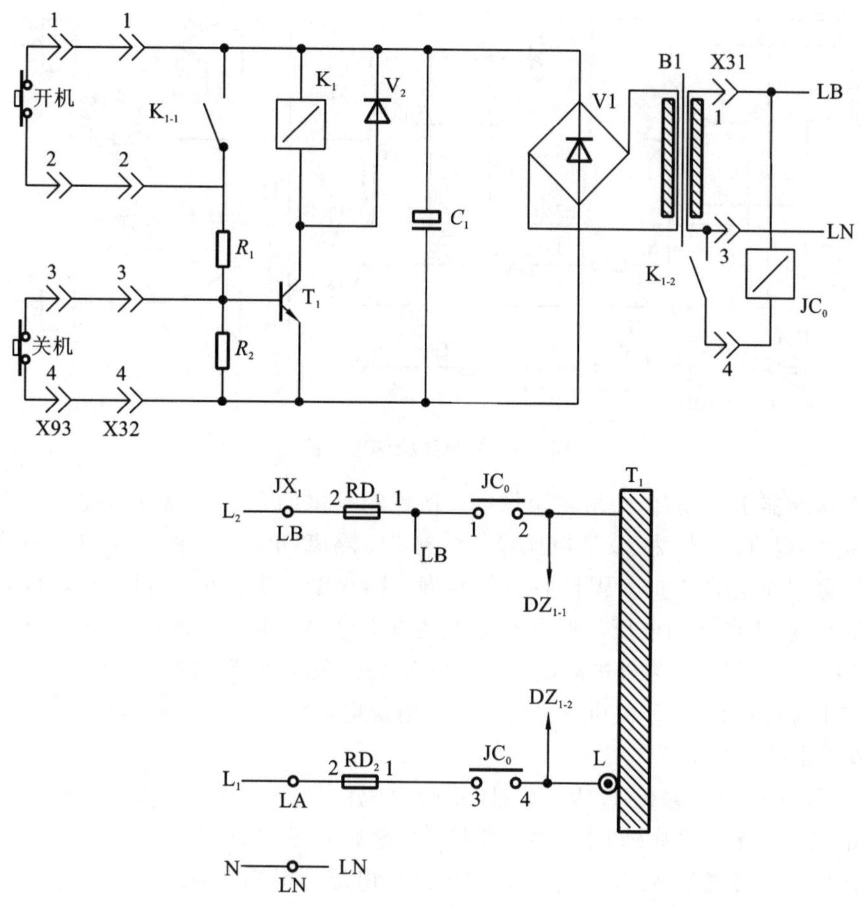

图 6-4 开机电路图

（二）电路分析

如图 6-4 所示，当按下操作显示板上的轻触开机键时，X32-1 与 X32-2 接通，晶体管 T_1 导通，继电器 K_1 线圈得电吸合，并通过 K_1 的一对常开触点 K_{1-1}形成自锁，此时即使开机键释放，晶体管 T_1 都将处于导通，K_1 仍得电吸合。K_1 的另一对常开触点 K_{1-2}使 X31-3 与 X31-4 接通，控制开机接触器 JC_0 线圈得电吸合。其常开触点闭合使该机得电。X31-1 和 X31-3 之间的交流电加到 B1 初级绕组，经 B1 次级绕组输出电压，再经 V_1 整流桥整流，电容 C_1 滤波后，在 C_1 两端输出直流电压，为开机电路提供工作需要的直流电源。

按一下面板上的开机键→X32-2（高电平）→T_1（导通）→K_1（得电与触点 K_1-1 自锁）→X31-3 与 X31-4（接通 K_{1-2}闭合）→开机接触器 JC_0（得电）→该机电源电路得电开机。

当按下操作显示板上的关机键时，X32-3 与 X32-4 接通，晶体管 T_1 截止，继电器 K_1 线圈失电释放自锁，其常开触点打开使开机接触器 JC_0 线圈失电释放，其常开触点打开使该机电源电路失电关机。

按一下面板上的关机键→X32-3（低电平）→T_1（截止）→K_1（失电释放）→X31-3 与 X31-4 断开→开机接触器 JC_0（失电释放）→该机电源电路失电关机。

二、电源电路

该机的电源电路由外电源检测电路、+15 V控制电路主电源(电源伺服板)、+5 V微机电路供电电源(微机电源板)、+15 V摄影电流(mA)模拟采样电路供电电源(微机电源板)等构成。

(一) 外电源检测电路

电路包括外电源电压超出正负10%的检测,电源频率的检测和电源相位记忆功能等,如图6-5所示。

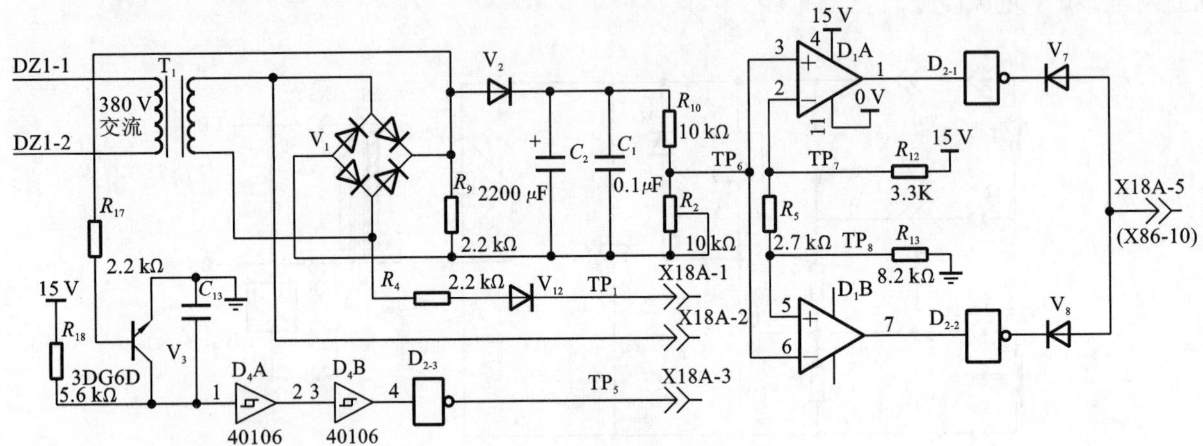

图6-5 外电源检测电路图

开机后,电源接触器JC_0吸合,给滑轮箱供电。滑轮箱提供的380 V电压通过DZ1-1和DZ1-2加至变压器T_1初级绕组,经T_1降压为12 V电压,V_1整流,V_2隔离,电容C_2和C_1滤波,在R_{10}和R_2连接点获得一直流分压,分别加至D_1A的3脚和D_1B的6脚。D_1A的2脚电位为11.51 V,D_1B的5脚电位为8.66 V,而R_{10}和R_2连接点上的电压与外电源电压是成正比的。如果外电压为交流380 V,则R_{10}和R_2连接点上的电压为10.09 V。如果外电源电压在380 V的正负10%范围内,则X18A-5位的高电平送单片机,单片机检测电源电压正常,X线机则正常工作。电源电压波动范围如果超过正负10%,则单片机报错并控制X线机不能正常工作。

另外,T_1变压器次级绕组输出12 V、50 Hz正弦交流信号,一路经R_4,V_{12}整流后,通过X18A-1和X18A-2将相位记忆信号送达单片机电路;另一路经V_1整流后经R_{17}送晶体管V_3,再经D_4A、D_4B整形,D_{2-3}反相后将电源同步信号通过X18A-3送至单片机进行电源频率的检测。

(二) +15 V控制电路主电源

因电路采用三端可调稳压器,输出电压为15 V±0.2 V,所以该电源稳定度、准确度较高,电路如图6-6所示。

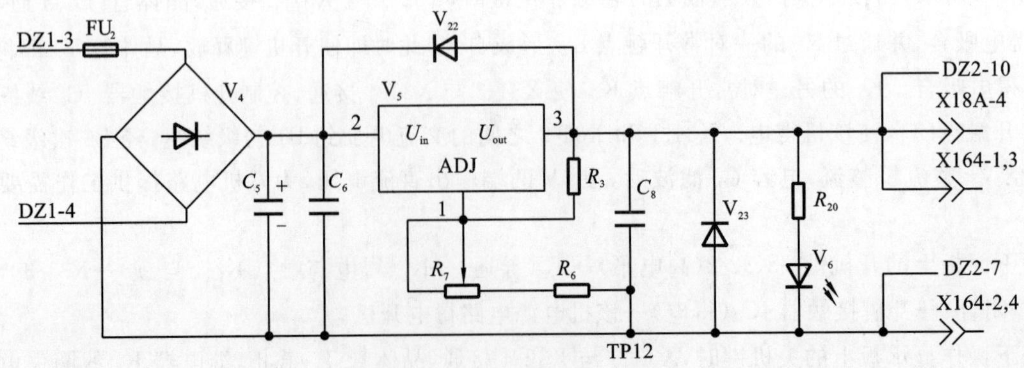

图6-6 +15 V控制电源电路

(1) 工作原理 开机后低压变压器输出的18 V交流电压,经DZ1-3与DZ1-4、保险丝FU_2加到全波整流桥V_4上,进行单相全波整流获得脉动直流电压,再经电容C_5、C_6滤波后,送入三端可调稳压器V_5的输入端第 2 脚，通过调节电位器 R_7 改变三端可调稳压器调整端的输出电压分压比，输出电压分压比加到 V_5 的调整端，使 V_5 的输出端第 3 脚输出稳定的＋15 V 直流电压，提供控制电路主电源。

(2) 输出电压　$U_{out}=1.2+1.2(R_6+R_7)\div R_3$。其中，$V_{22}$ 和 V_{23} 为三端可调稳压器 V_5 的保护二极管。

(3) 工作程序　工作电路为 18V AC→V_4→V_5→X18A-4(＋15 V 电源)。

(三) ＋5 V 单片机电路供电电源

该电路也是采用三端可调稳压器，保证输出电压为 5 V±0.2 V，电路如图 6-7 所示。

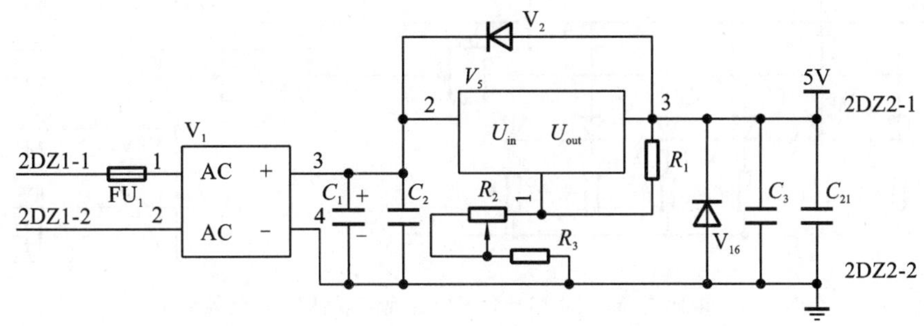

图 6-7　＋5 V 单片机供电电源

(1) 工作原理　开机后低压变压器输出的 9 V 交流电，经 2DZ1-1 与 2DZ1-2、熔断器 FU_1、加到全波整流器 V_1 上，进行单相全波桥式整流获得脉动直流电压，再经电容 C_1、C_2 滤波后，送入三端可调稳压器 V_5 的输入端 2 脚，通过调节 R_2 电位器以改变输出电压分压加到 V_5 的调整端，使服输出＋5 V 稳定的直流电压，提供＋5 V 单片机电源。

(2) 输出电压　$U_{out}=1.2+1.2(R_2+R_3)\div R_1$，$V_2$ 和 V_{16} 为三端可调稳压器 V_5 的保护二极管。

(3) 工作程序　9V AC→V_1→V_5→2DZ2-1(＋5 V 电源)。

(四) ＋15 V 模拟电路供电电源

＋15 V 模拟电路供电电源，如图 6-8 所示。

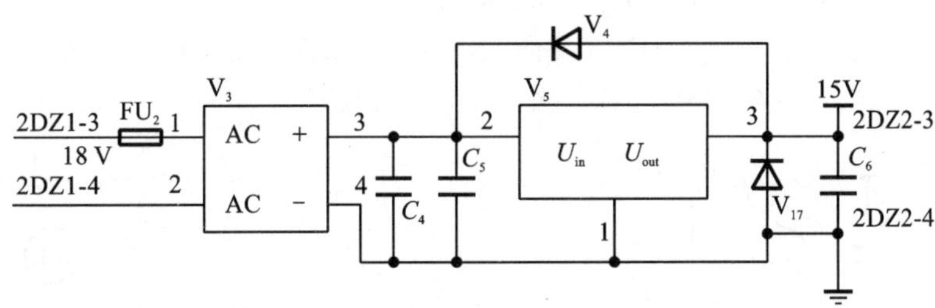

图 6-8　＋15 V 模拟电路供电电源电路

(1) 工作原理　开机后低压变压器输出的 18 V 交流电，经 2DZ1-3 与 2DZ1-4、熔断器 FU_2 加到全波整流器 V_3 上，进行单相全波整流后，获得脉动直流电压，再经电容 C_4、C_5 滤波，送入三端固定稳压器 V_5 的输入端第 1 脚。V_5 的输出端第 3 脚输出＋15 V 稳定的直流电压，提供摄影电流(mA)采样模拟电路的电源。

(2) 工作程序　18 VAC→V_3→V_5→2DZ2-3(＋15 V 电源)。

三、伺服控制电路

(一) 伺服控制电路构成

其构成包括电源电压调整驱动电路、摄影电压(kV)调整驱动电路、透视电压(kV)调整驱动电路。

在图 6-9 所示电路中，输入信号 LV＋、LV－、EV＋、EV－、FV＋、FV－均为单片机板输出的伺服控制指令，其中，LV＋为电源电压升高补偿指令，LV－为电源电压降低补偿指令，EV＋为摄影高压初级绕组电压值升高指令，EV－为摄影高压初级绕组电压值降低指令，FV＋为透视高压初级绕组电压值升高指令，FV－为透视高压初级绕组电压值降低指令。图中 C_4、C_{10}、C_{12}、C_{14}、C_{19}、C_{20} 为伺服电动机启动和停止时，KLV＋、KLV－、KEV＋、KEV－、KFV＋、KFV－继电器触点间的熄弧电容。

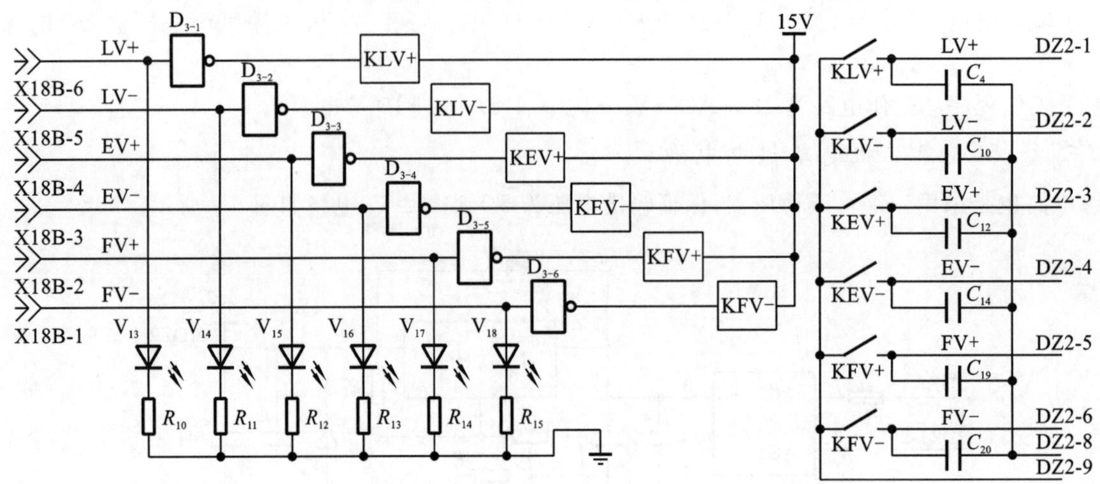

图 6-9　电源电压、摄影电压(kV)、透视电压(kV)调整驱动电路

（二）工作原理

当输入电压、摄影条件或透视条件发生变化时，单片机将根据具体参数变化的需要发出相应的伺服控制指令，单片机发出的控制指令经反相驱动器($D_{3\text{-}1}$～$D_{3\text{-}6}$)反相后，控制相应的 KLV＋、KLV－、KEV＋、KEV－、KFV＋、KFV－继电器得电吸合，使隔离变压器输出 100 V 交流电压施加到相应的伺服电动机端头上。控制电源电压调整电动机、摄影高压初级线圈电压值调整电动机或透视高压初级值调整电动机正转或反转，以达到调整电源电压、摄影高压初级线圈电压值和透视高压初级线圈电压值的目的。

下面以电源调整为例加以说明。摄影高压初级线圈电压值调整、透视高压初级线圈电压值调整与电源调整原理相同。

如图 6-10 所示，X18B-6(高电平)→$D_{3\text{-}1}$(反向低电平)→KLV＋(吸合)→DZ2-1(输出 AC100 V，加到伺服电动机 1～2 绕组、电容 C_L 和 3～4 绕组上，电动机正转)。

如图 6-11 所示，X18B-5(高电平)→$D_{3\text{-}2}$(反向低电平)→KLV-(得电吸合)→DZ2-2(输出 AC100 V，加到伺服电动机 3～4 绕组、电容 C_L 和 1～2 绕组上，电动机反转)。

图 6-10　电动机正转电路图　　图 6-11　电动机反转电路图

四、灯丝电路

灯丝电路的作用主要包括三个方面：①提供灯丝电源；②进行电流(mA)调整；③灯丝初级电压逆变。它由灯丝逆变电路供电电源、灯丝逆变输出电路和灯丝输出脉冲宽度调整电路组成。

（一）灯丝逆变电路供电电源

灯丝电路供电电源由主稳压电路、主稳压电路的电压限制电路和主稳压电路的过流保护电路组成。它可输出＋68 V 和－68 V 的直流电源。如图 6-12 所示，以＋68 V 直流电源的形成电路为例分析其工作原理。

主稳压电路是由三端可调稳压器 V_4 和采样电路 R_{10}、R_9 和 R_{15} 组成。其输出电压为 $U_{out}=1.2+1.2\times(R_9+R_{15})\div R_{10}$。

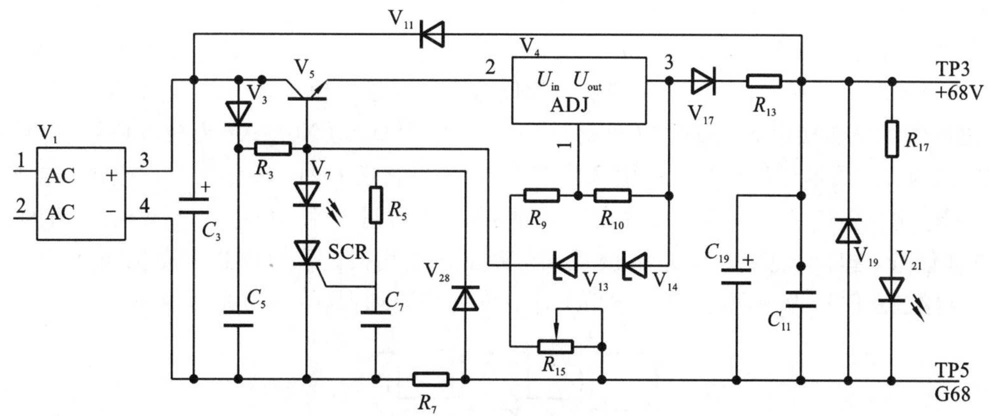

图 6-12 灯丝逆变电路供电电路

电压限制电路是由稳压管 V_{13}、V_{14} 组成的电压限制电路，控制晶体管 V_5 基极的最大值为 $U_{out}+20$ V，这样保证了三端可调稳压器 V_4 上加的最大电压不超过 $U_{out}+20$ V，即使三端稳压器 V_4 上最大施加电压限制在 20 V 上。

过流保护电路由采样电阻 R_7 和过流保护晶闸管 SCR 组成，当输出电流超过 5A 时晶闸管 SCR 导通，使保护晶体管 V_5 断开，这样当负载短路或电流过大时就可保护稳压电路不被损坏。

（二）灯丝输出脉冲宽度调整电路

图 6-13 所示的是灯丝输出脉冲宽度调整电路。图 6-14 所示的是电路中各点波形。X48-4 输入由单片机电路输出的占空比为 1∶1 的方波信号 U_{in}，该信号是电流(mA)控制信号，预选电流(mA)越大，则此输入方波信号的频率越高，经 C_{34} 滤波，D_2B(3,5)整形后，分两路：一路经 C_{22} 对输入信号 U_{in} 的上升沿进行微分(波形图 U_c)；另一路经 D_2C(5,6)反相后，经 C_{21} 对 U_{in} 输入信号的下降沿进行微分；微分后的波形经 D_{30} 和 D_{31} 相加。相加后的上、下沿微分波形经 D_1A(1、2、3)反相、整形后(波形图 Ue)，一路送 D_4A(D_4A、D_5A、D_5B、D_6A、D_6B、D_7A、D_7B 均由 4538 与外围电路构成单稳态电路，输入信号为电流(mA)控制信号)

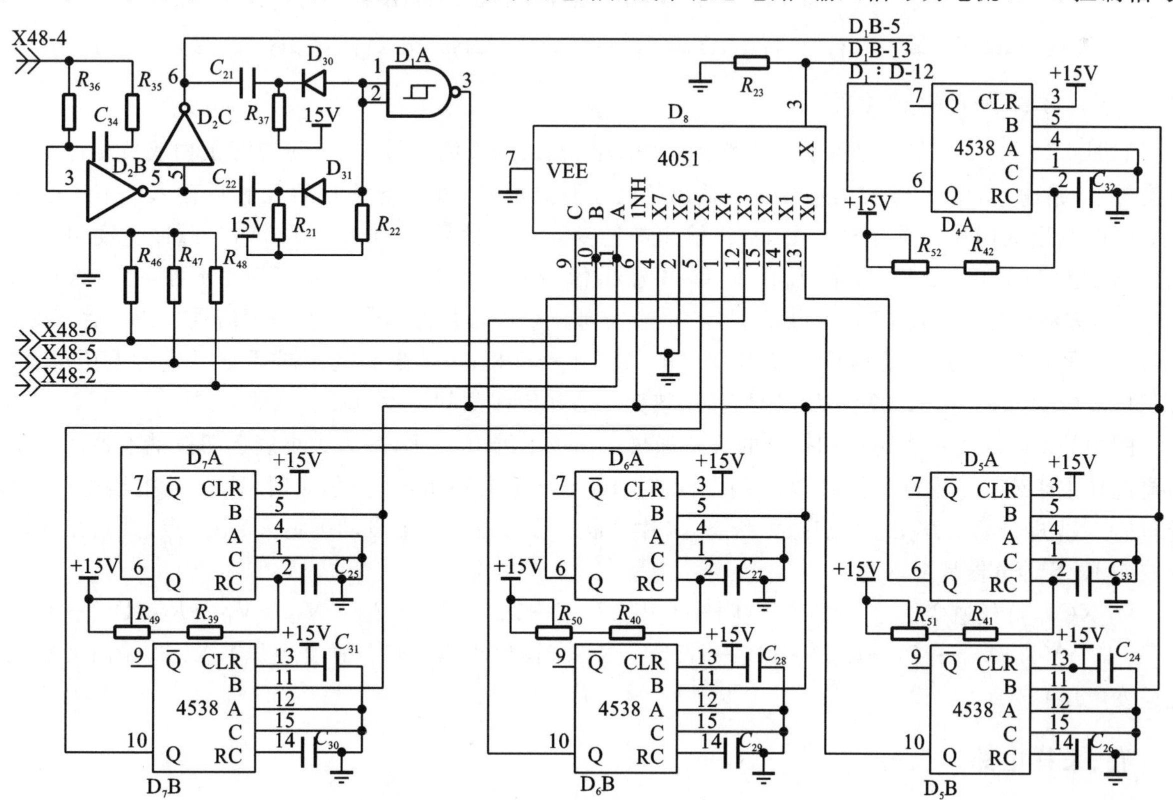

图 6-13 灯丝输出脉冲宽度调整电路

产生脉冲宽度限制信号(600 μs),一路分别送 D_5A 产生Ⅱ管位 30 mA、50 mA、70 mA 和 100 mA 灯丝触发信号、D_5B 产生Ⅱ管位 200 mA 和 300 mA 灯丝触发信号、D_6A 产生Ⅱ管位 400 mA 灯丝触发信号、D_6B 产生Ⅱ管位 500 mA 灯丝触发信号、D_7A 产生Ⅰ管位透视灯丝触发信号、D_7B 产生Ⅰ管位 300 mA 触发信号,各挡位之间的输出切换由 8 选 1 模拟开关 D_8(4051)实现(D_8 的 X0～X7 为输入信号端,X 为输出端,C、B、A 信号端构成编码信号以选择某一输入端有效)。另一路送 D_8-INH 作为灯丝输出的换向保护。通过调节 R_{49}～R_{55} 电位器的值可改变各路输出的脉冲宽度,达到调节各挡位电流(mA)输出值的目的。D_2C 输出一路方波信号,送灯丝逆变电路进行正、反向灯丝输出的切换。下面以Ⅱ管位 30 mA、50 mA、70 mA 和 100 mA 灯丝触发信号为例,分析灯丝输出脉冲宽度调整原理,其他各挡原理相同。

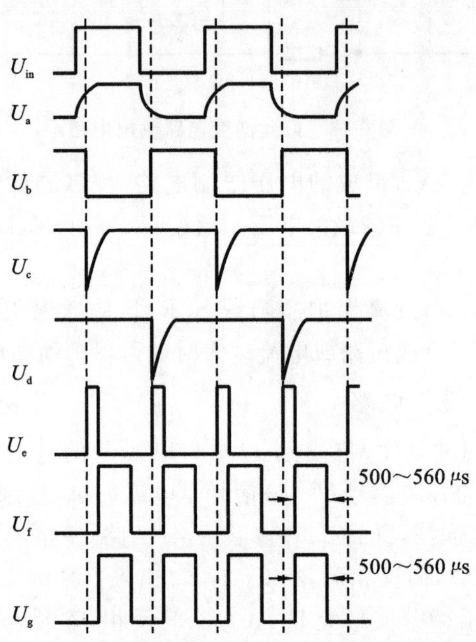

图 6-14 灯丝输出脉冲宽度调整电路各点波形

U_{in}(X48-4)→D_2C→C_{21}→D_{30}//(C_{22}→D_{31})→D_1A→D_5A→D_8-X0→D_8-X→$D_{1\text{-}13}$。

(三) 灯丝逆变输出电路

如图 6-15 所示,是灯丝逆变输出电路图。由 D_2C 输出的方波信号 U_a 作为逆变正相或负相输出的切换信号,一路输入到 D_1B-5 作为逆变正向输出的门控开关信号,另一路经 D_2D 反相后输入到 D_1C-9 作为逆变负向输出的门控开关信号。由 D_8-X 输出的逆变器触发信号 U_c 输入到 D_1D-13,脉冲宽度限制信号 U_b 输入到 D_1D-12,经 D_1D"与非"后由 D_1D-11 输出信号 U_d,经 D_2F 反相后(TP6)分两路:一路输入到 D_1B-6 与方波信号 U_a"与非"后获得 U_e,另一路输入到 D_1C-8 与方波信号 U_a 的反相信号"与非"后获得 U_f。这两路信号 U_e 和 U_f 分别经 D_2E、D_2A 反相,$D_{3\text{-}1}$、$D_{3\text{-}2}$ 驱动反相,再经隔离变压器 T_1、T_2 进行电压放大后,控制场效应管 V_{41}、V_{40} 的通断,以控制灯丝加热变压器初级线圈的逆变电压。

图中的 Korder(K)为透视和摄影的灯丝加热工作指令继电器,KLS 为大小焦点切换继电器。当工作需要选择主床或按下手闸Ⅰ挡时,需要小焦点时,KLS 继电器不得电;大焦点时,KLS 继电器得电工作。开机后 X 线机自动工作在小焦点摄影状态,单片机根据摄影曝光参数自动确定大、小焦点,并给出相应指令控制 KLS 继电器是否得电。

D_8-X(V_c 灯丝逆变信号)→D_1D→D_2F→D_1B→D_2E→$D_{3\text{-}1}$→T_1→V_{35}→V_{39}→V_{41}→R_{32}(D_1C→D_2A→$D_{3\text{-}2}$→T_2→V_{36}→V_{40}→V_{44}→R_{33})→TP7→KLS_1→X1-2(输出小焦点灯丝逆变电压)、X1-3(输出大焦点灯丝逆变电压)。

五、采样电路

采样电路由采样板采样电路、透视电压(kV)采样电路(微机电源板)、摄影和透视电流(mA)采样电路(采样板)、接口板采样电路组成。

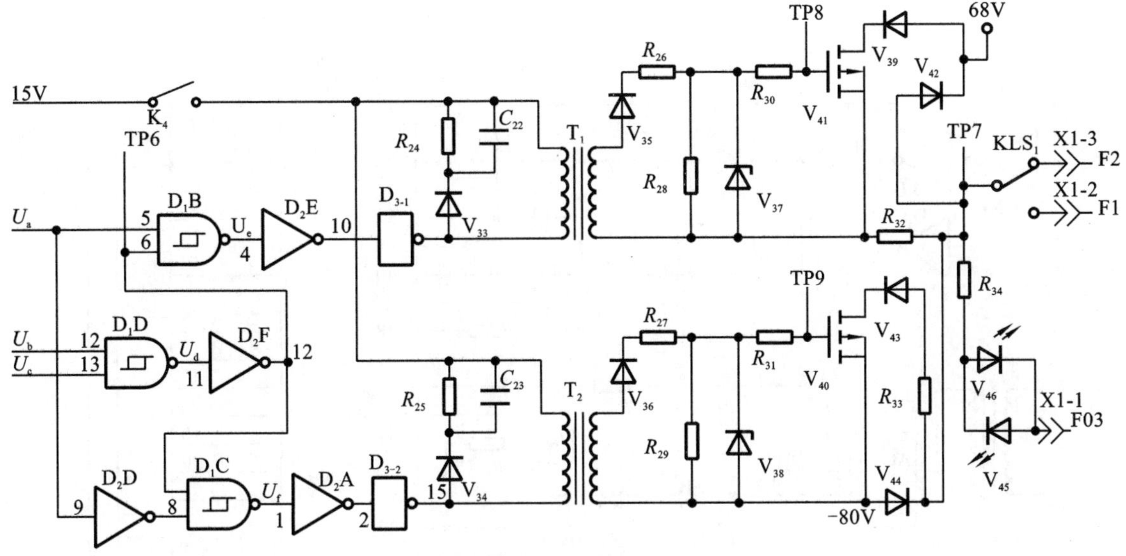

图 6-15　灯丝逆变输出电路

（一）采样板采样电路

采样板采样电路由电源电压输出采样电路、透视高压初级电压输出采样电路、摄影高压初级电压输出采样电路组成，如图 6-16 所示。

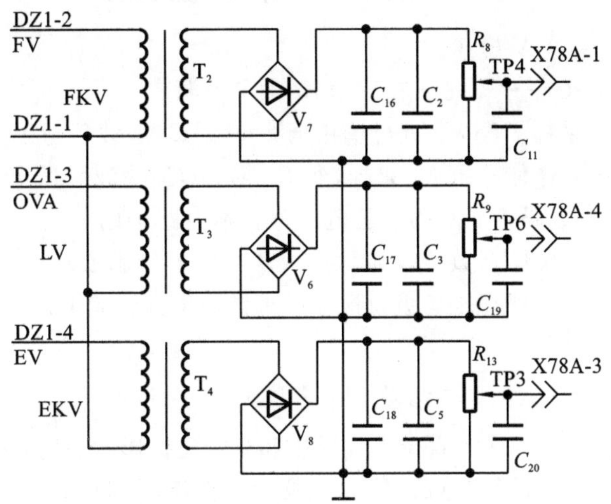

图 6-16　采样板采样电路

透视高压初级电压输出取样由 DZ1-1 与 DZ1-2 端输入，经 T_2 变压、V_7 整流、C_{16}、C_2 滤波后由 R_8 采样，采样后的信号由 X78A-1 送单片机板进行 A/D 转换，调整 R_8 可以改变透视高压初级电压值，即改变透视高压输出电压值。透视电压采样方法如下：DZ1-1 与 DZ1-2→T_2→V_7→R_8→TP4→X78A-1。

电源电压采样由 DZ1-1 与 DZ1-3 端输入，经 T_3 变压、V_6 整流、C_{17}、C_3 滤波后由 R_9 采样，采样后的信号由 X78A-4 送微机板进行 A/D 转换，调整 R_9 可以使 DZ1-1 与 DZ1-3 之间的电压为 220 V。电源电压采样方法如下：DZ1-1 与 DZ1-3→T_3→V_6→R_9→TP6→X78A-4。

摄影高压初级电压采样由 DZ1-1 与 DZ1-4 端输入，经 T_4 变压、V_8 整流、C_{18}、C_5 滤波后由 R_{13} 采样，采样后的信号由 X78A-3 送单片机板进行 A/D 转换，调整 R_{13} 可以改变摄影高压初级电压值，即改变摄影高压输出电压值。摄影电压采样方法如下：DZ1-1 与 DZ1-4→T_4→V_8→R_{13}→TP3→X78A-3。

（二）透视电压(kV)采样电路

它由－3.5 V 电源产生电路、透视电压(kV)采样电路、LED 驱动及显示电路组成，如图 6-17 所示。

－3.5 V 电源产生电路由 $N_{11\text{-}38}$、D_1A、D_1B 和 D_1C 输出 100 Hz 直流方波，经 C_{20} 耦合隔离，再经 V_{14} 进

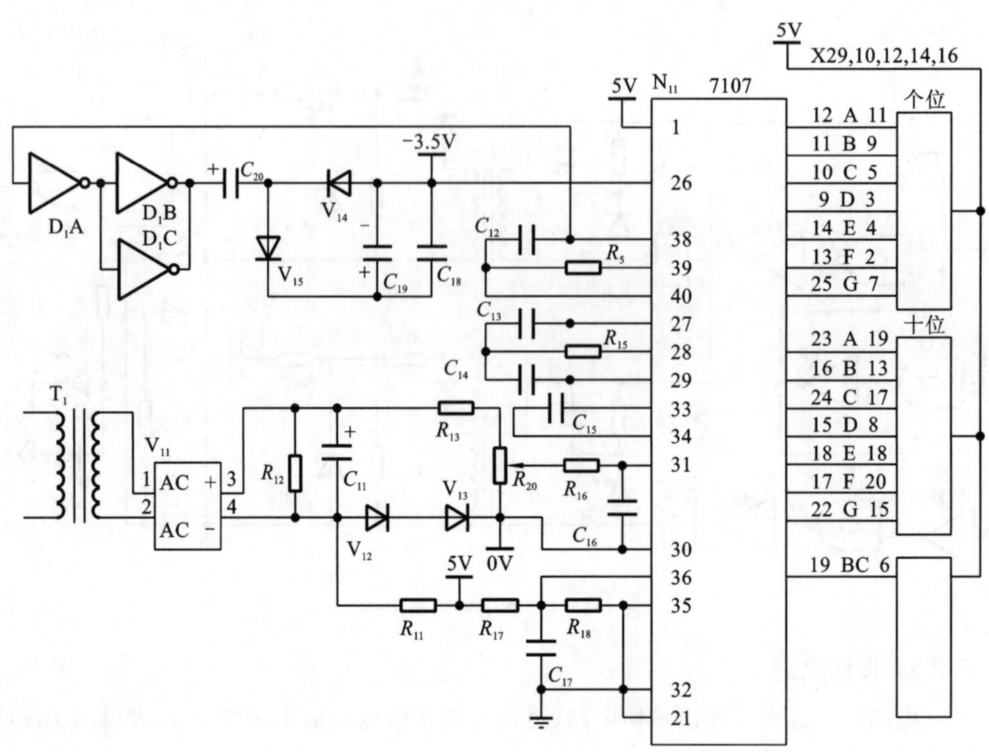

图 6-17　透视电压(kV)采样及显示电路

行整流、C_{18}、C_{19}滤波后产生－3.5 V电压。

N_{11-38}→D_1A→D_1B、D_1C→C_{20}→V_{14}→－3.5 V(N_{11}的负电源)。

透视高压初级电压由 T_1 采样。经 V_{11}进行单相全波整流，C_{11}滤波后与 V_{12}、V_{13}产生的整流硅桥补偿电压叠加，叠加后的透视电压采样信号由 R_{20}采样，经 R_{16}耦合、C_{16}滤波后送 7107 进行 A/D 转换，再由七段译码和显示驱动后，送 LED 数码管显示透视管电压值。本电路选用了数字表的百位、十位和个位进行显示。数字表基准电压(N_{11-36})为 1 V，数字表显示灵敏度 100 kV(显示)/1 V(U_b)高压初级电压值转换灵敏度 1 kV(显示)/3 V(U_a)。透视高压初级模拟电压采样输出方法如下：U_a→T_1→V_{11}→R_{20}→R_{16}→N_{11}→31。

(三) 摄影和透视电流(mA)采样电路(图 6-18)

(1) 摄影电流(mA)采样信号　在Ⅰ管位点片摄影和Ⅱ管位摄影状态时，透视继电器 JFLU 处于释放状态，其常闭触点 JFLU-1 闭合，摄影管电流经 T_1 采样，V_2 整流，送 D_1A 组成的电流/电压转换电路，转换后电压值由 X78A-2 输出到单片机板进行摄影电流(mA)监测。调整 R_{10}可改变电流/电压转换灵敏度。摄影电流(mA)采样输出电路为：DZ1-5 与 DZ1-6(电流取样输入)→T_1→V_2→D_1A→X78A-2。

(2) 透视电源(mA)采样信号：在Ⅰ管位透视状态下，透视继电器 JFLU 线圈得电吸合，常闭触点 JFLU-1 断开。透视管电流经 V_1 整流，C_6 滤波送 R_{18}采样，采样电压送 7107 进行 A/D 转换，再经七段译码和显示驱动后，送 LED 数码管，3 位数码管就显示透视管电流。调节电位器 R_{18}，使透视电流(mA)采样电流值与操作面板透视电流(mA)显示值相等。本电路选用了数字表的百位和十位，数字表基准电压(7107-36)为 1 V，数字表显示灵敏度 10 mA(显示)/1 V。数字显示输出电路为：DZ1-5 与 DZ1-6(mA 采样输入)→V_1→R_{18}→R_{30}→7107-31(透视电流(mA)采样输入)D_2(7107 的 A/D 转换)→X79。

(四) 接口板采样电路

接口板采样电路由灯丝加热变压器初级电流采样电路、旋转阳极启动采样电路、高压初级电压采样电路组成，如图 6-19 所示。

(1) 灯丝加热电流采样电路　X6H-5 与 X6H-6 为灯丝加热变压器初级电流采样输入端，当透视或按下手闸Ⅰ挡时，灯丝加热变压器初级电流流过光电耦合器 E1C 的输入光电二极管，E1C 的输出晶体管导通，输出端 X68A-7 变为低电平，向单片机板输出灯丝加热电流正常信号。灯丝增温异常报警，高电平有

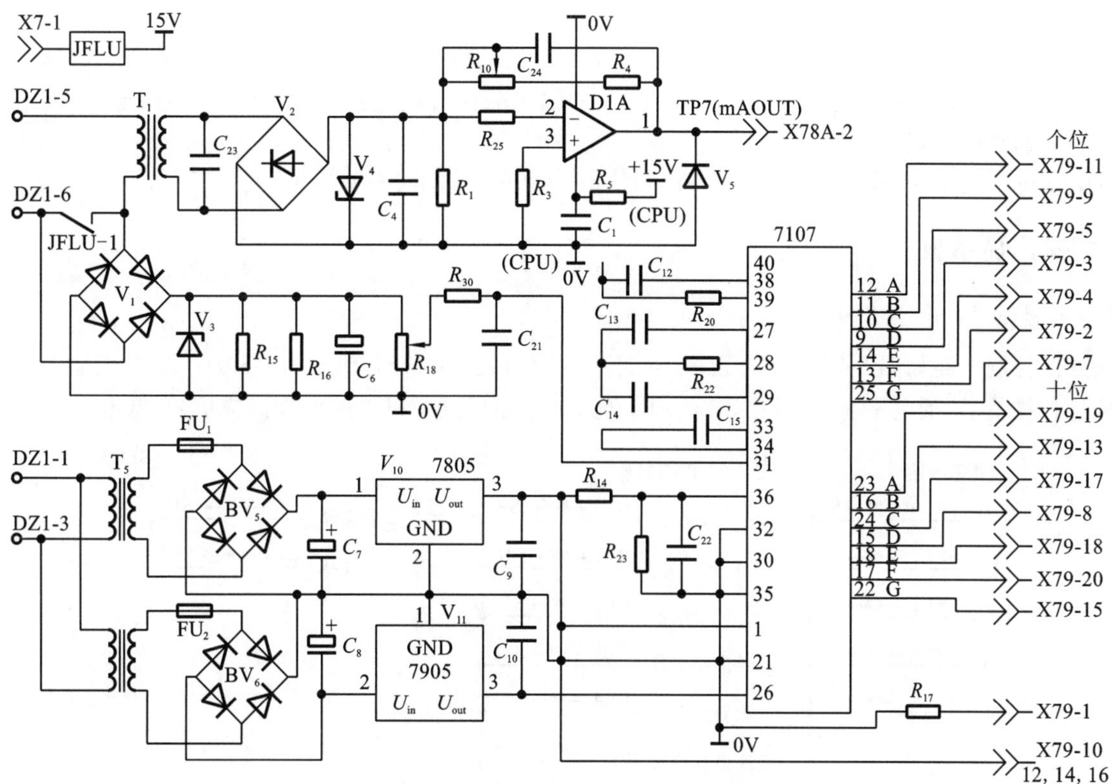

图 6-18　摄影和透视电流(mA)采样电路

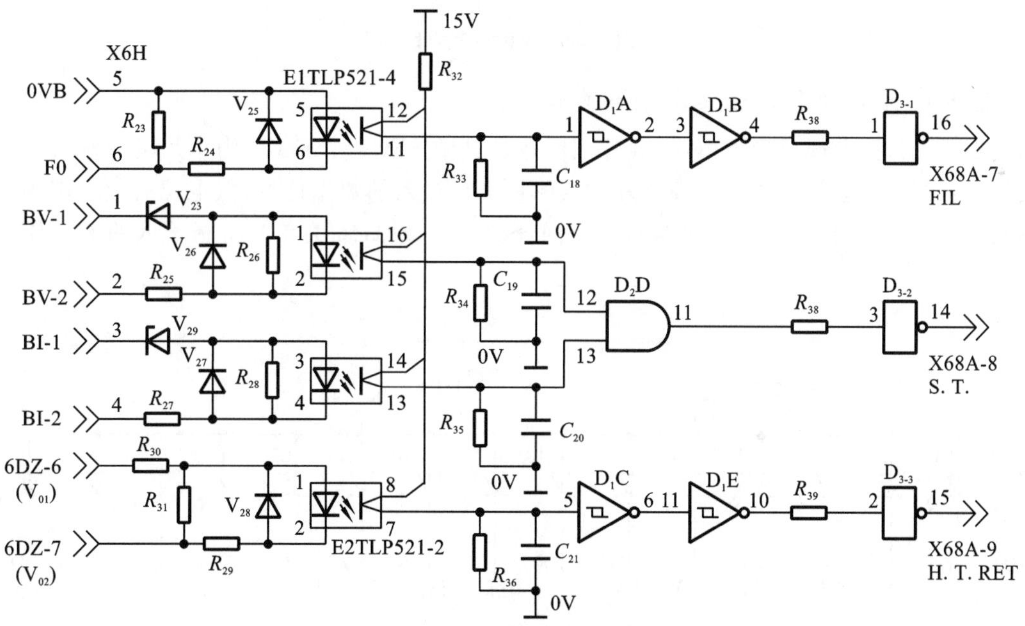

图 6-19　接口板采样电路

效路径如下：X6H-5 与 X6H-6→E1C→D_1 A→D_1 B→D_{31}→X68A-7。

(2) 阳极启动采样电路　X6H-1 与 X6H-2 为旋转阳极电机工作绕组电流采样输入端，X6H-3 与 X6H-4 为旋转阳极电机启动绕组电压采样输入端。按下手闸 Ⅰ 挡时工作绕组电流采样变压器输出电流流过 E1A 的输入光电二极管。E1A 的输出晶体管导通，D_2D-12 为高电平。启动绕组电压采样变压器输出电流流过 E1B 的输入光电二极管，E1B 的输出晶体管导通，D_2D-13 为高电平，这两路信号经 D_2D 相与后，再经 $D_{3\text{-}2}$ 反相，使输出端 X68A-8 变为低电平，向单片机板输出阳极启动正常信号。

X6H-1 与 X6H-2、X6H-3 与 X6H-4→E1A、E1B→D_2 D→D_3-2→X68A-8(阳极启动异常报警，高电平

有效)。

(3) 高压初级电压采样电路　6DZ-6 与 6DZ-7 为高压初级电压采样输入端,按下手闸Ⅰ挡高压初级电压应为 0 V,E2A 的输入光电二极管不通,E2A 的输出晶体管截止,输出端 X68A 为高电平,向单片机板输出高压初级电压正常信号。

6DZ-6 与 6DZ-7→E2A→D_1C→D_1E→D_3-3→X68A-9(高压初级异常报警,低电平有效)。

六、操作显示板

(一) 键盘控制电路

该操作控制电路如图 6-20 所示。由 3×8 键盘阵列组成,其中 SEG1～SEG3 为单片机板输入的 3 条循环键盘扫描信号,低电平有效,其中 RL0～RL7 为 8 条输出到微机板的键盘扫描信号,低电位有效。

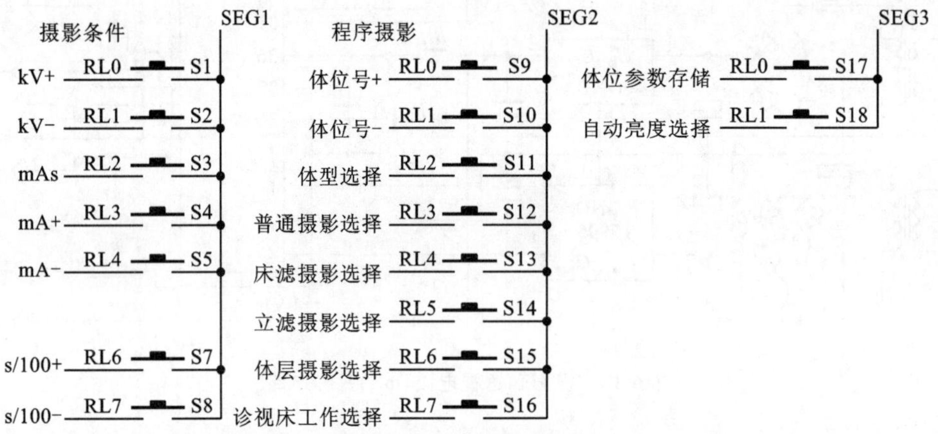

图 6-20　键盘控制电路

(二) 技术选择参数和体位参数显示电路

如图 6-21 所示,技术选择参数由 2×8 阵列组成。其中 SEG11、SEG12 为单片机板输入的 2 条技术选择参数扫描信号,低电位有效,D0～D7 为 8 条单片机板输入的数据信号,低电位有效。图中只画出技术选择参数显示电路,体位参数显示电路与之相同,SEG13～SEG16 为单片机板输入的 4 条体位参数扫描信号。

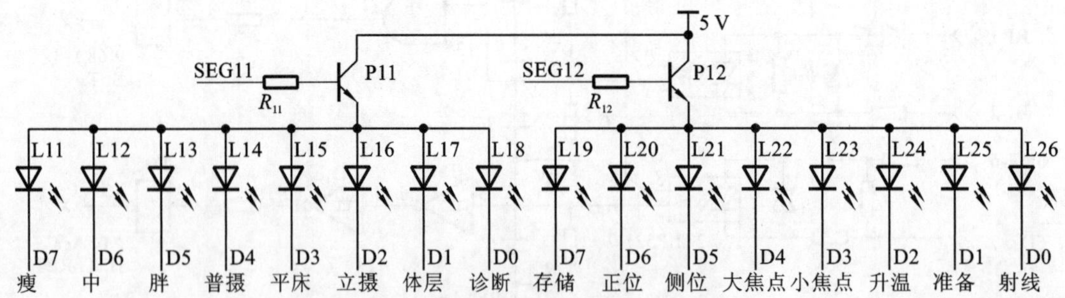

图 6-21　技术选择参数和体位参数显示电路

(三) 电压(kV)、电流(mA)、时间(s)显示电路

如图 6-22 所示,显示电路由 10×8 阵列组成,其中 SEG1～SEG3 为单片机板输入的 3 条电压(kV)扫描信号,SEG4～SEG7 为单片机板输入的 4 条电流(mA)扫描信号,SEG8～SEG10 为单片机板输入的 3 条曝光时间 s 扫描信号,低电位有效,D0～D7 为 8 条微机板输入的数据信号,低电位有效。图中只画出了电压(kV)显示电路,电流(mA)、时间(s)显示电路与电压(kV)显示电路与之类同。

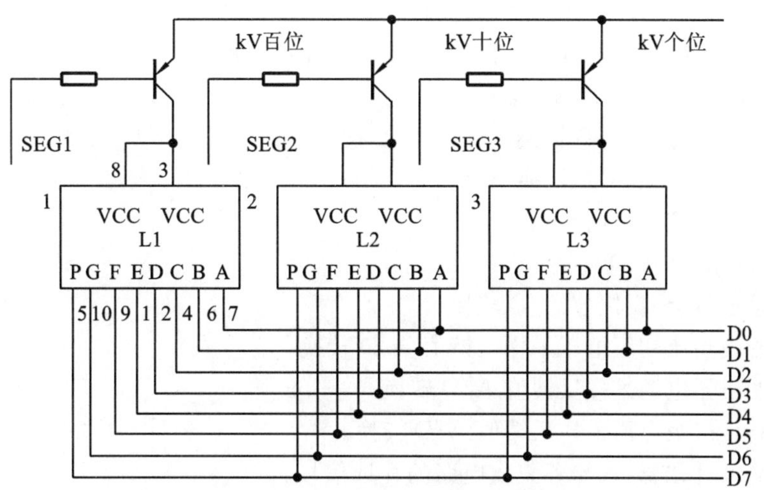

图 6-22 电压(kV)、电流(mA)、时间(s)显示电路

七、主板 CPU 电路

(一) 工作原理

主板 CPU 是程控机的核心,该主板采用 8 位单片机系统。使用典型的三总线结构。主板的 CPU 采用 80C31 单片机处理器。80C31 单片机各管脚功能如下。

P0 端口作为低 8 位地址线和数据线总线复用总线,P2 端口作为高 8 位地址总线。

P1.0 为信号输出端口,驱动蜂鸣器发出声响,用于报警和提示。

P1.1 为信号输入端口,接受来自可编程定时/计数芯片 8253 的计数器 2 的输出信号,用于控制曝光结束时间。

P1.2 为信号输出端口,接 8253 计数器 2 的控制端,用于控制曝光计数。

P1.4 为信号输入端口,作为曝光相位记忆信号输入口。

P1.5 为信号输出端口,作为输出曝光准备完成信号。

P1.6 为信号输出端口,作为输出曝光结束信号。

P1.7 为输信号入端口,作为输入连续摄影曝光信号。

P3 端口用于双功能静态端口,其作用如下。

P3.0(RXD)作为第一功能输出口用,控制灯丝增温。

P3.1(TXD)作为第一功能输出口用,控制主晶闸管触发端。

P3.2(INT0)作为第二功能外部中断 0 输入用。当有按键在操作时,8279 发出键盘中断请求,单片机接到中断请求后,转向键盘中断服务程序,处理键盘信息。

P3.3(INT1)作为第二功能外部中断 1 输入用,当 A/D 转换完毕时,ADC0809 发出中断请求,单片机接到中断请求后,通过数据总线读取转换结果。

P3.5(T1)作为第二功能定时/计数器 1 外部输入用。作为电源频率检测和曝光计时用。

P3.6(WR)作为第二功能外部数据存储器写选通。

P3.7 作为第二功能外部数据存储器读选通。

RESET 作为单片机复位用。

ALE/P 作为 74HC73 地址锁存控制用。

PSEN 作为 27C256 外部程序存储器读选通信号。

D2(74HC373:三态同相 8 位 D 锁存器)作为低 8 位地处锁存用。

D17(74HC245:8 位同相三态收发器)作为 8 位数据传输控制用。

D3(27C256:32 kb EPROM 程序存储器)作为程序存储用。

D4(28C64:EEPROM 电可擦除只读存储器)作为可调整数据存储用。

D7(8253:可编程定时/计数器)作为曝光时间控制和灯丝增温频率控制。

D11(8279:可编程键盘、显示器接口)用于键盘读出和显示器控制。

D6(ADC0809:8位8通道A/D转换器)。

IN-0作为大焦点mA输出A/D转换。

IN-1作为小焦点mA输出A/D转换。

IN-2作为透视mA设置A/D转换。

IN-3作为透视kV设置A/D转换。

IN-4作为自动透视(IBS)反馈值A/D转换。

IN-5作为手动透视高压初级电压采样反馈值A/D转换。

IN-6作为滑轮变压器电源采样反馈值A/D转换。

IN-7作为摄影高压初级电压采样反馈值A/D转换。

D5(74HC154:4-16译码器)用于各集成电路的片选信号。

D12、D13(74HC374:触发器)用于单片机电路输出信号的锁存。

D8、D9、D10(74HC244:三态缓冲器)用于单片机电路输入信号的读取。

(二)主板CPU外部电路的接口

主板CPU的主要作用是将电源板、采样板、接口板、操作显示板采样到的各种信号,经过单片机(80C31)处理后送电源板、接口板进行电流(mA)、电压(kV)、时间(s)的调整和曝光控制,如图6-23所示。

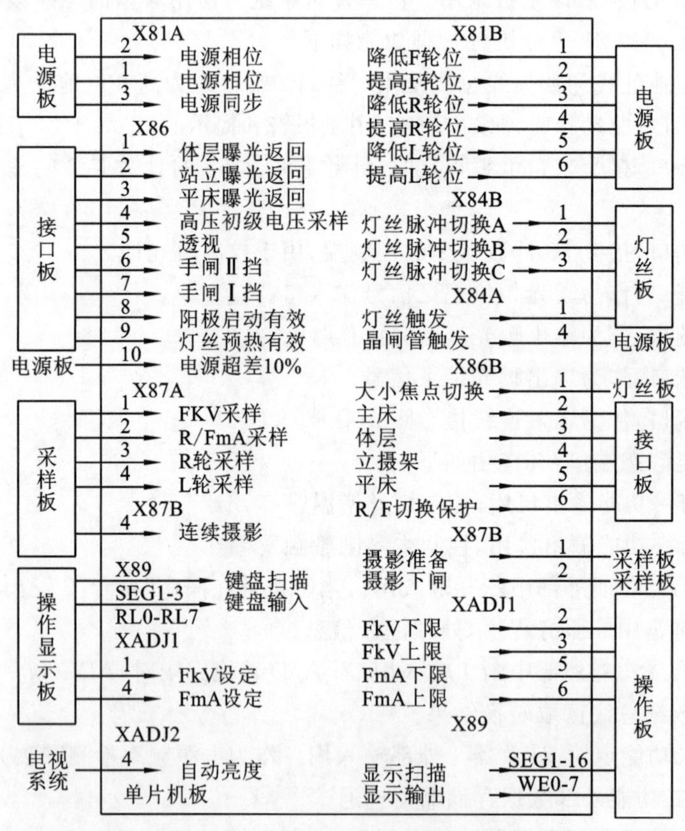

图6-23 主板CPU外部电路接口

1. 由电源板输入到主板CPU的端口

X81A-1与X81A-2:电源相位脉冲记忆信号(50 Hz方波信号)输入到单片机的P1.4端口,供单片机进行上一次曝光相位记忆和下一次曝光相位控制。

X81A-3:电源同步脉冲信号(100 Hz脉冲信号)输入供单片机进行电源频率判断(50 Hz、60 Hz和同步信号异常)和曝光限时计数。同步信号误差超出设定值。则显示故障3信息。

X86-10:电源波动范围超差信号输入。单片机进行电源电压判断,“高电平”时电源电压正常;“低电平”，且电源电压超差时，显示面板就显示故障 1 信息。

2. 接口板输入主板 CPU 的端口信号

X86-1：体层摄影返回信号。手闸按到Ⅱ挡后，检测到“低电平”有效。通知单片机已经进行体层摄影曝光，开始曝光。否则，显示板显示“故障 7”信息。

X86-2：立式摄影架的滤线器振动返回信号。手闸按到Ⅱ挡后，检测到“低电平”有效。通知单片机滤线器已经振动，可以开始曝光。否则由显示板显示“故障 8”信息。

X86-3：摄影床滤线器振动返回信号，手闸按到Ⅱ挡后，检测“低电平”有效，通知单片机滤线器已经振动，可以开始曝光。否则由显示板显示“故障 8”信息。

X86-4：高压初级绕组异常采样信号，手闸按到Ⅰ挡时，检测到“高电平”，则高压初级绕组正常，否则由显示板显示“故障 14”信息。

X86-5：透视曝光信号，“低电平”有效，通知单片机执行透视曝光。

X86-6：手闸Ⅱ挡曝光信号，“低电平”有效，通知单片机手闸Ⅱ挡已经被按下。

X86-7：手闸Ⅰ挡准备信号，“低电平”有效，通知单片机手闸Ⅰ挡已经被按下。

X86-8：X 线管旋转阳极启动有效信号，按下手闸Ⅰ挡后 1.2 s，检测“低电平”有效，通知单片机 X 线管旋转阳极启动正常。否则，显示“故障 4”信息。

X86-9：X 线管灯丝增温信号，按下手闸Ⅰ挡后 1.2 s，检测“低电平”有效，通知单片机 X 线管灯丝增温正常。否则，显示“故障 5”信息。

3. 由采样板输入到主板 CPU 端口信号

X87A-1：透视电压（kV）采样值信号输入。在手动透视控制状态下，由 ADC0809 A/D 转换后，与 XADJ1-1 输入的透视电压设定值进行比较，供单片机透视管电压调整。

X87A-2：摄影管电流采样值信号输入。由 ADC0809 A/D 转换后，与当前摄影条件下的管电流设定值进行比较。供单片机进行摄影管电流监测。

X87A-3：摄影高压初级绕组预设置电压采样信号输入，由 ADC809 A/D 转换后，与当前摄影条件下的管电压设定值进行比较，供单片机进行摄影管电压调整。

X87A-4：电源电压采样信号输入，经 ADC0809 A/D 转换后，与电源基准用压比较，供单片机进行电源电压调整。

X87B-4：连续摄影信号输入，通知单片机，使曝光程序按照连续摄影方式进行控制。

4. 操作显示板输入主板 CPU 信号

SEG1～SEG3：为键盘扫描信号，“低电平”有效。

RL0～RL7：为键盘输入信号，“低电平”有效。

XADJ1-1：透视电压（kV）手动设定值输入，在手动透视状态下，经 ADC0809 A/D 转换后，输入单片机，供单片机进行透视电压（kV）调整。

XADJ1-4：透视电流（mA）手动设定值输入，在手动透视状态和自动透视状态下，经 ADC0809 A/D 转换后输入单片机，供单片机进行透视电流（mA）调整。

5. 电视系统输入主板 CPU 端口信号

XADJ2：电视系统 IBS 信号输入。在自动透视状态下，由 ADC0809 A/D 转换后与自动透视电压设定值（2 V）进行比较，供单片机进行透视电压（kV）调整。

6. 由主板 CPU 输出到电源板端口信号

X81B-1：透视管电压通过调节碳轮降低管电压调整信号，“高电平”有效。

X81B-2：透视管电压通过调节碳轮升高管电压调整信号，“高用平”有效。

X81B-3：摄影管电压降低调整信号，“高电平”有效。

X81B-4：摄影管电压升高调整信号，“高电平”有效。

X8lB-5：电源电压降低调整信号，“高用平”有效。

X8lB-6：电源电压升高调整信号，“高电平”有效。

X84A-4：主晶闸管触发信号（31.25 kHz 方波有效）。

7. 由主板 CPU 输出到灯丝板端口信号

X84A-1:灯丝触发脉冲信号(100 Hz～7.5 kHz 方波)。

X84B-1:灯丝脉冲切换 A,"高电平"有效。

X84B-2:灯丝脉冲切换 B,"高电平"有效。

X84B-3:灯丝脉冲切换 C,"高电平"有效。

X86B-1:大/小焦点切换,"高电平"为大焦点,"低电平"为小焦点。

8. 输出到接口板的信号

X86B-2:摄影床(平床)与诊视床(主床)切换,"低电平"选择为摄影床,"高电平"选择为诊视床。

X86B-3:体层摄影,"高电平"有效。

X86B-4:立式摄影架滤线器摄影,"高电平"有效。

X86B-5:摄影床滤线器摄影,"高电平"有效。

X86B-6:透视与点片的切换保护,透视时,为"低电平",点片时,为"高电平"。

9. 主板 CPU 输出到采样板端口信号

X87B-1:曝光准备完成信号,"高电平"有效,通知诊视床控制台的曝光准备完成。

X87B-2:曝光完成,"高电平"有效,通知诊视床控制台的曝光完成。

10. 输出到操作显示板的信号

XADJ1-2:透视电压(kV)下限产生电压输出。

XADJ1-3:透视电压(kV)上限产生电压输出。

XADJ1-5:透视电流(mA)下限产生电压输出。

XADJ1-6:透视电流(mA)上限产生电压输出。

SEG1～SEG16:显示扫描信号,"低电平"有效。

WE0～WE7:显示驱动信号,"低电平"有效。

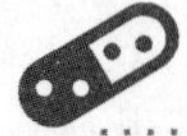

第三节 整机电路分析

一、电源电压调整

将滑轮变压器输出 0 V 与 220 V 之间的供电电压送采样板进行取样。取样值到单片机板与程序设置值进行比较。

当 0 V 与 220 V 之间的输出电压的取样值大于程序设定值时,单片机板的 LV—输出高电平,此信号控制电源板 KLV—继电器吸合,使电源板 DZ2-2 与 AC 0 V 接通,滑轮变压器上的电源调整伺服电机得电。驱动电源碳轮向滑轮外绕组的高端运行,使滑轮内绕组和外绕组的每匝电压值降低,即 T1 的 0 V 与 220 V 之间的输出电压降低,当 T1 的 0 V 与 220 V 之间的输出供电电压的取样值等于单片机程序设置值时,单片机板的 LV—输出低电平,电源调整伺服电机失电,电源碳轮调整结束。使滑轮变压器的输出电压稳定。

当 0 V 与 220 V 之间的输出电压的取样值小于程序设置值时,单片机板的 LV 输出高电平,此信号控制电源板 KLV 与继电器吸合,使电源板的 DZ2-1 与 AC0 V 接通,滑轮变压器上的电源调整伺服电机反向得电,驱动电源碳轮向滑轮外绕组的低端运行,使滑轮内绕组和外绕组的每匝电压值提高,使 0 V 与 220 V 之间的输出电压升高,当 0 V 与 220 V 之间的输出供电电压的取样值等于单片机板程序设置值时。单片机板的 LV 输出低电平,ML 伺服电机失电,电源碳轮调整结束,使滑轮变压器的输出电压稳定。

二、摄影管电压调整电路

(一) 摄影电压(kV)的调节和显示

摄影电压(kV)的设定是通过操作控制面板上的 kV+和 kV—按键来进行的,单片机电路采集到控制面板上 kV 键的操作后，发出指令使面板显示相应的电压(kV)。

kV＋键、kV－键→RL0、RL1→X98→X89→D11→D1→D11→D23、D24、D16E、D16F→X89→X98→L1、L2、L3(显示电压(kV)预示值)。

(二) 摄影电压(kV)的采样

将滑轮变压器输出的摄影高压初级电压，经采样板取样后送单片机进行 A/D 转换，再将转换结果送单片机。

EV、220 V(高压摄影初级电压)→DZ1-4、DZ1-1→T4→V8→R13→X78A-3→X87A-3→D6→D1(摄影高压初级电压采样值)。

注：摄影高压初级电压采样采用 220 V 而不采用 100 V，是为了减去采样电压中的不变量，只对采样电压中的变量进行 AD 转换。提高 AD 转换的精确度。

(三) 摄影电压(kV)的调整

当摄影电压(kV)改变后，单片机将高压初级电压采样值与改变后的电压(kV)设置值进行比较，将比较结果转换为高压初级电压升高或降低信号送调整电机驱动电路，使高压初级电压采样值与电压(kV)设置值相等，使高压初级电压值达到摄影程序设置的电压值。

D1(比较高压初级电压设置值与高压初级电压采样值)→D12→D14C、D14D→D35D、D35C→X81B-4(R＋)、X81B-3(R－)→X18B-4、X18B-3→D3-3、D3-4—KEV＋、KEV－→DZ2-3、DZ2-4→R(摄影伺服电机调整)。

(四) 摄影电压(kV)的调试

用介入或非介入电压(kV)表监测高压输出值，调整采样板上的 R13 使各挡电压(kV)输出高压值尽量接近高压电压(kV)预示值。

三、手动透视电压调整电路

(一) 手动透视电压(kV)的设置

手动透视电压(kV)设定是通过调节控制面板上的透视电压(kV)调整电位器来实现的。当透视电压(kV)调整电位器被调整后，单片机电路采集到控制面板上透视电压(kV)电位器送出来的电压信号，将模拟电压转换成数字量与手动透视高压初级采样值进行比较。

WkV→X98A-1→XADJ-1→D6→D17→D1(手动透视电压(kV)的设定值)。

(二) 手动透视电压(kV)的显示

手动透视电压(kV)的显示，由微机电源板中透视高压初级电压采样电路直接从透视高压初级输出端采样得到的，透视显示值与高压初级值的比值为 1 kV/3 V。

JX3-125 V、RF-1→2DZ3-1、2DZ3-2→T1→V11→R20→N11→X29→X92→kVL1、kVL2、kVL3(透视 kV 的显示)。

(三) 手动透视电压(kV)的采样

将滑轮变压器输出的透视高压初级电压，经采样板取样后送单片机进行 AD 转换，再将转换结果送单片机。

FV、220 V(对 125 V 电压平移)→DZ1-2，DZ1-1→T2→V7→R8→X78A-1→D6→D1(透视高压初级电压采样值)。

注：透视高压初级电压采样采用 220 V 而不采用 100 V 为基准，是为了减去采样电压中的不变量。只对采样电压中的变量进行 AD 转换，提高 AD 转换的精确度。

(四) 手动透视电压(kV)的调整

当手动透视电压(kV)改变后，单片机将透视高压初级电压采样值与改变后的电压(kV)设定值进行比较，将比较结果转换为透视高压初级电压升高或降低信号送调整电机驱动电路，使透视高压初级电压采样值与透视电压(kV)设置值相等。

D1(比较手动透视电压(kV)的设定值与手动透视高压初级电压采样值)→D12→D14E、D14F→D35B、D35A—X81B-2(F+)、X81B-1(F-)→X18B-2、X18B-1→D3-5、D3-6→KFV+、KFV-→DZ2-5、DZ2-6→F(透视伺服电机调整)。

电压(kV)设置值的设定是通过调整单片机板上的 VR5 和 VR7 实现的。

电压(kV)输出值的调整是通过调整采样板上的 R8 实现的。

四、影像亮度自动控制电路

影像亮度自动控制电路的工作原理是利用电视系统送来的影像亮度信号 IBS(image brightness single)来控制高压发生装置的射线输出剂量,使不同体型、不同体位的图像亮度自动控制保持一致。

(1) IBS 透视电压(kV)的显示　IBS 透视电压(kV)的显示同手动透视电压(kV)的显示。

(2) 影像亮度信号电压的采样　将 IBS 电压信号送入单片机板,将模拟电压信号转换为数字信号。IBS→XADJZ→VR2→D6(IN-4)→D1。

(3) IBS 透视电压(kV)的调整　本机亮度自动控制采用的是在透视电流(mA)手动设定的情况下,通过调整高压发生装置输出的电压(kV),保持影像亮度信号 IBS 电压稳定,即图像亮度稳定。

D1(将 IBS 采样值与 IBS 设置值进行比较)→D12→D14E、D14F→D35B、D35A→X81B-2(F+)、X81B-1(F-)→X18B-2、X18B-1→D3-5、D3-6→KFV+、KFV-→DZ2-5、DZ2-6→F(透视伺服电机调整)。

一般国产电视系统的 IBS 输出电压为 4 V,D6(IN-4 输入端的平衡电压为 2 V,VR2 应调整到 5 kΩ。一般国外电视系统的 IBS 输出电压为 6 V,D6(IN-4)输入端的平衡电压为 2 V,VR2 应调整到 10 kΩ。

五、管电流调整电路

(一) 摄影电流(mA)的调节和显示

摄影电流(mA)设定是通过操作控制面板上的 mA+和 mA-按键来进行的,单片机电路采集到控制面板上 mA 键的操作后,发出指令使面板显示相应的电流(mA)。

mA+键或 mA-键→RL3、RL4→X98→X89→D11-RL3、D11-RL4→D11-OUTA/B、D11-SL→D23-5～7、D24-A～F、D16-E～F→X89→X98→L5、L6、L7(显示电流(mA)预示值)。

(二) 摄影电流(mA)采样电路

将高压变压器组件中性端输出的电流(mA)采样信号 M1 和 M2,经采样板取样后送单片机板进行 AD 转换,再将转换结果送单片机进行摄影电流(mA)的监测。

M1 与 M2(mA 采样信号)→DZ1-5、DZ1-6→T1→V2—D1A (将电流信号转换为电压信号)→X78A-2→X87A-2→D6IN-0(大焦点电流(mA)采样)、D61N-1(小焦点电流(mA)采样)→D1(摄影电流(mA)采样值)。

(三) 摄影电流(mA)的控制

摄影电流(mA)的控制,即 X 线管灯丝加热电流的控制。当摄影电流(mA)和摄影电压(kV)确定后,单片机板和接口板将输出四路信号控制灯丝板的灯丝电流输出。

1. 输出脉冲宽度选择信号　单片机根据不同的管位和不同的电流(mA)挡,输出 3 位二进制脉冲宽度选择信号。其低两位信号直接由单片机板的 D36-3(D0)与 D36-4(D1)输出,高位信号由单片机板的Ⅰ、Ⅱ管位切换信号 D38-2(D2)输出,此 3 路信号送入灯丝板的 D8(8 选 1 拟开关)进行各种电流(mA)挡的输出脉冲宽度选择。

D1→D13-Q4、D13-Q6、D13-Q7→D15E、D16D、D16A→D38B、D36D、D16C→X84B-3、X84B-2、X84B-1→X48-6、X48-5、X48-2→D8-C、D8-B、D8-A。

2. 逆变频率控制信号　单片机根据不同电流(mA)和电压(kV)的参数组合,输出 100～700 Hz 的灯丝逆变频率控制信号,输出电流越大,所需要的灯丝温度越高,逆变频率也越高,输出电压越低,要达到一定电流所需要的空间电荷补偿越强,逆变频率也越高。

D1→D7-OUT0→D12C→D28A→D39B→X84A-1。

3. 大小焦点切换信号 当工作在Ⅰ管位透视或Ⅱ管位 30 mA、50 mA、70 mA、100 mA 摄影状态时，单片机板 X86B-1 端输出低电位。控制灯丝板小焦点输出，当工作在Ⅰ管位点片或Ⅱ管位 200 mA、300 mA、400 mA、500 mA 摄影状态时，单片机板 X86B-1 端输出高电位。控制灯丝板大焦点输出。

D1→D13-15→D15F→D38A→X86B-1→X48-1→D3-3→KLS。

4. 灯丝增温输出控制信号 当工作在Ⅱ管位、准备开始曝光时(按下手闸Ⅰ挡)，首先对 X 线管的灯丝进行加热，待灯丝温度稳定后再进行曝光，保证曝光时电流输出的稳定。进入灯丝加热状态，接口板 X6A-1 输出高电位灯丝加热信号。控制灯丝板的±68 V 灯丝逆变电源和 15 V 灯丝触发电源供电，输出灯丝驱动电流。

按下手闸Ⅰ挡→X6A-4(接口板)→JHD1A(吸合)→X6A-1(高)→X41-1(灯丝板)→KORD(吸合)(输出±68 V 灯丝逆变电源和+15 V 灯丝触发电源)。

当切换到Ⅰ管位时，单片机板 X86B-2 输出高电位(Ⅰ管位工作)，X 线管的灯丝进入透视加热状态。保证透视能够随时进行。进入灯丝加热状态，接口板输出灯丝加热信号，控制灯丝板的±68 V 灯丝逆变电源和+15 V 灯丝触发电源供电，输出灯丝驱动电流。

D1(单片机板)→D13-Q4→D15-E→D38B→X86B-2→X68B-5(接口板)→D4G→KMAB→X6A-1(高)→X41-1(灯丝板)→KORD(吸合)(输出±68 V 灯丝逆变电源和 15 V 灯丝触发电源)。

5. 灯丝加热输出 灯丝触发信号来自单片机板的，经 D2B 整形后，分为两路。一路经 C22、V31 微分电路产生单片机触发信号的上升缘触发脉冲，另一路经 D2C 反向，分为三路：一路经 C21、V30 微分电路产生单片机触发信号的下降缘触发脉冲，与上升缘触发脉冲经 D1A 相加，作为电流切换保护、最大脉冲宽度限制和各种电流(mA)挡脉冲宽度调节的触发信号；另一路信号送 D1B 控制触发信号的奇数脉冲产生灯丝正脉冲；还有一路信号经 D2D 反向后送 D1C 控制触发信号的偶数脉冲产生灯丝负脉冲。正负脉冲在 TP7 相加经 KLS1 进行大小焦点切换后送到高压变压器组件内的灯丝变压器初级，变压器次级输出电压再加到 X 线管的大、小焦点灯丝上。

X48-4(灯丝板灯丝触发信号)→D2B→C22→V31→D1A→D8-INH(电流切换保护)、D4A(最大脉冲宽度限制)、D5～D7(各种电流(mA)挡脉冲宽度调节)→D8-X0～X5→D1D→D2F～D1B→D2E→D3A→T1→D35→V41→KLS1→X1-2、X1-3→灯丝变压器→X 线管的大、小焦点灯丝。

(四) 摄影电流(mA)的调试

FSK302-1A 型控制台对摄影电流(mA)的调试步骤如下。先将单片机板上的拨码开关 SW1 的 S4 拨至"ON"，然后在控制台上选择 70 kV、0.1 s 的摄影条件，针对不同的电流进行曝光，每次曝光完成后，观察控制台显示面板上电流(mA)显示窗口的显示代码，根据表 6-5 进行调整。调整完成后，将单片机板上的 SW1 的 S4 拨至"OFF"，以后曝光将不显示实际发生的电流(mA)。

表 6-5 XD_{52}-30 · 50/125 型 X 线管组件调整

焦点	管电流	电流(mA)窗口显示代码	灯丝板调整电位器
小焦点	100 mA	72	R50
大焦点	320 mA	53	R51
	400 mA	65	R52
	500 mA	80	R53

六、透视电流(mA)调整电路

(一) 透视电流(mA)的设置

透视电流(mA)设置是通过调节控制面板上的透视电流(mA)调整电位器来实现的。当透视电流(mA)调整电位器被调整后，单片机电路获得控制面板上透视电流(mA)电位器送出的电压信号，将此电压转换成数字信号，根据电压信号的大小输出不同频率的灯丝触发值，电流越大频率越高。其最大和最小输出电流的设置是通过调整单片机板上的 VR4 和 VR6 实现的。

（二）透视电流（mA）的显示

透视电流（mA）的显示由采样板中透视高压电流采样电路直接从透视高压次级电流输出中性点 M1A 端采样得到的透视电流（mA）经电流/电压转换后，送 D2 进行模拟/数字显示转换。

JX2-M1、JX2-M2→7DZ1-5、7DZ1-6→V1→R18→D2→X79→X97 mAL1、mAL2（透视电流（mA）的显示）。

（三）透视电流（mA）的控制

1. 原理 透视电流（mA）的控制原理与摄影电流（mA）基本相同，只是它的输出电流是通过调整 D7A 的输出脉冲宽度完成的。

2. 透视电流（mA）的调整 调整灯丝板 R54，可以改变透视电流（mA）的大小。

七、操作程序

（一）技术选择输入

控制面板→X98-SEG1～SEG3、X98-RL0～RL7→D11→D17→D1。

（二）技术选择输出

D1→D17→D13→D15→D37、D38→X86B-1～5。

（三）手闸Ⅰ挡程序

0 V→XDZ-3（Ⅱ台）、CTZC-Ⅱ（Ⅰ台）→X6A-3→JHD1A、JHD1B→X6D→6（X 线管旋转阳极启动、高压初级预上闸）、X6A-1（X 线管灯丝增温）、X68A-2（通知单片机开始摄影准备）、X6C-5（立式摄影架振动滤线栅吸合）、X6C-6（摄影床振动滤线栅吸合）。

（四）手闸Ⅱ挡程序

0 V→XDZ-2（Ⅱ台）、CTZC-18（Ⅰ台）→X6A-4→JHD2A、JHD2B→X68A-2（通知单片机开始摄影）、X6C-6（立式摄影架振动滤线栅振动）、X6C-6（摄影床振动滤线栅振动）、X6D-2 与 X6D-3（ZZ-3 型支柱体层启动）、X6A-5 与 X6A-6（SC5-1 一体化体层床体层启动）。

（五）透视曝光程序

0 V→X93（操作面板透视按键、透视脚闸）→X6A-2→X6D-4（透视高压初级上闸）、X68A-6（通知单片机开始进行透视）。

（六）体层摄影程序

控制面板→X98-SE02 与 X98-RL6→X89→D11→D17→D1→D17→D13→D15D→D37A→X86B-3→X68B-4→D4C→KTOM1A、KIOM1B（设置体层工作）。

能力检测

一、名词解释

1. 程控 X 线机
2. 程序摄影
3. 故障代码
4. 体层摄影

二、填空题

1. 程控机的高压输出________的补偿、高压输出________的补偿、高压变压器________控制、高压变压器初级投闸________控制及设备运行________均由计算机软硬件实现。

2. FSK302-1A 程控 X 线机主要由________、________、________、________、________、________、

________等构成。

3. 灯丝电路供电电源是由________、________和________组成。

三、单项选择题

1. 程控X线机是由单片机控制的（　　）。

A. 中频X线机　B. 电容充放电X线机　C. 逆变X线机
D. 高频X线机　E. 工频X线机

2. Err1代表的意义是（　　）。

A. 同步信号异常　B. 阳极启动异常　C. 灯丝启动异常
D. 灯丝增温异常　E. 电源波动范围超过规定值

3. 该机电源电压允许的波动范围是（　　）。

A. ±25%　B. ±20%　C. ±15%　D. ±10%　E. ±1%

4. 该机电源内阻允许范围是不大于（　　）。

A. 0.3 Ω　B. 0.6 Ω　C. 0.9 Ω　D. 1.3 Ω　E. 1.6 Ω

5. Err10代表的意义是（　　）。

A. 同步信号异常　B. 阳极启动异常　C. 灯丝增温异常
D. 曝光过程中mA过高　E. 曝光过程中手闸提前释放

6. 一般的国产电视系统的IBS输出电压为（　　）。

A. 1 V　B. 2 V　C. 4 V　D. 8 V　E. 12 V

四、多项选择题

1. FSK302-1A型500 mA程控X线机完成的功能有（　　）。

A. 自动透视　B. 普通摄影　C. 滤线器摄影　D. 立位摄影　E. 点片摄影

2. FSK302-1A程控机控制台包括（　　）。

A. 高压发生装置控制柜　B. 高压发生装置操作显示板　C. 高压变压器组件
D. 电视监视系统　E. 诊视床遥控板

3. 透视过程中可以调节（　　）。

A. 透视管电压F·kV调节旋钮　B. 电源电压调节　C. 摄影电流(mA)
D. 摄影电压(kV)　E. 透视管电流F·mA旋钮

4. 电源电路的组成包括（　　）。

A. 控制台+15 V控制电路主电源
B. +5 V计算机电路供电电源
C. 400 V高压电路
D. 100 V驱动电路
E. +15 V摄影电流(mA)模拟采样电路供电电源

5. 伺服控制电路包括（　　）。

A. 阳极启动电路　B. 电源电压调整驱动电路
C. 摄影电压(kV)调整驱动电路　D. 诊视床回转电路
E. 透视电压(kV)调整驱动电路

6. 灯丝电路的组成包括（　　）。

A. 逆变电路供电电源　B. 灯丝输出脉冲宽度调整电路　C. 灯丝逆变输出电路
D. 灯丝高压电路　E. 灯丝放大电路

7. 灯丝电路供电电源的组成包括（　　）。

A. 主稳压电路　B. 主稳压电路的过流保护电路
C. 主稳压电路欠流保护电路　D. 辅助稳压电路
E. 主稳压电路的电压限制电路

8. 采样电路的组成包括（　　）。

A. 采样板取样电路　　B. 透视电压(kV)取样电路

C. 透视电流(mA)取样电路　　D. 摄影电流(mA)取样电路

E. 接口板取样电路

9. 接口板取样电路的组成包括(　　)。

A. 旋转阳极启动采样电路　　B. 管电流取样电路

C. 高压初级电压取样电路　　D. 电源电压采样电路

E. 灯丝输出变压器初级电流取样电路

五、简答题

1. 简述 FSK302-1A 程控 X 线机的电路构成。

2. 简述电源电路的组成。

3. 简述采样电路的组成。

4. FSK302-1A 出现 Err3 同步信号异常时应如何检查判断?

5. 如何分析检修 FSK302-1A 型设备曝光时出现 Err5 故障?

(秦志刚　濮宏积)

参考答案

一、

1. 程控 X 线机是由单片机控制的工频 X 线机。由于采用了计算机控制技术,设备的自动化程度显著提高,使用户操作简单、方便。由于采用了输出参量软件补偿方式,使电压(kV)、电流(mA)、时间(s)三参量的控制更为精准。

2. 通过选择"体型"、"体位",并根据胶片、暗室等情况,选择先前已存储好的合适条件进行的摄影。

3. 机器具有故障自检功能,当设备运行中出现某种故障时,会显示相应的符号或代码。

4. 人体不动,X 线管和胶片(IP 等)保持相对运动,在运动中曝光,且曝光时 X 线透过人体后先通过滤线栅(曝光之前先振动)再到达胶片,使胶片感光的摄影。

二、

1. 电压(kV)　电流(mA)　初级零点投闸　相位　自检功能

2. 电源伺服电路　微机电源电路　灯丝加热电路　接口电路　采样电路　单片机板电路　操作显示电路

3. 主稳压电路　主稳压电路的电压限制电路　主稳压电路的过流保护电路

三、

1. E　2. E　3. D　4. A　5. D　6. C

四、

1. ABCDE　2. ABCDE　3. AE　4. ABE　5. BCE　6. ABC　7. ABE　8. ABCDE　9. ACE

五、(略)

第七章　高频 X 线机

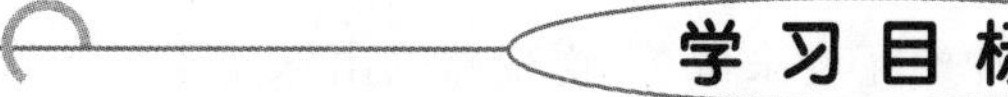

学习目标

掌握：高频 X 线机的工作原理和电路的基本结构。

熟悉：高频 X 线机的主要特点和 X 线机的逆变电源。

了解：高频 X 线机的使用方法。

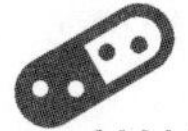

第一节　概　　述

工频 X 线机自问世以来，虽然经过不断的变革和更新，但其主要电路的构成模式没有发生本质的变化，仍然存在着许多不可克服的缺点，例如：①结构笨重，体积与重量庞大；②高压波形脉动率高，X 线剂量不稳定，软射线成分较多，病人吸收剂量大；③曝光参量的准确性和重复性较差；④只能交流供电。为了解决这些问题，目前广泛采用的是高频技术，其核心是利用直流逆变电路将 X 线机高压发生器的工作频率由工频(50 Hz 或 60 Hz)提高到中频(400 Hz～20 kHz)或高频(20～100 kHz)。高压电源频率在 400 Hz～20 kHz 范围内的称为中频 X 线机，在 20 kHz 以上的称为高频 X 线机。由于高频 X 线机相对于工频 X 线机具有绝对的优越性，因此，国际著名的 X 线机厂商已不再生产工频 X 线机。本章以国产高频机为例，介绍了高频机的特点、工作原理、直流逆变电源和使用方法。

一、高频 X 线机的特点

(一) 皮肤剂量低、成像质量高、输出剂量大、可实现超短时曝光

从 X 线成像原理可知，连续能谱的 X 线的衰减不遵循指数规律，射线通过物质后，不仅有光子数量的减少，而且还有光子能量的变化，成像质量较差，易形成伪影，影响 X 线诊断。而单能窄束 X 线，物质对其吸收遵守指数规律，射线通过物质后，没有光子数量的减少，仅有光子能量的变化，这对提高成像质量非常有帮助。

工频 X 线机特别是单相全波整流 X 线机，其高压发生器输出的是脉动直流高压，波纹系数为 100%，一个脉冲的持续时间为 10 ms，大于 0.707 倍峰值的持续时间约为 5 ms，软射线成分比较多，增加了被照射患者的皮肤剂量，降低了图像的质量。高频 X 线机高压发生器输出的高压波形近似稳恒直流，脉动率很低，波纹系数在±5%以内，输出 X 线的能谱比较集中，软射线成分比较少，因此，高频 X 线机具有以下特点。

1. 患者皮肤吸收剂量低　高频 X 线机浅表组织剂量降为工频 X 线机的 1/10～1/3。

2. 成像质量高　高频 X 线机散射少，成像清晰。

3. 输出剂量大　在胶片获得相同黑化度的情况下，高频 X 线机所需要的 mAs 值仅为工频 X 线机的 60%。在曝光时间相同的情况下，高频 X 线机使用 300 mA 输出的 X 剂量与上述工频 X 线机 500 mA 输出的剂量基本相同。

4. 可实现超短时曝光　X线机超短时间曝光取决于高压波形的上升缘，高频X线机高压波形上升缘很陡，一般是十几至几十微秒，最短曝光时间可达1 ms。而工频X线机高压波形按正弦规律变化，例如50 Hz的单相全波整流X线机高压波形上升缘缓慢，最短曝光时间大于3 ms。

（二）可实时闭环控制，参数稳定精度高

高频X线机的管电压和管电流都是由计算机系统采用闭环控制方式进行监控的。在曝光过程中，将实际采样值与设定值进行比较和调整，控制精度高。

高频机的管电压通常由直流逆变器输出脉冲的频率来调节，逆变器输出频率不仅受管电压设定值控制，同时还受管电压检测信号控制，在曝光过程中，输出频率可根据检测信号与设定值比较的结果进行迅速的调整跟踪，以确保管电压实际值等于设定值。

高频机的管电流通常由直流逆变器输出脉冲的宽度来调节，逆变器输出脉宽不仅受管电流设定值的控制，同时还受灯丝加热或管电流检测信号控制，在曝光过程中，输出脉宽可根据检测信号与设定值比较结果进行迅速的调整跟踪，以确保管电流实际值等于设定值。

工频X线机的管电压则由自耦变压器调节，虽然曝光前可对管电压进行补偿，但是曝光一旦开始，为防止碳轮移动产生电弧，碳轮在曝光期间必须静止。工频X线机的管电流调节电路需要设置稳压电源，同时由于空间电荷的影响，灯丝加热电路还要对空间电荷进行补偿，尽管采取很多措施，管电流实际值与设定值仍有较大误差。

（三）结构紧凑、体积小、重量轻

工频X线机，由于自耦变压器、高压变压器等核心部件的体积重量比较大，因此显得比较笨重。如一台1000 mA的工频X线机，高压发生器可达上百公斤，笨重的自耦变压器和高压发生器等部件给安装和运输带来了不便。

高频X线机采用直流逆变技术，将高压电源频率提高至20 kHz以上。根据变压器的工作原理，变压器初级绕组匝数 N、铁芯截面积 S、初级电压 E、电源的工作频率 f、磁通密度 B 之间关系为

$$NS = E/(4.44fB)$$

在获得相同电压的情况下，如果磁感应强度 B 不变，随着电源频率 f 提高，匝数 N 与铁芯截面积 S 的乘积缩小，从而使高压变压器体积减小，重量减轻。采用直流逆变技术的便携式和移动式X线机在操作轻便灵活性上，在安全与美观上与工频X线机相比都具有无可比拟的优势。

（四）便于智能化

高频X线机使用计算机对整机电路进行控制和管理，这和工频机相比有着显著的不同。计算机的应用将高频机的各种性能提高到一个崭新的水平，比如自动降落负载、曝光限时、故障报警、实时控制、数据存储、自动处理等。这都为常规X线机的数字化和智能化创造了有利条件。

（五）可使用交、直流供电

高频X线机既可以使用交流电源，又可以使用直流电源，这意味着可以用储能器件来解决电源问题，这对缺少交流电或电源条件差的场合，如边远地区、地质和野战等恶劣条件，具有特殊意义。

二、高频X线机的工作原理

如图7-1所示是高频X线机系统框图，主要由主电路（工频电源→整流电路→主逆变和灯丝逆变→高压发生器）、功率控制电路（主逆变触发控制、灯丝逆变触发控制）、阳极启动等其他控制电路和计算机系统等构成。

如图7-1所示，工频电源电压 U_0 经过整流、滤波之后变为几百伏的直流电压 U_1，此电压经主逆变电路后成为几十千赫兹的高频电压 U_2，该高频电压被送到高压变压器初级，经过升压以及整流、滤波（多为倍压整流方式）后变为稳恒直流高压 U_3，作为X线管的管电压。灯丝加热也采用类似的方法，工频电源电压 U_0 经过整流、滤波之后变为几十或几百伏左右的直流电压 U_4，此电压经灯丝逆变电路后成为几十千赫兹的高频电压 U_5，该高频电压被送到灯丝变压器初级，次级输出电压 U_6，作为X线管的灯丝加热电压。

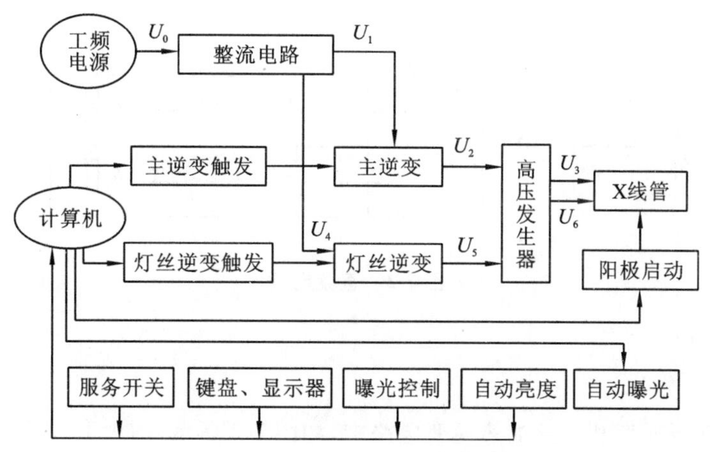

图 7-1　高频 X 线机系统框图

计算机控制电路是整个高频机的核心，其主要作用是通过读、写数据并发出指令来协调整机电路有条不紊地工作。其电路一般是由单片机加外围电路组成。主逆变触发和灯丝逆变触发大多采用闭环控制模式，在曝光过程高，电压(kV)检测信号、电流(mA)或灯丝检测信号与曝光参量设定值实时进行比较，比较信号不断跟踪调整主逆变触发脉冲的频率和灯丝逆变触发脉冲的宽度，从而改变电压和电流。通过服务开关可以设置 X 线管、主机以及主机外围设备的一些参数，同时还可以调用服务程序完成模拟曝光、显示实际电压(kV)和电流(mA)值、显示 X 线管热容量等多种功能。键盘操作、数码或液晶显示、曝光操作以及 X 线管阳极启动等都由计算机系统控制和管理。若配以相应的设备，高频机还可实现自动亮度控制(automatic brightness control，ABC)和自动曝光控制(automatic exposure control，AEC)。多数高频 X 线机具有较完善的故障检测、保护及显示等电路。

第二节　直流逆变电源

直流逆变电源也称高频电源，是高频机的重要组成部分，是高频机区别于工频机的标识性电路。直流逆变是把低频交流电整流成为直流电，再经过逆变电路把直流电变成较高频率交流电的过程。逆变电路所使用的逆变技术的种类很多，可以按照不同的形式分类，主要分类方法如下。

(1) 按输出交流频率分类，逆变器的交流输出频率较低的逆变称为工频逆变，逆变器的交流输出频率 400 Hz 至 20 kHz 称为中频逆变，大于 20 kHz 称为高频逆变。

(2) 按逆变器的输出相数分类，逆变器的交流输出为单相交流电的逆变称为单相逆变，逆变器的交流输出为三相交流电的逆变称为三相逆变(又称多相逆变)。

(3) 按逆变主电路的形式分类，逆变电路的逆变分为单端式逆变、半桥式逆变、桥式逆变等。

(4) 按逆变主开关器件的类型分类，逆变主开关的类型分为晶闸管逆变、晶体管逆变、场效应管逆变等。

(5) 按控制方式分类，逆变电路的控制方式分为调频式逆变和调宽式逆变两类。

高频 X 线机的直流逆变电源主要由直流电源、直流逆变和逆变控制三部分电路组成。

一、直流电源

直流电源是直流逆变电源的工作电源。小型高频机可直接用蓄电池供电，或由 220 V 单相交流电源整流后转换为直流电源。15 kW 以下的逆变式 X 线机一般采用 220 V 单相交流电源，经整流后转换成的直流电源。15 kW 以上的高频 X 线机多采用 380 V 三相交流电源，经三相桥式整流、滤波后转换成直流电源，如图 7-2 所示。

二、桥式逆变

直流逆变主电路的形式通常有三种，即单端逆变、半桥式逆变和桥式逆变，其中桥式逆变的应用最为

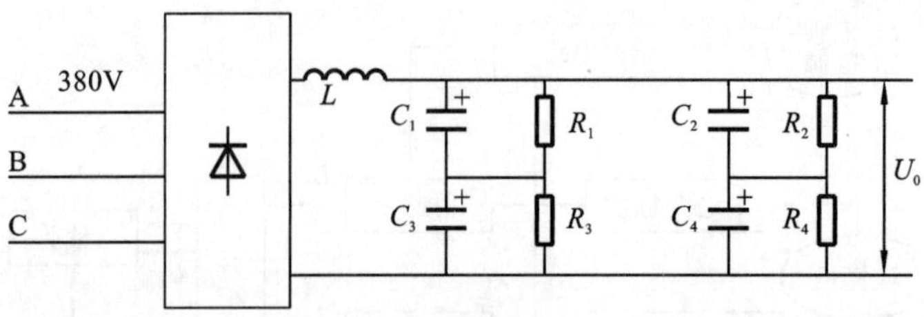

图 7-2 直流电源

普遍，其原理如图 7-3 所示。

(一) 桥式逆变的原理

桥式逆变多用于高压逆变和灯丝加热逆变电路中，如图 7-3 所示，图中 K_1～K_4 是四只开关元器件(可以用晶闸管、场效应管等)，Z 为 X 线管的等效负载阻抗，通过适当控制四只开关的按照以下顺序开闭，则在负载 Z 的电压波形就是如图 7-4 所示正、负交替的矩形波，实现直流变成交流的逆变。

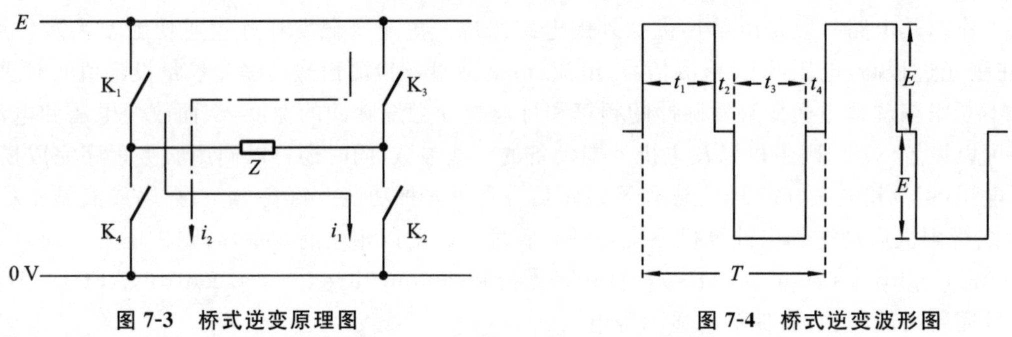

图 7-3 桥式逆变原理图　　图 7-4 桥式逆变波形图

时间 t_1：K_1、K_2 闭合，K_3、K_4 断开，电流为 i_1，Z 上电压为 E。

时间 t_2：K_1、K_2 断开，K_3、K_4 断开，电流为 0，Z 上电压为 0。

时间 t_3：K_3、K_4 断开，K_1、K_2 闭合，电流为 i_2，Z 上电压为 $-E$。

时间 t_4：K_1、K_2 断开，K_3、K_4 断开，电流为 0，Z 上电压为 0。

t_1～t_4 为一个周期 T，然后周而复始。如果周期 T 适当，就可输出正负交替的矩形波。

(二) 桥式晶闸管逆变器示例

高频 X 线机的高压逆变通常采用 RLC 串联谐振的桥式整流逆变电路，电路结构如图 7-5 所示，RLC 串联谐振电路的固有振荡频率 f_0 为

$$f_0 = \frac{1}{2\pi}\sqrt{\frac{1}{LC} \pm \left(\frac{R}{2L}\right)^2}$$

当 RLC 固有振荡频率 f_0 等于可控硅触发脉冲频率 f_g 时，通过负载的电流波形如图 7-6(b)所示，A、B 两端的电压波形如图 7-6(c)所示。

T_0～T_1 时间：晶闸管 Q_1、Q_2 被触发导通，直流电源 E 迅速向电容 C 充电，充电电流 i_1 上升很快。随着电容器上的电压 U_c 的增加，i_1 上升速度减慢，达到最大值后其值开始减小。由于电感的作用，i_1 只能逐渐衰减而不能立即减小到零，但电容 C 的电压仍继续上升。在 T_1 时刻电容 C 上充得的电压 $U_c>E$，Q_1、Q_2 自行关断，i_1 降到零。

T_1～T_2 时间：由于 $U_c>E$，所以电容 C 通过二极管 D_1、直流电源 E、二极管 D_2、RLC 电路形成放电回路且放电电流为 i_2。由于电阻 R 的消耗，放电电流小于正向充电电流 i_1。在 T_2 时刻电容 C 放电完毕，i_2 降到零。T_1～T_2 期间，Q_1 和 Q_2 一直处于截止状态。

T_2～T_3 时间：Q_3、Q_4 被触发导通，直流电源 E 通过 Q_3、Q_4、RLC 对电容 C 反相充电，充电电流为 i_2。在 T_3 时刻电容 C 上充得的电压 $U_c>E$，此时 Q_3、Q_4 截止。

T_3～T_4 时间：由于 $U_c>E$，U_c 通过二极管 D_4、直流电源 E、二极管 D_3、RLC 电路形成放电回路，放电电流为 i_1。T_3～T_4 期间，Q_3、Q_4 一直处于截止状态。

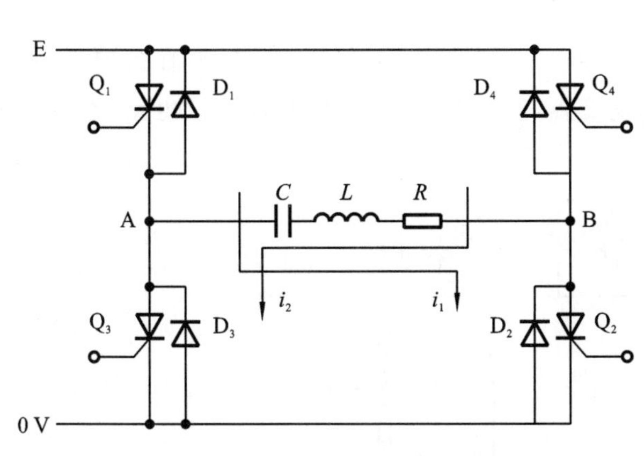

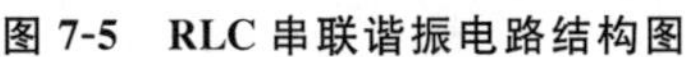
图 7-5　RLC 串联谐振电路结构图

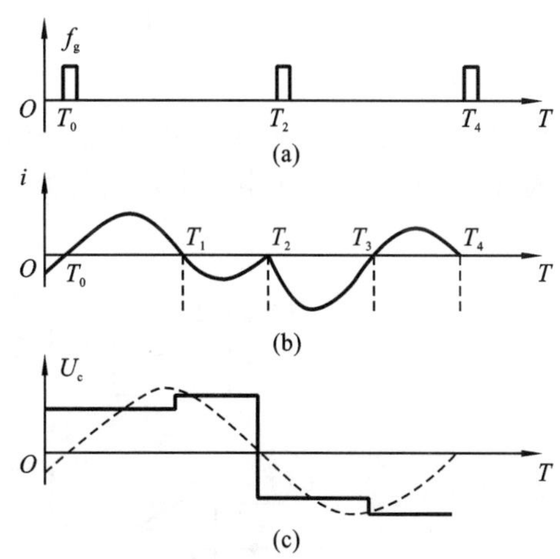

图 7-6　RLC 串联谐振电路电流输出波形

T_0～T_4形成了一个完整的振荡周期，以后重复以上过程，在高压变压器初级即可得到输出频率与逆变桥触发频率相同的高频电压。

一般来说，高频逆变电源的频率越高，经整流滤波后形成直流电压的波纹系数就越小。逆变的极限频率主要受到电子开关元件关断时间的限制，如果超过了这个极限频率就会出现前一组电子开关还未关断，后一组就已经接通的情况，发生逆变故障。目前许多电子开关元件的开关频率已经达到 40～100 kHz，足以满足逆变桥对逆变频率的要求。

在桥式逆变电路的实际应用中，电子开关可由晶体管、晶闸管、场效应管或 IGBT 等器件构成，但晶闸管元件和场效应管最为常见。在电子开关的选用上，输出功率较大的逆变器一般都选用晶闸管或 IGBT 器件，如国产 HF50R 型高频机的主逆变电路；而输出功率较小的逆变器一般都选用场效应管，如国产 HF50R 型高频 X 线机的灯丝逆变电路。

三、逆变控制

交流电源输出功率 P 的有效值为：$P=\frac{1}{T}\int_0^T P_t\mathrm{d}t=\frac{1}{T}\int_0^T u\times i\times \mathrm{d}t$。输出电压的有效值 U 为：$U=\frac{1}{T}\int_0^t u\times \mathrm{d}t$。式中：$T$ 为周期；u 为输出电压瞬时值；电流 i 是时间 t 的函数，$P_t=u\times i$ 为输出瞬时功率。由此可知，改变直流逆变电路输出功率 P 或输出电压有效值 U 的控制方式有两种：调宽控制和调频控制。

（一）调宽控制

保持周期 T（或频率 f）不变，改变周期 T 内有功部分和无功部分的占空比来改变输出功率，我们常称之为脉宽调制控制。同理，在保持输出电压的周期 T 不变，改变 u 的脉冲宽度来改变输出电压大小。如图 7-7 所示，调宽控制是在电压 u 的周期 T 不变时，通过改变变压器初级回路高电压 u 的脉冲宽度（占空比）来实现改变输出电压的控制方式。虚线表示的信号占空比大于实线表示的信号占空比。有些 X 线机的灯丝加热电路控制采用这种方式。

（二）调频控制

保持输出电压波形的脉冲宽度不变，改变频率或周期来改变输出功率或输出电压的方式，我们常称之为频率调制控制。如图 7-8 所示，实线表示信号周期 T_1，虚线表示信号周期 T_2，T_1 大于 T_2，即频率 f_1

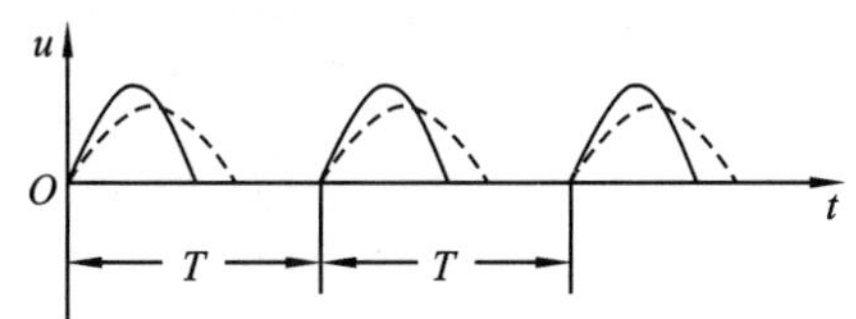

图 7-7　调宽控制原理

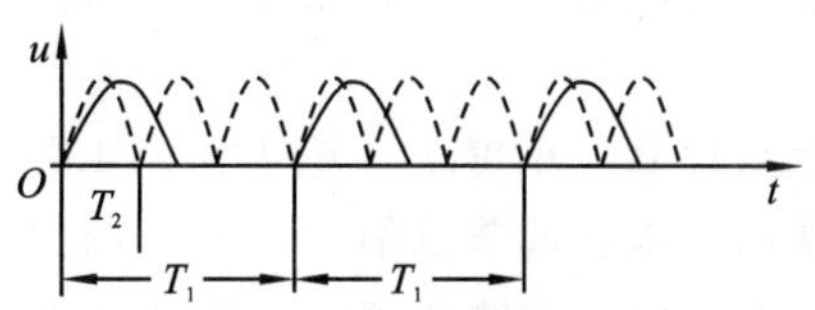

图 7-8　调频控制原理

小于 f_2 。调频法常用于X线机的管电压调整电路。

（三）逆变控制原理

图7-9为逆变式X线机调频控制管电压的原理方框图。控制电路由电压（kV）检测、比较器、压频变换器（U/f）等组成。主电路由直流电源、桥式晶闸管逆变器、高频高压变压器、整流滤波电路、X线管等组成。

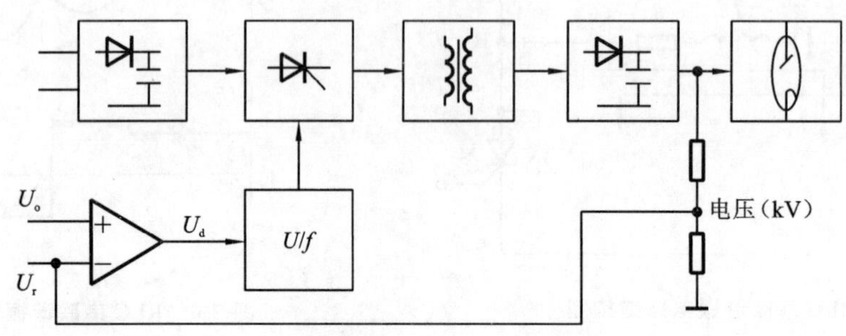

图7-9 调频控制式逆变电源原理方框图

比较器的同相输入端输入电压 U_s 为管电压预置值，反相输入端输入电压 U_r 为实际管电压的取样值，它与实际曝光时加在X线管两端的直流高压成正比，比较器输出电压 U_d 与两者的差成正比，U_d 控制压频变换器（U/f）的输出频率，即通过比较器的输出电压来控制压频变换器的输出频率，从而改变逆变器中的晶闸管的触发频率，实现调整管电压的输出。

在曝光开始的瞬间，由于预置电压一定，高压还未形成，触发频率最高，高压滤波电容的充电速率最大，电压迅速上升，随着实际电压的增大，触发频率下降，电压上升速度变慢。当电压预置值等于实际电压检测值时，误差电压为零，触发频率稳定，输出电压维持在预置值的水平上。若因某种原因，例如电网电压波动使电压发生变化，则因调频控制过程是闭环控制，该闭环回路立即自动跟踪调整，电压发生相反方向的变化，输出电压维持在预置值上，克服了电网电压波动对输出电压的影响，所以逆变式X线机对电源要求较低。

第三节 高频X线机的使用

HF50R型X线机是我国自行研制生产的高频X线机，本机与X线管组件、摄影床、胸片架等装置配套，适用于医疗单位对患者进行X线检查。

一、本机的主要特点

本机主要由控制台（上位机）、高压发生器（下位机）和X线管装置组成。如图7-10为控制台外形图，如图7-11为高压发生器外形图。高压发生器工作频率为高频，具有管电压波形稳定、患者剂量低、精度高等优点；采用计算机控制，具有自动曝光、实时控制、故障检测和显示报警等功能。

二、主要技术参数

1. 电源 电压380 V±38 V，频率50 Hz±1 Hz，容量55 kVA，内阻小于0.3 Ω。

2. 接地电阻 小于4 Ω。

3. 最大输出功率 大焦点50 kW（100 kV、500 mA、100 ms），小焦点15 kW（150 kV、100 mA，100 ms）。

4. 焦点尺寸 小焦点0.6，大焦点1.2。

5. 摄影管电压调节范围 40～150 kV。

6. 摄影管电流调节范围 大焦点，125 mA、160 mA、200 mA、250 mA、320 mA、400 mA、500 mA，分7挡。小焦点，25 mA、32 mA、40 mA、50 mA、63 mA、80 mA、100 mA，分7挡。

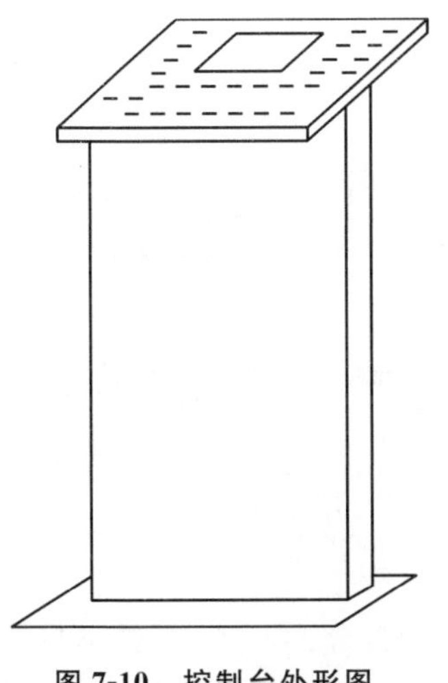
图 7-10　控制台外形图

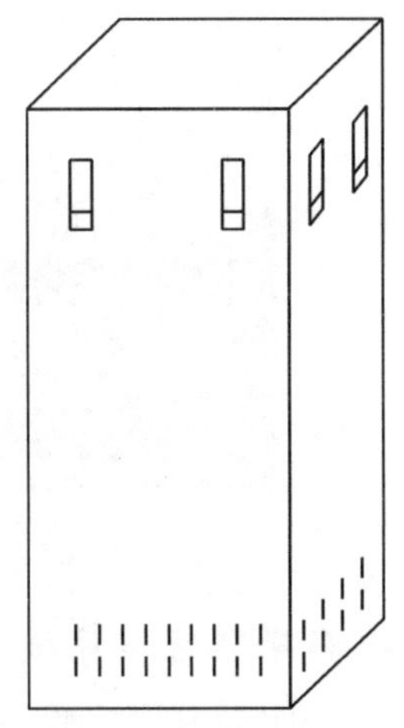
图 7-11　高压发生器外形图

7. 曝光时间选择　5 ms、6.3 ms、8 ms、10 ms、12.5 ms、16 ms、20 ms、25 ms、32 ms、40 ms、50 ms、63 ms、80 ms、100 ms、125 ms、160 ms、200 ms、250 ms、320 ms、400 ms、500 ms、630 ms、800 ms、1000 ms、1250 ms、1600 ms、2000 ms、2500 ms、3200 ms、4000 ms、5000 ms，共分 31 挡。

8. 曝光量(mAs)选择　0.5 mAs、0.63 mAs、0.8 mAs、1.0 mAs、1.25 mAs、1.6 mAs、2.0 mAs、2.5 mAs、3.2 mAs、4.0 mAs、5.0 mAs、6.3 mAs、8.0 mAs、10 mAs、12.5 mAs、16 mAs、20 mAs、25 mAs、32 mAs、40 mAs、50 mAs、63 mAs、80 mAs、100 mAs、125 mAs、160 mAs、200 mAs、250 mAs、320 mAs、400 mAs、500 mAs，共分 31 挡。

三、使用方法

控制台操作面板按键如图 7-12 所示，面板左侧设有开机和关机按键。面板的参数选择分设在三个区域：摄影床摄影控制区、摄影床器官程序摄影控制区、摄影床自动曝光摄影控制区。

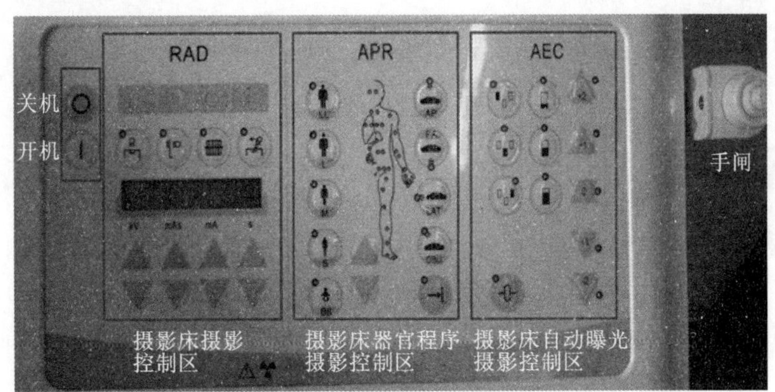

图 7-12　高频 X 线机操作面板

接通电源，按下控制台上的开机案件，控制台屏幕依次显示“系统自检，请稍后”字样，如上位机和下位机通讯正常，此画面等待大约 5 s；如果通讯异常，程序自检时会显示错误代码。系统自检完毕后，进入操作界面。

（一）普通摄影

如图 7-13 所示为摄影床摄影控制按键示意图。具体操作步骤分为四步：①选择普通摄影方式；②选择曝光参数，即通过相应的按键操作，设定电压(kV)、电流(mA)、曝光量(mAs)、时间(ms)数值；③按手闸Ⅰ挡，约 1.8 s 后听到准备完毕后的蜂鸣器“嘀嘀嘀”的信号后，按下手闸Ⅱ挡进行曝光；④曝光结束后松开手闸。依此类推，可进行立位摄影、滤线器摄影。

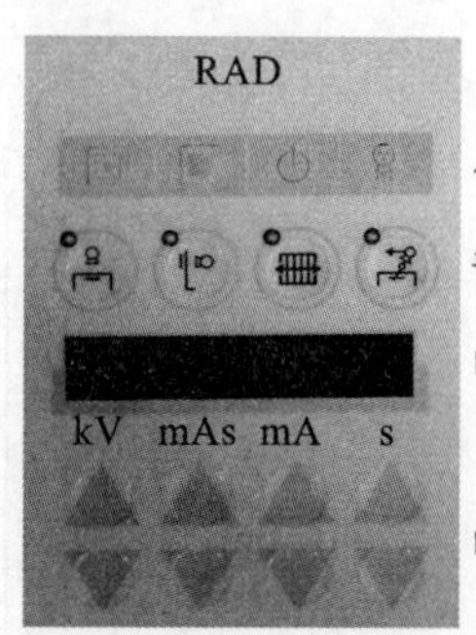

图 7-13 摄影床摄影控制按键

（二）摄影床器官程序摄影

如图 7-14 为摄影床器官程序摄影控制按键示意图。具体操作步骤分为四步：①按下投照方向选择、体形选择、摄影部位选择任一键，该键的指示灯亮，说明选择了摄影床器官程序摄影功能；②核实部位曝光参数，如曝光参数不能满足要求，可进行修改和存储；③按普通摄影方式要求曝光；④再次按下指示灯亮的按键，灯灭，说明退出了摄影床器官程序摄影方式，进入普通摄影方式。

（三）摄影床自动曝光（自动亮度）摄影

如图 7-15 为摄影床自动曝光（自动亮度）摄影控制按键示意图。操作步骤如下：①按下胶片/增感屏组合任一键，该键的指示灯亮，说明选择了摄影床自动曝光摄影方式；②选择电离室的区域组合；③操作胶片亮度选择键选择胶片的黑度；④根据摄影部位设定曝光参数；⑤按普通摄影方式要求曝光；⑥再次按下指示灯亮的按键，灯灭，说明退出了摄影床自动曝光摄影方式，进入普通摄影方式。

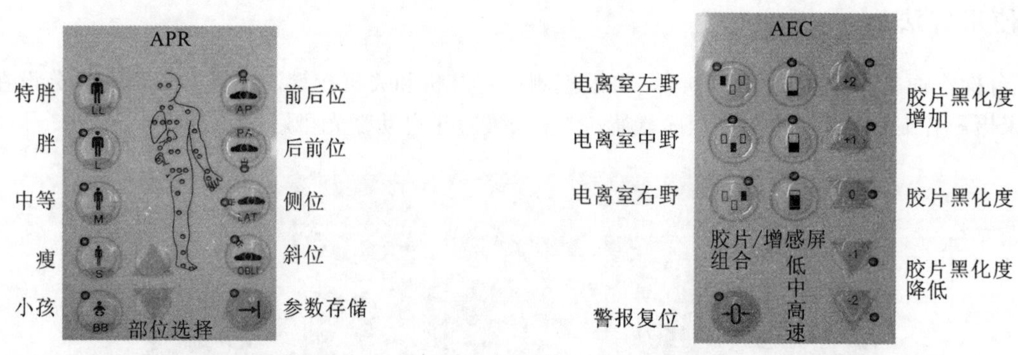

图 7-14 摄影床摄影器官程序控制按键

图 7-15 自动亮度控制按键

能力检测

一、单项选择题

1. 高频 X 线机的频率范围，正确的是（ ）。

A. 400 Hz～20 kHz　B. 400 Hz～20 MHz　C. 20 kHz 以上
D. 50 Hz　E. 60 Hz

2. 关于高频 X 线机的特点，下列说法错误的是（ ）。

A. 可提高 X 线质量　B. 增加患者皮肤的吸收剂量　C. 可实现实时控制
D. 可实现短时间曝光　E. 可增加输出剂量

3. 关于高频 X 线机的说法，正确的是（ ）。

A. 高频 X 线机高压发生器输出高压的波形是脉动直流电
B. 高频机的管电压通常由直流逆变器输出脉冲宽度来调节
C. 高频机的管电流通常由直流逆变器输出脉冲频率来调节

D. 由于高频机的频率高，所以其高压发生器体积较大

E. 以上说法都不正确

4. 关于高频机计算机的说法，错误的是(　　)。

A. 计算机控制电路是整个高频机的核心

B. 通过读、写数据并发出指令协调整机工作

C. 在曝光过程中，计算机是不检测电压(kV)和电流(mA)信号的

D. 阳极启动也是由计算机进行控制和管理的

E. 高频机多数还包括故障检测、显示及保护电路

5. 关于逆变器的说法错误的是(　　)。

A. 直流逆变电源也称高频电源

B. 逆变器是高频机区别于工频机的标志性电路

C. 可以由交流电或蓄电池供电

D. 高频机的直流逆变器只能由交流电供电

E. 直流逆变器既可以用单相 220 V 供电，也可以用三相 380 V 供电

6. 下列哪个元件不能作为桥式逆变电路的电子开关？(　　)

A. 晶体管　　B. 可控硅　　C. 场效应管　　D. 晶闸管　　E. 二极管

二、填空题

1. 高频机中，由工频转变为高频之前要先对工频电流进行________。

2. 高频 X 机中有两个逆变分别为________和________。

3. 在逆变电路的构成上，输出功率较大的采用________做开关元件，而输出功率较小的采用________做开关元件。

三、名词解释

直流逆变

四、简答题

1. 中频 X 线机的优势？

2. 高频逆变的基本原理是什么？

(岳若蒙　樊冰　王帅)

参考答案

一、1. C　2. B　3. E　4. C　5. D　6. E

二、

1. 整流

2. 高压逆变　灯丝逆变

3. 晶闸管　场效应管

三、

将直流电压变换为某一中频交流电的过程称为直流逆变

四、(略)

第八章　X线机的管理

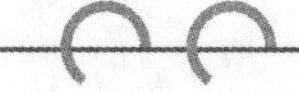

学习目标

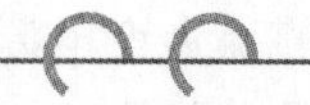

掌握:X线机的安装调试流程;X线机的保养方法。

熟悉:X线机正确使用。

了解:X线机的质量管理与性能参数的检测方法。

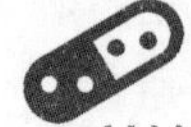

第一节　安装调试

正确合理地安装X线机是充分发挥X线机设备性能的前提。如果不能合理安装,轻者影响X线机的性能发挥,重者造成某些故障,影响机器寿命。X线机安装主要应选择适当的机房、合适的电源、良好的接地,按照说明书进行安装和调试。

一、对机房的要求

(一)位置

在确定机房位置时,应遵守的原则如下。

(1)选择地势干燥、通风良好、噪声小和尘土少的地方。

(2)有利于患者就诊和医生工作:机房对外应靠近急诊室和外科,并兼顾门诊和病房,对内应靠近暗室、阅片室、片库等。

(3)有利于设备的安装和防护:大部分X线机体积较大,对地面的承重有一定的要求。机房若选在一层,搬运和安装都比较方便,地面的防护也可省却。若受条件限制,机房需选在其他楼层时,安装时必须考虑楼板的承重能力和防护要求。

(二)面积

机房的面积要合适,应考虑两方面的要求。

(1)机房必须使全部设备能得到合理的布局,设备上的某些结构运动到极限位置时,还要方便工作人员和患者、担架、推车的出入。

(2)有利于工作人员和患者的防护。

一般小型X线机的机房需20～25 m^2;中型X线机的机房面积需25～35 m^2;大型X线机的机房面积需40 m^2 以上。大型DSA的机房面积需增大到50～60 m^2。

控制室的面积应视具体X线机而定。中、小型X线机控制室面积不必很大;大型X线机配有不同数量的控制柜,为便于布线和维护,可从十几平方米到30 m^2。

(三)高度

由于X线机的机械结构不同,因此对机房的高度要求也不一样,应根据设备的具体情况而定。机房高度一般为2.8～3.5 m。

(四) 机房防护

为了减小X线对人体的危害,必须完善和加强X线机机房的防护。在机房的建造中,必须加强各个环节的防护,将人员的受线剂量限制在国家规定的标准之内。

1. 墙壁 机房的墙壁一般为砖墙或混凝土墙,只要达到一定的厚度,就可达到对邻室或室外的防护目的。其厚度应根据X线机最高管电压的大小而定。管电压越高,X线的穿透力越强,其厚度应越厚。

2. 楼板 楼板的防护要求与墙壁相同。

3. 门和窗 应有良好的防护性能,控制室应开有观察窗和门。观察窗上应镶铅玻璃,铅玻璃应具有与墙壁相同的铅当量,镶嵌时应与周围的防护材料有适当的重叠。

机房防护门与防护墙之间不能留有空隙,门框也要具有良好的防护性能,且门框与门之间、门框与墙之间的防护材料都应适当重叠。

二、对电源的要求

X线机属瞬间大功率贵重医疗设备。供电电源的优劣直接影响设备性能的发挥。优良的供电电源,不仅能使设备的输出功率达到最高设计要求,而且能为摄影、诊断和治疗提供准确的技术数据。

(一) 电源容量

电源容量是指为X线机供电的专用电力变压器的容量,单位是千伏安(kVA),其大小由X线机摄影曝光时的最大输出功率决定。

1. 电源容量的计算 对于单台X线机所需要的电源容量,计算方法如下。

(1) 计算主机最大输出功率($P_{出}$) 主机最大输出功率即最大管容量。如XG-500型X线机,其最大输出功率为500 mA,80 kV,所以

$$P_{出}=500\times1.1\times80\times0.707\ \text{W}=31108\ \text{W}\approx31.1\ \text{kW}$$

(2) 计算主机最大输入功率($P_{入}$) 主机最大输入功率等于主机最大输出功率($P_{出}$)除以高压变压器的效率(η)。若变压器的效率是85%,输入功率为

$$P_{入}=1/\eta\times P_{出}=(1/0.85)\times31.1\ \text{kW}=36.6\ \text{kW}$$

(3) 计算视在功率($P_{视}$) 电源变压器的标称容量均为视在功率,需将最大输入功率换算为视在功率。若电源变压器的功率因数是0.8,则视在功率为

$$P_{视}=1/\cos\phi\times P_{入}=1/0.8\times36.6\ \text{kVA}=45.8\ \text{kVA}$$

由于高压变压器采用单相380 V供电,而供电电源是三相变压器,所以对应的三相电源变压器容量为

$$P_{总}=P_{视}\times\frac{3}{2}=45.8\times\frac{3}{2}\ \text{kVA}=68.7\ \text{kVA}$$

(4) 计算所需供电变压器的容量(P) 由于摄影曝光时间一般数秒之内,属于瞬时负载,而变压器具有瞬时过负荷能力,可以使短时间内负荷达到额定负荷的2倍,故所需电源变压器的容量为

$$P=1/2\times P_{总}=1/2\times68.7\ \text{kVA}=34.35\ \text{kVA}$$

除主机消耗功率外,X线管的灯丝、自耦变压器、稳压器、控制电路各元件以及旋转阳极启动运转各电器消耗功率之和一般不超过1 kW,故实际可选35 kVA的电源变压器即可。

当今医院都拥有多台X线机,已不可能为每台X线机配专用变压器。由于诊断X线机曝光时间短,各台设备同时曝光的机会很少,所以供电电源的容量只要达到各台X线机消耗功率之和的一半即可。

2. 电源容量不足的影像 电源容量不足主要影响输出的X线实际值与预示值不符。使实际管电压值低于预示值,摄影曝光时达不到预期的效果,大条件摄影甚至会导致机器电源落闸,无法工作。电源容量不足,电压降过大会使某些器件寿命缩短、工作不稳定等。如接触器、继电器等吸合不稳,出现蜂鸣,触点接触不良而熔化的现象,影响机器正常工作。

(二) 电源频率

电源频率是X线机电路设计时的一个重要参数。X线机中,许多电路和元件的工作特性与电源频率

有关。如旋转阳极X线管的阳极转速与频率成正比，电源频率降低会使阳极转速降低。因此，选定电源时，必须考虑电源频率是否与设备的要求相符。国产X线机的电源频率均按50 Hz设计，其允许误差应在±0.5 Hz以内。进口X线机的电源频率多为60 Hz，其允许误差应在±0.5 Hz以内。

（三）电力电源的稳定性

只有电源电压稳定，才能使设备输出稳定。X线机电源电压的波动范围应在±10%以内。在X线机的供电线路上，不允许并联不定期使用的大负载，这些大负载可能引起电源电压波动范围超过±10%，如电梯、引风机、卷扬机等。因此，X线机最好使用专用的供电变压器。

三、接地装置的要求

X线机是高压医疗电器设备，工作时输出很高的电压。工作人员和患者在操作和接受检查时不可避免地接触到机器外壳，当设备漏电或元件击穿时，机器外壳会带电，就会发生触电事故。为了人身安全，X线机必须具有良好的防电击保护装置（即接地装置）。

（一）接地的意义

接地有两方面的意义：一是“工作接地”，即为保证某些电路工作时的需要，将电路中的某一点与大地连接，如高压变压器次级中心接地，某些直流电路共用线的接地等；二是“保护接地”，即将X线机不该带电的金属外壳及与之相连的金属部件与接地装置进行良好的连接。一旦电器绝缘被破坏或击穿导致外壳带电时，由于人体电阻远大于接地电阻，短路电流可通过接地装置流向大地，使触及外壳的人免受电击，起到保护作用。

（二）接地装置及其埋设

1. 接地装置 接地装置是连接机器外壳与大地的过渡装置，专为泄放接地短路电流而设置。接地装置包括接地线和接地电极两部分。

（1）接地线 连接接地电极与X线金属外壳间的金属导体。接地干线先接到各机房地线分线板上，通过分线板再与X线机的各部件连接到一起。

（2）接地电极 直接埋入地中并与大地接触的导体或几个导体的组合。它由铜板、钢管或自来水管等制成。图8-1所示为接地电极的式样。

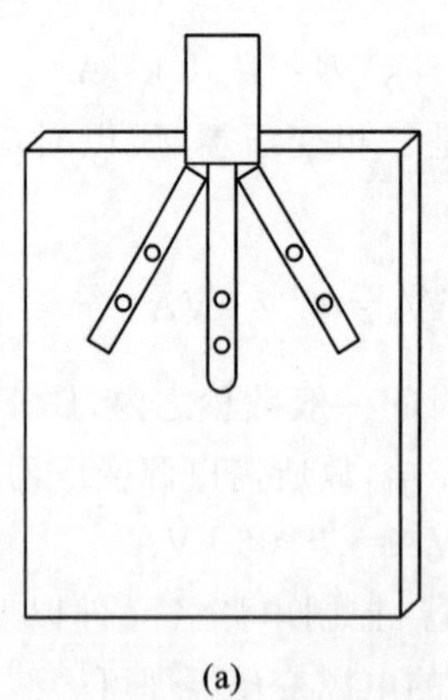
(a)

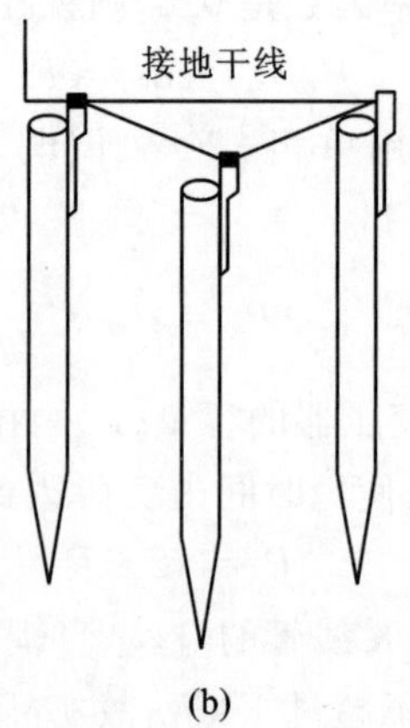

(b)

图8-1 接地电极

(a) 铜板；(b) 圆钢

2. 接地电极的埋设 接地电极应埋设在建筑物3 m以外，其深度应大于1.5 m。埋设方法分水平和垂直两种。水平埋设是将接地电极放置在深度大于2 m的坑中，将接地线与接地电极焊牢，埋好即可；垂直埋设，可先在地下挖深为1 m的地沟，然后将电极打入地下，上端高出沟底10～30 cm，用于焊接接地线，最后用土埋实。

另外，由于金属自来水管埋入地下有相当深度，构成了天然的接地网，是良好的接地装置。可将接地线焊接在铜皮上，再将铜皮紧固在经过清洁处理的自来水管上。但绝对不能用煤气管和暖气管做接地装置。

如图 8-2 所示，若地层干燥，为了使接地电极与大地接触良好，埋设电极时，接地电极周围应放置木炭、食盐等吸水物质，以保证接地电极周围湿润。接地线应敷设地下进入机房，与设备各金属外壳相连接，或通过地线分线板与设备各金属外壳相连接，如图 8-3 所示。

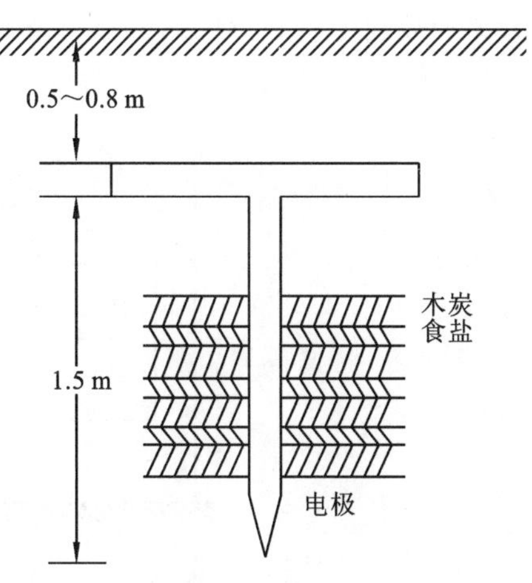

图 8-2　接地电极的埋设

3. 接地电阻　X 线机的外壳接地后，通过大地构成接地电路。该电路存在的电阻被称为接地电阻。接地电阻包括四部分：①接地线电阻；②接地电极电阻；③接地电极与土壤之间的过渡电阻；④土壤的溢流电阻。当机壳带电时，就有电流流入大地，此电流称为接地电流。接地电流是从接地电极向四周流散的。由于离接地电极越远，电流通过的横截面积越大，电流密度越小，到达一定距离时，电流密度即可视为零。因此，离地电极近处的电阻大，电压降也大；远处的电阻小，电压降也小，在距离地电极 15～20 m 处电压降已极小，其电位可视为零。

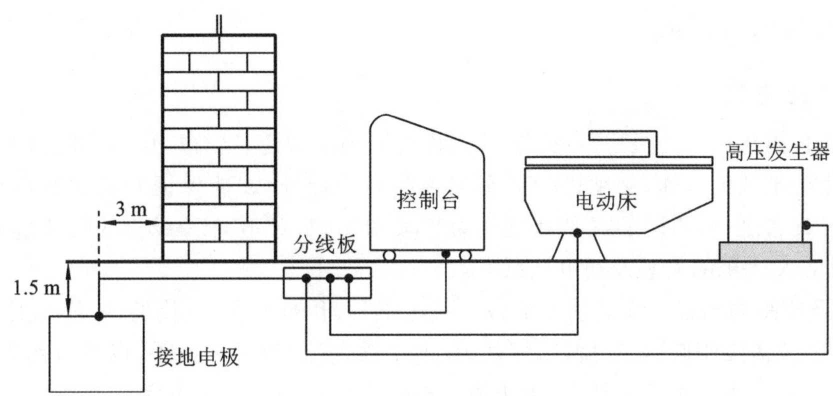

图 8-3　接地线的连接

由于接地线和接地电阻很小，通常可以忽略不计，接地电极与土壤之间的过渡电阻也很小，因此接地电阻主要是土壤的溢流电阻，也就是从接地电极到零电位之间的土壤电阻。在进行接地电阻的实际测量时，因为距接地电极 20 m 处的电位为零，所以，只要测量从接地电极起至 20 m 处这一范围的土壤电阻就可以了。

4. 接地电阻的测量　我国规定 X 线机的接地电阻应小于 4 Ω，在完成 X 线机接地电极埋设后，必须对接地电阻进行测量。

这种测量仪的端钮分 3 个和 4 个两种。3 个端钮的接地电阻测量仪标记分别是 E、P、C，现以 ZC-8 型接地电阻测试仪为例，说明其测量方法。图 8-4 是 ZC-8 型接地电阻测量仪外形图。A 为测量标度盘旋钮；B 为接线端子；C 为发电机摇柄。

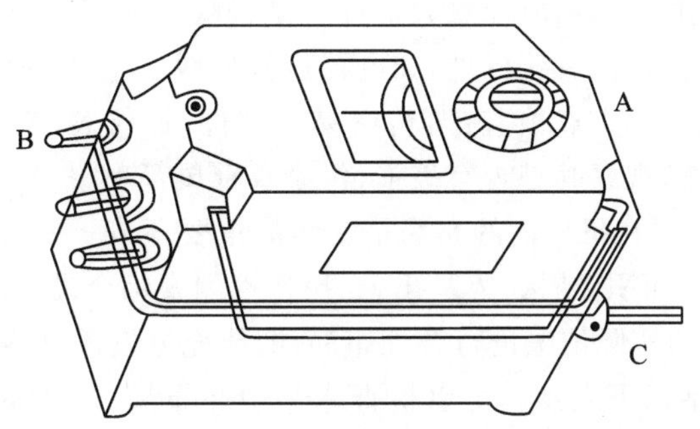

图 8-4　接地电阻测量仪

测量接地电阻时，E 接接地电极 E′，P 接电位辅助电极 P′，C 接电流辅助电极 C′，如图 8-5(a)所示。4

个端钮的接地电阻测量仪标记分别是 C_2、P_2、P_1 和 C_1，做一般接地电阻测量时，C_2 和 P_2 应短路后再与 E′相接，P_1 和 C_1 的连接方法同三端钮式，如图 8-5(b)所示。

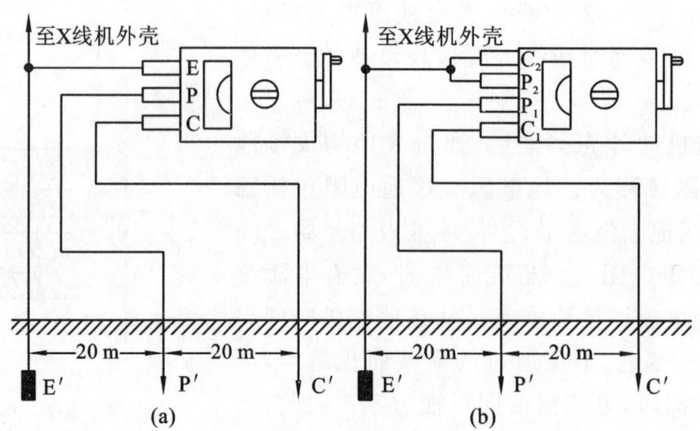

图 8-5 接地电阻测量仪接线图

四、X 线机的安装与调试

(一) X 线机的安装

X 线机的安装是指在选好的机房内，根据 X 线机说明书的规定，结合机房的实际情况，将 X 线机组装起来。这是一份十分细致的工作，必须进行认真准备和周密计划，才能保证安装顺利进行。X 线机是各级医院常用的医疗设备之一，不同的 X 线机之间有较大的差别，对不同 X 线机的安装也有着不同的具体要求，本节讲述常见 X 线机的安装及通电调试。

1. 安装工作及物品的准备 安装前要准备好搬运工具、开箱工具、吊装工具、装配工具、测量工具、电器连接工具等，主要包括液压搬运车、撬棍、螺丝刀、电烙铁、各种钳子和扳手，以及万用表等，还要备好乙醚和无水酒精、高压硅脂或无水凡士林等，用于清洁机件和涂抹高压插头表面。

2. 开箱检验 一套 X 线机由许多部件组成，大者如控制台、床台、吊架等，小者如螺钉、螺帽，缺少任何一件，都会给机器的安装工作带来困难。所以，设备到货后必须认真细致地检查，确保机件无缺、无错和无损。

(1) 开箱 开箱前，应确认箱体是否按放置标记正确放置，箱体本身有无破损和明显雨淋痕迹；箱体上的机器标名是否与合同相符等。确认无误后方可开箱，否则，应立刻组织有关人员一起开箱，检查箱内物品的伤损情况，以便分清责任，及时处理。开箱时，箱体要立正，不能倒置，切忌用撬棍或锤子冲击箱体，以防震坏部件。开箱后，取出装箱单，以备检验。

除不能进入机房的大型包装箱外，开箱应尽可能在室内进行。这样做既便于搬运，也有利于防止机件的碰损和丢失。

(2) 检验 开箱后检验的主要包括以下几点。①开箱清点：应根据装箱单上开列的部件名称和数量认真核对，直至确认无误。②细心观察：应注意大部件上是否缺少配套的小零件，机件有无明显损坏或变形、生锈及加工不全等。③核对编号：有些机件，如电器连接导线和电缆，看外观并无明显区别，但用途各异，这时应核对编号，防止装错。④重点检查：对精密易碎部件，如仪表、X 线管、影像增强器、摄像机、监视器、控制台面板等作重点检查，观察其是否有破损、污染及霉斑等现象。

3. 机房布局 X 线机各机件在机房内的布局是安装的重要环节。要根据 X 线机说明书中安装平面图所提供的安装数据，结合机房面积、结构、人员出入、操作等因素综合设计。

(1) 布局要求 根据机房的实际情况进行合理布局，既能充分发挥机器的各项功能，又能使机房整齐美观，操作方便。具体要求包括以下五点。①以检查床为中心布局：X 线机检查床的位置决定了患者出入的路径，也决定了 X 线管支撑装置的位置以及 X 线可能的投照方向，所以在设计时，应首先粗略确定检查床的位置，再设计其他装置的位置。②便于检查：患者上下检查床的一侧面积应适当大一些，以便对患者检查和担架车的出入。③便于防护：X 线的投照方向要有利于防护。④便于操作和维修：X 线机的各部分要安排合理,尽量避免工作人员过多的往返走动,同时机件也不易安排得过于紧密,要留有适当的空间,便于维修人员进行维护和修理。⑤合理布线:X线机的各电器部件间都有导线连接,且都有一定长度。电器部件布置时要考虑到导线的长度,也要考虑布线的方式和方向,避免导线过多交叉。

(2) 机件定位　X线机组件按其安装要求可分为变距机件和定距机件两类。前者包括高压发生器、控制台和其他辅助装置等,它们可根据需要进行适当位置的移动调整;后者有天轨和地轨、立柱天轨和荧光屏天轨、地轨与检查床等,它们之间的距离有严格的数据规定,不可随意改动。

机件定位最主要的是指定距机件必须按照要求定出准确位置。并依次在地面和天花板上绘出安装施工图,确定出关键定位点,其程序如下。①基准线确定:基准线是指所有"定距"部件之间的规定距离皆以此线为基准而确定,通常以天轨的中心线或床的中心线作为基准线。以床中心线为基准线时,基准线应适当偏离机房中心线一侧,以留出较大的空间,方便患者就诊和工作人员操作。②部件定位:以基准线为基准,按照设备说明书提供的数据,用两点定直线的方法,标出地面部件的定位点和安装施工线。再以地面施工点和施工线为基准,用铅坠定位法,确定天花板上部件与地面部件的相对位置,并标出安装天花板安装施工定位点。③认真复核:定位工作结束后,应由他人复核,以保证定位的可靠性。

(3) 走线方式　在设计设备布局时,要考虑各电器组件间电缆线的走线方式。常用的走线方式分地槽式、板槽式和明线式。①地槽式:在地面上开一定尺寸的地槽,电器组件的连接电缆敷设于底槽内,将地面上的电器组件一一连接起来。此种走线方式适用于电缆较多的大型设备落地组件间的连接。其优点是地面平整,无明显盘绕,机房内显得整洁、无杂乱感,但要求定位准确,最好在建造机房时一并做出。②板槽式:用木板或塑料板做成一定尺寸的槽,沿机房墙边固定,将电缆线敷设槽内,顶面加盖。这种形式用于连接线较多而又无法开凿地槽的机房,仍能保持地面整洁。但由于板槽沿墙边固定,路径较长,有可能使某些电缆线长度不够而需要延长。③明线式:一般用于中、小型X线机或用于无地槽、天棚可走线的机房。明线式要注意将各电缆线尽量集中捆扎,在适当的位置分路,连接活动件的电缆线还应留有一定长度,其他电缆线应加以固定,过长的电缆线应盘结好放在隐蔽处。

4. X线管支撑装置的安装　X线管支撑装置是X线机机械结构的主体,它不但起到支撑X线管的作用,还能使X线管在一定范围内作多维空间运动,从而灵活地改变X线的照射方向和角度,以满足不同部位、不同距离和不同角度的摄影需要。

(1) 立柱式支撑装置的安装　立柱式装置有双地轨式、天地轨式等,双地轨式结构是用两条平行地轨支撑立柱移动,而无天轨,该结构安装简单,只要求地轨保持水平且与床中心线定距准确即可。天地轨式结构根据天、地轨是否在同一垂直面还有非重合式和重合式之分,由于该结构中立柱行走于天、地轨之间,因此不仅需要天、地轨各自保持水平,两者之间在立柱的全行程应始终保持平行和等距离,而且天、地轨之间、地轨中心线与床中心线之间应定距准确,方能保证立柱移动平稳、可靠、灵活。

①地轨的安装。地轨的长度一般在4 m左右,需根据地面的结构和平整情况采取一定的措施以保证地轨的水平。木制地板一般较平整,可将地轨直接用木螺丝固定在地板上。水泥地板一般不太平整,可加宽厚适宜的垫板,通过垫板将地轨固定在地面上。双地轨安装除了要注意地轨的水平外,还应特别注意两条地轨间要始终保持平行。

②天轨的安装。按照已经完成的X线机机房布局图进行天轨安装,天轨安装在天花板一侧,比地轨稍短。若天花板高度适宜,可根据安装图直接或通过厚度适当的垫木将天轨固定在天花板上,这取决于天花板的平整度及是否容易固定。若天花板过高,即超过了立柱高度,可采用增加过梁的方法,将天轨固定在过梁上,过梁嵌入墙壁的深度应大于10 cm。另外,对于在木结构的吊顶上安装天轨,可加木龙骨,这样既可找平吊顶,又可提高吊顶的负重能力。

③立柱的安装。立柱的结构形式一般分为两种。一种是天地轨支持的立柱,包括底座、柱体、抱筒、高度调节杆及平衡锤等。安装时应先将底座和立柱组装起来,然后把底座放在地轨的一端,逐渐立起立柱。此时应注意将抱筒固定在适当位置,以防平衡锤滑动。立柱立直后,将底座慢慢滑入地轨轨道。同时松开高度调节杆的固定螺丝,调整调节杆的高度和方向,使滑轮进入天轨滑道。轻推立柱沿轨道往复走动几次,立柱应走动灵活,无阻碍。倘若立柱走动时晃动太大,可调节调节杆顶端的轴承,使之与滑槽接触合适。最后装上底座防脱轨滑块和立柱限位块,并将X线管横臂装上。在横臂上装入管头叉架后,

再将管头固定在叉架的另一端，并将遮线器安装在管头窗口处。此时，因尚未装上高压电缆，横臂与平衡锤仍处于不平衡状态，所以仍不宜取下固定销，若需取下，应将横臂用力向下方拉住，取出固定销后慢慢升到最高位，并锁住。

另一种是只靠双地轨支持的立柱，双地轨支持的立柱、底座和柱体通常是整体装箱，所以安装比较方便，只需将立柱竖起，使底座滚轮嵌入轨道，装上X线管横臂即可。

(2) 悬吊装置的安装　这种结构的天轨颇似“井”字，特点是天轨和滑车很重，X线管垂直照射中心范围较大。安装时应注意，固定天轨的楼板和过梁是否有足够的负重能力。天轨分纵横两个方向，纵向较长，约4 m，横向较短，长度一般小于2 m，横轨在纵轨上滑动。

①天轨的安装。天轨的纵轨分成两条单独的轨道，可以分别安装。纵轨通常可以用工字钢、槽钢或木梁等作为过梁进行安装，过梁嵌入墙壁的深度应大于10 cm。安装时，纵轨必须保持水平和两条轨道的平行，且保持两条纵轨严格位于同一水平面内，其方法可以通过在横轨上用水平仪测量来保证。固定纵轨要用铁螺栓，透过过梁，并用螺母上紧。

②滑车等的安装。卸下天轨中纵轨一端的横档，平抬横轨将其推入纵轨轨道内，重新上好横档。卸下横轨横档，将滑车抬起并推入横轨轨道内，再上好横档。装上X线管横臂，用手拉动伸缩架前应先松开滑车内的伸缩架止动螺丝，然后用力将伸缩架拉到最低位，重新上好止动螺丝。在进行此项操作时，应注意用力均衡地拉动伸缩架，未上好止动螺丝前不能松手，否则，将会损坏机件并危及安装者的安全。伸缩架的止动螺丝只有在X线管、缩光器及高压电缆安装完毕后，即在伸缩架平衡后，才可取下。

(3) 诊视床的安装　安装诊视床前，需确保床基座保持水平。按照诊视床平衡系统的结构，诊视床可分为内平衡式和外平衡式两种。不同的诊视床机器结构有所差异，主要包括床体、驱动电机、点片架、滤线器、影像增强器及电视系统等，其体积和重量均较大，通常采用埋设地脚螺栓的方法固定诊视床。

(4) 摄影床和立位滤线器的安装　摄影床床面中心线与立柱地轨中心线应保持平行，以保证照相质量。摄影床的安装较为简单，直接固定即可。立位滤线器由滤线器架、振动式滤线栅和滤线器平衡装置组成，主要用于立位X线摄影，安装时主要注意以下几点：①与摄影床配合得当，一般立位滤线器在机房的位置多设计在摄影床的一端；②立位滤线器与摄影床的距离应不小于1 m；③若摄影床床面伸出的距离较长，立位滤线器又能翻转成水平位时，应注意两者配合，以方便某些头颅部位的摄影；④在安装过程中要注意保护滤线栅，不可碰压，更不可使其变形，安装滤线栅时应区别正反面。

(5) 电器连接　机械部件安装结束后，就应该将X线机控制台、高压发生器、床旁遥控台、床体、图像处理系统、X线机机械装置等进行电器连接。电器连接主要包括：高压发生器与X线管头的连接；控制台与高压发生器的连接；控制台与机械装置的连接；控制台与电源的连接；控制台与图像处理系统的连接以及接地线的连接等。电器连接工作是一项非常细致的工作，应按照厂家提供的X线机随机资料仔细、认真地完成，绝对不能出任何差错，否则将产生严重的后果。

（二）X线机的通电调试

当X线机安装结束时，应进行通电试验及主要参数的检测与调试。通电试验的目的是按照设计要求，对X线机的接线、部件质量、工作性能及工作时序等进行一次全面的检查，并为以后主要参数的检测和调整排除障碍。一台新安装的X线机，出厂时虽经厂方调整检验，但经搬动、运输后，到用户手中，可能因振动造成接线松脱、部件松动脱落，甚至破碎、损坏等故障。对于机房迁移重装的X线机和因故障而修理过的X线机，也必须经过重新调试才能投入使用。由于目前X线机向着大型化、智能化方向发展，计算机技术已经在X线机得到广泛、充分的应用，所以较先进的X线机都带有计算机软件自检、调试功能，不同类型的X线机在具体的调试方法上有较大的区别。通常情况下，应根据X线机厂家提供的调试方法、步骤进行调试。X线机的常规调试程序如下。

1. 静态检查及准备　为了做好X线机的常规调试工作，工作人员需要做好如下相应的准备工作。①熟悉机器：详细阅读说明书，理解电路原理图和接线图，会操作机器，并掌握整机工作程序，核实各连接线的编号和标记。②仔细观察：仔细观察电路元件是否有松动、脱落、变形及损坏等现象，各接线是否有松脱，若有异常则需进行更换和修理。只有做好静态检查，确认无短路、断路后方可进行通电试验。通电试验的原则是，先低压后高压，先空载后负载。

2. 低压电路的通电试验与调试 低压电路的通电试验包括电源电路、高压初级电路、各种控制电路、X线管灯丝电路及辅助装置电路的试验等。

调试是针对系统的低压控制部分进行的，包括机械控制（如诊视床）装置运动及其保护装置的检查与调试，X线管支撑装置的运动、锁定的检查与调试，照射野指示的准确性检查与调整，活动滤线器动作检查等。有分割摄影装置的X线机，还应对其分割摄影的动作进行调整。有些X线机带有自动传片装置，还应认真仔细进行调整，以降低今后使用过程中的卡片率。

3. 高压电路的通电试验与调试 高压电路的通电试验是指接通高压变压器初级电源，产生高压。其试验程序应先进行空载试验，后进行负荷试验。为了保证安全，要认真检查高压变压器中心点的保护装置，如放电针、放电管等是否可靠，高压发生器外壳接地是否良好。

（1）空载试验　空载试验是指高压变压器得电产生高压，但不加在X线管，也就是将高压发生器侧的高压电缆从高压插座内拔出，切断与X线管的高压回路而进行试验。试验的目的是检验高压发生器内各高压部件承受高压的能力和有无短路故障。

（2）负荷试验　负荷试验是指将高压发生器侧的插座与X线管管套侧的插座通过高压电缆连接后，使高压加到X线管两极，在发生X线的情况下进行试验。目的是对高压电缆和X线管的质量进行初步判断。在高压试验时，应有一定的曝光间隔时间，使X线管能得到一定休息，避免曝光积累的热量超过其热容量而损坏X线管。

（3）X线管的训练　一支新的X线管或长期存放未使用的X线管，在使用时应首先进行高压训练，目的是提高X线管性能的稳定性，检验X线管的真空度。高压训练的步骤：机器通电，技术选择至透视，透视电压（kV）、透视电流（mA）置最低位进行透视，缓慢调节透视电流（mA），使透视电流（mA）显示2 mA处，观察电流指示是否稳定，若无异常，松开脚闸，然后保持电流大小不变，逐渐升高电压，每次增加5 kV，断续曝光1～2 min，间歇3 min，直至最高标定电压。在全部训练过程中，若电流指示始终保持稳定，则说明X线管真空度良好，性能稳定。若出现电流指示不稳定现象，应立即切断高压，然后调节透视电压到最低，重新开始训练。若多次训练，电流指示越来越不正常，说明X线管严重真空不良，应予以更换。

（4）高压调试　高压调试是指在负荷条件下对X线机进行检测、判断，并对高压发生装置及控制电路进行调试。主要包括对曝光限时及限时保护的调试，灯丝供电和电流（mA）测量电路的调试，对高压控制和电压指示的调试，即对X线机主要电参数的调试。对带有X线电视系统的X线机，对电视系统也进行调试。

4. 数据储存 X线机的原始调试数据，对X线机的故障分析和检修有着重要的意义，应将通电调试过程中测得的一些重要数据记录下来，存档备查。

（三）X线机的验收

X线机的验收主要包括技术验收和临床应用验收两部分内容。

1. 技术验收 技术验收是以一定的技术指标、技术手段和方法，对设备的技术参数进行检定，这项工作贯穿于安装、调试、试运行及使用的整个过程，其核心内容是严格地进行安装调试验收，技术验收的内容应按照设备技术说明书、操作手册及其他技术资料的要求，检测X线机各项技术指标是否都达到了规定的要求，检验X线机是否具有稳定、准确、安全可靠的良好技术状态。

该项验收由医学工程专家、参与设备安装调试的院方医学工程人员、未来参加设备维修的院方维修人员组成验收小组，其职责：一是根据被验收设备的各种已知标准或厂方商定的验收测试标准，对X线机进行全面参数测试；二是对试用期期间的开机率、故障率等进行评估；三是对设备安装布局的合理性、设备结构的完整性等方面予以确认。

技术验收是对X线机主要性能指标的验收，主要包括以下几个方面内容。①管电压显示的准确性和重复性：对相同的设定管电压进行多次重复测量，检查管电压的重复性；对设定管电压值和实测管电压值进行比较，偏差和重复性不能超过基准值的±10%。②管电流的准确性：对管电流的设定值和测定值进行比较，管电流的允许偏差一般为－20%～＋10%。③曝光时间精度的允许偏差为±10%或密度偏差为

±0.15。④X线管焦点尺寸：在管电压为75 kV、管电流为最大管电流50%的条件下，允许误差±50%。⑤X线束照射范围的限制指标是小于2%焦片距，对于照射方向固定的装置是小于1%焦片距。⑥X线输出量的重复性应在10%以内，射线输出量的线性要求相邻两调节档间应在10%以内。⑦X线管总过滤铅当量应不少于2.5 mmAl。

2. X线机临床应用验收 该项测试主要由专家、临床应用人员及操作人员组成，对所购X线机进行全面的实际模拟应用操作，对X线机的应用功能逐项进行操作验证，凡是设备资料表明的功能必须全部能够体现；让自愿受试者（或体模）在X线机上进行实际检查；对X线机临床图像（X线屏片图像、激光胶片图像等）质量进行评估。临床应用验收是非常重要的，它决定所购X线机能否投入临床应用。

对设备的验收应持谨慎态度，当某一项参数第一次检测不合格时，应考虑是否受设备质量以外因素影响，如确定无外在因素影响时应进行一次重复测量，比较两次测量结果，如果都不合格，方可确定此参数检测不合格。

在进行验收检测时应详细记录各种检测条件，如检测工具的生产厂家、型号，以及检测时X线机的各项参数，只有这样才能保证检测结果的可重复性和可信性，特别是当对检测结果有疑问时能有据可查。对每台X线机都要建立完整的技术档案，技术档案包括设备论证选型报告、安装验收过程资料（如安装日志、测试结果、技术处理过程记录）、安装验收报告、随机技术资料、设备清单、设备卡片等。

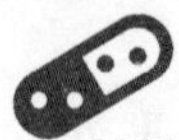

第二节 X线机的使用

任何设备，只有正确合理地操作使用，才能充分发挥它的性能，对于医用X线机更是如此，一个错误的操作，轻则达不到使用目的，造成药品器械的浪费，重则还会对患者产生不良影响和造成设备的损坏。下面我们介绍使用X线机的原则与操作规程。

一、X线机的使用原则

(1) X线机的操作人员，必须是经过培训的，具有一定专业知识，并熟悉机器结构性能的专业技术人员。

(2) X线机种类很多，根据所使用X线机的结构特性，操作者必须严格遵守使用说明中规定的操作流程，谨慎、熟练、正确地操作机器，切不可随心所欲，草率从事。

(3) 每日开机后，应根据机房的温度和机器的结构特点，给予适当的预热时间，以防在室温较低且机器预热不充分的情况下，突然进行大容量的曝光而损坏X射线管。

(4) 曝光时应注意观察控制台上各指示参数的变化，密切注意各电器部件的工作情况，便于及时发现故障。

(5) 摄影过程中，不得调节或切换任何旋钮、按键和开关。应注意曝光间隙，禁止超容量使用，并应尽量避免不必要的曝光。

二、正确的操作规程

操作规程是为了保证X线机的正常工作，根据X线机的结构特点而编排的一整套操作程序。由于X线机结构的差异，操作规程也不尽相同，每台X线机都有其自身的结构特点及使用范围，也有其相应的操作规程，只有严格遵守操作规程，才能保证X线机的正常使用，对于"三钮"制X线机来说，其基本操作规程如下。

(1) 开机前，首先检查控制台面板上各指示、仪表、调节器、开关等是否处于正常位置。

(2) 合上电源闸并接通机器电源，调节电源电压使之指示标准位置，然后进行机器预热。

(3) 根据诊断需要，进行技术选择，如台次选择，摄影方式选择、透视或摄影条件的选择、自动曝光选择、参数摄影选择等。在选择摄影条件时，应先确定管电流，再选择管电压。

(4) 在进行透视或摄影曝光时，操纵脚闸或手闸时动作要迅速，用力要均衡适当。

(5) 机器使用完毕后，应先关闭机器电源，再将各调节器置于最低位置，最后拉下电源闸。

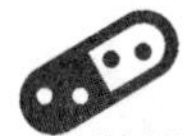

第三节　X线机的质量控制

X线机应用质量控制是指对X线机成像过程中设备性能参数的管理，是对设备工作状态的管理。正常工作的设备才能得到优良的医学影像。对于设备工作状态是否正常的判断不能靠人的主观意识，而应该用科学的方法进行检验。

一、性能检验与调整

（一）管电压的检测

管电压是非常重要的参数，它的变化直接影响摄影和透视质量，必须严格检测与调整。管电压检测的方法如下。

1. 分压器法　分压器法是指将测量设备接在高压次级X线管两极，利用分压原理，在负载条件下直接测量管电压。由于X线管两极间是高压，要用分压器取样，由电子仪器指示管电压的峰值，还可以用示波器观察管电压波形。

2. 高压测试暗盒法　X线管的电压越高，X线的穿透能力越强。经过一定厚度物质过滤后的X线，低能部分减弱，即X线被硬化。经过一定程度硬化的X线束，吸收衰减规律与单光子相近。高压测试暗盒法就是利用这个原理进行测定的，测量范围是50～150 kVp。

3. 非介入式管电压测试法　用非介入式管电压仪或非介入式X线综合测量仪进行测定。先将测定仪的探头放在诊视床上，调节使其到X线管焦点的距离为100 cm，固定X线管，调节遮线器的模拟光照射野略大于探头区，然后设置管电压值，选择合适的曝光量（mAs）进行曝光，记录测量结果。在相同参数下重复曝光，可以测试管电压的重复性；改变管电压值重复上述步骤，可以测量管电压与设定值的偏差。

（二）管电流的检测

1. 介入式毫安表和毫安秒表测试法　毫安表或毫安秒表应串接于被测发生器管电流测量电路中或接于设备技术资料指定检测点。毫安表适用于长时间曝光时检测电流大小，而毫安秒表主要用于曝光时间较短的情况下检测曝光量。

2. 非介入毫安表和毫安秒表测试法　将探头夹在高压电缆的阳极端，离开X线管30 cm以上，进行曝光测量。

（三）曝光时间的检测

各种类型X线机的曝光控制系统不尽相同，应根据被测设备类型和所具备的测量条件，选用适当的测量方法。

1. 电秒表法　电秒表法也称同步瞬时计时器，由电源、同步电动机、继电器和离合器等组成。电秒表法适用于曝光时间大于0.2 s，由主接触器控制曝光时间的X线机的空载测试。

2. 数字式计时仪法　数字式计时仪是一种广泛用于测量各种时间的电子仪器，适用于由主接触器控制曝光时间的X线机的空载测试。

3. 非介入式曝光时间测定法　采用与管电压测量相同的仪器，可在测量管电压的同时测量曝光时间，量程一般在0.3～10 s。

（四）输出量的线性测试

管电压一定，不同的管电流和曝光时间的乘积组成相同的曝光量（mAs），如220 mA，0.5 s和100 mA，1.0 s，其乘积均为100 mAs。以上两个条件应具有相同的输出量，这一特征称为输出量的线性，也叫做曝光量的互换性。对管电流和曝光时间单独调节的三钮制X线机，上述特性对于摄影技术人员正确设置照射条件非常重要。输出量的检测步骤如下。

(1) 将剂量仪或探头放在诊视床上，调节使其到X线管焦点的距离为100 cm，照射野要略大于探头的有效面积，并保持照射野中心与探头中心一致。

(2) 选择某一曝光量和管电压进行曝光，并记录剂量仪的读数。

(3) 管电压保持不变，改变曝光量的设置，重复上述测量，并记录。

(4) 根据每一曝光量设置的输出量计算出单位曝光量(mAs)的输出量，即每毫安秒的输出量，用下式算出相邻两挡曝光量设置的输出量线性系数 L：

$$L=\frac{\dfrac{k_1}{\text{曝光量}_1}-\dfrac{k_2}{\text{曝光量}_2}}{\dfrac{k_1}{\text{曝光量}_1}+\dfrac{k_2}{\text{曝光量}_2}}$$

式中：k_1、k_2 分别为曝光量$_1$、曝光量$_2$ 时的输出量或空气比释动能(mGy)，一般要求输出量线性 $L\leqslant 0.1$。

(五) X 线管焦点特性检测

X 线管焦点尺寸及其信息传递功能是影响影像质量的重要因素之一。当成像设备系统分辨率不能满足临床诊断要求或在 X 线发生装置进行验收检测时，应进行 X 相关焦点的测量。测量方法有针孔成像、平行线对卡和星卡等。

(六) 半价层的检测

半价层(half value layer，HVL)又称半值层，可用 H 表示。它是指一束 X 线的强度衰减到其初始值一半时所需要的标准吸收物质的厚度，反映了 X 线穿透能力和软硬程度。

半价层随 X 线能量的增大而增大，随吸收物质的原子序数、密度的增大而减小。对一定能量的 X 线，其半价层可用不同标准物质的不同厚度来表示。例如，一束 X 线穿过 2 mm 标准铜板后，其强度减弱了一半，可称这束 X 线的半价层是 2 mm 铜。在管电压为 120 kV 以下时，常用铝作为表示半价层的物质；在管电压为 120 kV 以上时，常用铜作为表示半价层的物质；在管电压为几兆伏以上时，则用铅表示。

1. 检测器材 平板型电离室或半导体固体探头 X 线剂量仪；纯度为 99.8% 的铝板作为过滤板，要求厚度为 0.1 mm、0.2 mm、0.5 mm、1.0 mm、2.0 mm 各 2 块，厚度精度为 ±1%，面积大于 2 倍探头灵敏测量区；非介入式电压(kV)计。

2. 测量设置 按照要求将剂量仪或其探头放在 X 线管的下面，过滤板位于 X 线焦点和剂量仪探头的中间或过滤板距离探头在 20 cm 以上，以避免散射线对测量的影响。调节 X 线照射野略小于过滤板的面积。

3. 电压(kV)测定 用非介入式电压计测量电压，测量 3～5 次，求其平均值。

4. 半价层测量 选定某一曝光条件(电流、电压、时间)并固定不变，分别在不加过滤板和加不同厚度过滤板(如 1 mm、2 mm、3 mm、4 mm)时用剂量仪测量 X 线剂量，在每种过滤条件下，重复测量 3～5 次，记录所有测量结果。

在对数坐标纸上，根据表中数据做出半价曲线，其中横坐标为过滤板厚度(mm)纵坐标为衰减比。在该曲线上求出衰减比为 0.5 时对应的过滤板厚度，即为该电压条件下 X 线束的半价层值，以铅当量(mmAl)表示。

(七) X 线机遮线器性能的检测

X 线机遮线器性能检测是 X 线机验收检测和稳定性检测必须进行的工作。遮线器性能的好坏直接影响成像质量和患者的辐射剂量。遮线器性能的检测包括指示光野与 X 线照射野一致性检测和指示光照度检测等。

1. 指示光野与 X 线照射野一致性的检测 该项检测的目的是验证指示灯光野与实际 X 线照射野周边和中心的一致性。其方法如下。

(1) 将光野与照射野一致性检测板放在床面上，调节焦片距为 100 cm，打开指示灯，使遮线器的十字交叉线与检测板的十字线重合，周边与检测板的矩形区重合。

(2) 放入暗盒，用合适条件对检测板曝光，并冲洗胶片。

(3) 在观片灯上观测实际照射野的大小，并计算各边的实际照射野与指示光野的差值。

(4) 沿胶片上高密度区作对角线，其交点为照射野中心，测量该中心与指示光野中心的直线距离，即为中心偏差。

(5) 照射野中心和周边均要求与指示光野相差在2%焦片距以内，否则需调整。

2. 指示光照度检测 指示光照度检测是验证遮线器的指示光是否达到规定的光照度要求。检测方法如下。

(1) 调节焦片距为100 cm，指示光野为35 cm×35 cm。

(2) 关闭室内照明灯，关上窗帘，打开指示灯，对指示光野4个象限的光照度分别测量，并记录结果。

(3) 每个象限测量3～5次，求其平均值。

(4) 当机房周围光线影响很小时，一般要求距离X线管焦点100 cm处光照度大于100 lx。每一象限的重复测量值应在5%以内变化，超出该范围，应重新测量以确定原因。

二、X线电视系统的质量控制

(一) X线电视系统质量管理的参数

1. 影像增强管的参数 影像增强管的参数包括视野、输出图像直径、分辨率、影像对比度、转换系数、X线吸收率。

2. 真空摄像管的参数 真空摄像管的参数包括光电转换特性和灰度系数、灵敏度、光谱特性、MTF及分辨率、惰性、信噪比、暗电流等。

3. 固体摄像器件(CCD)的参数 固体摄像器件的参数包括有效光敏单元数、光电转换特性与响应度、光谱响应、MTF及分辨率、转移效率、惰性、饱和输出电压等。

(二) 质量管理参数的测量

1. 测量仪器 测量仪器一般有示波器、秒表、圆环测量卡、分辨率测量卡、对比灵敏度测量卡、图像亮度鉴别等级测量卡等。

2. 参数测量 X线电视系统性能参数测量主要是在X线管和影像增强器间放置测量参数的标准测量卡，测量卡应靠近影像增强器，通过目测标准测量卡的影像或采用仪器测量的方法，获得X线电视系统的特性参数。主要测量以下几个参数。

(1) 空间分辨率 分辨率是指沿水平和垂直方向能分辨的最大线对数(LP/cm)。电视系统分辨率标准如表8-1所示。测量时，将圆环测量卡贴放在X线影像增强器输入面的中心对称位置。调整电压、电流，监视器亮度、对比度，用目测法观察监视器上呈现一个完整的圆环图像。

表8-1 电视系统分辨率标准

影像增强器输入屏尺寸/mm	水平中心分辨率(线对)/(LP/mm)
350	≥8
310	≥10
230	≥12
150	≥14

将分辨率测量卡贴放在X线影像增强器输入屏的中心位置，并使监视器上分辨率测量卡栅条图像与行扫描线垂直。调整管电压、管电流、监视器亮度、对比度，使监视器上的图像分辨率最高，用目测法读出能分辨的线对数。

(2) 对比灵敏度 对比灵敏度是指描述图像最小可见层次的能力，一般不大于4%。测量时，将对比灵敏度测量卡放在X线影像增强器输入屏的中心位置，调整管电压、管电流、监视器亮度、对比度，使对比灵敏度达到最佳状态。用目测法在监视器上读出能分辨出的测量卡深度最浅的孔，并从表8-2中查出相应对比灵敏度值。

表 8-2 对比灵敏度测量卡参数

序号	对比灵敏度/(%)	孔深(±0.02 mm)/mm
1	1.50	0.30
2	1.75	0.35
3	2.10	0.40
4	2.50	0.50
5	3.00	0.60
6	3.50	0.70
7	4.00	0.80
8	5.00	1.00
9	6.00	1.20
10	7.00	1.40

(3) 图像亮度鉴别等级　它是指在最大和最小亮度之间可区分的亮度层次，一般不低于 8 级。将图像亮度鉴别等级测量卡贴放在 X 线影像增强器输入屏中心位置，并在 X 线管侧放置 1 mm 厚的铜过滤板。调节管电压为 70 kV，调整电流及监视器亮度、对比度。用目测法在监视器上读出能分辨的最大图像亮度鉴别等级数。

(4) 最低照射量　最低照射量是指在规定条件下，能满足图像技术要求，在单位时间内所需的最小 X 线量，其标准见表 8-3。测量时，将分辨率测量卡贴放在 X 线影像增强器输入屏中心位置，并使监视器上分辨率测量卡栅条图像与行扫描线垂直。用纯度为 98%、厚度 20 mm、尺寸大于增强器输入屏直径的铝板做模体。调整电压、电流、监视器亮度、对比度，目测法观察监视器上呈现的分辨率线对数达到表 8-4 相应值时，停止调整电压、电流，剂量仪上读出的数值即为最低照射量。

表 8-3 电视系统最低照射量

影像增强器输入屏尺寸/mm	最低照射量/(μR/s)
350	≥50
310	≥80
230	≥100
150	≥224

表 8-4 影像增强器的分辨率

影像增强器输入屏尺寸/mm	水平中心分辨率(线对)/(LP/cm)
350	4
310	6
230	8
150	10

(5) 图像亮度稳定度　在 X 线机和 X 线电视系统间，来控制影像亮度不变的自动调节能力。铝板模体厚度由 10 mm 再增加 10 mm 时，摄像机输出视频信号幅度的变化应不大于 3 dB，时间响应不大于 3 s。测量时，电视设备在非自动增益状态下，用示波器测量摄像机输出的视频信号幅度。用 10 mm 厚铝板做模体（铝板尺寸应大于增强器输入屏），适当调整电压及电流，在示波器上读出视频信号幅度 U_1，模体厚度再增加 10 mm，再在示波器上读出视频信号幅度 U_2。则图像亮度稳定度 L 为

$$L = 20\lg\frac{U_1}{U_2}\ (\mathrm{dB})$$

上述两块相同的模板，用其中一块进行透视，适当调整电压及电流，然后将另一块模板快速叠放在正在透视的模板上，观察图像的同时并用秒表计时，图像稳定后停止计时，通过秒表就可读出图像从闪动到稳定的时间。

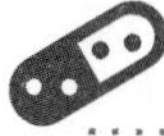

第四节 X 线机的维护保养

随着科学技术的发展，医用 X 线机已经从单一的机电产品发展为集计算机、电子、机械、光学、材料学等技术的结构复杂、功能广泛、价格较高的大型贵重精密医疗设备。因此，加强对设备的保养，做好日常保养工作，是非常重要的。实践证明，正确使用和合理保养是保障 X 线机使用性能的主要手段，也是 X 线机少出故障的重要保证。X 线机在使用过程中，随着机件的磨损和元器件的老化，不可避免地会出现大大小小的故障，这是正常的现象。为了更好地保证设备的正常运转，延长它的使用寿命，提高其使用效率，应该做到保养得当、定期检查。

一、X 线机的日常保养

X 线机的日常保养主要包括以下几个方面。

(一) 保持机房干燥

X 线机中有机电、电子、光学等多种器件，当其受潮后，轻者造成电路参数改变或机械部件活动不灵，重者则会使电器元件发生霉变而烧坏机器，甚至由于绝缘强度降低造成电击等事故。所以，保持机房的干燥，不仅是为了保证机器的正常运转，也是安全措施之一，必须高度重视。要保持机房干燥，首先要有良好的通风条件，每天要定时开窗通风或用换气扇通风；此外还应注意，在清扫机房时，应尽量不用水或少用水，擦拭机器不用湿布，阴雨天关闭窗户等。如发现机器受潮，应对其做干燥处理后，才可以开机。

(二) 保持机房清洁

保持机器清洁，防止尘土侵入机器内部，尘土会使某些电器元件接触不良，还可造成电路短路，影响机器的正常工作，甚至损坏机器。清洁外部尘土时，最好用吸尘器；而机器内部的尘土，最好用电吹风和细毛刷清理，绝不能用湿布抹擦。有些部件可以用布罩套盖，套盖有更好的防尘效果。

(三) 谨慎操作使用

操作机器不应动作粗暴，要避免强烈振动，特别是对于影像增强器、电视监视器、液晶显示屏、数码显示屏、X 线球管支持装置和荧光屏架等，需要移动时更应做到谨慎小心。

(四) 注意安全检查

X 线机在使用过程中，由于器件的使用寿命和某些客观原因，总会产生一些不安全因素。所以要随时注意检查，避免发生事故，造成损失。日常检查包括：X 线机供电电源是否正常、控制台各旋钮是否错位、X 线管套是否漏油、管头温升是否过高、机械装置运转是否正常、钢丝绳是否断股、图像显示是否稳定、是否有异常声音和气味等。一旦发现异常，应立即切断电源，进行修复或更换。

(五) 科学管理计算机

目前计算机已广泛应用于 X 线机中，若感染病毒对其正常使用会造成很大影响。重要软件和文件要做好备份、删除与工作无关的软件、安装杀毒软件并及时升级。

二、主要部件维护

(一) 机械部件的维护

应经常检查活动部件如视诊床、立柱等的灵活度，定期在轴承及轨道上涂以润滑油，以减少磨损和摩擦；应经常检查电动诊视床的限位开关，特别要注意垂直和负角度的限位；应经常检查各部件的紧固件，如螺丝、螺母、销钉等是否有松动、脱落现象要及时紧固。

（二）控制台的维护

使用时要注意各仪表的指示情况，若有异常，应及时处理；应定期打开控制台对内除尘，并检查继电器、接触器的触点是否氧化、熔断、接触不良以及接插件、连接线是否松动、脱落等；要定期用橡皮擦除自耦变压器和碳轮接触处的碳粉，以减小碳轮与导线的接触电阻和防止自耦变压器匝间短路；保护好控制台台面上仪表、旋钮、开关等；检查控制台接地是否良好。

（三）高压发生器与X线管头的维护

无特殊情况不要随便打开高压发生器与X线管头；曝光时注意是否有异常声音，若有异常声响，应及时判断处理；高压插座内要定期更换凡士林或硅脂，更换时，先将原填充物清扫干净，并用乙醚或四氯化碳擦拭高压插头和插座，再涂抹凡士林或硅脂；应定期检查其接地情况。

（四）高压电缆的维护

高压电缆应保持清洁，切忌受潮、受热、受压、受腐蚀和过度弯曲；避免变压器油浸蚀高压电缆；应经常检查高压电缆两端的金属屏蔽层是否与高压插头的金属喇叭口、固定环连接良好。

三、X线机的定期检查

X线机在使用过程中，除了日常维护外，应进行定期检查，以便及时排除隐患，防止事故发生，延长使用寿命。定期检查一般一到两年检查一次，检查内容包括电器部分的检查和机械部件的检查两方面。

（一）电器部分的检查

1. 电源线的检查 检查电源线绝缘层有无老化、破裂现象，有无过负荷痕迹。若绝缘层老化变脆，必须更换。

2. 接地装置的检查 接地装置是否完好，关系到人员安全和设备能否正常运转，因此应重点检查。一是检查接地线是否完好无损，各接触点是否良好。二是测量接地电阻有无变化。若发现接地线有局部断折应更换或焊接好，若接地电阻明显增大超过规定值，应进一步检查各连接点，必要时应对接地电极进行检查。

3. 限位的检查 应检查电动诊视床限位开关的限位是否准确，立柱式和悬吊式装置的电磁锁定是否良好。

4. 控制台内电路的检查 X线机的电路随着科技的发展越来越复杂，尤其是计算机控制的X线机，它以微处理器为核心，配以大量的计算机集成电路和数字、模拟电路。检查时重点是首先除尘，特别是接触器接点、继电器、自耦变压器等，检查连接线有无松动，绝缘层有无老化，有无过热元件、电解电容有无漏液等。检查时要注意仔细认真，绝对不能因检查而引起新的电路故障。

（二）机械部件的检查

X线机的机械部件较多，如诊视床、摄影床、X线管支持装置等。对机械部件的检查，不仅要检查有明显损伤的部件，还要把已有潜在故障的部件检查出来。

1. 活动部件的检查 检查并清洗所有滑轮、轴承、传动装置、齿轮变速装置、导轨等。发现损坏或即将损坏的部件，要进行更换，并加注润滑剂。

2. 钢丝绳的检查 检查各种平衡用及传动用的钢丝绳，若有断股或严重折痕的都要更换，并清除锈斑，用机油润滑。更换时要注意安全，更换的钢丝绳松紧要适度。

3. 紧固螺钉的检查 检查各紧固螺钉，特别是影响机器稳定安全的螺钉，如立柱调节杆紧固螺钉、限位开关的固定螺钉等，若松动应重新紧固。

（三）性能测试

X线机经过一定时间的运行，其性能有可能发生变化，主要性能参数可能出现不准确或不确定，因此应对反映X线机性能的一些主要参数进行测试。具体的调节方法详见前面章节内容，调节方法应根据具体的X线机工作原理，参考说明书或有关标准来进行调节。

X线机经过定期检查之后，应对检查中发现的问题、更换的元件作详细记录，以方便以后的检修。

能力检测

一、名词解释

1. 接地电极
2. 电源容量
3. 负荷试验

二、单项选择题

1. X线机电源电压的波动范围应小于(　　)。
A. ±1%　　B. ±5%　　C. ±10%　　D. ±20%
2. 我国允许电源频率的误差应小于(　　)。
A. ±0.25 Hz　　B. ±0.5 Hz　　C. ±0.75 Hz　　D. ±1 Hz
3. 接地电极应埋设在建筑物(　　)。
A. 0.5 m以外　　B. 3 m以外　　C. 1 m以外　　D. 2 m以外
4. 我国规定X线机的接地电阻应小于(　　)。
A. 10 Ω　　B. 8 Ω　　C. 6 Ω　　D. 4 Ω
5. 管电压的检测方法不包括(　　)。
A. 分压器法　　B. 高压测试暗盒法
C. 非介入式管电压测试法　　D. 介入式毫安表和毫安秒表测试法
6. 以下X线机组件不属于变轨机件的是(　　)。
A. 高压发生器　　B. 天轨　　C. 地轨　　D. 检查床

三、多项选择题

1. 以下关于X线机开箱检验内容正确的是(　　)。
A. 开箱应考虑箱体检查、开箱地点和开箱方法
B. 一般情况下应在机房内开箱,防止机件的丢失
C. 开箱时,箱体不能倒置
D. 可用开箱器或锤子冲击箱体来开箱
2. 以下属于X线机正确操作原则的是(　　)。
A. X线机的操作人员应是经过培训,有相关操作知识的人员
B. 每日开机后,应根据机房的温度和机器的结构特点,给予适当的预热时间
C. 摄影过程中,可以调节或切换旋钮
D. 曝光时应时刻注意观察控制台上各指示参数的变化
3. 以下属于曝光时间检测方法的是(　　)。
A. 电秒表法　　B. 数字式计时仪法
C. 非介入式曝光时间测定法　　D. 分压器法
4. 以下属于X线机的日常保养的是(　　)。
A. 保持机房干燥　　B. 保持机房清洁
C. 注意安全检查　　D. 计算机管理

四、简答题

1. 简述通电试验的主要内容。
2. 简述X线管高压训练的步骤。
3. X线机定期检查的内容有哪些?

(陈　青　吕　解)

参考答案

一、

1. 接地电极是指直接埋入地中并与大地接触的导体或几个导体的组合。

2. 电源容量是指给 X 线机供电的专用电力变压器的容量。

3. 负荷试验是指高压发生器侧的插座与 X 线管管套侧的插座之间通过高压电缆连接后,使高压加到 X 线管两极,在发生 X 线的情况下进行的通电试验。

二、

1. C 2. B 3. B 4. D 5. D 6. A

三、

1. ABC 2. ABD 3. ABC 4. ABCD

四、(略)

第九章　CT

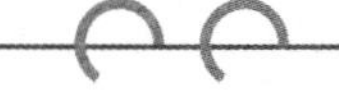

学习目标

掌握：CT 的基本组成及其工作原理。
熟悉：CT 的使用与维护常识；螺旋扫描装置和多层螺旋 CT。
了解：CT 的发展简史和发展趋势。

X 线计算机体层成像设备，简称 CT，已成为现代医学影像中不可缺少的组成部分。CT 设备结合计算机及网络技术，采用物体的投影来重建其二维分布，解决了 X 线投影成像的重叠难题，实现了医学图像的数字化。CT 成像的主要优点如下：①可获取断层图像，如图 9-1 所示，解剖关系明确，视觉效果好；②成像灰阶范围大，密度分辨率高，图像清晰，提高病变检出率和诊断准确率；③可进行定量分析及图像后处理。

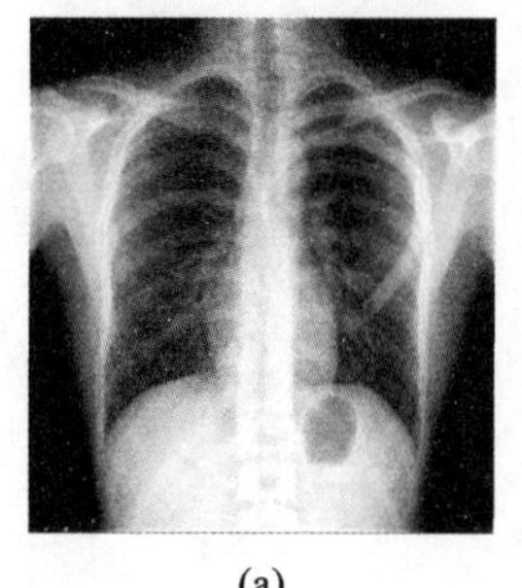

(a)

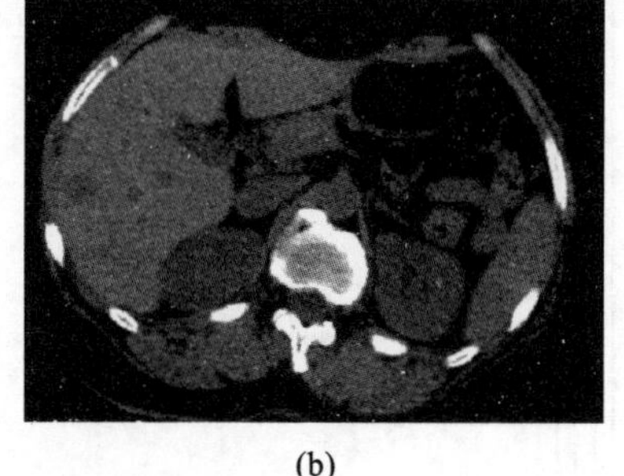

(b)

图 9-1　投影图像与断层图像对比

(a) 投影图像；(b) 断层图像

第一节　概　　述

CT 从发明至今不过短短 40 多年，发展却极其迅速。由第一台 CT 研制成功至今，经历了由头颅 CT 到全身 CT，由单层快速扫描到快速容积扫描等诸多阶段。

一、发展简史

1895 年，德国物理学家伦琴发现 X 线后，X 线很快就应用到医学上了。

1917 年，奥地利数学家雷登提出了图像重建理论的数学方法。该方法是指对二维或三维的物体，可以从各个不同的方向上投影，由此计算得出一张重建的图像。

最早将图像重建理论成功地应用于简单 CT 模拟装置的是美国物理学家柯马克。他于 1963 年在《应用物理杂志》上发表了相关文章，是正确应用图像重建数学方法获得吸收系数的第一个研究者。

1971 年，英国工程师豪斯菲尔成功研制出世界上第一台可应用于临床的 CT 设备。1972 年，第一例脑部囊肿患者由该台 CT 诊断得出。1974 年美国工程师兰德利设计并研制出第一台全身 CT 设备。

1989 年，在滑环技术的基础上，螺旋 CT 问世。1992 年出现首台双层螺旋 CT。1998 年，多层面螺旋 CT 被推出，大大提高了扫描速度。2004 年，容积 CT 开创容积数据成像的新纪元。2005 年，双源 CT 研制成功，大幅度地提高了心脏扫描的时间分辨率。

近年来，能谱 CT 开始应用于临床，其超低辐射剂量及超高敏感性，在提升病灶检出率及疾病鉴别方面具有重要意义。

二、各代 CT 扫描机

CT 设备与技术的发展十分迅速，目前 CT 种类有常规 CT、螺旋 CT、双源 CT、能谱 CT 等。

（一）常规 CT

按扫描方式的不同，常规 CT 的发展可划分为五代。

1. 第一代 CT 多属于头颅专用 CT，扫描装置由一个 X 线管与 2～3 个探测器组成。这类 CT 采用单束“平移＋旋转”的扫描方式，如图 9-2 所示。其 X 线束被准直为铅笔芯粗细的线束，X 线管与探测器连成一体，工作时二者环绕人体做同步直线平移扫描运动。第一代 CT 对 X 线的利用率很低，扫描时间长，难以抑制图像的运动伪影，成像质量较低。

2. 第二代 CT 采用窄扇形束“平移＋旋转”的扫描方式，如图 9-3 所示。与第一代 CT 的明显区别在于将线形 X 线束改为窄扇形束，探测器数目也相应增加至 3～30 个，因此大大地缩短了扫描时间。但其扫描速度仍难以满足腹部等器官的检查需求。

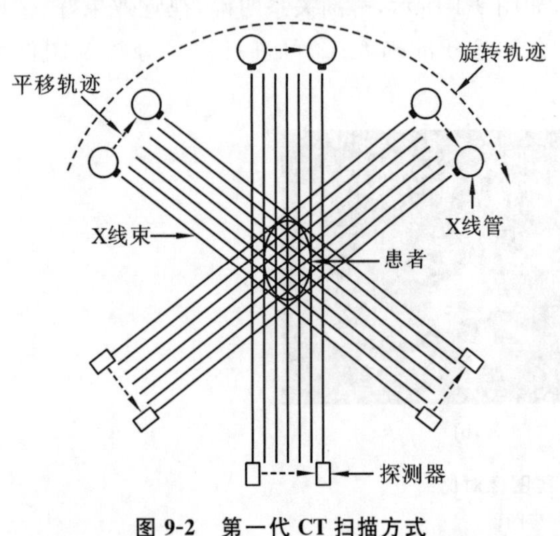

图 9-2 第一代 CT 扫描方式

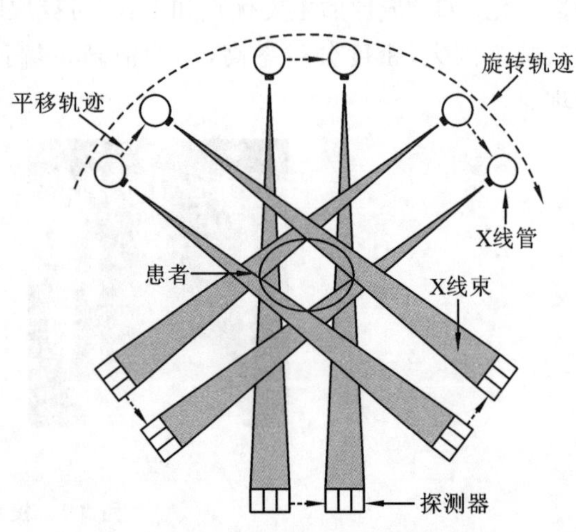

图 9-3 第二代 CT 扫描方式

3. 第三代 CT 采用宽扇形束旋转加旋转的扫描方式，如图 9-4 所示。其 X 线束的扇形夹角可达 30°～45°，可覆盖被扫描体整个横截面，探测器数量增加至 300～1000 个。第三代 CT 的设计使得 X 线管和探测器只围绕人体作旋转运动，进一步缩短了扫描时间。

4. 第四代 CT 采用宽扇形束静止加旋转的扫描方式，如图 9-5 所示。其主要改变在于将探测器数量增加至 600～2000 个，并排列成圆周。在扫描过程中，探测器保持静止，X 线管围绕人体进行旋转。由于机械运动的减少，其扫描时间也相应减少。但第四代 CT 的缺点是对散射线极其敏感，且设备成本较高，与第三代 CT 相比并无明显优势，应用亦不及第三代 CT 广泛。

5. 第五代 CT 与前四代 CT 有着本质的区别，其扫描方式为动态空间扫描加电子束扫描。如图 9-6 所示，第五代 CT 由一个大型特制扫描电子束 X 线管及静止排列的探测器组成。在扫描过程中，电子枪发射的电子束先进行聚焦，然后由偏转线圈控制其方向，轰击于平行排列的靶环上，由此获得 X 线源。由于没有 X 线管与探测器的同步运动，而是利用电子控制的非机械运动方式进行扫描，大大提高了扫描速度，也称之为 UFCT。

（二）螺旋 CT

1989 年，大功率 X 线管、直流逆变及滑环技术的综合应用，使得螺旋 CT 研制成功。螺旋 CT 是在第

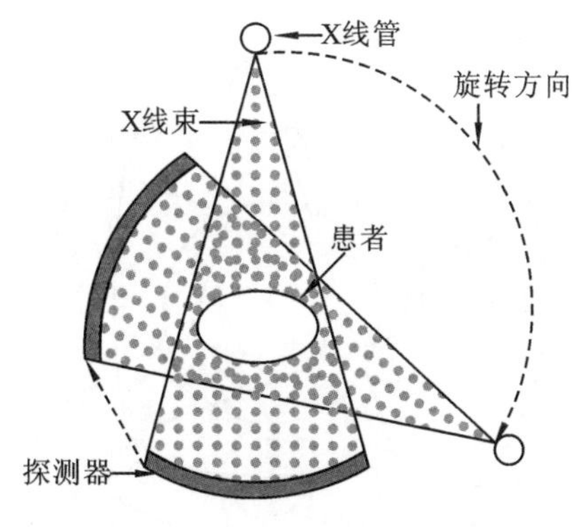

图 9-4 第三代 CT 扫描方式

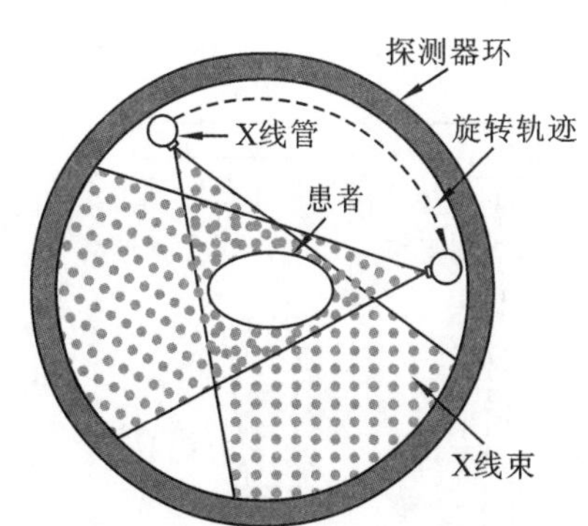

图 9-5 第四代 CT 扫描方式

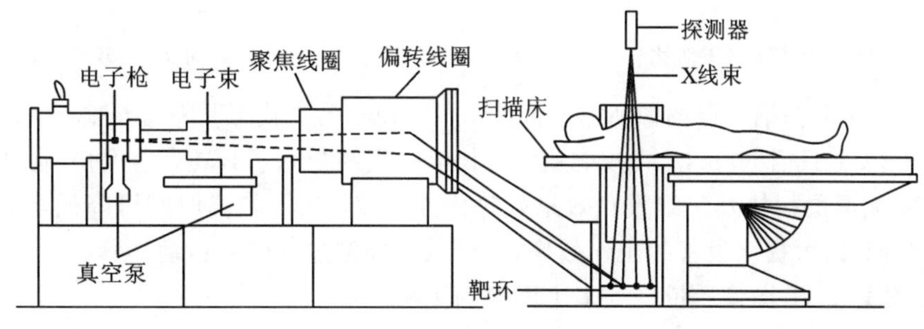

图 9-6 第五代 CT

三代 CT 的基础上发展而来的，它可以实现对整个容积进行快速连续的扫描，从而改变了 Z 轴方向上无法连续采样的缺点。扫描过程中，X 线管和探测器同步单向连续旋转，扫描床同时沿 Z 轴作匀速直线运动，探测器采集螺纹式的层面数据，如图 9-7 所示。

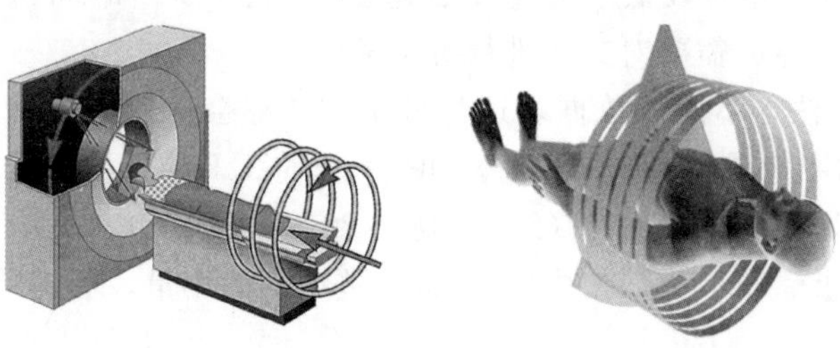

图 9-7 螺旋 CT 扫描轨迹

在螺旋 CT 的基础上逐渐出现了多层螺旋 CT，它是在 Z 轴上设置多排探测器，X 线束也由扇形束变为锥形束，如图 9-8 右图所示，使得 X 线管旋转一周能同时获得多幅断层图像。

（三）双源 CT

双源 CT 采用两套 X 线管与探测器系统来采集数据，如图 9-9 所示，这就大大提升了扫描速度，全面拓展了 CT 的临床应用。

（四）能谱 CT

能谱 CT 成像将传统 X 线混合能量分解成连续不断的单能量，从而获得不同物质的能谱曲线，可对物质进行定量及定性分析，在临床上对判断病变的病理变化有很大帮助。

三、CT 发展趋势

CT 设备的发展趋势是利用当今先进的科学技术水平，不断地适应临床医学发展和放射学发展的要求。

（一）硬件发展趋势

1. 缩短扫描时间 CT 设备发展首要考虑的因素即为缩短扫描时间。几代 CT 设备扫描时间有着非

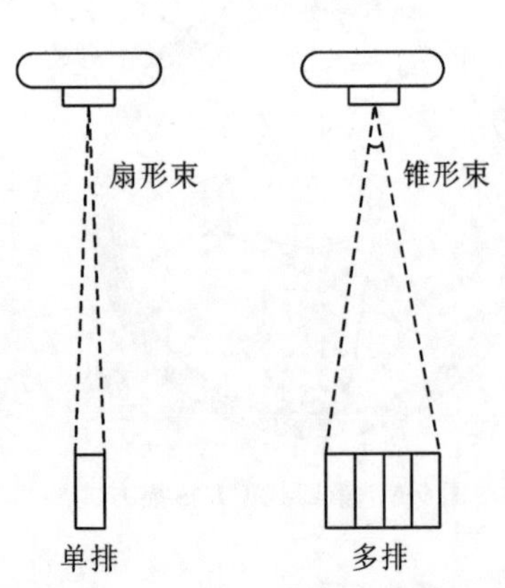

图 9-8 单层与多层螺旋 CT 对比

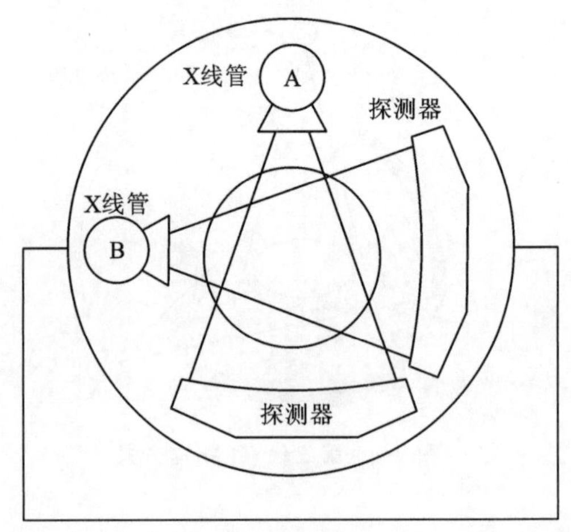

图 9-9 双源 CT

常大的变化。第一代 CT 扫描一层图像所需时间为 3～5 min，第二代 CT 缩短至 20～90 s，第三代、第四代 CT 为 2～5 s，UFCT 只需 50 ms。常规螺旋 CT 扫描时间约为 0.5 s，具有速度快、运动伪影少、造影剂利用率高、无重叠、无漏层扫描及三维重建效果好等优点。双源 CT 扫描时间可降低至 83 ms，时间分辨率高。缩短扫描时间，既可提高设备的工作效率，又可减少成像过程中的运动伪影。

2. 提升图像质量 CT 图像质量受到多个因素的影响。

(1) X 线源的性质与探测器的性能。二者将直接影响到 CT 设备所采集的原始数据的质量。

(2) 扫描速度与采集的数据数目。扫描速度越快，被扫描体运动所造成的伪影越少；采集到的数据数目越多，重建所得图像的分辨率越高，图像越准确，成像质量越高。

(3) 选用的图像重建算法。不同的图像重建算法对成像速度及图像质量均有影响。重建算法越简单，成像速度越快，但图像质量相对较低。重建算法越复杂，成像所需时间越长，但图像质量相对较高。因此，生产厂家在研制 CT 设备时需要对二者进行折衷考虑。

(4) 数据表达与显示方法。不同的数据表达与显示方法亦会对图像质量产生一定影响。随着几代 CT 软、硬件的发展，设备的图像质量也越来越高。如今大部分 CT 的密度分辨率已高于 0.35%(3 mm)；图像重建矩阵高达 1024×1024；空间分辨率(线对)高于 20 LP/cm。此外，由于激光相机的使用，硬拷贝质量得到保证；高压注射器提高 CT 增强扫描效果，减少造影剂的用量。但提升图像质量仍是 CT 设备发展的长期趋势。

3. 缩小设备体积 随着现代科学技术的发展，CT 设备的外观也得到了较大的改进。采用高频 X 线发生器，可将其置于扫描架内；微型计算机的出现，不再需要设置单独的计算机房，可将其安装于控制台内；此外还出现了移动式 CT。

4. 提高工作效率 如今 CT 采用的计算机，在进行图像重建时，运算速度大大提升，重建时间大幅缩短。大部分设备采用多台微型计算机并行工作，可同时进行扫描、重建、处理、存储、照相，缩短检查时间，大幅度提高了患者流通量。此外，采用刻录光盘进行图像存储，检索速度快，保存性能好，保存时间长，占用空间小，远远优于早期使用的磁带及软盘。

5. 降低辐射剂量 X 线对人体存在一定放射性损伤，因此降低患者在检查过程中所接收的辐射剂量，是所有 X 线影像设备永恒的发展主题。而 CT 设备的辐射剂量在诸多 X 线成像方式中是最高的，所以如何在检查过程中尽可能地降低辐射剂量，又能不影响 CT 成像效果从而保证诊断质量，是非常值得关注与努力的。

6. 简化设备操作 早期 CT 成像时，操作步骤烦琐。目前多数 CT 采用键盘及鼠标或触摸屏幕输入方式，提示清晰，一目了然，简化操作，实现人机对话。此外，工作站的配置及其功能的完善，可以进行多种类型的图像后处理，还可与其余影像设备进行联机，综合多方面影像信息，从而提高了诊断质量。

(二) 软件发展趋势

1. 三维图像重建 利用重叠扫描或薄层连续扫描，再借助计算机图像后处理功能，可获得三维立体图像，更直观地显示各复杂的解剖部位，帮助对病灶进行精确定位，有利于制定手术及放疗计划，同时比二维图像具有更高的诊断价值。其中多层螺旋 CT 的三维图像重建效果更优，Z 轴分辨率亦更高。

2. 血管成像技术 以螺旋扫描为基础，由高压注射器经静脉快速注射对比剂，再利用计算机三维重建技术显示血管结构的成像技术，即为 CT 血管成像技术。将血管造影技术与 CT 快速扫描相结合，能在血管内对比剂浓度最大时获得大量薄层扫描图像，并采用特殊重建方法，显示血管的解剖细节，成像质量高。目前多层螺旋 CT 用于进行颅脑血管成像，能较好地评价颅内动脉瘤，估计颅内血管与肿瘤的关系；用于腹部血管成像，可实现腹腔动脉、肾动脉狭窄的检查；用于心脏冠脉成像，可对冠心病进行有效诊断。

3. 仿真内镜技术 医学内镜能直观地观察人体内部器官的形态，诊断的准确性较高。然而，大部分内镜检查对患者来说会有不舒适感，患者接受程度较低。CT 的仿真内镜技术是利用计算机后处理功能，将容积扫描数据进行重建，获取空腔内表面的立体图像，并利用电影功能进行回放，实现仿真内镜效果。仿真内镜成像是一种无创伤性的诊断方法，可用于鼻腔、喉、气管、支气管、结肠及主动脉腔内膜等部位，不但可以显示腔内病灶的形态，还可以从梗阻远端观察气管情况，常用于纤维内镜的补充诊断手段。

4. CT 引导介入治疗 CT 成像具有成像时间短、成像质量高、图像清晰等优点，可即时有效地显示病灶与周围组织的关系，所以常使用 CT 进行介入诊断与治疗引导。常见操作如 CT 引导下的胸部穿刺活检，可有效帮助确定病灶性质。

5. 放疗计划制定 放疗是肿瘤治疗的一个重要手段。肿瘤放疗不同于肿瘤确诊，需要十分精确地知道肿瘤的位置、密度及其尺寸大小，而肿瘤的密度往往与周围组织非常接近，因此具有一定困难。分辨率高的 CT 设备可辅助进行放疗计划的制定。通过 CT 成像，操作人员在图像上圈定肿瘤轮廓，准确定位肿瘤原发位置，并探索其局部转移和淋巴瘤，以及在治疗过程中确认肿瘤对放疗的敏感性，监视放疗效果。

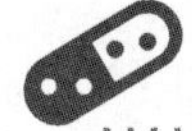

第二节 CT 设备的组成

一、基本组成

早期 CT 设备结构较为复杂，如图 9-10 所示为第三代 CT 组成部分，包括操作台、扫描床、扫描架、高压发生器、电源机柜、计算机与存储器、多幅照相机等。随着科学技术的发展，CT 设备各组成部分的集成化程度不断提高，体积不断缩小，如图 9-11 所示为螺旋 CT 组成部分，包括操作台、扫描床、扫描架和电源柜。

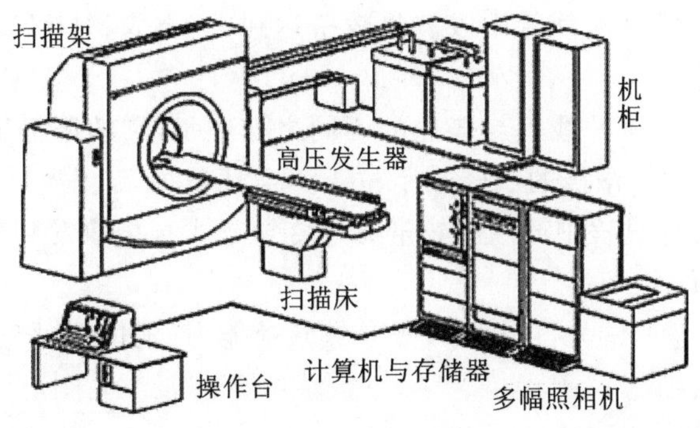

图 9-10 第三代 CT 基本组成

无论是第三代 CT 还是螺旋 CT，按图像的形成阶段，它们主要由三部分组成：①扫描系统，又称成像系统，主要由 X 线管、高压发生器、探测器、准直器、滤过器、数据采集系统、扫描架、扫描床等组成；②计算机系统；③图像显示与存储系统。

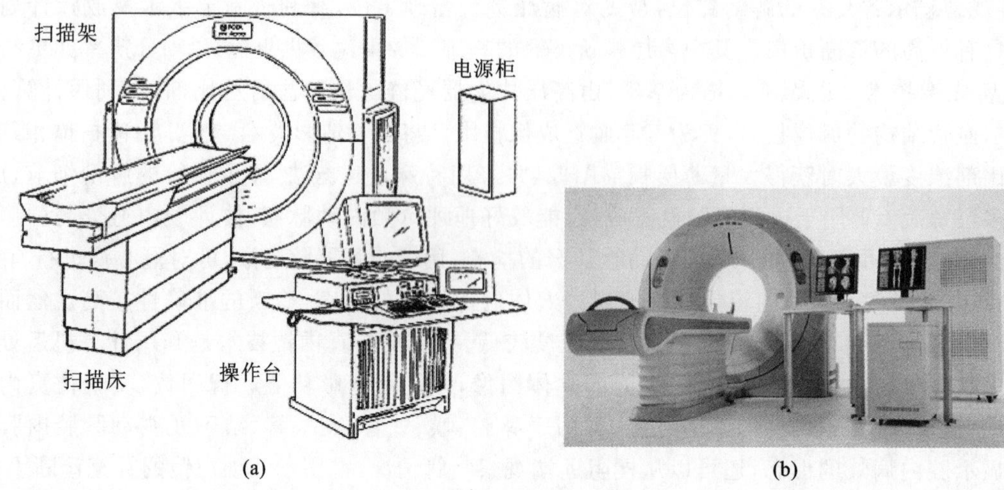

图 9-11　螺旋 CT 基本组成

二、扫描系统

CT 扫描系统的作用是产生 X 线，并采集图像重建所需要的原始数据。

(一) X 线管

X 线管是 CT 设备中的重要组成部分。CT 使用的 X 线管与常规 X 线机类似，有固定阳极 X 线管和旋转阳极 X 线管两种，主要由阴极、阳极、玻璃壳组成。在安装时，固定阳极 X 线管的长轴与探测器平行，旋转阳极 X 线管的长轴则与探测器垂直。

第一代、第二代 CT 设备扫描速度较慢，因此对 X 线管瞬时功率要求较低，固定阳极 X 线管即可满足其扫描要求。而第三代、第四代 CT 及螺旋 CT 扫描速度大大提高，X 线管需在长时间内进行连续曝光，对功率要求更高，因此需采用功率更大、热容量更高的旋转阳极 X 线管。为进一步加快 X 线管的阳极散热，提升其连续负荷能力，可采用多种不同措施进行加强。

1. 油循环风冷却散热　为提高 X 线管的散热能力，现代螺旋 CT 常在 X 线管管套周围装上散热器、散热风扇、油路管道和油泵，将其与油循环风冷却的热交换器进行组合，如图 9-12 所示。工作时，X 线管产生的热量由变压器油传入管套，再被泵出，由油路管道进入散热器，利用散热风扇进行风冷强制散热，重新泵回管套内。如此形成一个闭合的油循环回路，变压器油所携带的热量在此回路中能及时得到散发。

这种散热方式简单有效，使得 X 线管阳极散热效率达到 1～1.5 MHU/min，在 CT 设备中应用较为广泛。

2. 阳极直冷式 X 线管　这种 X 线管与普通的不同之处在于，它的阳极靶中的一侧直接浸泡于变压器油中，如图 9-13 所示。支撑阴、阳极的旋转轴承位于真空环境外，工作室与整个 X 线管一起转动。这种设计，使得阳极靶可以将工作过程中产生的热量通过传导方式直接散发到变压器油中，散热效果好，散热率高，可达 4.7 MHU/min。

阳极直冷式 X 线管热容量非常大，可提高 CT 连续负荷能力，延长 X 线管使用寿命。

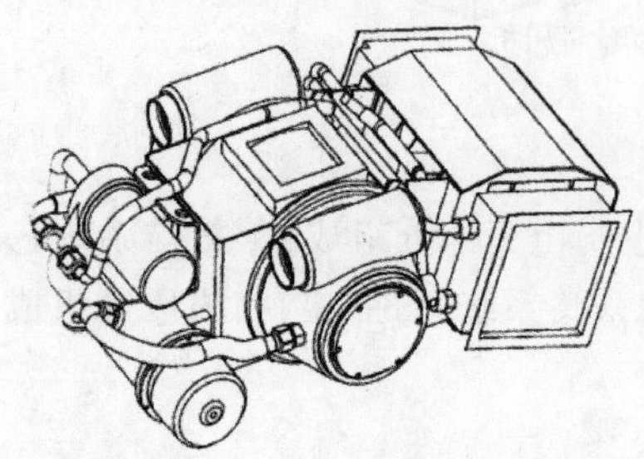

图 9-12　油循环风冷却 X 线管装置

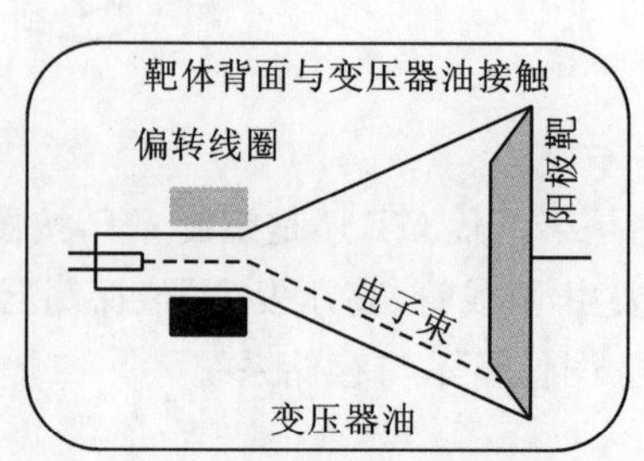

图 9-13　阳极直冷式 X 线管结构

3. X线管阳极接地 为进一步提高X线管阳极散热率，部分厂家采用了X线管阳极端接地模式，利用阳极与金属外壳接近，辐射散热速率高的原理，提升X线管散热效果。

若X线管阳极靶较重，可使用双轴承支撑方式将其支撑于金属外壳上，变压器油将从转轴中心流过，更好地提高X线管的散热率。这种做法可使得X线管阳极散热率达到1.37 MHU/min。

4. 动态飞焦点技术 X线管在工作时，阴极产生电子，轰击于阳极靶面上，从而产生热量。为减少热量在阳极靶面某一点或某一块的堆积，动态飞焦点技术被引入于X线管中。动态飞焦点技术是指X线管在设计时，共有两组灯丝，曝光时二者交替使用。当工作的灯丝发生变化时，其发射的电子在阳极靶面上轰击的位置也发生了偏移，从而减少热量在阳极靶面上的集中堆积，如图9-14所示。动态飞焦点技术的采用，不但可以提高阳极的使用效率与X线管的热容量，还可以增加CT数据采集速度以提升其空间分辨率。

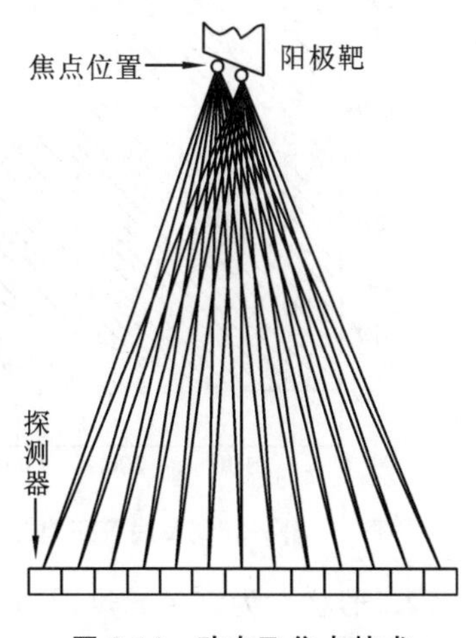

图9-14 动态飞焦点技术

5. X线管技术指标 X线管的主要技术指标有几何参数、物理参数和电参数三种。

(1) 几何参数 X线管的主要几何参数包括X线管外形各部分尺寸、焦点尺寸、靶面直径、靶面倾角等。

(2) 物理参数 X线管的主要物理参数有热容量和散热率等。由于热容量对X线管性能影响较大，因此它是评价一个X线管好坏的重要标准。热容量越大，说明X线管性能越好，可连续工作时间越长。散热率并不是固定值，它与热容量具有一定相关性，热容量越大，散热率越高。散热率可用X线管生热和冷却特性曲线来表示。

几个常见CT厂家X线管物理参数如下：Philips Brilliance 64排CT阳极热容量为8 MHU，散热率为1608 kHU/min；GE LightSpeed 64排CT阳极热容量为8 MHU，散热率为2100 kHU/min；TOSHIBA Aquilion 64排CT阳极热容量为7.5 MHU，散热率为1386 kHU/min。

(3) 电参数 X线管的电参数有最高管电压、最大管电流、灯丝加热电压和电流、额定功率、阳极转速、X线管连续负载等。

CT属于大型医疗设备，X线管价格昂贵，在工作过程中，应注意合理使用与定期维护，以延长其使用寿命。

(二) 高压发生器

1. 作用 高压发生器为X线管产生X线的能量来源，主要负责提供X线管所需高压和灯丝加热电压。

2. 组成 在结构组成上，CT用高压发生器与常规X线机用高压发生器类似，包括高压变压器、灯丝变压器、高压整流器等部分。

3. 性能要求 由于电压波动对X线能量有影响，而X线能量又与物质衰减系数密切相关，从而使得电压波动对CT成像效果造成一定影响。因此，CT对高压的稳定性要求较高。

早期CT采用的三相工频高压发生器，产生的直流高压脉动率约为4%，后来出现直流逆变技术，逆变式高压发生器被用于CT，使得脉动率降至1%，大大提升了直流高压的稳定性。此外，为进一步稳定管电压与管电流，高压系统均采用高精度的反馈稳压措施，使用动态闭环控制的方法，来减小与设定值之间的偏差。

4. 安全保护 高压发生器涉及高电压操作，为操作安全和设备正常运行，必须设置相应的安全保护电路。

安全保护电路对X线管允许的工作范围进行限制，如图9-15所示。图中共划分为五个区域，分别为正常工作区、过管电压区、过功率区、过管电流区与低管电压高管电流区。当管电压过高，如管电压大于200 kV时，高压部件易绝缘击穿，危及设备与人身安全；当管电压过低而管电流过高时，如管电压为40 kV，管电流为300 mA时，灯丝加热过甚，挥发严重，靶面及管内壁将被污染，灯丝寿命缩短甚至损坏。因

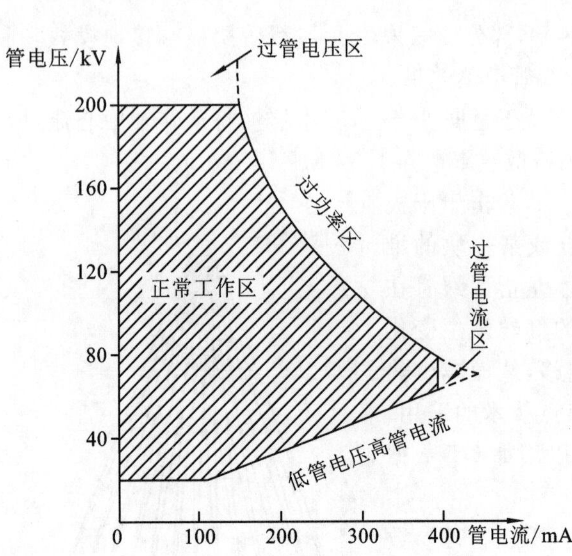

图 9-15 X线管正常工作区域

此，除正常工作区以外，其余区域为X线管的禁止使用区。

(三) 滤过器

1. 作用 CT在临床使用中，成像物体为人体，而人体断面近似于椭圆形，厚度并不均匀。因此，在扇形X线束照射时，中心射线穿透厚度较大，而边缘射线穿透厚度较小，如图9-16所示，出现穿透后的射线形成明显的信号强度差异。此外，X线管产生的X线中，存在部分低能射线，称为软X线。这部分X线对成像没有任何作用，还会增加患者接受照射的剂量。

为解决这些问题，特在CT中增加滤过器，其作用：一是使X线通过滤过器与人体后，X线束的能量分布更均匀，形成硬化X线束；二是吸收低能射线，从而缩小X线能量变化范围，提高X线束平均能量。

2. 形状 为满足滤过器的功能，一般将其设计为楔形，由中心到边缘滤过器的厚度逐步增加，如图9-17所示。现在CT主要采用图9-17所示的滤过器。此外，为配合CT的有效工作，滤过器的尺寸需随扫描野的改变而改变。在CT中，滤过器与X线管的位置关系如图9-18所示。

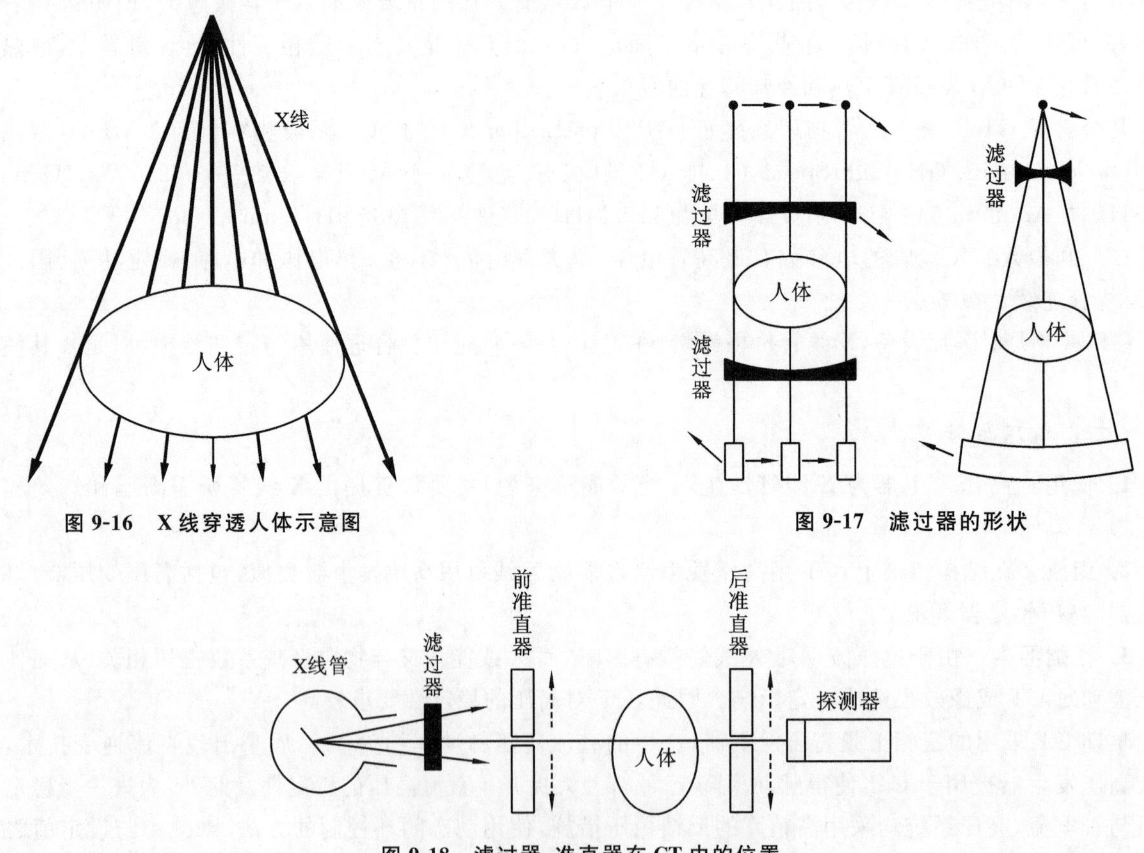

图 9-16 X线穿透人体示意图

图 9-17 滤过器的形状

图 9-18 滤过器、准直器在CT中的位置

(四) 准直器

1. 类型 CT中一般采用两种准直器，分别为前准直器和后准直器，它们在CT中的位置如图9-18所示。前准直器置于X线管与受检者之间，后准直器位于探测器前端。若X线管焦点足够小，则CT可不必安装后准直器，如图9-19所示。

2. 作用 准直器与常规X线机中遮线器的作用类似，主要负责屏蔽不必要的X线，减少散射线，降低患者接受照射的剂量，提高图像质量。

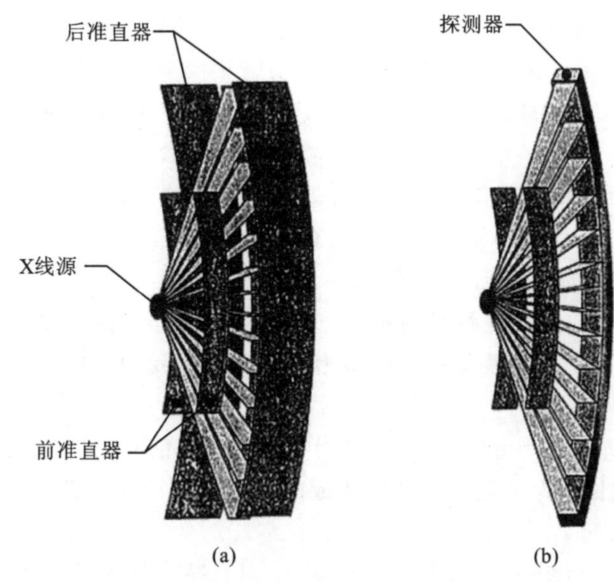

图 9-19　准直器的类型

(a) 有后准直器；(b) 无后准直器

前准直器有许多狭缝，调节这些狭缝的宽度，即可将 X 线束限制在一定范围内，从而控制横断面成像的扫描层厚。当然，在多层螺旋 CT 中，图像层厚的控制则另当别论。后准直器亦有许多狭缝，分别对准每个探测器，使得每一个探测器都仅仅接收与之垂直方向投射而来的 X 线，以减少散射线的干扰。

3. 设计要求　为尽量有效地利用穿透人体的 X 线，后准直器的狭缝宽度一般要略小于探测器的孔径。此外，前后两组准直器在安装时必须精确对准，否则会产生条状伪影。

（五）探测器

探测器与数据处理装置合称为数据采集系统，简称 DAS，是 CT 扫描系统的重要组成部分。CT 用探测器阵列由若干个性能相同的探测器单元组合而成，每个探测器单元对应一束 X 线，因此若有 N 个探测器单元，则一次可同时获取 N 个投影数据。目前 CT 的探测器单元数量已超过 512 个。

1. 作用　探测器的主要作用是接受穿透人体的 X 线的照射，并将 X 线能量转化为电信号。转化的电信号与接收的总 X 线的量成正比，经放大处理后由模数转换器转换为数字信号，交计算机识别并进行图像重建。

2. 特性　探测器的主要特性包括其效率、稳定性、响应性、准确性、一致性及动态范围。

(1) 效率　探测器效率越高，表示输入的 X 线能量转化为电信号的转换率越高，图像重建的数据量越丰富，患者接受照射的剂量越低。理想情况下，探测器总的检测效率为 100%，探测器性能最佳。而在实际中，其效率只有 50%～80%。探测器的效率受其吸收效率与几何效率的影响，为二者的乘积。

①吸收效率：又称为量子探测效率，是指 X 线入射至探测器单元时，被吸收的百分率。所有探测器单元都必须具有高度吸收能力，即吸收效率必须较高。影响吸收效率的主要因素有探测器的类型、厚度、单元间隔、X 线光子能量等。

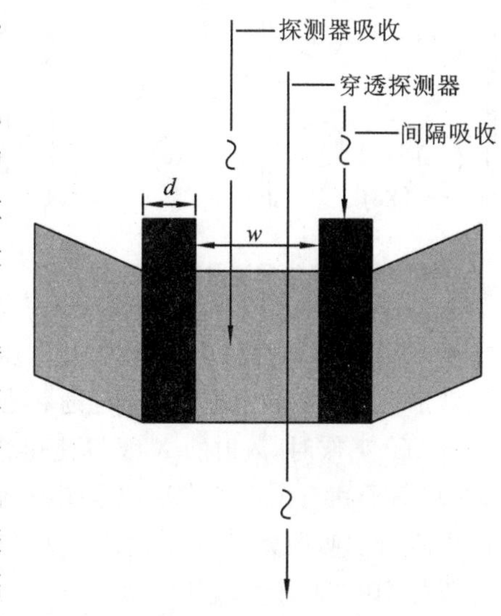

图 9-20　影响探测器几何效率的因素

②几何效率：用于衡量穿过人体的透射 X 线光子被探测器获取的程度，受每个探测器单元的有效孔径及相邻探测器单元间隔的影响，如图 9-20 所示，计算方法如式(9-1)所示，其中 d 表示相邻探测器单元的间隔，w 表示探测器的宽度。由于被探测器单元间隔所吸收的 X 线对成像并无贡献，因此理想情况下，探测器所占范围应该大于探测器间隔所占范围。

$$\text{几何效率}=\text{探测器宽度}/(\text{探测器宽度}+\text{相邻探测器单元的间隔}) \tag{9-1}$$

(2) 稳定性　从某一瞬时到另一瞬时，探测器的一致性与还原性。在CT扫描及数据采集过程中，探测器系统的稳定性非常重要，需要对其进行定期校正。为防止探测器零位漂移，数据采集前需对其变化进行校正，使得X线入射前探测器输出皆为0。此外，还需定期对系统漂移进行校正，保证在全部动态范围内的线性和稳定性。

第一代、第二代CT需要在每次平移运动结束后进行探测器校正，第三代CT则只需每天校正一次。若探测器的响应偏离正常情况，图像中将产生换装伪影。第四代CT每次旋转期间进行两次探测器校正，分别为沿着运动扇形X线束的前端和后端的校正。

(3) 响应性　一个探测器单元应能瞬时响应一个信号，然后马上迅速地结束该信号的处理并为下一个信号的接收做好准备。这个过程所需要的时间即为该探测器单元的响应时间。响应时间越短，表示探测器的响应性越好。

对某些探测器而言，余辉效应严重，则导致探测器响应前一个信号以后，需要较长时间才能处理下一个信号，响应速度慢，时间过长。为避免余辉效应造成的图像畸变或出现假象，需要仔细选择闪烁物质，并在一定程度上进行软件校正。

(4) 准确性　正常人体软组织、病理变化形成的病灶，对衰减系数的影响是很小的，因此，对穿过人体的X线而言，其强度变化并不明显。若由于探测器的原因，使得衰减系数的测量不够精确，哪怕出现细小偏差，就有可能被误认为是输入的信号产生的变化。此外，探测器还需对输入信号进行线性转换，使得其输出信号与入射X线强度保持正比关系，以便较好、较快地获得成像数据。因此，探测器的准确性也是其非常重要的特性之一。

(5) 一致性　由第二代CT开始，探测器单元的数量增加，形成探测器阵列。各探测器单元同时采集投影数据，用作图像重建。为使得检测数据具有对比性，各探测器单元必须保持高度一致性。对于相同的X线输入，不同探测器单元需输出相同的信号。若无法保证探测器单元的一致性，将导致探测器阵列的输出信号无法正确表达X线与成像物体之间的对应关系，重建所得图像亦将出现伪影。

(6) 动态范围　计算方法如式(9-2)所示。CT的探测器具备较大的动态范围，一般可达$10^6:1$。

$$\text{动态范围}=\text{探测器能识别最大信号}/\text{探测器能识别最小信号} \tag{9-2}$$

3. 种类　按信息转化过程的不同，可将CT常用探测器分为气体探测器与固体探测器两类。

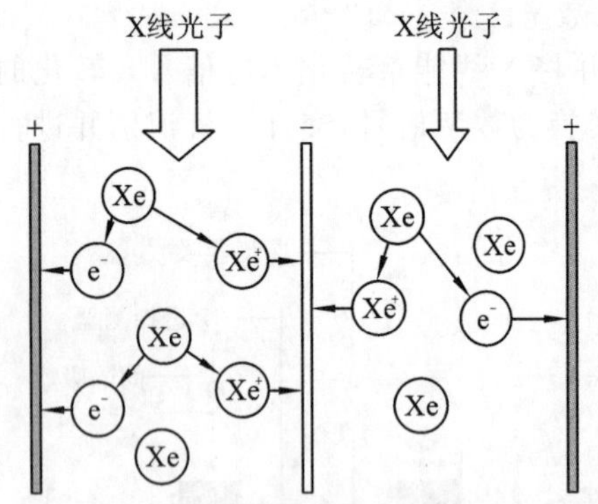

图 9-21　气体探测器工作原理

(1) 气体探测器

①原理。当X线入射探测器内时，将使得其内部的惰性气体进行电离，如图9-21所示。被电离的惰性气体将形成电离电流，该电流的大小与入射的X线强度成正比，因此可通过对电离电流的测量来获得入射X线强度的大小。由于所用惰性气体一般为高压氙气，所以也称为氙气探测器。

②结构。气体探测器主要由气体电离室及其内部的惰性气体组成，如图9-22所示，探测器上下夹面为绝缘体，多选用陶瓷。两块绝缘体被封装于气体容器内，中间为与之垂直排列的若干平行电极，每组电极均被加上直流加速电压。电极多采用薄钨片，每两个电极间形成一个电离室，各电离室内充满惰性气体，相互之间处于连通状态。

当CT工作时，入射的X线将使得惰性气体电离并产生离子和自由电子。在直流加速电压的作用下，这些离子和自由电子将形成电离电流，并经前置放大器进行放大处理后送至数据采集系统。为提高气体探测器的吸收效率，可以采用高压氙气，以增加氙气分子的密度。但钨片机械强度有限，因此氙气压力一般为20～30个大气压。

③特点。气体探测器稳定性高，一致性好，响应时间短，余辉效应弱，价格便宜，但需要保持恒温，以确保气压的稳定。此外，气体探测器检测效率相对较低，工作时需要较高曝光量才能获取足够强的信号。

(2) 固体探测器

固体探测器可分为闪烁探测器与稀土陶瓷探测器两类，以下将主要介绍闪烁探测器的相关特性。

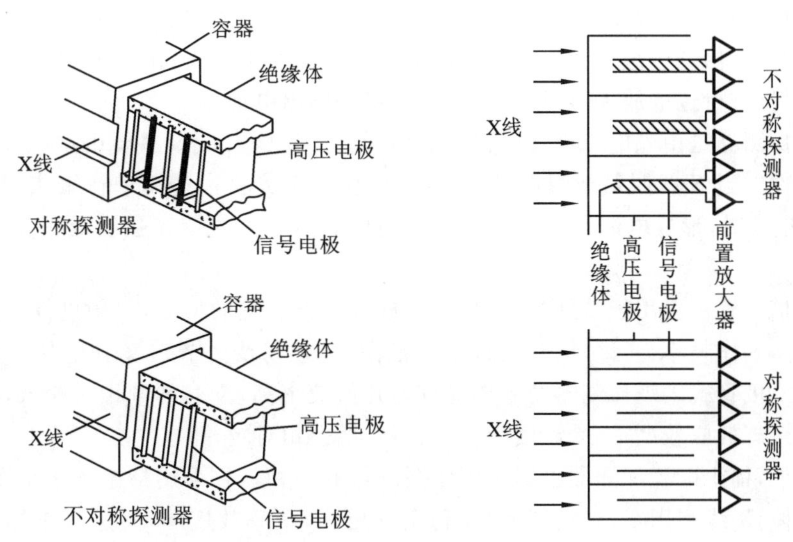

图 9-22 气体探测器

①原理。闪烁探测器内的闪烁晶体在接受 X 线照射后，将发出可见荧光，该荧光的强弱与入射 X 线强度成正比，利用光电转换单元将荧光转换为电信号，即可反映入射 X 线强度的大小。

②结构。闪烁探测器由闪烁晶体和光电转换单元组合而成。

早期使用的闪烁晶体为钨酸镉晶体，造价低、吸收率高，但余辉效应强，难以进行超小分割，对图像的空间分辨率有一定限制。目前常用的闪烁晶体为铊激活碘化钠晶体，密度适中，吸收率强，发光度高，但易潮解，易碎裂，需避免较大振动或较强温度变化。闪烁晶体在使用时还需注意避光，否则会对其性能造成一定影响。

光电转换单元根据选用器件的不同，可以分为光电倍增管式和光电二极管式两种，分别如图 9-23 和图 9-24 所示。

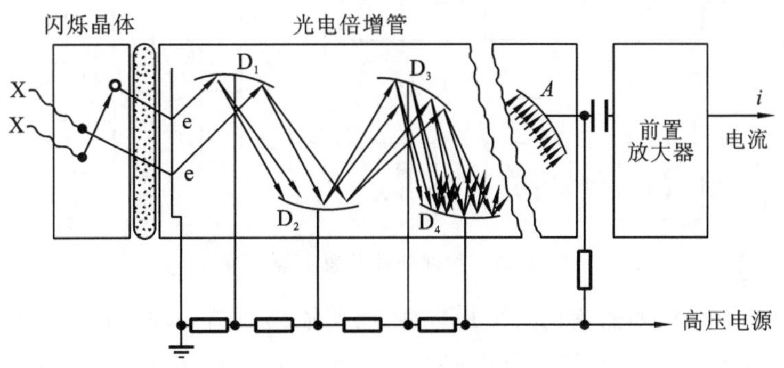

图 9-23 光电倍增管式探测器

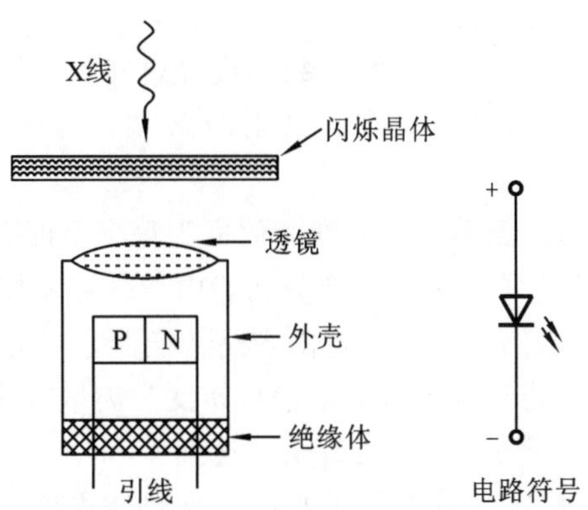

图 9-24 光电二极管式探测器

光电倍增管式探测器应用较光电二极管式探测器应用较早。光电倍增管主要由一个光电阴极、一个聚焦极、一个阳极和多个倍增极组成。X线照射使得闪烁晶体产生荧光，由光电阴极进行转换，释放光电子，再由若干个倍增极进行逐级放大，最后被阳极所收集并输出电信号。

光电二极管式探测器是由光电二极管取代光电倍增管。光电二极管主要由透镜和一个PN结组成，属于一种半导体器件。当X线照射至闪烁晶体上时，产生的荧光将由透镜进行聚焦，集中照射于PN结上，从而产生电子-空穴对，形成电流。该电流大小与闪烁晶体产生的荧光强度成正比，可反映入射X线的强度。

③特点。光电倍增管主要用于紫外光、可见光及近红外光能量的检测，灵敏度高，噪声小，线性好，放大倍数高，稳定性好，工作频率、光谱响应、工作电压范围宽，但易受外界磁场和电场干扰，工作时需要进行严密屏蔽。光电二极管式闪烁探测器的主要优点为几何效率高，X线剂量相对较低，体积小，使得图像空间分辨率高。但余辉效应较严重，受温度影响大，一致性也相对较差。

除闪烁探测器外，稀土陶瓷探测器也属于固体探测器的一种。它采用掺杂稀土金属的透明光学陶瓷替代传统的闪烁晶体，X线利用率、光电转换率、稳定性更高，余辉效应弱，易进行小体积分割，制成精密探测器阵列。

第一代、第二代和第四代CT多选用闪烁探测器，第三代与螺旋CT采用气体探测器或闪烁探测器，多层螺旋CT则一般选用稀土陶瓷探测器。

（六）数据处理装置

1. 作用 由探测器输出的电信号非常微弱，因此必须由数据处理装置进行放大，再积分进行多路混合，合成一路信号，送至模/数转换器转变为数字信号，然后经接口电路输入至计算机，由其识别并进行图像重建。

2. 组成 数据处理装置在设计时，需考虑CT的X线发生装置的工作方式，根据扫描的几何方式进行设计。如图9-25所示为数据处理装置的主要组成部分。

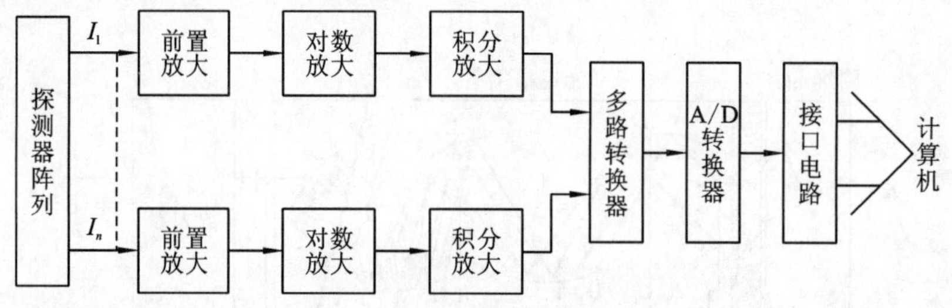

图9-25 数据处理装置主要组成

(1) 前置放大器 CT用探测器输出阻抗均较高，而所输出电信号非常微弱，且该信号一般需要进行对数压缩，以使得后续电路只需工作在一个很窄的范围内，因此，探测器输出的电信号必须进行前置放大。前置放大器的输入阻抗较高，安装时被置于探测器旁，一同置于旋转机架上。为保证信号采集的稳定性，前置放大器需进行良好的屏蔽。

(2) 对数放大器 由于探测器检测到的透射X线强度经过对数压缩，与原本的X线吸收系数存在对数关系，因此对信号进行对数放大，使得输出信号与透射的X线信号强度的对数成正比关系。这部分功能由对数放大器完成。

(3) 积分器 在CT工作期间，探测器所检测到的数据为每个角度下X线光子的总和，所以必须将每次采集的信号进行积分以求各角度光子总和。这部分功能由积分器完成，一般接在对数放大器的后面。

(4) 多路转换器 积分完成的各路输出信号将由多路转换器合成为一路信号，再送至模/数转换器。

(5) 模/数(A/D)转换器 负责将连续模拟时域信号转变为离散数字序列。CT探测器的输出信号具有较宽的动态范围，因此要求模/数转换器传输位数至少达到16bit。

常用的模/数转换器类型有双积分式和逐次逼近式。双积分式模/数转换器又称斜率模/数转换器，抗干扰能力较强。逐次逼近式模/数转换器将输入信号与推测信号相比，逐次修正，直至二者相等。

模/数转换器的主要性能指标有转换速度、变换精度和动态范围。采样频率越高，转换速度越慢，但转换所得的数字信号所含信息越全。转换器位数越多，转换精度越高，动态范围也越广。

(6) 接口电路 负责将经模/数转换后所得数据，按一定规律，通过时序控制的方式传递至计算机系统，以进行图像重建。一般来说，计算机系统的数据传输位数最高为 64bit，而 CT 扫描数据量非常大，无法一次性完成所有数据的传输。因此，接口电路必须按照一定规则，避免数据混乱，将全部数据有条不紊地传输至计算机系统，以完成图像重建。

（七）扫描架与扫描床

1. 扫描架

(1) 组成 CT 的扫描架可分为旋转部分与固定部分。旋转部分包括 X 线管及其冷却系统、滤过器、准直器及其控制系统、探测器阵列、数据处理装置、滑环部分、投影灯光等，其中使用低压滑环的螺旋 CT 扫描架内还包括高压发生器。固定部分包括底座、支架、旋转控制电机及其伺服系统、机架主控电路板等，如图 9-26 所示。

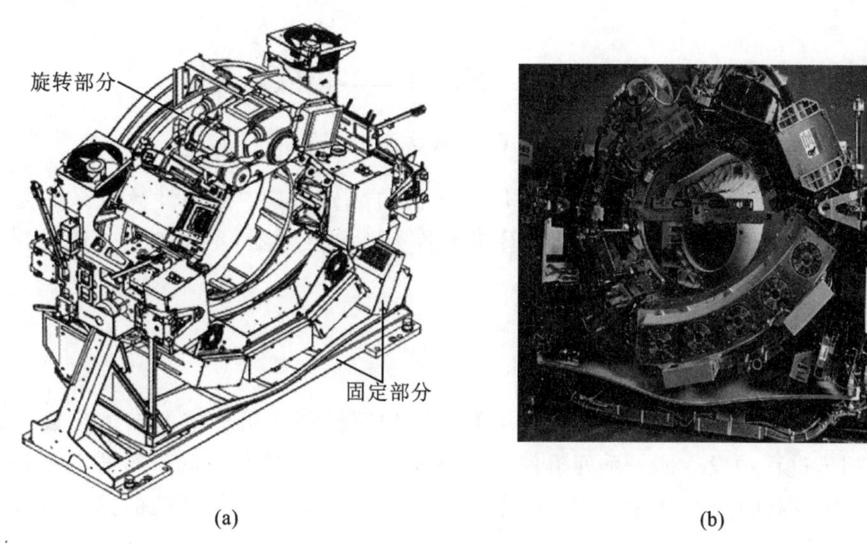

图 9-26 扫描架

(2) 作用 CT 工作时，由旋转电机带动旋转架旋转，用于完成特定扫描方式的扫描，获得人体扫描层面的原始数据。扫描架还必须具备倾斜功能，以完成某些特定器官的扫描。扫描架在一次扫描过程中，需完成启动、采样、减速刹车三个步骤。

(3) 性能要求 扫描架的主要性能参数包括扫描架孔径与扫描架倾斜角度。目前 CT 扫描架孔径一般为 65～75 cm，扫描架倾斜角度为 20°～30°之间。

2. 扫描床

(1) 组成 CT 扫描床由床面与底座两部分组成。扫描床的制作材料需结实，且对 X 线的吸收程度小，一般选用碳化纤维材料。扫描床的运动由两个电极控制，分别为床身升降电机与床面水平移动电机。为保证扫描过程中能进行精确的位置定位，在垂直方向上的床身升降与水平方向上的床面移动都必须平稳。

(2) 分类 根据底座的不同，一般将 CT 扫描床分为有两种类型，如图 9-27 所示。

下面以图 9-27 右图所示类型，CT-C3000 型螺旋 CT 的扫描床为例介绍其特点。这类扫描床的结构类似于“马架”，支架的支点位于中间，上连床面，下连底座。扫描床的高度由底座上的行程开关控制，绕线轮上的尼龙线可带动编码器测量相关高度参数，并送至操作面板上进行显示。水平移动则由水平移动电机带动同步齿型带驱动完成，并利用光电编码器测量水平移动的相对位置。

扫描床的定位由计算机进行控制，定位精度小于 0.1 mm。床面板长达 2060 mm，床面水平移动最大距离为 1600 mm，床的高度指示范围为 0～550 cm，1 m 显示误差小于 5 mm。

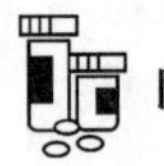

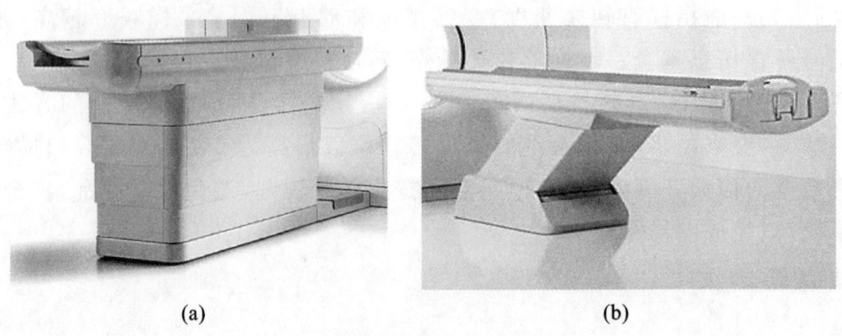

(a) (b)

图 9-27 扫描床

三、计算机系统

CT 成像的基本过程如图 9-28 所示，其中数据采集部分由扫描系统完成，图像重建部分由计算机系统完成。

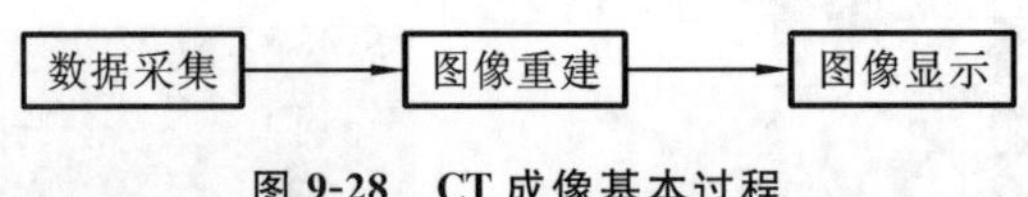

图 9-28 CT 成像基本过程

CT 的计算机系统一般分为通用计算机与专用计算机两部分。其中通用计算机又称为主计算机，用于执行系统管理、任务分配和外设控制。专用计算机又称为阵列处理器，不能独立工作，需与主计算机相连，用于完成图像重建和处理。

（一）主要作用

计算机系统在 CT 设备中的主要功能如下。

1. 进行系统控制 在计算机系统的控制下，CT 可以按照操作人员选定的扫描参数启动扫描，保持 CT 正常运行。在扫描过程中发生的一系列事件，计算机将按一定顺序与时间进行协调处理，完成初始参数的接收，X 线管和探测器的开关、数据传递、系统操作的监控，扫描床及扫描架的操作执行等任务，并实时进行监视。

2. 实现图像重建 要完成某一层面 CT 图像的重建，需要进行的数学运算高达百万次数量级，这些数学运算皆由计算机系统实现。由于图像重建须在短时间内完成，因此实现该功能的单元称为快速重建单元。

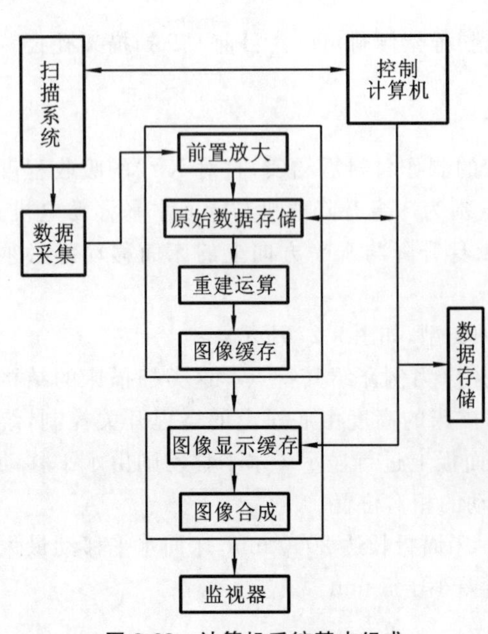

图 9-29 计算机系统基本组成

3. 完成图像处理 CT 图像的最小组成单位称为像素。目前一幅 CT 图像的像素个数高达十几万个。在数字图像中，每个像素都具有一个数值，该数值将被进行灰度编码。为进一步提高 CT 图像质量，获取更有效的可见信息，计算机必须可以操纵、分析和修改这些数值。这种操作称为图像处理，常见的图像处理手段有放大、测量、轮廓标识、图像间的直方图比较等。

4. 故障诊断 目前，许多 CT 已经可以进行简单故障的自动诊断，给出诊断结果。部分设备还可以与维修中心进行远程网络连接，使得机器故障可由维修中心直接进行远程诊断分析。

（二）结构组成

CT 用计算机系统的主要组成部分包括四部分，如图 9-29所示。

1. 控制 控制部分实现扫描过程的控制和完成数据采集工作。目前，为提高计算机系统的处理速度和运算能力，常采用多通道处理技术，处理方式有串行处理方式、并行处理方式和分布式处理方式。

（1）串行处理方式　这种处理方式将每条指令分成若干个顺序的操作，每个操作将由不同的处理器来实施。这种做法可以同时执行若干条指令，对每个处理器而言，每条指令中的同类操作如流水线一样被连续加工处理，可提高计算机的工作速度和各处理器的使用效率。

（2）并行处理方式　它由三台多任务计算机通过系统总线耦合成一个系统，分别形成扫描处理器、显示处理器与文件处理器。

（3）分布式处理方式　这种处理系统有若干台独立的处理器组成，它们可以分别处理同一程序的各个子程序，也可以按功能分别处理一道程序的不同阶段。每台处理器均设有自身的局部存储器，因此可独立承担部分任务。所有的处理器在逻辑上和物理上是连通的，相互间可以通信。它们将统一由操作系统进行控制工作，且任务分配能力是动态的，能自动进行任务调度和资源分配，具有可靠性强、灵活性高、经济性好的优点。

计算机控制的最关键点是对扫描的工作过程和时序进行控制。计算机控制有集中控制和分散控制两种，如图 9-30 所示。

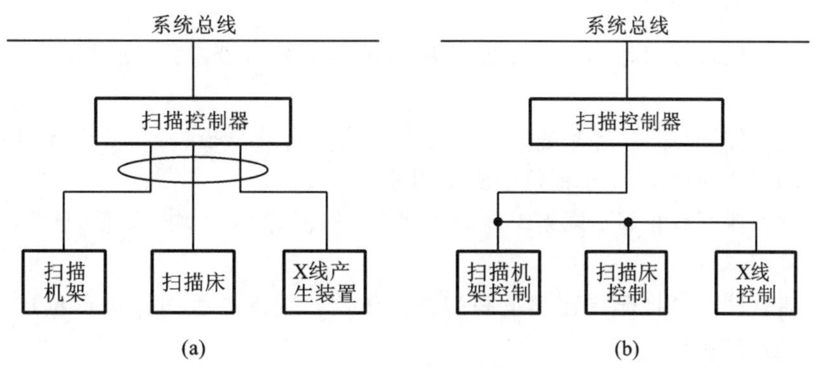

图 9-30　计算机控制方式

（a）集中控制方式；（b）分散控制方式

集中控制是将系统总线的控制信号用电缆输送给控制电路，再由其分配给各控制对象。这种控制方式全部由中央控制计算机操作，工作量大，不够灵活。目前 CT 的扫描控制一般采用分散控制方式。这种控制方式中，计算机只需用串行通讯线与控制微处理器进行联络和给出控制命令，其余工作皆由微处理器承担，既可减轻中央控制计算机的负担，又能方便、灵活地调整控制方式。

2. 图像重建　图像重建单元完成图像的重建任务。图像重建单元结构框图如图 9-31 所示。图像重建和处理任务由阵列处理机执行，由许多微处理器组成，并按照一定顺序并行工作，互不干扰。每个微处理器都有自身独立的运算器、指令存储器及数据存储器，各自按照相同的工作原则，完成图像重建的某一部分工作。最后通过重建控制器将各部分总和在一起，构成完整的重建结果，再统一存入图像存储器内。

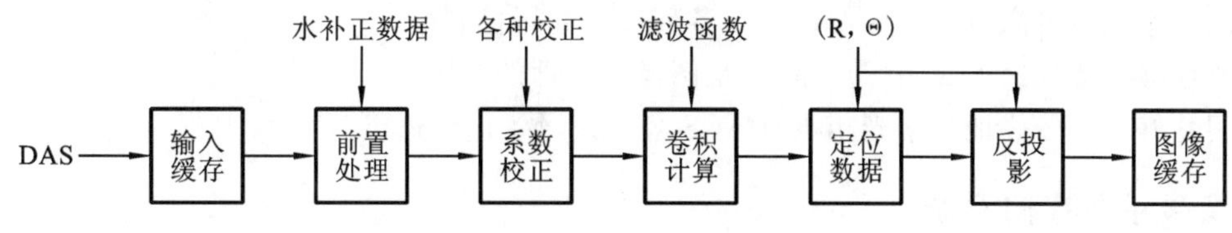

图 9-31　图像重组单元结构图

3. 图像显示　对图像数据进行缓存并显示图像。

4. 数据存储　存储原始数据及图像数据。图像显示与数据存储单元将在第四小节进行详细讲解。

5. 软件　除以上硬件组成外，计算机系统还包含系统软件和应用软件两大类软件。

（1）系统软件　又称为基本功能软件，主要包括各类 CT 均需具备的扫描功能、诊断功能、显示和记录功能、图像处理功能及故障诊断功能等软件。系统软件形成了一个以管理程序为核心，能调度几个相互独立软件的系统。其中独立软件有平面扫描、轴位扫描、故障诊断、外设传送、图像处理、子校正等，如图 9-32 所示。

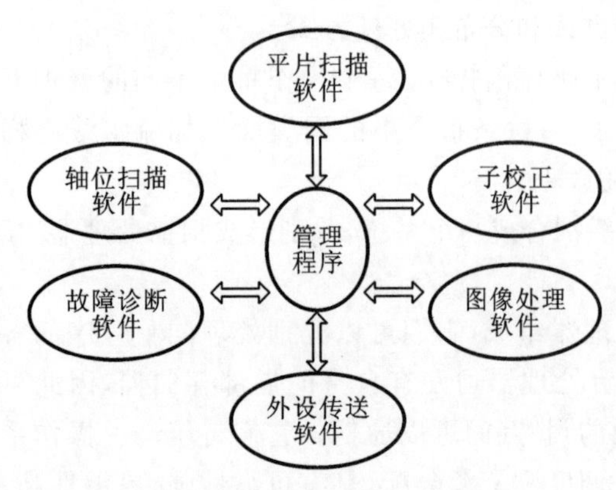

图 9-32 基本功能软件组成

核心管理程序与独立软件间的联系方式如下。

①人机对话。由操作人员通过控制台或键盘、触摸屏幕等终端输入命令信息进行对话，管理程序接到指令以便调用相应的功能软件。

②条件联系方式。在程序运行过程中发出命令信息，可以要求管理程序调度相应的软件进行工作。

③返回处理方式。若发现某个程序在执行过程中出现错误，则返回信息至管理程序，由其进行统一处理。

(2) 应用软件 又称为专用功能软件，种类较多，处于不断开发和改进的过程中。主要的应用软件如下。

①动态扫描软件。选定扫描的起始位置、终止位置、扫描层厚、扫描层距等技术参数后，自动逐层完成整个扫描过程。在 CT 增强扫描中非常有必要。

②定位扫描软件。在设定角度上固定 X 线管及探测器，将患者自动送入并同时进行曝光，得到所需的定位扫描像。

③目标扫描软件。仅对感兴趣的某一或某些层面进行精细扫描，其余区域层进行较大厚度或间隔扫描。

④快速连续扫描软件。对某一感兴趣区域进行多次快速自动扫描，若与心电图进行配合，可用于研究心脏某部位随时间变化的情况，用于评价心脏功能等。

⑤平滑过滤软件。使所有相邻不同组织界面得到平滑过滤，产生平均 CT 值，使之与相邻区域出现较高对比。

⑥三维图像重建软件。可将薄层连续重叠扫描或螺旋扫描的二维图像进行重建，得到三维立体图像，辅助进行临床诊断或治疗。

⑦高分辨率软件。一般用于肺部弥漫性间质病变。

⑧定量骨密度测定软件。用于对骨矿物质密度的定量测定。

⑨氙气增强 CT 扫描软件。利用氙气作为增强剂，实现脑血流量的测量。

（三）主要特点

CT 用计算机应具备以下特点。

(1) 内存空间大 计算机系统内存一般至少为 2 GB，可以满足大量原始数据的处理与操作、管理程序运行的存储空间需求。

(2) 运算能力强 完成图像重建需进行数百万次数学运算，因此计算机运算能力比较强大，能完成大数据量的卷积运算、反投影运算及图像后处理运算。

(3) 运算精度高 对采集到的投影数据应有较高的处理精度，以保证重建所得图像的质量。

(4) 控制效率高 可高效完成成像过程中各环节的并行控制。

(5) 实时性强 能快速完成图像重建，满足图像实时性的要求。

(6) 通用性好 能较好地与激光相机、PACS 等外设设备进行通讯。

四、图像显示与存储系统

（一）组成

图像显示与存储系统主要由接口电路、图像显示器、多幅相机或激光相机、硬盘、刻录光盘等组成。

（二）作用

1. 图像显示 计算机系统输出的数字图像，会由数/模转换器将数字图像中各像素的 CT 值转换为相应模拟图像中的灰阶，再通过显示器进行显示。目前常用的大屏幕高分辨率显示器矩阵像素可达 1280×1024，甚至更高。

2. 图像存储 可分为软存储与硬存储两种方式。软存储是指将数字图像存储于磁盘、光盘、磁光盘、硬盘及 PACS 网络介质中，可随时调阅，方便实现图像处理和图像转换，使得图像丢失性较小，归档占用空间也不大。其中，PACS 网络存储方式容量大，可拓展功能多，已广泛应用于临床。硬存储是指利用多幅相机或激光相机，将数字图像拷贝至胶片上。为保证临床诊断的质量，拷贝所得图像密度分辨率和空间分辨率必须足够高，以便于观察组织密度的细微差异，清楚显示组织间的分界线。

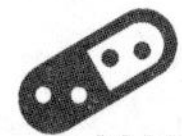

第三节　螺旋 CT

常规 CT 扫描时，X 线管只能在机架内做往复旋转运动，且电缆易缠绕，扫描速度难以提高。滑环技术使 CT 机的扫描装置可顺一个方向作连续旋转，配以连续进床，扫描轨迹呈螺旋状，因而得名螺旋 CT。

一、螺旋扫描特点

为进一步了解螺旋扫描的特点与优势，将对常规扫描与螺旋扫描进行详细分析及对比。

（一）常规扫描

1. 无滑环技术　常规 CT 在扫描时，X 线管绕着患者进行旋转，每旋转一周即获取一层数据，重建得到一幅图像。这种扫描方式即为常规扫描，也称为逐层扫描或轴向扫描。

常规扫描获取一层数据时，旋转架的运动过程如图 9-33 所示。当操作人员设置好扫描参数，计算机系统发出扫描指令后，旋转架将由起始位置开始旋转并不断加速。经过一定时间，达到正常转速后，旋转架将保持该速度不变，并旋转 360°，完成该层面的数据采集。最后旋转架进行减速直至停止。

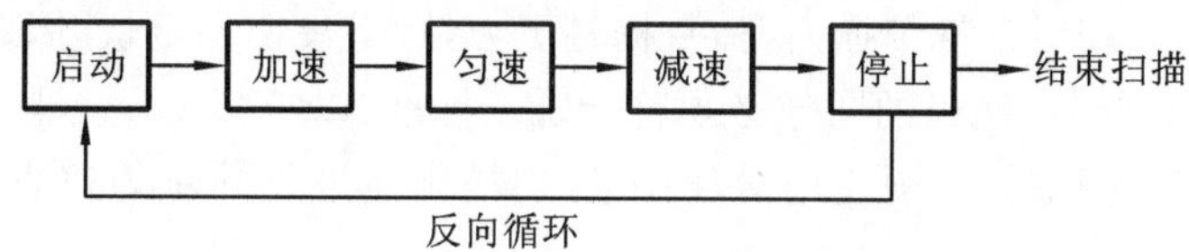

图 9-33　无滑环技术常规 CT 扫描时旋转架运动过程

假设旋转架在 360°的恒速旋转过程中，每隔 N°产生一个位置脉冲，则旋转一周共产生 360/N 个脉冲。每个脉冲将使得高压发生器产生一次高压，X 线管产生一次 X 线，探测器采集一组数据。整个过程中共采集到 360/N 个原始数据，用于进行图像重建。

这种 CT 扫描方式形式的机械运动过多，扫描时间较长。造成这个问题的主要原因是 X 线管所需要的高压必须通过高压电缆进行输送，而旋转架旋转时势必会导致电缆缠绕。因此旋转架需要做往返运动，导致每次扫描过程中耽搁太多时间。

2. 滑环技术　滑环技术利用滑环和碳刷替代传统高压电缆，可实现电源输送和信号传递的功能。由于没有了电缆缠绕问题，旋转架进行单向连续旋转，不必再做往返运动。使用滑环技术的常规扫描过程如图 9-34 所示。

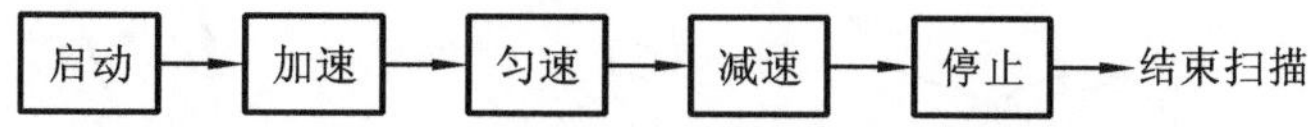

图 9-34　有滑环技术常规 CT 扫描时旋转架运动过程

当扫描指令由计算机发送出来时，旋转架从静止启动并加速旋转，直至达到预定转速，然后按此速度进行匀速旋转，过程中无需减速停止，直到整个扫描完成为止。虽然旋转架在同一方向不间断旋转，但 X 线管在此过程中并非连续曝光。扫描架在第一个旋转周期内，X 线管产生 X 线，扫描床则保持静止，探测器采集数据；而在第二个周期内，X 线管不产生 X 线，扫描床带动患者匀速移动至下一扫描层面。依此循环，直至整个检查部位皆扫描完成。

相对于早期的常规扫描方式，这种方式虽然减少延误时间，但扫描速度仍难以满足如胸、腹部等运动器官的检查需求。

（二）螺旋扫描

1. 扫描过程 有了滑环技术为基础，便开始出现螺旋扫描方式。在螺旋扫描过程中，X线管随旋转架单向连续匀速旋转，且持续曝光。与此同时，扫描床带动患者沿直线匀速移动，直至完成扫描。与常规扫描不同，螺旋扫描使得X线照射在人体上的轨迹呈螺旋纹状，因此称为螺旋扫描，如图9-35所示。

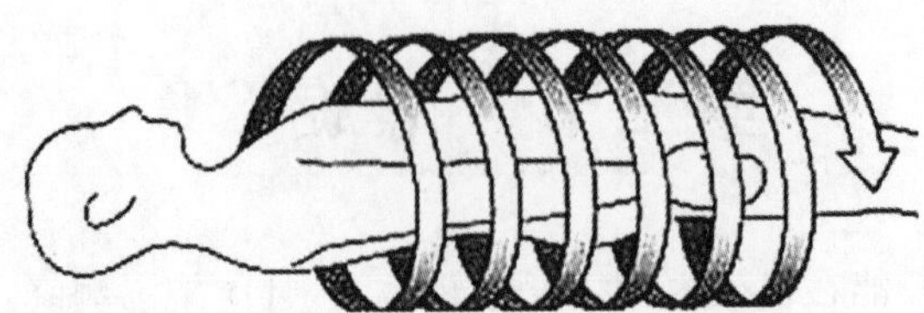

图9-35 螺旋扫描轨迹

螺旋扫描过程中，探测器采集到的数据为连续容积式数据，其范围覆盖人体长轴方向上的某一段组织。在这个过程中，由于机械运动的减少，扫描速度大大提升，患者单次屏住呼吸即可完成胸、腹部或其余器官的扫描，减少了图像的运动伪影。此外，采用适当的算法可以对容积数据范围内任一层面进行图像重建，解决了常规扫描存在的图像层间信息中断的问题，有利于进行图像三维重建等后处理。

2. 要求特点 螺旋扫描不同于常规扫描，必须满足以下要求方可。

(1) X线管 由于在螺旋扫描过程中，X线管需保持连续曝光，因此必须选用大管电流、高热容量、高散热率的X线管。

(2) 探测器 螺旋CT一般采用几何效率、光电转换率、稳定性较高的稀土陶瓷探测器。多层螺旋CT需要使用多排固体探测器阵列，扫描一周可同时获取多层数据。

(3) 计算机 螺旋扫描相对常规扫描而言，数据量更大，且采集速度更快，因此要求计算机内存够大、速度够快、存储容量充足。此外，输出的图像必须符合统一标准，以与其余设备兼容。

(4) 扫描架与扫描床 扫描架必须使用滑环技术，扫描床能进行同步匀速直线运动，稳定性高，定位精确。

(5) 功能软件 常规扫描时，X线照射在人体上的轨迹为若干个圆，每个圆首尾相连。而螺旋CT旋转一周所得扫描轨迹不成一个圆，首尾并不相连，如图9-36所示。因此，必须设置相应功能软件，使得图像重建前完成原始数据的校正。

二、滑环技术

滑环技术是螺旋CT出现的重要前提。滑环技术是指利用滑环和碳刷代替传统电缆，实现旋转架上各机件的供电和数据传输，如图9-37所示。

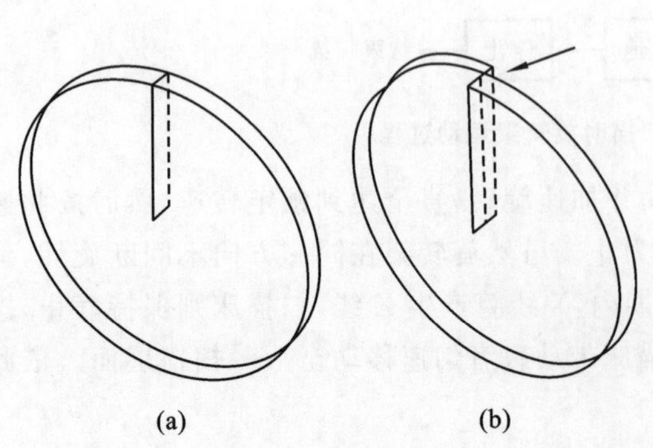

图9-36 常规扫描与螺旋扫描的差异

(a) 常规扫描；(b) 螺旋扫描

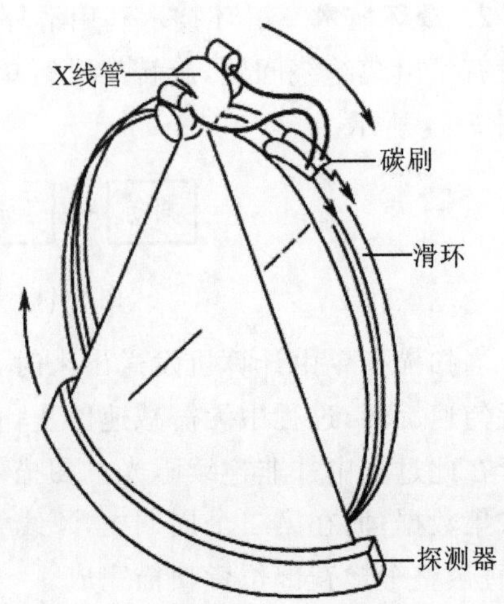

图9-37 滑环结构

（一）工作原理

滑环为一封闭导电圆环宽带，一般由铜制成。碳刷为一导电结构，二者置于旋转架上。当旋转架旋转时，滑环跟随一起转动，而碳刷则固定不动。在整个扫描过程中，滑环与碳刷保持良好接触，实现动静两部分电路的连接。滑环技术的出现，使得传统电缆连接方式被淘汰，大大提高了 CT 的扫描速度。

（二）滑环分类

根据滑环上所传输电压的高低，可分为高压滑环和低压滑环两类。

1. 高压滑环

（1）原理　高压滑环是指滑环上所输送电压为高压。采用高压滑环技术的 CT，其高压发生器置于扫描架外，产生的高压由碳刷和供电环传输至扫描架内的 X 线管。

（2）特点　由于高压发生器并未放在扫描架内，工作时不必随旋转架进行转动，因此，设备在设计时没有体积重量的限制，扫描速度更快。但因供电环传输的为数千伏的高压，容易出现高压放电现象，引发高压噪声，影响探测器对数据的采集。

2. 低压滑环

（1）原理　与高压滑环不同，低压滑环上所传输的电压仅为数百伏的低压。在设计这类 CT 时，将高压发生器置于扫描架内，工作时与 X 线管一起旋转，故在滑环上只需输送供高压发生器工作的低压即可。

（2）特点　低压滑环的好处是可靠，绝缘要求低，更安全稳定，制作成本低。但由于高压发生器被置于旋转架上，增加旋转架的重量负担，体积也增大，扫描速度相对较低。

三、螺旋扫描参数

（一）一般参数

螺旋扫描中的一般参数如图 9-38 所示。

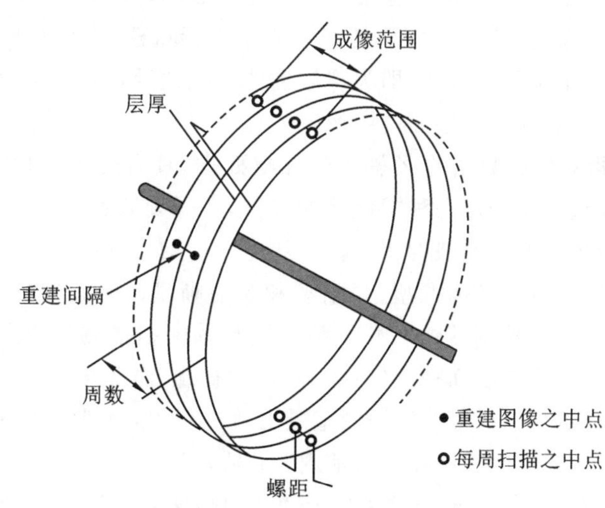

图 9-38　螺旋扫描相关参数

（1）周数　完成一次数据采集，X 线管旋转的周次。

（2）层厚　由准直器所设定的 X 线束的厚度。螺旋扫描的层厚是可调的，主要根据成像部位和扫描目的来设定。

（3）螺距　X 线管旋转一周，扫描床所移动的距离。当层厚一定时，螺距越小，移床速度越慢，切层越薄，图像质量越好，但相应扫描时间会增加。螺距越大，移床速度越快，切层越厚，扫描速度越快，但图像质量下降，易出现病灶遗漏现象。

（4）螺旋因子　螺距除以层厚或准直器宽度的结果。但不同厂家对螺旋因子的计算方法可能有所不同，部分厂家采用移床速度除以层厚或准直器宽度来进行计算。

（5）螺旋度　螺旋因子乘以 100%，为无单位参数。图 9-39 所示为不同螺旋度的对比示意图。只要螺旋度不大于 100%，被扫描体在 Z 轴上即可被连续完整地采集到所有层面的数据。

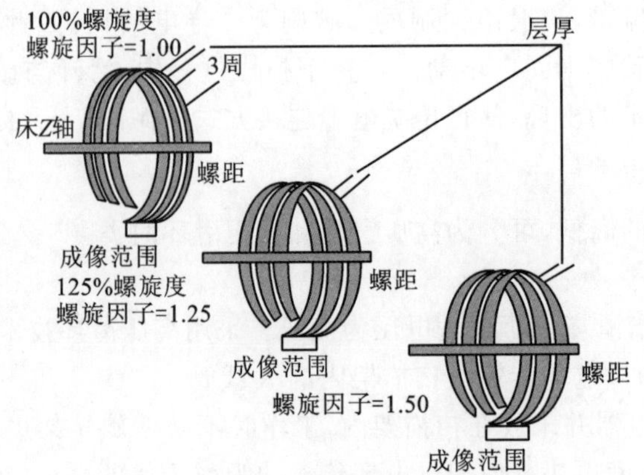

图 9-39 不同螺旋度对比

(6) 重建间隔 连续两张重建图像的层面中心点之间的距离。

(7) 成像范围 一次图像采集中，获取的容积图像中第一层面中点与最后一层面中点之间的距离。一次螺旋扫描，其成像范围主要取决于扫描时间和移床速度，而扫描时间则由 X 线管工作时的电流及其热容量决定。

(8) 总成像数 完成一次采集后所有的重建图像数量，计算方法如下。

$$总成像数=一次成像图像张数\times周数+1 \tag{9-3}$$

(9) 床移动范围 一次采集中扫描床在其长轴方向上移动距离的总和。

(二) 螺旋插值

螺旋 CT 的图像重建与常规 CT 图像重建在原理上是类似的，但如图 9-36 所示，由于螺旋扫描的特殊性，扫描过程中患者有平移运动，若直接将采集到的数据进行重建，会使得图像上出现伪影。因此，在进行图像重建前，必须附加一个预处理步骤，即为螺旋插值。插值处理后的数据不仅可以消除运动伪影，还可以从扫描所得容积数据中重建任一层面的图像。

1. 原理 插值处理是指对螺旋数据的 Z 轴进行加权处理，具有这种加权功能的部件称为螺旋内插器。螺旋插值中最容易的逼近法是采用一种“滑动”滤波器，在螺旋数据上形成投影数据。它仅选择需要的数据和界定数据对指定位置平面上反映的程度，实际上是一种卷积运算。

2. 分类 最常用的螺旋内插器有标准型、清晰型和超清晰型。螺旋内插是给螺旋数据分段进行加权。作为一种数据建立方式，这些数据就像在感兴趣区进行轴向扫描测量得到的。对选定位置，投影数据加权后产生横断面的数据，每个横断面被限定在 360°的数据组，由此重建图像。

(1) 标准型：这种内插器是在 360°线性内插的基础上改进所得，将其线性内插范围减少到一周，所以也称为 180°线性内插法。360°线性内插法噪声比常规 CT 低，但层灵敏度曲线较宽，Z 轴分辨率较低。标准型内插法虽然噪声相对较高，但其 Z 轴分辨率高于 360°内插法，在 CT 螺旋插值中使用较多。

(2) 清晰型：它采用一个高阶、单边凸函数，对 Z 轴向离开感兴趣区的数据进行负向加权来增加分辨率。因为数据从两周内加权然后变为一周的数据，所以清晰型内插器具有更多的内插数据和改变用于重建的投影数据加权作用。

(3) 超清晰型：它是高阶、双边凸起的内插器，需完成三周内数据的加权。这种超清晰内插器使用了更多的螺旋数据来形成要重建图像的平面数据，而不降低 Z 轴的分辨率，但数据计算量较大，图像重建时间较长。

图 9-40 所示为三种不同内插方法与 360°线性内插法的对比。

(三) Z 轴分辨率

由于 CT 扫描时，在 XY 平面内的采样率远远高于 Z 轴上的采样率，因此图像在扫描层面内的分辨率要高于 Z 轴分辨率。在常规轴向扫描中，床的运动距离等于层厚，Z 轴结构信息的采样率往往不足。为

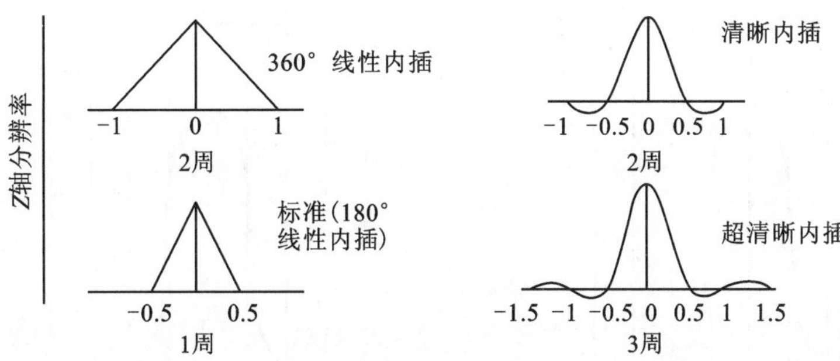

图 9-40 不同内插法对比

使 Z 轴分辨率等于层厚，那么两次轴向扫描间的距离至少为层厚的一半。

1. 层面灵敏度 主要用于衡量 CT 分辨层面内物体的能力。一幅图像的 Z 轴分辨率是由其层面灵敏度曲线确定的。图 9-41 为螺旋度等于 100%和 150%时，由标准型、清晰型、超清晰型螺旋内插器处理所得数据产生的层面灵敏度曲线。由图可知，螺旋扫描灵敏度曲线的半高宽度和轴向扫描时的半高宽度非常接近，轴向分辨率没有太大差别。

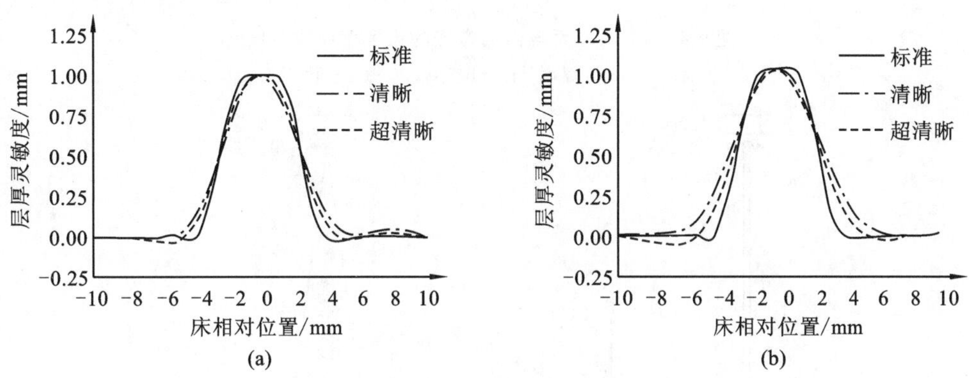

图 9-41 不同内插方法的灵敏度曲线对比

(a) 100%螺旋度灵敏度曲线；(b) 150%螺旋度灵敏度曲线

2. 影响因素 影响 Z 轴分辨率的主要因素为螺旋内插器和螺旋因子。图 9-42 为不同内插器及不同螺距下 Z 轴分辨率的对比。观察图可知，360°线性内插法的灵敏度曲线半高宽度明显高于清晰内插器的灵敏度曲线半高宽度。此外，观察图 9-42(a)可知，层厚为 10 mm，螺距为 15 mm 时，对比 360°线性内插法和清晰内插法的灵敏度曲线半高宽度，Z 轴分辨率仍取决于层厚。而观察图 9-42(b)可知，螺距为 20 mm 时，层厚不再是 Z 轴分辨率的决定因素，因为此时灵敏度曲线的半高宽度远大于层厚。

四、多层螺旋 CT

多层螺旋 CT 是指在一次扫描中，X 线管旋转一周可同时获得多层图像数据的 CT 设备。若将其与单层螺旋 CT 相比，不同之处主要在于 X 线束的形状与探测器阵列设计。对多层螺旋 CT 而言，X 线束在 Z 轴方向上的宽度由几厘米上升至数十厘米，属于锥形 X 线束。与此同时，为实现多层面数据的同时采集，多层螺旋 CT 的探测器采用阵列设计。目前，64 层螺旋 CT 在临床上已很常见，256 层螺旋 CT 和 320 层螺旋 CT 也已经投入使用。

(一) 探测器阵列

对单层螺旋 CT 而言，X 线束经准直器准直后，在 Z 轴方向上呈扇形，该扇形束穿透人体后，由一组单排的探测器阵列进行接收。而多层螺旋 CT 产生的 X 线束在 Z 轴方向上呈锥形，需要由二维排列的多排探测器阵列进行接收。如图 9-43 所示。

1. 分类 按各排探测器的宽度进行区分，多排探测器有等宽阵列与非等宽阵列两种，如图 9-44 所示。图 9-44(a)为等宽阵列，又称为固定阵列；图 9-44(b)为非等宽阵列，又称为自适应阵列。

2. 组合方式 如图 9-44 所示，探测器阵列与数据通道之间设有电子开关电路，可以对 Z 轴方向上相

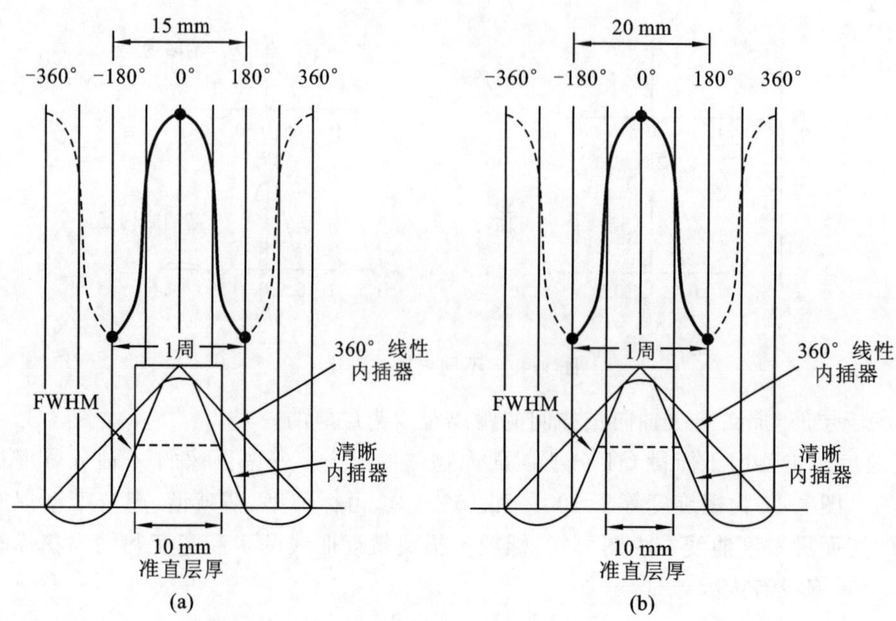

图 9-42 不同螺距与内插方法的灵敏度曲线对比

(a) 15 mm 螺距对比；(b) 20 mm 螺距对比

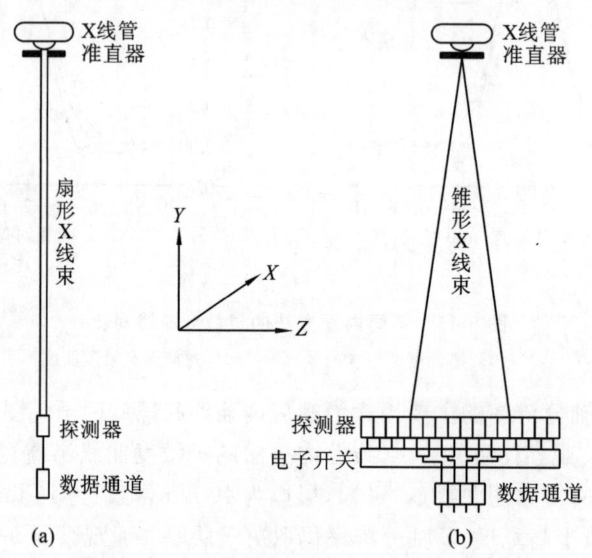

图 9-43 单层与多层螺旋 CT 探测器对比

(a) 单层螺旋 CT 探测器阵列；(b) 多层螺旋 CT 探测器阵列

邻探测器的输出进行不同组合，再分别送入数据通道，以实现不同层厚图像的获取。

以图 9-44(a)所示为例，该探测器阵列共有 16 排探测器，它们在 Z 轴方向上的宽度均为 1.25 mm，共有 4 个数据通道。电子开关电路当前这种连接方式，使得每个数据通道输出图像均为 1.25 mm，所以 X 线管旋转一周可获得 4 层 1.25 mm 的图像。若需要采集层厚为 5 mm 的图像，则按图 9-44(c)所示连接电子开关电路即可。分别将每 4 排探测器采集的数据合用一个数据通道进行并联叠加输出，如此便可在一周的扫描内获得 4 层 5 mm 的图像。同理还有 4×2.5 mm、4×3.75 mm、2×10 mm 的组合方式。此外，若借助准直器的作用，将其宽度限制为 1.25 mm，并使用其中两排探测器进行数据采集，则可实现 2×0.625 mm 的组合。

而对图 9-44(b)而言，则共有 8 排不等宽探测器，由内而外宽度分别为 1 mm、1.25 mm、2.5 mm 和 5 mm。在准直器的配合下，图 9-44(b)实现了 4×1 mm 的组合，图 9-44(d)实现了 4×2.5 mm 的组合。同理还有 2×0.5 mm、4×5 mm、2×10 mm 的组合方式。

除了使用探测器阵列的不同组合方式以外，多层螺旋 CT 还可以通过相邻两个数据通道中，不同层面数据融合再进行重建的方式来获取不同层厚的图像。例如对 4×1 mm 的图像进行两两融合，可获取 2×

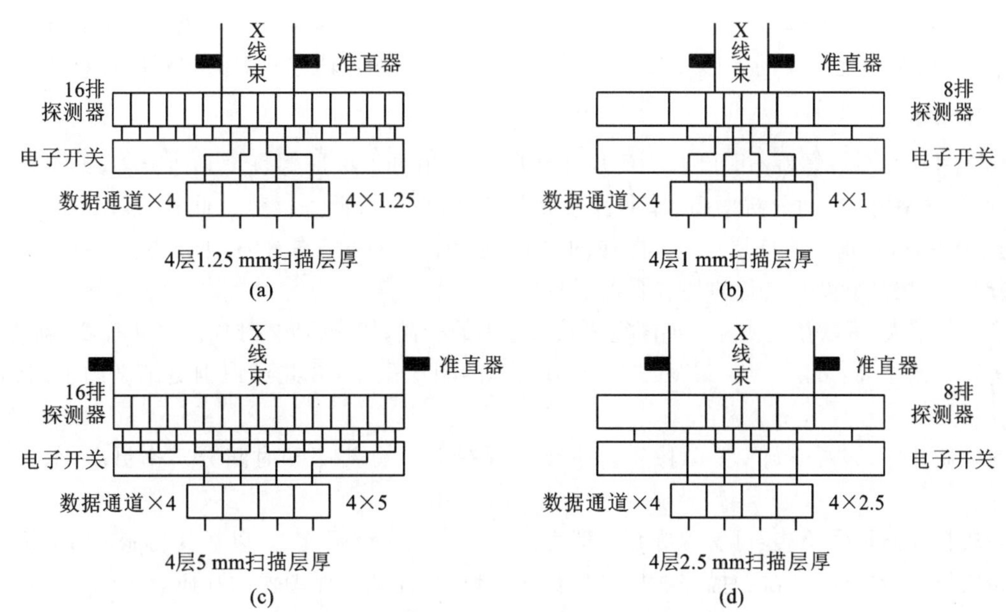

图 9-44　多排探测器阵列组合方式

2 mm 的图像。这种方法的优点是可以减少部分容积效应，减少伪影，使图像质量更佳。

（二）螺旋因子

1. 定义　如前所述，在单层螺旋 CT 中，螺旋因子为螺距除以层厚或准直器宽度的值。但在多层螺旋 CT 中，其定义将有所不同，计算方法如式(9-4)所示。

$$螺旋因子=螺距/(层厚\times一次成像图像张数) \tag{9-4}$$

假设某多层螺旋 CT 共有 4 排探测器，宽度均为 1.25 mm。X 线管旋转一周可同时采集 4 层图像，移床距离为 3.75 mm。那么这次扫描的螺旋因子为 3.75/(4×1.25)=0.75，而不是 3.75/1.25=3。

与单层螺旋 CT 不同，对多层螺旋 CT 而言，不再是螺旋因子为 1 时图像质量最佳，也不存在螺旋因子越大图像质量越差的关系。这是因为在多层螺旋 CT 图像重建时，各层面的图像数据并非来自同一排探测器。

2. 可选性　一般来说，多层螺旋 CT 扫描时，螺旋因子有两种选择方案，分别为高图像质量模式和高速模式。前者通过优化采样扫描来提升 Z 轴分辨率，以达到提高图像质量的目的。后者则通过加快移床速度来缩短扫描时间，完成快速扫描。常规情况下采用高图像质量模式来进行扫描，但如需进行胸腹联合扫描、大范围 CT 血管成像等需要长时间屏气的检查时，则采用高速模式。

（三）层面选择

在多层螺旋 CT 中，不同的滤过宽度将会影响到重建层面的厚度，螺旋因子的不同也会对有效层面厚度产生影响。随着螺旋因子的增加，有效层面变厚。这些因素都会对层面敏感度曲线造成影响，从而产生不同的半高宽度。多层螺旋 CT 的灵敏度曲线位于单层螺旋 CT 扫描时 360°线性插值和标准型插值的中点之间。例如同样为 5 mm 层厚，对于 4 层的多层螺旋 CT 和单层螺旋 CT 而言，前者移床速度在 22.5 mm 时，半高宽度为 5.0 mm，后者半高宽度为 5.4 mm，两者图像质量具有可比性，但多层螺旋 CT 的容积扫描覆盖速度为单层螺旋 CT 容积扫描覆盖速度的 3 倍。

（四）重建算法

多层螺旋 CT 的重建算法与常规 CT 和单层螺旋 CT 皆有不同，主要表现在优化采样扫描和滤过内插法两方面。

1. 优化采样扫描　常规 CT 无需内插预处理即可直接进行图像重建，单层螺旋 CT 则必须对原始数据的相邻点进行内插修正的预处理。而多层螺旋 CT 若采用与单层螺旋 CT 相同的内插法算，则会使得重建所得的图像产生伪影。多层螺旋 CT 必须通过调整数据采集轨迹来获得信息补偿，再通过调整螺旋因子缩短采样间隔、增加采样密度来提升图像质量。

2. 滤过内插法 在 Z 轴方向上设置一个确定的滤过宽度，优化采样扫描的数据通过改变滤过波形和宽度，可调整层面灵敏度曲线的外形、有效层厚和图像噪声，实现 Z 轴方向上的多层图像重建。

（五）应用特点

1. 优势 目前，多层螺旋 CT 已被广泛应用于临床。相对于单层螺旋 CT 而言，其具有扫描速度成倍增加、X 线管损耗小、空间分辨率高、采集信息量大、对比剂用量低等优势。此外，多层螺旋 CT 可以在一次扫描过程中，得到重建不同层厚 CT 图像的数据，还能进行较大范围的统计扫描。

2. 特点 多层螺旋 CT 具备的特点有以下几种。

(1) 检查范围大：可以在一次屏气期间完成较大范围的扫描，如胸腹联合扫描、大范围 CT 血管成像等。

(2) 病灶检出率高：多层螺旋 CT 可进行更薄层厚的图像采集，因此可识别更细微的组织结构，提高病灶检出率。

(3) 图像质量好：多层螺旋 CT 图像质量主要体现在 Z 轴分辨率和时间分辨率更高，部分容积效应减弱。

(4) 多时相动态增强检查：可实现肝脏等器官的多时相动态增强检查，以对其功能进行研究。

(5) 高质量图像重建：一次扫描完成后可进行任意位置、任意层厚图像的高质量重建及三维成像。

(6) CTA 效果好：可无间断地大量采集数据，以精确追踪对比剂的流动过程，还可以减少对比剂的使用，达到最佳 CTA 效果。

(7) 特殊检查开发：心脏及冠脉成像、冠脉钙化评定、脑灌注成像等特殊检查也可在多层螺旋 CT 快速扫描的基础上进行开发。

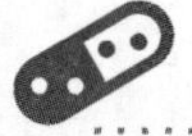

第四节 CT 设备的管理

CT 属于大型医疗设备，造价昂贵，工作时有辐射，因此，正确地对其进行安装、验收和日常使用及维护是非常重要的。

一、CT 安装与验收

（一）CT 安装

1. 机房位置选择 CT 进行安装前，必须对设备安装环境做好充足准备。机房应选择周边环境干燥、通风的地方，方便与其他科室的工作相互联系，更要方便患者、尤其是急诊患者的就诊与检查，还要便于设备的安装与维护。

2. 机房设计 一般来说，CT 机房面积为 30～40 m^2，操作室面积为 20～30 m^2，机房高度应大于 3 m。此外，由于 CT 设备重量较大，因此机房地板必须足够厚实。墙面需要给予防护铅或增加墙体厚度，以防 X 线泄露伤害人体。墙面还要注意留孔作为网线和电线走孔。

3. 工作环境 CT 属于精密医疗设备，对机房的温度、湿度、空气洁净度要求都非常高。因此，机房应配备空调、抽湿机、加湿器等，空调一般保持 24 h 运转，且最好加装过滤器，以防止外部粉尘进入机房。

4. 电源要求 CT 设备所用交流电源电压为(380±38) V，电源频率为(50±2.5) Hz，采用 5 线 3 相制。设备供电网应与照明、通风等建筑供电网分开，并注意保持电源电压平稳，高频率干扰小。CT 机身需进行接地处理，接地电阻要小于或等于 4 Ω。

5. 网络要求 目前，大部分 CT 工作时图像打印和图像传输均需要使用网络，因此网络端口数量应大于或等于 2 个。网线多使用 1000 Mbit 自适应以太网、6 类屏蔽网线。

（二）CT 验收

近年来，CT 价格下降，全国范围内装机数量不断上升，但设备质量良莠不齐。为了保证机器的工作质量，需要用科学、严格的手段对机器的相关参数进行测定。CT 验收时，所有相关性能参数的测试都必须在相应的标准条件下进行。CT 验收的主要内容有以下几点。

1．机械部件性能参数

（1）定位灯：目的为检测扫描部位定位的精确度。定位灯发出的光线若不准，则将影响扫描部位的准确性。测试原理是将定位光线对准体模的中心面进行曝光，通过对比扫描图像与标准图像位置的偏差来判断定位灯的偏差程度。

（2）扫描床：需对扫描床在水平方向上移动距离的精确性进行负荷测定。此外，扫描床与扫描架的校准也必须进行测试，使得扫描床的长轴与扫描架转轴中心的垂直线在同一直线上。

2．电气部件性能参数

（1）管电压：它的测量存在较大困难，需设备维修工程师来完成。管电压的不稳定会给图像采集带来一定影响，降低图像质量。

（2）管电流：若调制不好管电流，则会导致管电压产生误差，严重的会使得图像出现伪影，增加图像噪声。

3．图像质量性能参数

（1）层厚：为检测设定的层厚值与实际断层位置和角度的一致性。一般 CT 均有多种层厚可供选择，所以要对不同的层厚分别进行测定。

（2）CT 值：水对 X 线的吸收程度是 CT 值计算的标准，因此水的 CT 值的准确性至关重要。一般利用干净、准确的水模进行水的 CT 值的测定。

（3）分辨率：CT 图像的分辨率包括空间分辨率和密度分辨率，测量模块如图 9-45 和图 9-46 所示。空间分辨率一般对含有若干组高密度针条的体模进行扫描。每组针条的宽度和排列具有一定规律，可以直接通过肉眼观察每厘米或每毫米可分辨的线对数来衡量空间分辨率，也可以用点扩散函数方法来计算。密度分辨率则采用带有许多深度和直径各不相同的圆孔的体模来扫描测定。密度分辨率与射线的剂量有很大关系，当剂量大时密度分辨率会有所提高，因此在评估密度分辨率时要了解剂量的大小。

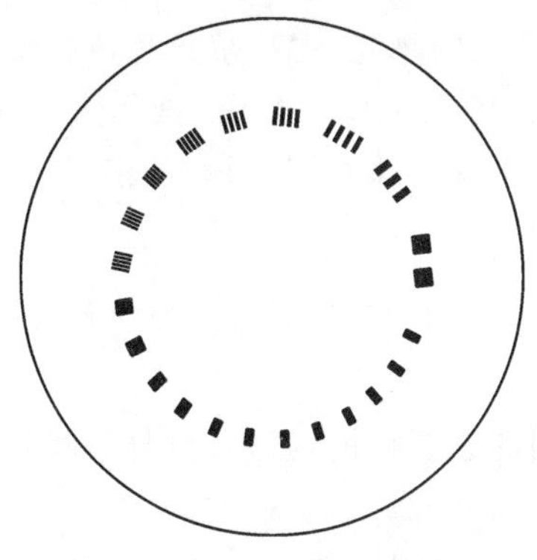

图 9-45　空间分辨率测量模块

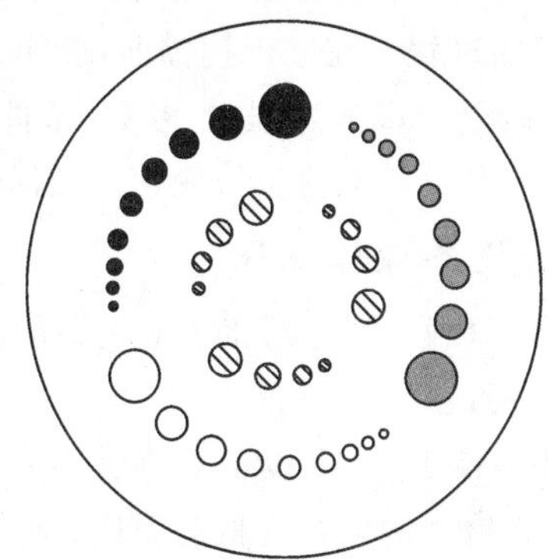

图 9-46　密度分辨率测量模块

（4）均匀性：对图 9-47 所示均匀体模进行扫描，测定体模周边几个点与中心点的 CT 值，进行对比，以判断成像的均匀性。测量原理如图 9-48 所示。

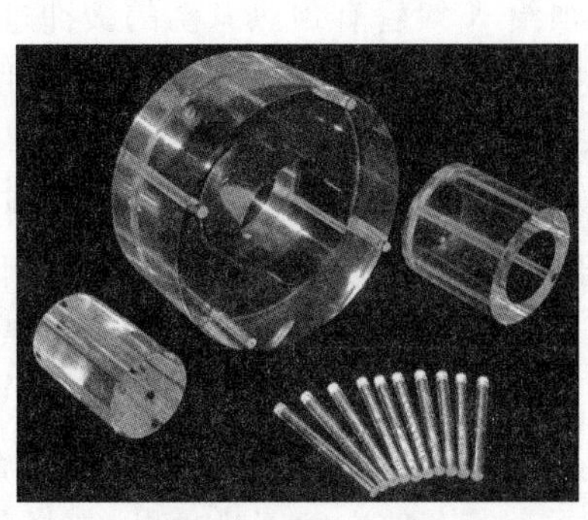

图 9-47　CT 检测用体模

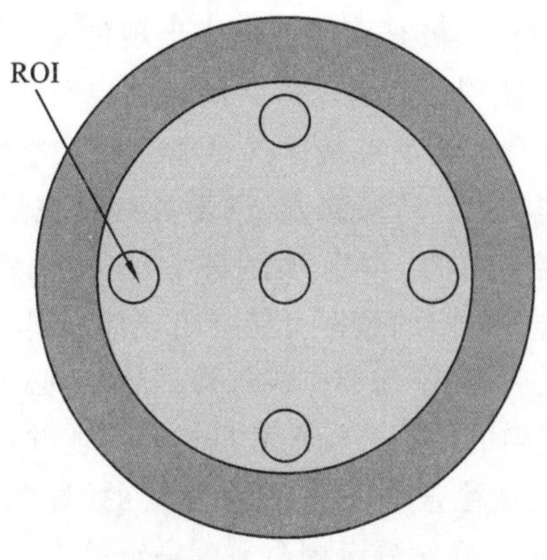

图 9-48　均匀性测量原理

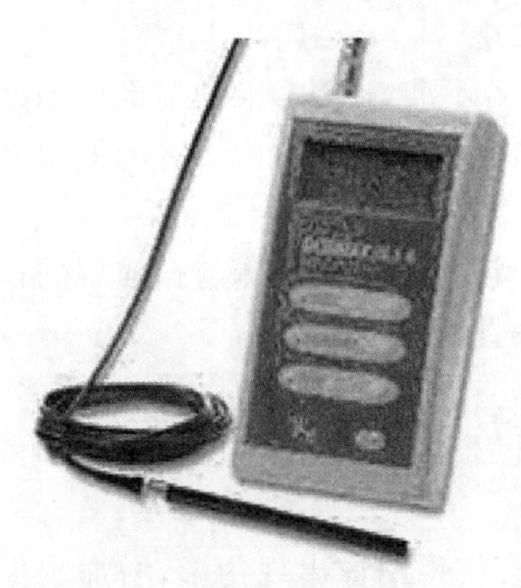
图 9-49　剂量检测用笔形电离室

(5) 噪声:对图 9-46 所示均匀水模进行扫描,测量图像一定范围内 CT 值的标准差,以此衡量 CT 成像的噪声水平。

4. 其他性能参数　除上述性能参数外,CT 成像的辐射剂量也是机器验收时需要测量的一个重要数值。在保证图像质量的基础上,机器应给出所需的剂量大小,若剂量超标,则为不合格。剂量的检测一般要用笔形电离室及剂量仪进行测量,如图 9-49 所示。

二、CT 使用与操作

为充分发挥 CT 设备的潜能,延长其使用寿命,应严格遵照一定的规程,正确、合理地使用与操作设备。

(一) 使用注意事项

为保证 CT 设备能高效、安全地进行工作,在日常使用过程中,需要注意以下事项。

1. 岗前培训　根据国家相关规定,操作人员在使用 CT 等大型医疗设备前,必须经过专业的岗前培训,具备一定的专业理论和实践基础,并参加相关考核,取得合格证书。

2. 熟悉机器　操作人员在使用设备前,必须认真翻阅机器说明书,充分了解设备的结构特点、性能参数、工作原理、使用方法等,对机器有较高熟悉程度后,方可操作设备。

3. 使用原则　必须根据设备的特点,按照操作规程的要求,严格、谨慎、正确地操作机器,切忌草率马虎、随心所欲。

4. 日常检查　CT 设备若每天保持 24 h 开机,则必须每日重启一次。每天开机后,必须对其 X 线管进行预热训练和空气校准,以延长 X 线管的使用寿命,保证探测器工作的精确度。

5. 扫描过程　在进行扫描前,操作人员应根据检查要求选择合适的曝光参数,禁止超热容量使用,以免损坏 X 线管。曝光过程中,参数、条件均不允许再作修改。CT 设备在工作过程中,操作人员应时刻注意操作台与显示器上的参数变化,若有异常,应使用紧急停止开关,立刻结束扫描,进行故障排除。

(二) 设备操作规程

不同厂家或不同型号的 CT 设备的具体操作规程有所区别,但实际上大同小异,主要操作步骤及操作方法基本一致。

1. 环境检查　CT 设备对机房环境与工作环境有严格要求,因此在开机前,必须对周围环境进行检查确认。主要检查的内容有机房温度、湿度与供电电源稳定程度。

2. 设备开机　每台 CT 设备都必须严格按照其开机顺序进行机器启动。启动过程中,操作人员应该仔细观察设备开机是否正常。开机时,设备会依据厂家设定的程序进行机器自检。自检完成后,操作人员要查看自检结果,一切正常方可按照提示进行后续操作。

3. 球管训练　X 线管是 CT 非常重要的一个组成部分。在工作过程中,若存在温度的剧烈变化,易导致 X 线管阳极靶面或玻璃壳出现龟裂,将会严重影响 X 线管的正常工作、缩短 X 线管的寿命,甚至直接损坏 X 线管。为避免这一问题的出现,CT 在每次开机后,必须给 X 线管有预热升温的缓冲过程,称为球管训练。球管训练是让 X 线管直接在空气中进行曝光,并改变参数重复数次,直至 X 线管温度逐步上升至工作状态。一般来说,只要 X 线管在三个小时内没有工作,再次曝光前都必须先预热升温。

4. 空气校准　在 CT 图像中,空气的 CT 值应为－1000。然而,在工作过程中,由于环境的变化,探测器等组件输出的数据可能会出现部分误差,影响数据采集的准确性,导致重建图像质量下降。因此,CT 设备开机后,除了需要完成球管训练,还必须进行空气校准。校准方式为用空气扫描方式进行曝光,将探测器采集到的数据与标准数据进行对比并校正。

5. 磁盘检查　CT 扫描所采集的图像数据皆存储于磁盘内,而磁盘的空间是有限的。因此,在正式开始工作前,必须对磁盘剩余空间进行检查,空间足够方可开始工作。若存储空间不足,可以选择直接删除部分被检者的图像数据,也可以将数据拷贝至离线存储设备或传输至异地后再删除,以腾出足够空间进行新数据的存储。

6. 正式扫描

(1) 信息录入:需要录入的信息主要有被检者的姓名、性别、出生年月、检查号等。录入信息时,可以通过键盘、鼠标或触摸屏,在操作台上实现,也可由连入 PACS 的接诊专用计算机完成。

(2) 体位摆放:操作人员应根据检查部位与要求,将被检者舒适地安置于扫描床上,并对其体位进行正确地摆放,然后使用扫描架上的相关操作按键,准确地移动扫描床,将被检者送至扫描野内的预定位置。其中,扫描床的高度和水平移动距离可借助定位灯的指示进行判断。操作步骤如图 9-50 所示。

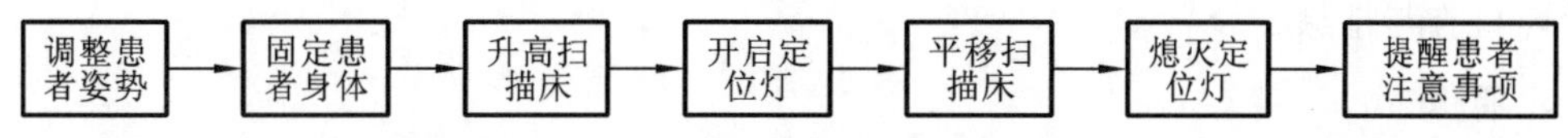

图 9-50 体位摆放操作步骤

(3) 扫描定位:是指在获取断层图像前,先采集一幅二维重叠影像,并在此图像上标识断层扫描的起始和结束位置,以确定其扫描范围。这张二维重叠影像称为定位像,采集时需保持旋转架与 X 线管固定,扫描床带动被检者做匀速直线运动。这种定位方式比较直观、准确,在 CT 中应用较多。除这种方式外,还可以直接在体位摆放时,借助定位灯来标识扫描的起始位置。该方法免去了定位像的曝光,节约时间,减少剂量,但定位精确度较低。

(4) 扫描过程:获取定位像并选定扫描范围后,便正式开始横断面的扫描。CT 的扫描方式有逐层扫描、螺旋扫描和特殊扫描。操作人员需要在检查开始前,选定合适的扫描方式。CT 设备由于厂家、型号的不同,有手动扫描和自动扫描两种工作方式,不同情况下需进行不同操作。

(5) 数据存储:扫描完成后马上就进行原始数据与图像数据的存储。存储方式分临时存储和永久存储两种。临时存储是指将数据直接存储于计算机硬盘上,永久存储则需要将数据拷贝至磁盘、光盘等介质内。目前 CT 最常用的方式是将数据存储于 PACS 服务器上,方便图像调用与管理。此外,从方便患者的角度考虑,有时还需将图像拷贝至胶片上,这项工作主要由多幅相机或激光相机完成。

7. 设备关机 目前,部分 CT 会保持全天 24 h 开机状态,但在某些特殊情况下还是需要对设备进行关机。操作人员应在关机前检查 X 线管的温度状态,达到规定数值后方可按顺序关机。一般来说,CT 关机后短时间内不能重新开机,需要延迟至少一个小时后方可开机。

三、CT 维护与保养

在 CT 使用过程中,进行日常维护与定期保养是非常必要的。机器的维护与保养能提高其工作效率,减少出现故障的概率,增加其使用时间,节约成本。

(一) 日常维护

CT 的日常维护不可马虎,必须保证工作环境与设备本身两方面均达到要求。

1. 工作环境

(1) 温度:一般各厂家均在设备说明书中规定机房温度与湿度的要求,CT 机房温度为 18～22 ℃。当遇到寒冷或炎热天气时,需借助机房空调维持室温在适当范围内。若 CT 维持 24 h 开机状态,则空调也应当持续工作。

(2) 湿度:CT 机房湿度为 40%～60%。在梅雨潮湿季节,即使 CT 已关机,抽湿机也应保持 24 h 工作状态。在天气较为干燥的季节,则适当使用加湿器,保证机房湿度适宜。

(3) 清洁:灰尘等细小颗粒对设备的影响也非常大,因此,保持机房与机器的清洁非常重要。进出机房的人员应换穿专用拖鞋,地面清洁应使用吸尘器,设备表面需每天进行浮沉清扫,若有污渍应使用中性清洁剂擦除。

(4) 消毒:凡是与患者有接触的部分,必须每天使用消毒剂或酒精溶液进行杀毒。如扫描床床垫等患者密切接触的部分,可以使用一次性医疗床垫或增加消毒频率。

2. 设备本身

(1) 操作台:操作人员在工作时,不能在机房内吸烟,茶水等也不宜放于操作台台面上。显示器、键盘、鼠标等部件如有污渍，应使用干净软布直接或蘸中性清洁剂擦拭。

(2) 电缆线：工作人员应定期对设备的电缆线进行检查，若有进出口或电缆沟，应注意鼠害。此外，接地电阻也应定期检测，及时排除异常。

(3) X 线管：若想延长 X 线管的使用寿命，则必须进行科学合理地扫描，如正确选择曝光条件，合理控制定位像长度，减少阴、阳两极的空耗，尽量控制连续扫描人数等。

3. 特殊处理 在实际检查过程中，CT 扫描时有可能碰到各种特殊情况。如患者呕吐、出血等，则必须在检查结束后马上进行清洁；若运行过程中机器情况异常，则必须使用紧急停止开关马上结束扫描，并立即进行故障检查与排除。

（二）定期保养

设备的日常维护一般由机器使用人员进行，而定期保养则需要专业工程师来完成。定期保养的内容如下。

1. 旋转轴承 扫描架内的旋转轴承应定期添加润滑脂，频率约为半年一次。

2. 螺丝固件 定期对扫描架内各部件的紧固螺丝进行检查，若有松动应立即处理。

3. 散热风扇 部分 X 线冷却系统内装有冷却风扇，长时间工作将使其积累大量浮尘，需定期清洁。

4. 主旋转同步带 扫描架内旋转同步带的松紧程度应控制在合适范围内，每 3 个月需进行一次检查调节。

5. 扫描床 由于每次工作时，扫描床均需进行移动，故其磨损较为严重，必须定期添加润滑脂，延长使用寿命。

能力检测

一、名词解释

1. CT
2. SCT
3. MSCT
4. DAS
5. 探测器
6. 滑环技术
7. 层厚
8. 螺距
9. 螺旋因子

二、单项选择题

1. CT 的中文全称为(　　)。

A. 计算机 X 线摄影装置　　B. 数字 X 线摄影装置　　C. 磁共振成像设备
D. 计算机体层成像设备　　E. 数字减影血管造影装置

2. 下列关于 CT 的发展过程的说法中，正确的是(　　)。

A. 1971 年，英国科学家研制出第一台应用于临床的全身 CT
B. 第二代 CT 采用旋转+旋转的扫描方式
C. 第三代 CT 采用静止+旋转的扫描方式
D. 第四代 CT 利用电子控制的非机械运动式同步扫描
E. 螺旋 CT 的 X 线管和探测器同步单向连续旋转，扫描床沿 Z 轴匀速移动

3. CT 检查最早应用的部位是(　　)。

A. 头颅　　B. 颈部　　C. 胸部　　D. 腹部　　E. 四肢

4. CT 研制成功后，发展代数共有(　　)。

A. 三代　B. 四代　C. 五代　D. 六代　E. 七代

5. 第三代 CT 采用的扫描方式为(　　)。

A. 平移+旋转　B. 旋转+旋转　C. 静止+旋转　D. 平移+静止　E. 静止+静止

6. 下列不属于 CT 扫描系统的是(　　)。

A. 计算机系统　B. 准直器　C. 滤过器　D. 探测器　E. 高压发生器

7. 在 CT 设备中,对低能 X 线进行吸收的部件是(　　)。

A. 准直器　B. 滤过器　C. 探测器　D. 对数放大器　E. 高压发生器

8. 一般来说,滤过器的形状为(　　)。

A. 圆形　B. 方形　C. 楔形　D. 三角形　E. 平行四边形

9. CT 探测器的作用是(　　)。

A. 探测中心线是否准直

B. 探测扫描时散射线的多少

C. 探测患者扫描位置是否准确

D. 探测球管产生的 X 线束的量的多少

E. 探测透射 X 线束,并将测量数据送至计算机

10. 对 CT 探测器的性能要求,错误的是(　　)。

A. 吸收 X 线束能量效率高　B. 一致性和还原性强　C. 响应时间长

D. 对衰减系数测量准确　E. 动态范围大

11. CT 探测器的总检测效率为(　　)。

A. 几何效率　B. 吸收效率　C. 几何效率/吸收效率

D. 几何效率×吸收效率　E. 几何效率+吸收效率

12. 决定 CT 连续工作时间长短的指标是(　　)。

A. 管电压　B. 管电流　C. 热容量

D. X 线管焦点　E. 电源电压的稳定性

13. 下列关于滑环技术的说法中,错误的是(　　)。

A. 滑环技术用滑环和碳刷代替了传统的电缆

B. 滑环固定于旋转架上,随旋转架一起转动

C. 高压滑环是指高压发生器和高压逆变电路置于旋转架上

D. 相对于高压滑环而言,低压滑环制造工艺要求和成本较低

E. 高压滑环相对于低压滑环而言,不受体积和重量的限制,故功率容易做大

14. 螺旋 CT 与常规 CT 最主要的不同之处在于(　　)。

A. 快速扫描　B. 容积扫描　C. 重叠扫描　D. 动态扫描　E. 静态扫描

15. 下列关于螺旋 CT 的说法中,错误的是(　　)。

A. 螺旋 CT 的扫描速度有了很大的提升

B. 螺旋 CT 是基于滑环技术应用的基础之上的

C. 螺旋 CT 必须选用大管电流、高热容量、高散热率的 X 线管

D. 螺旋扫描是扫描床匀速直线运动与旋转架匀速连续转动的合成扫描运动

E. 扫描架转动两周为 1 个周期,其中 1 周产生 X 线,另 1 周不产生 X 线

16. 下列关于螺旋扫描参数的说法中,正确的是(　　)。

A. 周数是指一次数据采集中 X 线管的旋转周次

B. 层厚是由探测器的宽度所决定的 X 线束的厚度

C. 螺距是指一次采集中,扫描床在长轴方向上的移动距离总和

D. 总成像数是指单次螺旋扫描中被扫描的整个容积数据

E. 螺旋因子是指螺距除以总成像数

17. 下列关于多层螺旋 CT 应用特点的说法中,错误的是(　　)。

A. 检查范围小　　B. 病灶检出率高　　C. 图像质量好
D. CTA 效果好　　E. 利于特殊检查的开发

18. 下列关于 CT 发展趋势的说法中,错误的是(　　)。
A. 提高扫描速度　　B. 提高图像质量　　C. 操作复杂化
D. 提高工作效率　　E. CT 引导下的介入治疗

19. 有关 CT 成像过程的表述,错误的是(　　)。
A. DAS 为数据采集系统
B. 探测器输出的是数字信号
C. CT 用计算机需有足够大的内存空间
D. CT 图像存储方法分为软存储及硬存储两类
E. 现在 CT 中的计算机结构采用多通道处理技术,以提高处理速度和运算能力

20. 下列关于 CT 使用与维护的说法中,正确的是(　　)。
A. 扫描过程中可更改曝光条件和成像参数
B. 在使用前必须严格按开机顺序开启机器
C. 只要熟练使用后,可不必按说明书所规定的操作规程操作
D. 扫描过程中若发现异常,必须完成该次扫描后再进行检查
E. 当磁盘剩余空间不够用时,必须马上更换磁盘

三、多项选择题

1. CT 扫描系统包括(　　)。
A. X 线发生装置　　B. 准直器　　C. 过滤器
D. 探测器　　E. 数据处理装置

2. 连续长时间扫描对 CT 设备的要求有(　　)。
A. X 线管热容量大　　B. X 线管散热率高　　C. X 线管功率大
D. 计算机内存大　　E. 计算机运算速度快

3. 为提高 CT 设备 X 线管的散热率,常用的措施有(　　)。
A. 采用油循环风冷却系统　　B. 采用阳极直冷式 X 线管
C. 将 X 线管的阳极接地　　D. 采用动态非焦点技术
E. 不要进行长时间连续曝光

4. 准直器的作用包括(　　)。
A. 显示中心线　　B. 减少散射线　　C. 减少患者接受剂量
D. 屏蔽多余原射线　　E. 控制横断面成像的扫描层厚度

5. 高压滑环的特点有(　　)。
A. 没有电缆缠绕问题　　B. 滑环输送的为高压电
C. X 线管可单向连续旋转　　D. 造价比低压滑环要低
E. X 线管的运动过程不再为“启动-加速-匀速-减速-停止”循环

6. 对于多层螺旋 CT 而言,下列说法正确的有(　　)。
A. X 线为薄层扇形束　　B. 有多个数据采集通道
C. 在 Z 轴上有多排探测器　　D. 重建层厚可以小于扫描层厚
E. 能实现容积扫描,缩短扫描时间

7. CT 计算机系统的主要功能有(　　)。
A. 系统控制　　B. 数据采集　　C. 图像重建　　D. 图像处理　　E. 故障诊断

四、简答题

1. CT 由哪些基本部分组成？它们的作用分别是什么？
2. CT 准直器分为哪两类？分别有什么作用？
3. 高压滑环技术与低压滑环技术的分类原则是什么？各自有何优缺点？

4. 请简述 CT 的操作规程。

（胡　昊）

参考答案

一、

1. X 线计算机体层成像，简称 CT。

2. SCT 是指螺旋 CT。

3. 多层螺旋 CT，即为 MSCT。

4. CT 中的数据采集系统即为 DAS。

5. 探测器是将 X 线转换为电信号的装置，属于 CT 设备 DAS 的重要组成部分。

6. 滑环技术是指利用滑环和碳刷代替传统电缆，实现旋转架上各机件的供电和数据传输。

7. 层厚由准直器所设定的 X 线束的厚度。

8. 螺距是指 X 线管旋转一周，扫描床所移动的距离。

9. 单层螺旋 CT 中为螺距除以层厚或准直器宽度，多层螺旋 CT 中为螺距除以成像层数与每排探测器准直宽度之积。

二、

1. D　2. E　3. A　4. C　5. B　6. A　7. B　8. C　9. E　10. C

11. D　12. C　13. C　14. B　15. E　16. A　17. A　18. C　19. B　20. B

三、

1. ABCDE　2. ABCDE　3. ABCD　4. BCDE　5. ABCE　6. BCDE　7. ACDE

四、（略）

第十章　数字X线摄影系统

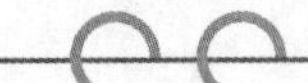

学习目标

掌握：计算机X线摄影(CR)系统的信息转换和读取过程；成像板的基本结构、四象限理论和图像处理技术；数字X线摄影(DR)系统中各探测器的信息转换方式。

熟悉：平板探测器的基本结构和影像转换过程。

了解：图像识别技术。

自1972年X线CT在临床成功应用后，启动了医学图像数字化的研究进程，并且发展十分迅速。医学图像全面数字化的优越性不言而喻，已有不可逆转的发展趋势。在X线检查中，使用诊断用X线机实现的普通X线检查仍然起着主导作用。因此，实现普通X线检查图像的数字化具有重要意义。数字X线成像系统也由此产生，它克服了原有信息载体形式和成像原理的束缚，得到了广泛应用。

数字X线成像系统的最大特点是实现了X线平片图像的数字化，能够利用计算机强大的图像处理功能，对数字化的图像进行二次处理，并以最佳的视觉效果予以显示。数字X线成像系统规格型号很多，结构差异很大，对它的称谓也不尽相同。

目前，常用的数字X线成像系统有计算机X线摄影(CR)系统、数字X线摄影(DR)系统和数字X线透视(DF)系统，DF主要用于数字减影血管造影系统和数字胃肠系统中。各个数字X线成像系统可与诊断用X线机的X线产生装置有机结合，再配备适当的检查应用装置，可构成新的X线成像设备，即数字X线成像设备。如图10-1所示。

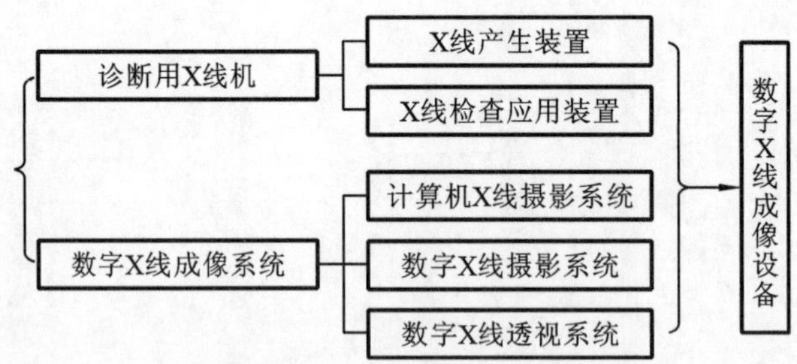

图10-1　数字X线成像设备的组成

本章将着重介绍计算机X线摄影系统、数字X线机摄影系统，对数字X线成像设备的诊断用X线机部分不再阐述。

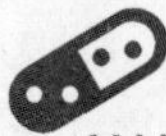

第一节　计算机X线摄影系统

计算机X线摄影(computer radiography，CR)系统，即CR系统，简称CR。它于20世纪80年代初研制成功。CR用成像板(IP)作面探测器，代替传统的增感屏-胶片。从系统结构看，它由成像板、读取装置、图像处理、图像存储与记录装置组成，图像处理和存储可由计算机完成。但根据基本原理和成像过程,CR主要由信息采集、信息转换、信息处理、信息存储与传输四部分组成。

如图10-2所示,信息采集是以成像板代替胶片,接收并记忆X线摄影信息,形成潜影;信息转换由图像读取部分完成,实现X线像到数字化图像的转换;信息处理由计算机来完成,对数字化图像作各种处理,如大小测量、放大、灰阶处理、空间频率处理、减影处理等;信息存储与传输是指利用存储媒体如硬盘、光盘等存储数字图像,通过各种接口,实现与外部设备的信息交换。

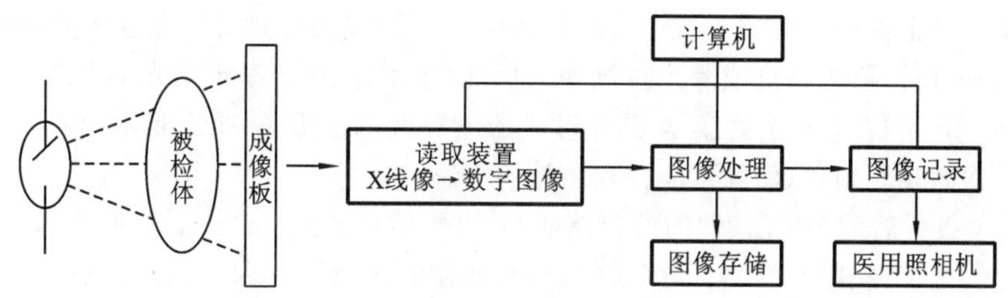

图10-2 CR系统的基本结构

一、成像板

成像板简称IP板,或IP。它既适用于增感屏-胶片体系的固定式诊断用X线机,也可用于移动式床边X线机。具有很大的灵活性和多用性。IP可以重复使用,但不具备图像显示功能。

(一)基本结构

IP的外观结构形式如同一块增感屏,由保护层、荧光(成像)层、支持层和背衬层复合而成的一块薄板。如图10-3所示。

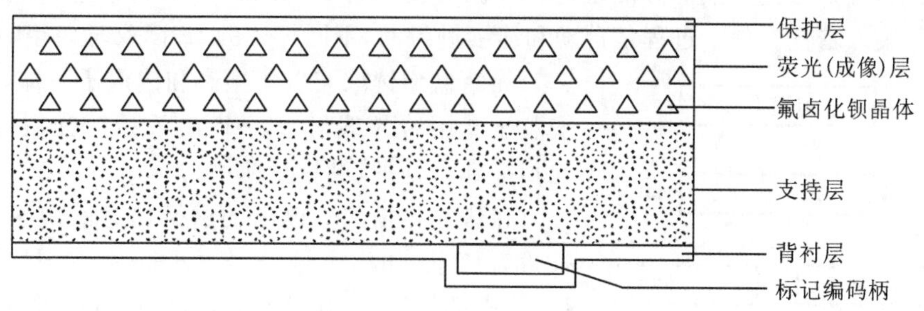

图10-3 IP结构示意图

1. 保护层 也称表面保护层。其作用是防止荧光层在使用过程中受意外损伤。具有不随外界温度和湿度而变化、能弯曲和耐磨损、透光率高、非常薄等特点。多采用聚脂树脂类纤维制成的高密度聚合物硬涂层,保障IP能耐受机械磨损和免于多种化学清洗液的腐蚀。在使用读取装置处理IP时应注意不要强力弯曲。

2. 荧光(成像)层 也称PSL(photon stimulation light)物质层或成像层。通常厚约300 μm,用于记录X线图像。荧光层中含有微量二价铕离子的氟卤化钡晶体,它是一种感光聚合物,是记录X线图像的核心物质。该晶体层内的化合物经过X线照射后,可产生辉光,将X线以潜影形式存储在晶体内。潜影信息存留时间可达8 h以上。荧光层中的感光聚合物具有非常宽的动态范围,在选择曝光条件时将有更大的自由度,一般情况下只需要一次曝光就可得到全部可视的判断信息。而且相对于传统胶片来说,它的X射线转换率很高,需要的X线剂量可大幅减少。

3. 支持层 也称基板。相当于X线胶片的片基,它既是荧光层的载体,又是保护层。多采用聚脂树脂作成纤维板,厚度在200~350 μm,用于保护荧光层免受外力的损伤。基板通常为黑色,防止激光在荧光层和支持层之间发生界面反射。背面常加一层吸光层,防止光透过支持层影响下一张IP。

4. 背衬层 也称背面保护层。其材料和作用与表面保护层相同。

(二)规格类型

IP的规格尺寸与普通胶片基本一致,有36 cm×43 cm(14″×17″)、36 cm×36 cm(14″×14″)、25 cm×

31 cm(10″×12″)和 20 cm×25 cm(8″×10″)四种。根据不同种类的摄影技术，IP 可分为标准型(ST)、高分辨型(HR)、减影型及多层体层摄影型。

（三）使用注意事项

1. 避免损伤 IP 要在相同装置中反复使用，即使极微小的损伤也会积累而形成明显伪影。因此，必须避免 IP 板任何原因的损伤。

2. 注意屏蔽 IP 上的荧光物质对放射线的敏感度高于 X 线胶片，所以，在进行摄影前后以及未读取前都要求有很好的屏蔽。避光不良或漏光时，形成的图像会变得发白，呈现曝光不足现象。

3. 消除潜影 IP 不仅对 X 线敏感，对其他形式的电磁波也很敏感，也会形成潜影。因此，IP 再次使用时，最好重作一次激光照射，以消除可能存在的任何潜影。

4. 及时读取 摄影后的 IP 在读取前的存储期间，潜影信息会产生消退。虽然消退速度很慢，但若曝光不足和存储过久，受消退和天然辐射等因素的影响，致使噪声加大。因此，最好在摄影后的 8 h 内读出 IP 的潜影信息。

二、读取装置

读取装置(image reading device，IRD)也称阅读仪，或读出器。用于读出 IP 上的潜影信息，形成数字化图像。它分为暗盒型和无暗盒型。目前，临床使用的大多数是暗盒型读取装置，此类 CR 不需单独购置诊断用 X 线机，摄影时的工作流程也与传统的增感屏-胶片模式基本相同。

（一）读取过程

如图 10-4 所示，暗盒型读取装置具有暗盒插口和将曝光后的 IP 由暗盒中取出的结构。取出的 IP 被放置在第一堆栈中，直到激光扫描部分准备好。在激光扫描部分，读出 IP 潜影信息，并在消除潜影后送入第二堆栈，等待装入暗盒。整个过程是自动和连续进行的，不同尺寸的 IP 读取时间相同。

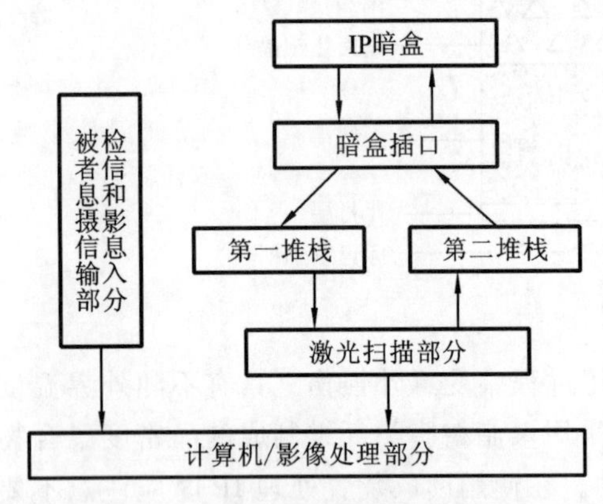

图 10-4 暗盒型影像读取装置示意图

无暗盒型读取装置集摄影和读取于一体，有立式和卧式，安装于专用的 X 线机中。IP 在 X 线曝光后直接被传送到激光扫描部分处理，供重复使用。

在激光扫描部分读出的潜影信息经数字化处理后，连同被检者信息(如病历号、姓名、日期等)和摄影信息(如摄影条件、检查部位等)一并送入计算机，进行图像处理。之后，传送至图像处理工作站或医用照相机等终端设备。患者信息可以通过磁卡或专门的录入装置输入或修改，输入的信息也是记录和检索的依据。

激光扫描部分是读取装置的主要结构，主要由激光器、光扫描器、光电倍增管、放大器、A/D 转换器、图像处理单元和输出接口等组成，如图 10-5 所示。激光器发出的精细光束经过机械移动光扫描器的反射，逐行扫射在 IP 上。于激光束扫射的同时，IP 不断被驱动系统向前推进，在既定时间内激光束可将 IP 完整扫射一遍。在激光照射之处，IP 上的晶体被强光激发，产生“光致发光”现象，发出蓝色荧光，荧光强度与该点潜影密度呈线性关系。该荧光被沿着激光扫描线设置的高效光导器采集，导入到光电倍增管，转化为相对应的电信号。再经过 AD(模数)变换为数字图像信号。

实际上，IP 上的潜像是分两步读出的。首先，当患者的摄影信息，如检查部位、摄影方式等输入到计算机后，先用一束微弱的激光瞬间粗略地预扫描一遍，并快速计算出 IP 发出荧光强度的直方图。其次，在获取上述信息的基础上，自动调整光电倍增管的灵敏度及放大器的增益，再用高强度的激光精细地读出潜像，并实现数字化。读取装置输出的数字图像信号、从控制台输入的摄影信息、直方图信息以及系统内部程序等一并送到计算机，经过各种图像处理，获得最佳的适合于诊断的数字图像。

读取装置输出的图像格式符合国际通用标准 DICOM 3.0，因此可以经过网络传输、归档及打印。

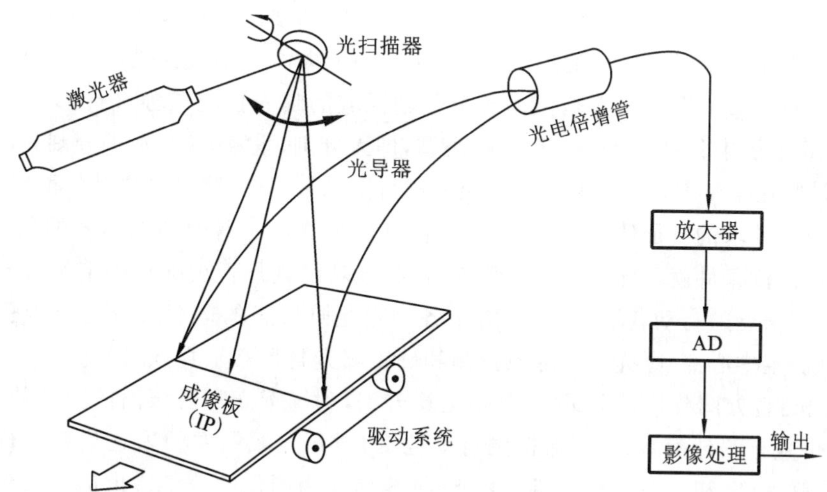

图 10-5 激光扫描部分示意图

（二）图像识别和四象限理论

把激光扫描读取到的信息要变换为具有理想密度和对比度的图像，须通过曝光数据识别器（exposure data recognizer，EDR）或分割算法实现。EDR结合先进的图像识别技术，如分割曝光识别、曝光野识别和直方图分析，能很好地把握图像质量。

1. EDR的基本原理 从曝光后的IP上采集到的图像数据，通过分割曝光模式识别、曝光野识别和直方图分析，最后来确定图像的最佳阅读条件，该处理过程被称为曝光数据识别（EDR）。EDR是利用每种成像采集菜单（成像部位和摄影技术）中X线图像的密度和对比度，以EDR独特的方式处理的。EDR处理数据来自IP和成像菜单，在成像分割模式和曝光野的范围被识别后，就获得了每一幅图像的密度直方图。对于不同的成像区域和采集菜单，直方图都有不同的对应类型。基于这种特性，可探测有效成像数据的最小值S_1和最大值S_2来决定阅读条件，从而获得与原图像一致的密度和对比度。一般，阅读条件由两个参数决定，即阅读的灵敏度与宽容度，更具体地说是光电倍增管的灵敏度和放大器的增益。经调整后，可得到有利于处理和储存的理想图像数据。EDR的功能在CR系统中的应用原理可归纳为四个象限来描述。

（1）第一象限：表示了IP的一个固有特征。即入射的X线剂量与IP的光激励发光强度之间的关系。第一象限也显示了IP的动态范围（$1:10^4$）和IP响应的线性形态（直线，在$1:10^4$范围内）。由此决定了CR系统的高度敏感性和大的动态范围。

（2）第二象限：表示EDR的处理功能。描述了输入到读取装置的光激励发光强度与由EDR决定的阅读条件所输出的数字输出信号之间的关系。读取装置有自动设定每幅图像敏感范围的功能，根据记录在IP上的成像信息（X线剂量和动态范围）来决定图像的阅读条件。CR系统的特性曲线根据X线曝光量的大小和图像的宽容度可随意改变，以保证稳定的密度和对比度输出。由于在第一象限中IP的固有性质和在第二象限中的自动设定机制，最优化的数字图像信息被输送到第三象限的图像处理装置中。

（3）第三象限：表示图像的增强处理功能。即谐调处理、空间频率处理、减影处理等。描述了CR系统的输出信号与胶片光学密度之间的关系。通过图像处理，CR系统的输出信号与胶片特性曲线的直线部分最终匹配，使被处理图像能够达到最佳的显示，并最大程度地满足临床诊断的需求。

（4）第四象限：表示CR系统总体的再现能力，或结果输出图像的特性曲线。第四象限中横坐标表示入射的X线剂量，纵坐标表示照片的密度。该曲线类似屏/片系统X线胶片的特性曲线，但可自动补偿，以保证相对曝光曲线的图像密度是线性的。这样，到达第四象限的图像信号被重新转换为光学信号，并以具有处理特征的X线照片方式显示。

2. 图像识别技术 在临床应用中，通过EDR技术，根据不同的分割曝光模式识别、曝光野识别和直方图分析，可分别具有不同的显示结果。

（1）分割曝光模式识别：IP在X线摄影中，经常使用单幅图像的采集形式。但根据摄影的需要，有时也有被分割成几幅的现象,被分割的各个部分都有各自的图像采集菜单。如果对分割的图像未加分割识别,那么综合的直方图不可能具有正确的形状,最小值 S_1 和最大值 S_2 也无法被准确获取,因此也不能得到理想的阅读条件。所以,直方图分析必须根据各个分割区域的曝光情况单独进行,以获得图像的最佳密度和对比度。在 CR 系统中分割模式一般有四种类型,即无分割、垂直分割、水平分割和四分割。

(2) 曝光野识别:在整个 IP 和 IP 的分割区域内进行图像采集时,曝光野之外的散射线可改变直方图的形状。那么,直方图要求的特征值 S_1 和 S_2 将不能被准确地探测。有效图像信号的最小强度 S_1 如被错误的探测,则理想的阅读条件就不能被确定。整个 IP 和分割区域是否被准直决定了曝光野的识别算法,也影响到曝光区域内信息的自动获取。通常,对于各个曝光野形态的运算共分三个步骤,图像分割模式识别、曝光野识别(决定中心点、曝光野边缘点探测和确定曝光野形态)、直方图分析。

(3) 直方图分析:直方图分析是 EDR 的基本运算方法,利用曝光野区域内的图像数据来产生一个直方图,然后利用各个直方图分析参数(阈值探测有效范围)对每一幅图像的采集菜单进行调整,有效图像信号的最小和最大强度(S_1 和 S_2)被确定,即可将 S_1 和 S_2 转换为图像的数字输出值 Q_1 和 Q_2(每一幅图像采集菜单都是单独调整)。即使 X 线曝光剂量和 X 线能量发生了变化,灵敏度和宽容度都会被自动调整。所以,阅读的图像信号总是在数字值的标准范围内,并最终获得最佳的密度和对比度。

对于大多数 CR 系统来说,确定有用信号范围的方法需要图像灰阶直方图的构建,它是一种以 X 轴为像素值 Y 轴为发生频率的图形的像素值频谱。

直方图的大体形状取决于解剖部位和用于图像采集的摄影技术。读取装置一般利用一种分析算法来识别和分类直方图的各个组成部分,它们对应于骨、软组织、皮肤、对比剂、准直、未衰减 X 线和其他信号。这有助于图像重要和不重要区域的辨别,从而可正确的灰阶重建图像。

3. EDR 的识别方式

(1) 自动方式:自动调整阅读宽度(L)和敏感度(S)。该 S 值是描述阅读灵敏度的一个指标,它与 IP 的光激励发光强度有着密切的关系。若 X 线曝光量增加,发光强度增加,相应地 S 值减小,那么阅读灵敏度降低。L 值是一个描述最终显示在胶片上的图像宽容度指标,它表示 IP 上光激励发光的数值的对数范围。

(2) 半自动方式:阅读宽度固定,敏感度自动调整。

(3) 固定方式:阅读宽度和敏感度均固定,如同屏-片系统中的 X 线摄影。

4. 分割算法 在图像识别方法中柯达采用的是分割算法,曝光区由分割算法检测,或称曝光边缘准直检测,然后进行像素灰阶值的直方图分析,以估计 IP 的实际曝光量。在此期间,解剖部位专用的查找表(LUT)被用于该部位的成像,并可由技术员选择在显示屏上显示初步的图像。曝光兴趣区的正确识别相当重要,并可影响到图像数据的进一步处理。如曝光时由于准直器调节的原因,产生的边缘部分白色的未感光区,可导致边缘识别误差。在直方图分析时,系统会将这部分看作是图像诊断区的内容,作出不正确的灰阶值估计。进而会参考这部分的灰阶值来设置显示图像的"窗",使整体图像的对比度下降。

(三) 读取装置的主要技术指标

一般衡量读取装置的参数有四个:描述图像清晰度的指标空间分辨率、描述图像层次的指标灰度等级、描述处理能力的激光扫描速度和缓冲平台容量。

无论 IP 的大小,CR 的空间分辨率普遍能够达到 10 像素/毫米的水平。早期的 CR,由于计算机的处理能力不够,往往仅对小尺寸的成像板以 9～10 像素/毫米采集数据,而对大尺寸的成像板(14″×14″以上),只能达到 5～6 像素/毫米。新型的 CR,对大尺寸的成像板采取 6、10 像素/毫米两挡可调的设置,由用户自己设置。以适应不同场合对扫描速度和扫描图像质量的不同需要。

CR 的灰度等级指标一般都要求达到 4096 级灰阶,即灰阶的位深达 12 位。某些高挡的读取装置,灰阶的位深可达 14 位。

另外两个指标扫描速度和缓冲平台容量描述的是成像板阅读仪的处理能力。新型的大型成像板阅读仪的扫描能力可以达到每小时 100 块 IP,同时装备有大容量的成像板缓冲平台。等待扫描的 IP 先放在缓冲平台上,由设备自动顺序导入扫描,扫描完毕后 IP 会自动输送到另一个缓冲平台上,等待下一次使用。目前最大的缓冲平台的容量可达 20 块成像板。显然，缓冲器容量大、扫描速度快的阅读仪效率更高，更节省人力资源和投资。

三、图像处理技术

传统的增感屏-胶片式摄影中，摄影技师是通过调整曝光参数来获得最佳的图像。如将有用信息的曝光密度落于特性曲线的直线部，诊断区以外的信息则分别位于曲线的肩部或趾部。在 CR 系统中，针对该处理过程必须对有用的图像信号进行编码，通过数字值的查找表调整以获得最大对比敏感度。

CR 图像是数字化像素值矩阵，可被计算机根据诊断的需要选择和处理。通常，计算机的图像后处理包括三种类型：即对比度处理、空间频率调整和特殊算法处理。

实际应用中，不同厂家的设置可有所不同。如对比度处理，某些 CR 的参数值为 6 个，而另一些 CR 的参数值为 10 个，需根据不同情况分别处理。

（一）对比度处理

人体组织中，某些部位的解剖结构对 X 线的衰减差异微小。在 CR 成像后，由于被显示组织微小的射线衰减差异，使图像数据的固有对比度差别也较小。为了增加解剖细节的可见度，通常 CR 都提供对比度处理软件。对比处理的目的是使其等同于传统增感屏-胶片图像，或是增强诊断所需的某些部位的显示。

由于 CR 生产厂家的不同，对比度处理的名称也不一样。有的叫层次处理（gradation processing，富士 CR），有的叫多阶图像对比放大（multiscale image contrast amplification，MSICA，阿克发 CR），也有的叫色调谐调（tone scaling，柯达 CR）。

一般而言，对比度处理有两种方法。最常用的是按照用户控制的查找表（look-up table，LUT）重新变换各个像素值，对比度曲线的整体改变可在不同的灰阶等级产生不同的局部对比度。富士 CR 采用四种不同的参数（GA、GC、GT、GS）来控制该处理过程，柯达 CR 采用两种（平均密度和 LUT 起始），阿克发 CR 采用三种（窗左延伸、窗右延伸和感度测量）。富士 CR 处理方法中的 GT，是表示模拟屏-片系统的特性曲线形状，GC 和 GA 分别表示增加或减少层次，GS 表示改变整体亮度。柯达 CR 提供的 LUT 都是预定义的，不能分别调整。阿克发 CR 提供四种预定义的显示功能（感度测量），显示功能的变换由调整灰阶直方图的显示窗来控制（窗左延伸、窗右延伸）。

（二）空间频率处理

空间频率处理是指通过频率响应的调节来影响图像的锐利度，目的是增强图像数据中某些特性组织的显著性。边缘增强是较常用的技术，通过增加高频响应使感兴趣结构的边缘得到增强，突出了轮廓。改变显示矩阵的的大小也能影响显示效果，使用大的矩阵，可使处于低空间频率的软组织结构得到增强；使用小的矩阵，则可使较细微的结构得到增强。

通常，灰阶处理（影响对比度）和空间频率处理（影响锐度）是结合使用的。低对比度处理和强的空间频率处理相结合应用，能提供较大的层次范围和实现边缘增强。

（三）动态范围控制

动态范围控制（dynamic range control，DRC）是 CR 的一种专用处理技术，其作用是可选择性地压缩或强化图像中的低密度区域，并且该处理与对比度和空间频率处理无关。它主要用于优化胸部 X 线摄影中纵隔和膈下区及四肢的显示。

动态范围控制的处理方法是将一幅原始的模糊蒙片用于抑制图像中的高频信息，然后采用专用的查找表（LUT）匹配所选区域（低、高密度区域），经加权后的模糊图像再返回到原始数据，用以增强低信号区域（纵隔和膈下）或高信号区域（空气、皮肤边缘）的图像对比。DRC 的处理方法是可选的，即每一解剖部位菜单下有三个用户可选参数：卷积核尺寸、曲线类型和加权因子。

（四）体层伪影抑制

X 线体层摄影中，由于兴趣层面位置移动的影响，可产生模糊阴影（如条状阴影）。通过伪影抑制处理，可降低直线体层摄影中模糊图像的对比度，直至消除模糊图像。

伪影抑制处理采用了一种新的图像处理算法，常需在灰度处理和空间频率处理之前运行。一般，CR系统中的体层伪影抑制处理有三个参数可供调节，即ORN（伪影抑制处理等级）、ORT（伪影抑制处理类型）和ORE（伪影抑制处理的增强程度）。

（五）能量减影

传统DSA的减影方式有时间减影和能量减影（energy subtraction）两种方式。由于CR系统在采集图像信息时速度较慢，故时间分辨率不高。所以，在CR系统的组织减影中一般都采用能量减影的方式。

CR系统中能量减影的具体方法是选择性地去掉图像中的骨骼或软组织的信息，在同一部位同一次曝光中获得一幅高能量图像和一幅低能量图像。由于这两幅图像中的骨骼与软组织信号强度不同，通过计算机加权减影（weighted subtraction），可实现两幅图像的减影。结果图像中与骨骼相一致的信号被消除，得到软组织图像；或者，与软组织相一致的信号被消除，得到骨骼组织的图像。

在CR系统中，能量减影又可分为一次曝光法和二次曝光法。

1. 二次曝光能量减影法 二次曝光能量减影法是利用两种不同的X线能量（即选择不同的kV），在两块不同的图像板中对同一被照体进行曝光。对所得两幅不同能量的图像进行减影。当两次曝光减影应用于运动部位（如胸部）时，在两次的曝光中由于肺血管的搏动可导致血管图像的移动，减影后图像中仍有可能留下血管的图像，在能量减影中这种现象称为移动伪影。所以，二次曝光减影方法对运动的解剖结构不能达到满意的减影效果。

2. 一次曝光能量减影法 一次曝光能量减影法是利用两块IP，中间夹一块与IP尺寸相同的铜过滤板。一次曝光后可同时获得两幅能量不同的图像，随后将这两幅图像再进行减影。在实际的应用中，一般采用0.5～1 mm厚的铜板作为过滤板，铜前面的IP作为低能量板，铜后面的IP作为高能量板。曝光后通过加权减影而获得减影图像。一次曝光减影法只采用一次曝光，短时间曝光能很好地克服胸部和其他动态器官的运动伪影。

一次曝光能量减影法，穿过铜板到达后面IP的X线曝光剂量是上面的1/5～1/10。因而X线的量子噪声增加，其图像中的噪声是前后IP的总和。为了避免噪声过量，必须增加曝光剂量，但同时也增加了被检查者的皮肤吸收剂量。在一次曝光能量减影法中，获得较高质量的减影要具备以下条件：X线曝光的能量差要足够大；IP的检测效率要高；IP的检测线性要好；散射线的影响要尽可能减小。

（六）叠加处理

为了使图像表现出更多的信息量，可以把多张（2～3张）成像板叠加起来摄影，将其信息量叠加平均处理，从而提高信噪比，改善图像质量。叠加处理时需读出的曝光量范围对第一张成像板是固定的，越往下成像板接收的X线越少，因此，需对每张成像板自动设定读出灵敏度。

综上所述，CR具有传统屏-胶片体系摄影不可能具备的各种处理功能。能保证获得良好的图像质量；可与原有的X线成像设备匹配工作；曝光剂量显著降低，仅为屏-胶片体系摄影剂量的1/5～1/10；具有图像数字化带来的各种优点。

CR今后的改进方向：①提高时间分辨率，以适应动态器官和结构的显示。②进一步提高X线的转换效率。如增加IP的荧光层厚度，以提高量子检出效率。③减少IP荧光体内颗粒的尺寸，以提高发光效率，减少IP的结构噪声等。

四、CR的管理与维护

（一）IP的保养

IP是CR成像技术的关键，作为载体用来记录原始X线影像信息。其价格昂贵，较普通暗盒成本高，且反复使用易磨损，还要在读取装置中反复进出，即使有微小损伤也会积累形成明显损伤。因此，IP的使用和保养不当可造成影像伪影而影响诊断效果。IP在使用过程中应避免阳光直射或被遗留在清除器中长时间受照射，在装拆IP操作中应戴医用手套，轻拿轻放，避免磕碰、划伤及污染。定期对IP进行养护，及时清除板上的污渍。方法是采用脱脂棉蘸肥皂液从IP中心环形方向依次向边缘擦拭，注意切勿划伤

IP。IP 的使用寿命一般在 10000 次曝光左右，超过使用寿命期限后，IP 灵敏度下降、分辨率下降、残存伪影产生等，应定期更换。IP 暗盒应按尺寸大小分别有序竖放，严禁叠压平放。定期清洁阅读器进风口过滤灰尘，避免散热效果受影响。定期清洁 IP 传输通道，防止灰尘产生伪影，清洁周期视实际工作量大小 1～3 个月清洁 1 次。按照说明书要求定期更换机械负压栗和负压环，一般要求 2～3 年更换 1 次；定期清洁擦除灯管表面和擦除灯通道，保证擦除效果。擦除灯一般要求 2 年更换 1 次灯管。

（二）读取装置的保养

CR 阅读器是依靠计算机控制的精密影像处理设备，是获取图像的关键，严格按照规定程序操作是保证该设备稳定运转的基础。CR 阅读器放置要平稳，以保证插入 IP 后传输系统运转的稳定可靠，从而减少图像的失真。CR 阅读器应处在清洁无尘的工作环境中，室内保持合适的湿度和温度。如遇图像出现扫描伪影时，则应及时打开面板 IP 传输轴轮和相应区域进行吸尘，并用柔软棉布擦拭清洁，最好有专门的工程师定期保养、维护及检修，并做好使用、维护和检修的各项记录。

（三）图像后处理工作站的保养

影像后处理工作站是 CR 系统中的终端处理器，通过网络传输和接收影像。提供更丰富，更便捷的图像后处理技术，可以说是 CR 的第二操作台。在使用中，影像后处理工作站要注意保持网络畅通，避免外来的光盘或 U 盘带入病毒，同时要留意工作站的硬盘空间余量，及时清理影像数据，以免内存不足。

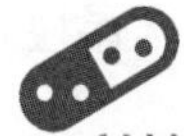

第二节 数字 X 线摄影系统

数字 X 线摄影（digital radiography，DR）系统，即 DR 系统，简称 DR。第一节中已经讲到，DR 是一个泛指的广义名称，包括 DDR 和 IDR。下面所介绍的是狭义 DR。根据所用探测器的类型不同，狭义 DR 可以分为扫描投影型、硒鼓型、CCD 阵列型和平板探测器型等。

一、扫描投影型 DR

20 世纪 70 年代末到 80 年代中期的 DR，大部分采用 X 线扫描投影式成像。其扫描方法有点扫描法和线形扫描法。

（一）点扫描法

点扫描法是用很细的 X 线束逐点对被检体进行扫描，在任一时刻被检体只有一个很小的点接受 X 线照射。在具有很高量子效率的闪烁晶体探测器（如碘化钠或锗酸铋）内将 X 线转换成可见荧光后，被反光材料反射到光电倍增管变换成电信号，此电信号与入射 X 线强度成正比。在整个曝光过程中，用机械扫描装置实现 X 线束的扫描，在每一个位置，被检体保持不动，X 线管头和探测器同步平移扫描被检体。在逐点扫描一行后，被检体在垂直方向移动一小步，再重复平移过程。不同时刻透过被检体的 X 线经探测器转换，输出电脉冲序列，它反映了扫描路径上各点物质结构的信息。电脉冲序列经 AD 转换后，按顺序逐行地存储起来，就组成一幅二维图像。整个曝光过程完成后，在计算机内存中形成一幅数字矩阵图像，即数字图像。

点扫描法的优点是散射体积很小，减少了因散射引起的图像质量下降；另一优点是由于光电倍增管的灵敏度高，可以降低 X 线的剂量。缺点是运动机构比较复杂，扫描时间较长，现在已很少采用。

（二）线形扫描法

线形扫描法也称扇形扫描法。在曝光中，X 线经狭缝准直形成线束（很薄的扇束）或扇束，在任一瞬间只照射被检体的某一薄层，X 线透过被检体到达探测器后，转换成具有被检体某一层信息的电信号，该信号经 AD 转换后，变为数字图像中的“行”。机械扫描系统使患者相对于 X 线束和探测器作平移运动，探测器输出按“行”分布的电信号，经 AD 转换后通过计算机按顺序存储起来，曝光结束后，在计算机内存中形成一幅完整的数字图像。

线扫描具有独特的大动态范围，当显示器质量很高时可以观察到120倍以上的动态对比图像，可以清晰地在一次曝光中同时再现密度悬殊的组织。在线扫描中，X线被严格限制在很窄的缝隙中，克服了散射线造成的干扰，本底噪声几乎为“0”，检测灵敏度很高，使原本被本底噪声淹没的微弱的X线也能被检测出来，能够分辨出其他面成像中不能看到的更加细微的密度差别，密度分辨率更高。使用线扫描的机器造价较低，具有良好的发展前景。线扫描的缺点是需要一定的扫描时间，一张14×17英寸大小的区域最快需2 s，不能适应动态摄影。但线扫描比点扫描的速度要快，对X线源的利用也充分一些。

线形扫描法所用的探测器有两种结构形式，即气体电离室线阵和多丝正比室。

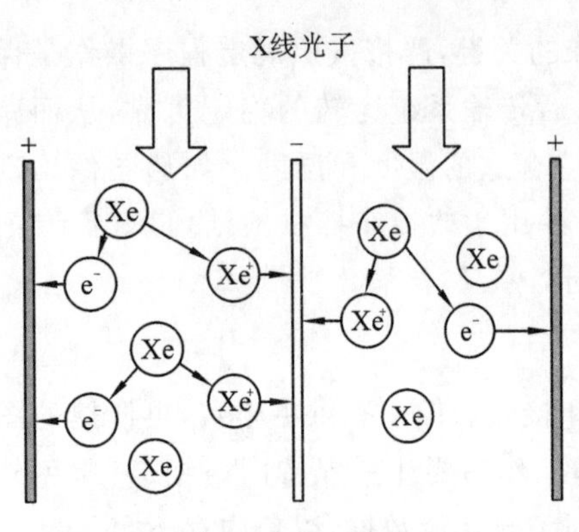

图10-6　电离室单元

1. 气体电离室线阵　这是由许多电离室单元组成的线形阵列，每个单元构成一个像素，大小为0.5 mm×0.5 mm，如图10-6所示。阵列的高压极板与收集极平面平行，相距1 cm，其间充以特定成分的惰性气体，如氙气。收集极是一组蚀刻在印刷电路板上的金属丝，沿X线入射方向排列分布，线宽0.4 mm、间隔0.1 mm、长度为10 cm，每个收集极金属丝都与一个放大器相连。X线入射到电离室内，使室内气体电离，在极间电场的作用下，正离子和电子分别向两电极移动，形成电离电流，此电离电流与入射的X线强度成正比。按顺序读出各单元电离电流的大小，就构成了图像的一条扫描线，机械扫描系统使X线管头和探测器阵列作同步扫描运动，对患者进行逐层扫描，获得图像的各行扫描线，形成了二维的X线投影图像。

2. 多丝正比室　它是70年代初发展起来的一种核物理探测器，主要用于高能物理试验，它可以看成由许多独立的正比计数管组合而成，对电离电荷有放大作用。其基本结构是在两块平行的大面积金属板之间平行并列许多条金属丝。这些金属丝彼此绝缘，各施加一定的正电压(1 kV左右)，形成许多阳极，金属板接地形成公共的阴极。室内充以隋性气体如氩(Ar)气，或有机气体如CH_4，室壁装有薄金属(如铝)窗。当外部辐射线经金属窗射入正比室后，使气体介质电离。电离电子在金属丝与金属板之间的电场作用下向金属丝移动，并与气体分子碰撞，在两次碰撞间隔时间内，电子从电场获得的能量大于气体电离能量时，会引起气体进一步电离。在每根金属丝附近，电子越接近金属丝，电场越强，会导致电荷雪崩式增加。各个金属丝上收集的电荷正比于其附近的初始电荷，即正比于该处的X线入射强度。

应用多丝正比室成像的基本原理是：从X线管发出的圆锥扇形X线束，经水平狭缝形成平面扇形X线束，通过被检体射入水平放置的多丝正比室窗口。机械扫描系统使X线管、水平狭缝及多丝正比室沿垂直方向作均匀的同步运动，到新位置再作一次水平探测记录；如此重复进行，从头到尾扫描一次就完成一幅X线图像的拍摄。

多丝正比室成像的空间分辨率与水平狭缝的高度和正比室金属丝的间距有关。水平狭缝的高度越窄，则垂直分辨率越高；金属丝的间距越小，则水平分辨率越高。多丝正比室具有很宽的动态范围，数字量化深度可达16位，图像清晰度较高。且有很高的探测灵敏度，拍摄一幅X射线图像所需的剂量较低，为3～5 mR，是常规增感屏-胶片成像系统的1/30～1/100。由于完成一次水平探测记录需10 ms，所以拍摄期间患者的轻微晃动并不影响图像质量，拍摄一幅图像时间在6 s以内，机器造价较低。

二、硒鼓型DR

Philips的Thoravision系统使用硒鼓作检测器。硒鼓是直径50 cm的直立圆柱，铝制基板，表面镀硒。曝光前，硒鼓一侧电极对硒层表面充正电荷，铝基板充负电荷。曝光时，X线投射到硒鼓表面上，引起硒半导体导电性的改变，根据各处接收X线的强度不同，在电荷载体中发生不同程度的局部电荷交换。交换数量与投照的X线强度呈正比关系。曝光后用探头对转动的硒鼓表面所存储的电子图像进行扫描，产生电信号，此电信号经放大、数字化后传输到计算机作进一步处理，最后将柱面像反投影为二维平面像。硒鼓型DR成像时间很短，硒鼓系统的DQE高、系统噪声小，动态范围达1∶10^4，极限空间分辨率达2.2 LP/mm。但由于硒鼓面积较大，目前主要用于胸部摄影。

三、CCD 阵列型 DR

20 世纪 70 年代末开始 DR 的研究，影像增强器(I. I.)加摄像机成像链就是研究方向之一，数字 X 线透视(DF)也使用该成像链，它的工作原理如图 10-7 所示。X 线透过人体，经滤过栅滤除散射线后，到达影像增强器，在影像增强器的输入屏上形成可见光图像，经亮度放大后，在影像增强器另一端的输出荧光屏二次形成亮度增强的可见光图像，再经过光学系统，到达摄像机，由摄像机转换为视频信号，再经 AD 转换后形成数字图像信号，并输送到计算机进行图像处理。摄像机的作用是实现光电转化。

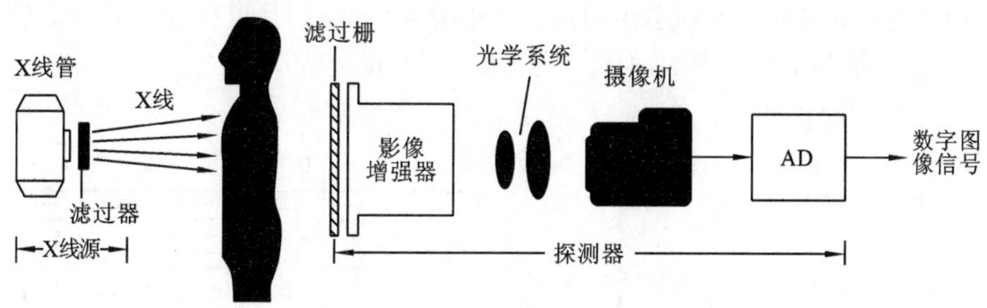

图 10-7 I. I. 加摄像机成像链原理图

早期的摄像机多采用真空管式，真空管式摄像机有体积大等诸多缺点。目前基本被 CCD 光电转化器件替代。

CCD(charge coupled device)是一种特殊的半导体器件，它在光照射下能产生与光强度成正比的电荷，形成电信号。CCD 由数量众多的光敏元件按一定规律排列而成，每个光敏元件构成一个像素。一块 CCD 上包含的像素数越多，空间分辨率就越高。CCD 在摄像机、数码相机和扫描仪中应用广泛，在摄像机、数码相机中使用的是面阵 CCD，即包括 X、Y 两个方向来摄取平面图像，而扫描仪中使用的是线阵 CCD，它只有 X 一个方向，Y 方向的扫描由扫描仪的机械装置来完成。CCD 具有光电灵敏度高、动态范围大、空间分辨率高、无失真、惰性极小、寿命长、体积小、重量轻等特点。

CCD 阵列型 DR 是将很多 CCD 面阵整齐排列在一个平面上，构成一个更大的 CCD 面阵，在大面阵前一定距离放荧光屏(闪烁体)。透过被检体后的 X 线照射到荧光屏上，形成荧光图像，每一 CCD 阵列将一定范围的荧光图像转换为数字矩阵信号，这些信号经过计算机处理后，合成一幅完整的图像。如图10-8 所示。

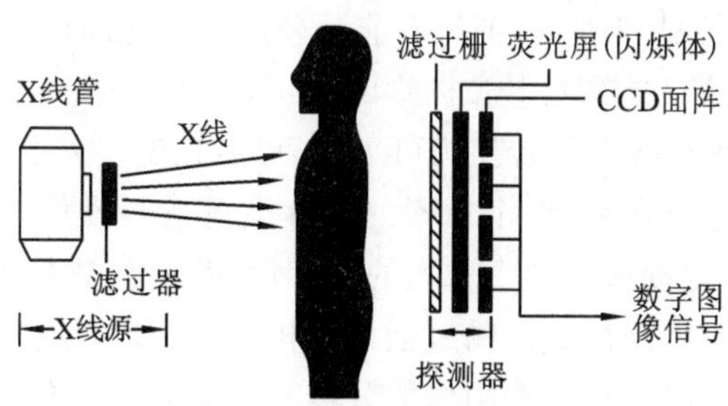

图 10-8 CCD 阵列式 DR 原理图

四、平板探测器型 DR

1997 年始，世界各公司陆续推出了平板探测器型 DR 系统，其基础是使用一种平板状的探测器。在探测器的用材上，有的采用非晶态硒，有的采用非晶态氢化硅、无定型硅，即非晶态硅。这两种探测器都采用平面数字矩阵结构，能直接输出数字图像数据。但根据转换方式不同，前者属直接转换型，后者属间接转换型。

(一) 非晶态硒型平板探测器

此类探测器为多层板状结构，封装在类似胶片夹的暗盒内，主要由集电矩阵、硒层、电介层、顶层电极和保护层等构成。集电矩阵由按阵元方式排列的薄膜晶体管(thin-film transistor，TFT)组成，非晶态硒层涂覆在集电矩阵上，它对X线敏感，并有很高的分辨率。硒层上是介质层、顶层电极层和保护层。如图10-9所示，入射X线光子在硒层中产生电子-空穴对，在顶层电极和集电矩阵间外加偏压电场的作用下，电子和空穴向相反方向移动，这些电荷（电子和空穴）由TFT的极间电容收集存储。电荷量与入射X线强度成正比，所以每个TFT就成为一个采集图像的最小单元，即像素。每个像素区域内还形成一个场效应管，它起开关作用。在读出控制信号的触发下，各像素存储的电荷按顺序逐一传送到外电路，经读出放大器放大后，同步转换成数字图像信号。像素信号读出方式如图10-10所示。由于读出放大器和AD转换器都置于探测器暗盒内，从外部看，此探测器暗盒是在接收X线照射后直接输出数字图像信号的。信号全部读出后，扫描电路会自动清除硒层中的潜影和电容存储的电荷，以保证探测器能反复使用。TFT像素的尺寸直接决定图像的空间分辨率，如每个像素为139 μm×139 μm，在36 cm×43 cm（14″×17″）的范围内像素有2560×3072个。

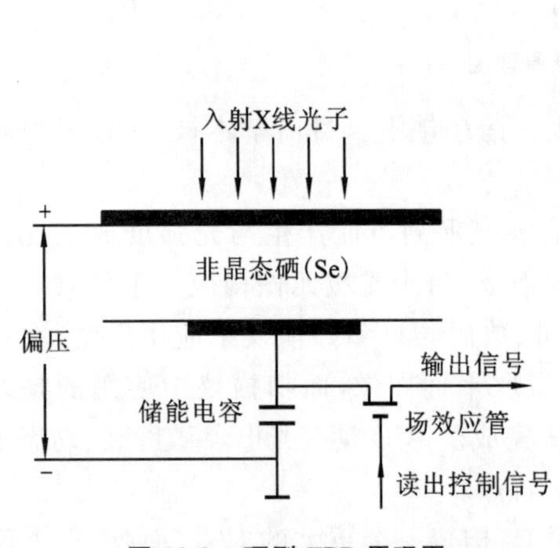

图10-9　硒型FPD原理图

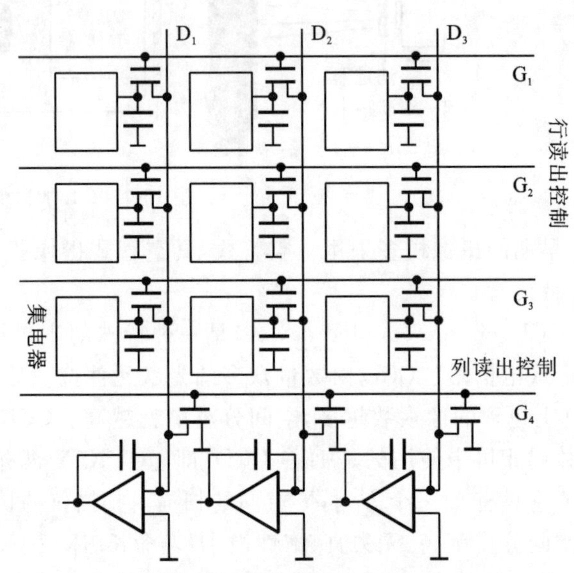

图10-10　像素矩阵读出方式

（二）非晶态硅型平板探测器

该探测器外形类似X线胶片的暗盒，其结构如图10-11所示。它主要由发光晶体层、非晶硅层、TFT阵列等构成。TFT阵列按阵元方式排列，其上涂有非晶硅层和发光晶体层，发光晶体层可采用闪烁体（碘化铯）或荧光体（硫氧化钆），非晶硅具有光电二极管的作用，每个光电二极管相当于一个像素。闪烁体或荧光体层在X线照射时，可以将X线光子转换为可见光，可见光激发光电二极管产生电流，这电流在光电二极管自身的电容上积分形成储存电荷，每个像素的储存电荷量与该像素点接受到的X线强度成正比。在读出控制信号的作用下，按一定规律把各个像素的储存电荷读出，读出方式与非晶态硒型探测器相同，读出的信号经AD转换后形成数字图像数据输送至计算机，由计算机建立图像。该探测器由于有可见光的转换过程，因此会有光的散射问题，而影响图像的分辨率。但从探测器暗盒外部看，它是在被X线照射后就输出数字图像数据的。

上述两种平板探测器都有TFT面阵结构，大面积TFT在工业生产中存在较大难度，36 cm×43 cm（14″×17″）的平面矩阵需用4块18 cm×21.5 cm的小平面矩阵拼接而成。虽然在时间分辨率上优于CR，但还是不能满足心血管设备的要求，不能适应快速连续摄影的X线造影检查。目前，平板探测器的改进和提高主要集中在提高图像信息的读出和建像速度；进一步缩小像素单元以提高图像分辨率；提高检测器对X线的转换率以降低X线剂量；以及配套研发高质量的图像处理软件以进一步提高图像质量。

（三）平板探测器型DR

平板探测器型DR系统结构如图10-12所示，主要有X线产生装置、平板探测器、计算机图像处理器、显示器、系统控制台和网络等，平板探测器大多采用上述两种类型。透过被检体后的X线通过平板探测器转换为数字图像数据，经计算机处理后在显示器上显示；图像数据可通过网络传送到医用照相机成像

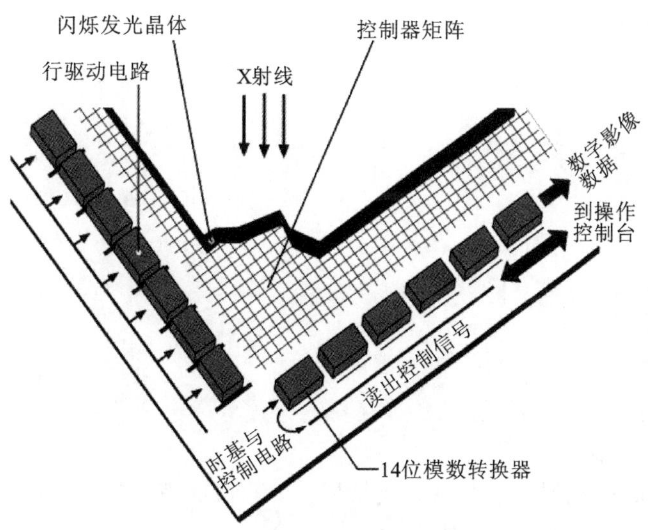

图 10-11 非晶态硅型 FPD 结构图

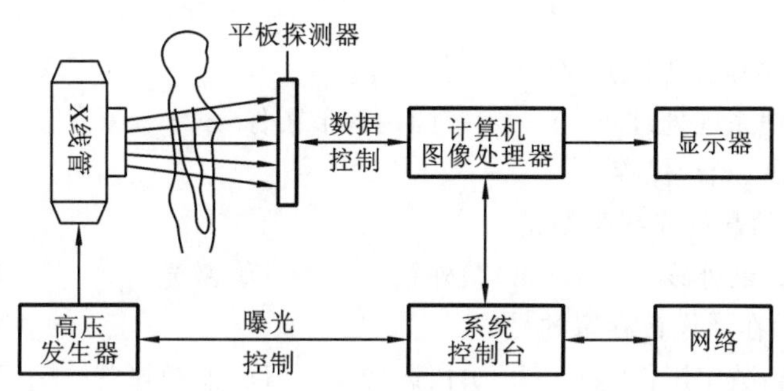

图 10-12 平板探测器型 DR 结构图

于胶片，也可传送到工作站显示。

系统控制台提供曝光控制、患者资料输入、图像打印、网络管理等功能，使数字图像符合 DICOM3.0 标准，能直接在医院 PACS 上传输。

因采用平板探测器，X 线散射减少，图像失锐大为降低，在空间频率 3.6 LP/mm 以下的调制传递函数(modulation transfer function，MTF)高于胶片图像，所以，在图像细节的可见度方面完全能满足绝大多数的诊断需要。平板探测器的动态范围可达 $10^4 \sim 10^5$，这意味着在 36 cm×43 cm(14″×17″)的平面矩阵上接受的 X 线照射量，在 7.74×10^{-6} C/kg(30 mR)范围内变化时输出信号都能保持线性。

第三节 DR 与 CR 的异同

(1) DR 图像分辨率优于 CR，主要由像素尺寸决定。CR 在读出潜影过程中，激光穿过成像板深部时产生散射使图像模糊，降低了图像的分辨率。

(2) DR 的噪声源比 CR 少，没有二次激程引入的噪声，因此它的信噪比比 CR 高。

(3) DR 的拍片速度快于 CR，拍片间隔为 5 s，直接出片；CR 拍片间隔 1 min 以上，从摄影到显示图像需 3 min。

(4) DR 的 X 线转换效率高；而 CR 利用潜影成像，信号随时间而衰减，故量子检测率(DQE)较低，曝光剂量比 DR 高。

(5) DR 探测器寿命长，可用 10 年，CR 的成像板可用 1 年左右。

(6) DR 有升级为透视的能力，但只能用于与之配套的 X 线机；CR 不能透视，但能与原有的诊断用 X 线机匹配工作，取消洗片机。

(7) 与传统胶片成像相比，DR 和 CR 都具有灰阶动态范围大、密度分辨率相对较高、线性好、层次丰富、可进行后处理、辐射剂量小等优点。

能力检测

一、名词解释

1. CR
2. DR
3. IP
4. 光激励发光

二、单项选择题

1. IP 的基本组成不包括(　　)。

A. 反射层　B. 荧光层　C. 支持层　D. 背衬层　E. 保护层

2. 关于 IP 的叙述,下列哪项描述是错误的?(　　)

A. CR 以 IP 代替胶片作为介质
B. IP 不能重复使用
C. IP 感光后的潜影经激光处理后,转换为数字信息
D. 数字影像经后处理系统处理,可在一定范围内调节图像
E. 数字图像可用磁盘、光盘保存

3. 用于读出 IP 影像信息的光线类型是(　　)。

A. 可见光　B. 红外线　C. 紫外线　D. 激光　E. 电子线

4. CR 经 X 线照射后在影像板存留的是(　　)。

A. 模拟影像　B. 数字影像　C. 黑白影像　D. 彩色影像　E. 电信号

5. 非晶硒 DR 设备对环境要求最高不能超过(　　)。

A. 22 ℃　B. 27 ℃　C. 37 ℃　D. 40 ℃　E. 50 ℃

6. 能将 X 线直接转换成电信号的是(　　)。

A. 胶片　B. 影像板　C. CCD 平板探测器
D. 非晶硒平板探测器　E. 非晶硅平板探测器

7. 非晶硒平板型探测器储存信息的元件是(　　)。

A. TFT　B. a-Se　C. CSI　D. AD 转换器　E. 储能电容

三、简答题

1. 简述 IP 清洁方法。
2. 简述 DR 的分类。

(王　帅)

参考答案

一、

1. 以成像板方式的 X 线摄影系统专称作计算机 X 线摄影 CR。
2. 以平板检测器方式 X 线摄影系统专称作直接 X 线摄影 DR。
3. IP 成像板是 CR 记录信息的载体,是 CR 成像系统的关键部件。
4. IP 荧光物质可将第一次被 X 线激发的信息记录下来,再次受激光照射时放出与初次激发接收的信息强度相对应的荧光,这种现象称为光激励发光。

二、

1. A　2. B　3. D　4. A　5. C　6. D　7. E

三、(略)

第十一章　数字减影血管造影系统

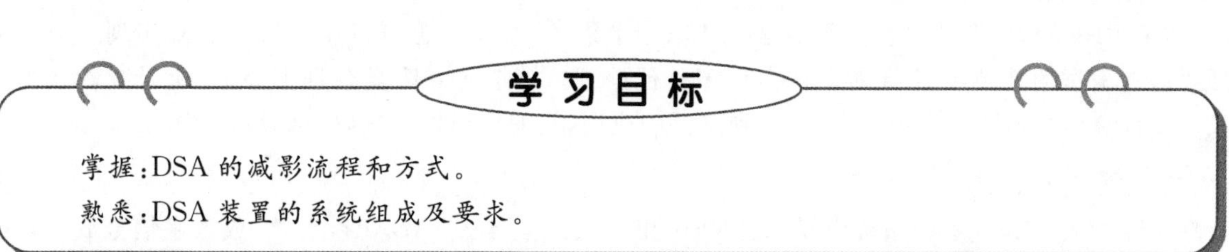

学习目标

掌握：DSA 的减影流程和方式。

熟悉：DSA 装置的系统组成及要求。

数字减影血管造影(digital subtracted angiography，DSA)系统，即 DSA 系统，简称 DSA，它是数字 X 线透视(DF)应用最成功、最具代表性的成果。DSA 的革新意义是使得血管造影临床诊断能够快速、方便地进行，促进了血管造影和介入治疗技术的普及和推广。因此，也促使它成了数字 X 线成像系统的代表。

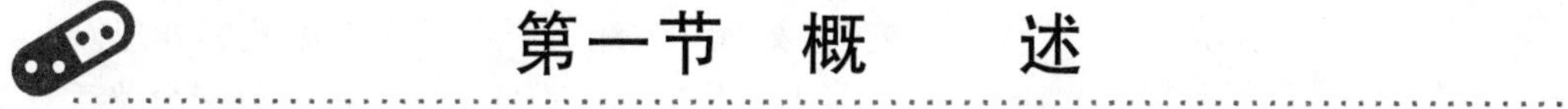

第一节　概　　述

一、图像采样技术基础

DF 是 DSA 图像形成的基础，它的基本结构如图 11-1 所示。影像增强器输出屏上的高亮度可见光图像经过光学系统传到摄像机，由摄像机转换为视频信号(电信号)。该信号再经 AD(模数)转换器转换为数字信号，并输送到计算机进行图像处理。计算机具有系统控制、数字图像处理等功能，控制整个系统有序工作。

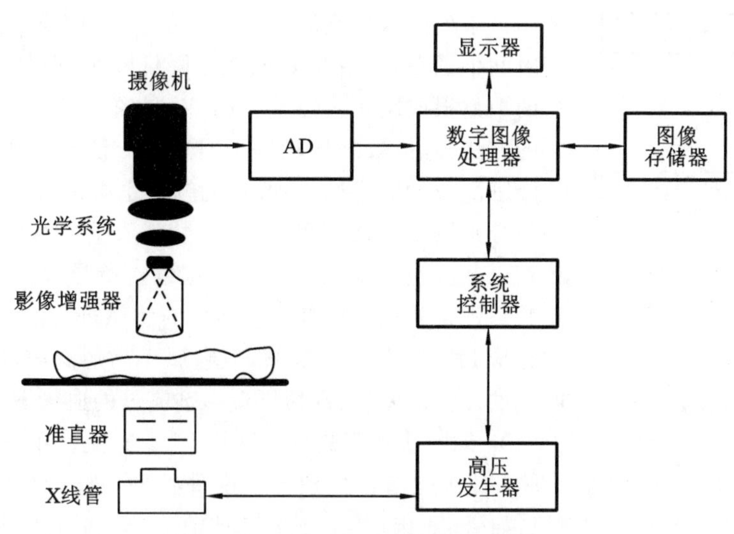

图 11-1　数字 X 线透视系统原理图

计算机处理的图像是一个实数矩阵，其中每一个元素称为像素。一幅灰度连续变化的模拟图像通过计算机采样(AD 转换)被转换成数字图像，对二维视频图像来说，这种采样，首先是根据时间进程，将空间连续的图像转变成空间离散的图像。一幅空间离散的图像，为了尽可能真实并充分地表现出原先模拟图像的各个部分，要求离散的空间像素点越多越好。一般来说，组成一幅图像的空间像素点越多，所表现的图像细节就越丰富，图像也就越清晰。

二、数字减影技术基础

简单的讲，减影技术就是把人体同一部位的两帧图像相减，从而得出它们的差异部分。为了研究血管系统的状态，通常在血管内注入造影剂，但图像中的血管像会与其他各种组织结构的图像重叠在一起，不利于判别。为此，设想了减影的方法，即在造影前和造影后对同一部位各进行一次摄影，然后将两帧图像相应部分的灰度相减。理论上，如果两帧图像的拍摄条件完全相同，则处理后的图像将只剩下造影血管像，其余组织结构的图像将被全部消除。从原理上讲，减影技术也可以用模拟方法来实现。但是减影处理要得到满意的结果，还需要对图像做许多其他处理。模拟的方法复杂且不灵活，所以减影技术实际上只是在计算机技术充分发展以后，才得到广泛的应用，它的优越性才得以更好地发挥。

（一）数字减影流程

在实际的数字X线透视系统中，从摄像机输出视频信号，经过AD转换后，变成数字信号放置在帧存储器中，图11-2为数字减影处理的流程。造影前不含造影剂的图像称之为基像（又称掩模像），广义地说，基像不一定只是造影前的图像，而是要从其他图像中减去的基准图像，所以造影过程中任一幅图像都可以作为基像。注入造影剂后得到的图像称之为造影原像，广义地说，造影原像是指要从中减去基像的图像。所以任何图像都可以作为造影原像。一幅理想的减影像的获得，常常需要经过一系列的处理，常见的有对数变换、时间滤波、对比度增强等处理方法。

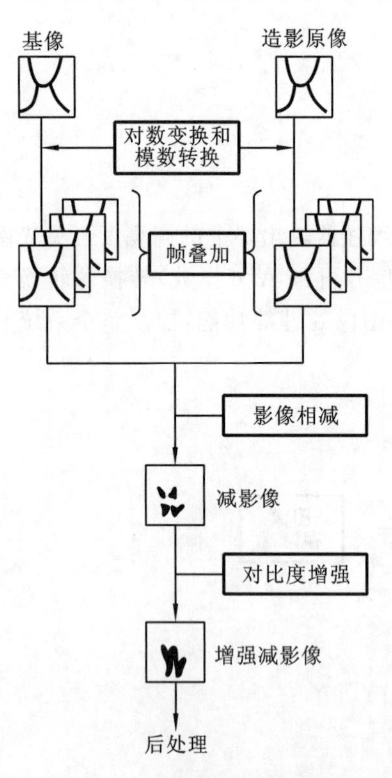

图11-2　数字减影处理流程

1. 对数变换处理　X线造影图像在实施减影处理以前常常需要作对数变换，这是因为X线的强度在人体内是以指数关系衰减的。因此，直接减影的同一血管在与骨组织有重叠与无重叠时所得的对比度是不一样的，所以在减影之前，应尽可能地先做对数变换，这样就可以在减影后得到一致的血管图像。

2. 时间滤波处理　时间滤波是对不同时刻图像（序列图像）上同一空间像素之间的处理。时间滤波与空间滤波不同，空间滤波是对同一时刻得到的图像的各像素与其近邻空间位置的像素点之间的处理。在图11-2所示的流程中，为了提高信噪比，得到满意的减影像，经常采用一系列图像先叠加取平均的方法，即帧叠加方法。帧叠加方法属于时间低通滤波，它的目的在于降低噪声，叠加图像的噪声与叠加帧数的平方根成反比。经验表明，对图像先进行帧叠加后取平均，再减影的方法，总体效果比较好。但这种方法不能用于运动很快的部位，如心脏部位的数字减影；叠加的帧数也必须有所限制，对不同的部位，一般分别取4帧、8帧和16帧。叠加取平均本身也带来了图像的动态模糊以及真空管摄像机水平定位偏差所导致的空间模糊等问题。数字减影常常是取造影剂注射前后的图像进行减影。因此，这种减影处理也应归入时间滤波范畴，但它属于高通滤波，减影后留下的是不同时刻的图像的差别，即留下造影剂流过的血管图像。

3. 对比度增强处理　在图11-2的流程中，表示的是另一个处理方法，就是对减影像作对比度增强处理。对比度增强处理与前两种处理一样，是一个必不可少的环节。在减影像中，由于对比度大的人体组织，如骨、肌肉、软组织等已被消除，只剩下相对对比度小的血管像，一般其相减处理后数值都比较小，为了便于观察，必须做对比度增强 处理。因为，数字减影技术的根本目的是为了能够更清楚地分辨人体内的血管，并不只是追求消除人体的背景组织，把背景减去只不过是人们在追求血管像的清晰度过程中的一种手段或方法。因此，数字减影处理的注意力应该集中在如何更清晰地表现血管、反映血管，以利于医生对病变的诊断。

（二）数字减影方法

在 DSA 中，根据不同的使用目的，数字减影可以有很多种不同的具体方法，主要分为时间减影方法和能量减影方法两大类，以及一些派生的方法。

1. 时间减影方法 时间减影方法是大部分 DSA 通常采用的减影方法，其特点是对沿时间轴采集到的序列 X 线血管造影图像进行减影处理，最后得到可以用于临床诊断的血管减影像。

（1）脉冲影像方式：图 11-3 是脉冲影像方式示意图。对 X 线机来说，脉冲影像方式如同以往的快速换片机连续摄影一样，以每秒数帧的间隙，用 X 线控制脉冲曝光，同时，DSA 系统在造影剂未流入到造影部位血管前和造影剂逐渐扩散的过程中对 X 线图像进行采样和减影，最后得到一系列的连续间隔的减影像。脉冲影像方式相对于其他方式来说，对 X 线机的要求较低。对普通的中、大型 X 线机，只要具有连续脉冲曝光的功能，原则上都可以采用。因此，总体上说，这种方式适用于所有具有脉冲式点片功能的 X 线机。另一方面，脉冲影像方式在 X 线曝光时，脉宽较大（通常对不同的 X 线机每次曝光的脉宽要求在 100 ms 左右），X 线剂量较大，所获得的 X 线影像信噪比较高，在时间减影方法的各种方式中是减影效果较为理想的一种方式，也是采用较多、较普遍的一种方式。这种方式主要适用于脑血管、颈动脉、肝脏动脉、四肢动脉等活动较少的部位。

采用脉冲影像方式进行数字减影，技术上必须解决的一个问题是：必须保证每次 X 线图像采集时，前后各帧图像所接受到的 X 线剂量是稳定的。解决这个问题，具体涉及 X 线机产生高压的稳定性、脉冲时序的稳定性以及采样时间的确定性及合理性。对于视频信号是隔行扫描制式的 X 线电视系统，这个问题尤其值得重视，必须设法解决好。

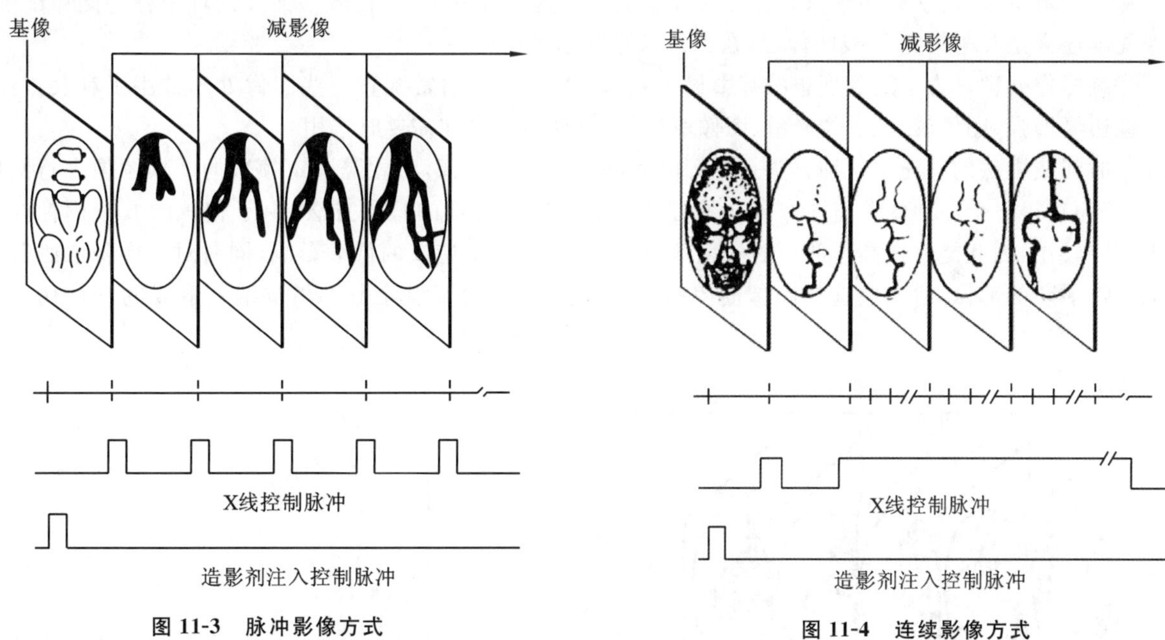

图 11-3 脉冲影像方式　　**图 11-4 连续影像方式**

（2）连续影像方式：图 11-4 所示为连续影像方式减影技术。从 X 线机角度看，连续影像方式如同 X 线连续透视方式，它在整个减影实施过程中，X 线机保持连续产生 X 线的状态。因此，这种方式往往给人以错觉，以为只要 X 线机配有 X 线电视系统，即可在透视方式下进行减影。实际上，在我们通常的 X 线透视状态中，除了在一些特殊的个别情况下，对一些基本无运动的部位，如脑血管、四肢动脉等，通过一些处理，能获得效果尚可的减影图像外，基本上是不能得到有诊断价值的减影图像的。这是因为，在透视状态下，X 线管的电流强度仅 2 mA 左右，这么小的管电流，产生的 X 线散射较大，造成图像信噪比较低，即使通过增加造影剂浓度来调整血管部分黑化度，仍然不足以满足 DSA 的高信噪比原始图像的要求。因此，在实际使用中，对采用普通的、未经调整的 X 线透视方式减影一般均持否定态度。这里介绍的连续影像方式真正的应用条件，要求调整 X 线机，在减影采像期间，使用小焦点球管，管电流保持在 15 mA 左右，即比普通的透视方式下管电流增大约一个数量级。

连续影像方式可用于活动较快部位，如心脏、胸部大动脉、肺动脉等。同超级脉冲影像方式下一样，

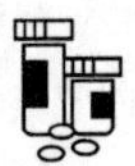

在连续影像方式下，能以电视视频速度观察到连续的血管造影过程或血管减影过程，也同样应根据数字图像帧存储器容量选择数字 X 线图像帧保存速度。

(3) 超级脉冲影像方式：图 11-5 所示为另一种逐幅成像减影方法，称为超级脉冲影像方式(SPI)。对 X 线机，曝光脉冲类似电影摄影脉冲，具有频率高、脉宽窄的特点，在同 X 线电视匹配上，X 线曝光脉冲必须同视频场同步频率保持一致，其曝光信号有效期应该保持在场消隐期内。因此对 CCIR 制式和 RS170 制式，曝光脉冲频率分别应为 50 Hz 和 60 Hz，曝光脉冲宽度在 3 ms 或 4 ms 的时间宽度范围内。这样，即可以以实时视频的速度，连续观察 X 线数字图像或减影像。在这种超级脉冲影像方式下，根据数字图像部分帧存储器大小，分别可选择 25、12、8、6 帧/秒(对 RS170 制式 30、15、10、7 帧/秒)图像保存速率。

超级脉冲影像方式的优点是能适应心脏、胸部大动脉、肺动脉等运动快的部位或器官，图像的运动模糊小，但对 X 线机的要求较高，它使 X 线管的热负荷要求增大，需用大电流和大容量 X 线管以及极少延时的快速 X 线控制电路。一般用继电器控制曝光的 X 线机不能适应这种要求，无法达到小于毫秒级的脉宽精度控制，必须改用晶闸管等其他脉冲控制方式。所以，超级脉冲影像方式一般只能用在具有高速 X 线电影功能、通常为心血管诊断专用的 X 线机上。

(4) 后处理方式：数字减影的后处理方式主要运用于离线减影和图像增强。一方面，可能由于血管造影时采集到的序列原始图像信噪比、图像质量还希望进一步提高；另一方面，也可能在造影取像过程中患者产生了运动。因此，就提出了后处理的问题。后处理包括以下几种情况。

①图像配准。由于有时患者在造影剂流入血管过程中产生了不自觉的移动，因此常常给数字减影血管图像带来一些麻烦。为了解决这一问题，通常在离线后处理中采用重选基像的方法，将基像作上下左右平移及微量旋转，使基像和原像能达到较好的重合。这一部分工作，在数字图像处理中称为图像配准。图像配准通常是在采集完 X 线图像后，在离线减影状态下进行的。

②减影像处理。为了达到理想的减影显示效果，DSA 系统通常配置一些图像处理常用工具及方法，如图像边缘增强、图像放大、图像光滑、图像取反等，供使用人员在需要时选用。

③时间减影法的补充。这种方法是对等时间间隔的序列图像，将相隔固定帧数的 2 帧图像进行减影处理，从而获得一个序列的差值图像。这种方式相对于固定基像的减影方法，由于相减的 2 帧图像在时间上相隔较小，因此能增强高频部分的变化，降低由于患者活动造成的低频影响，同时对于类似心脏等具有周期性活动的部位，适当地选择图像间隔帧数，进行减影，能够消除由于相位偏差造成的图像伪影的影响。

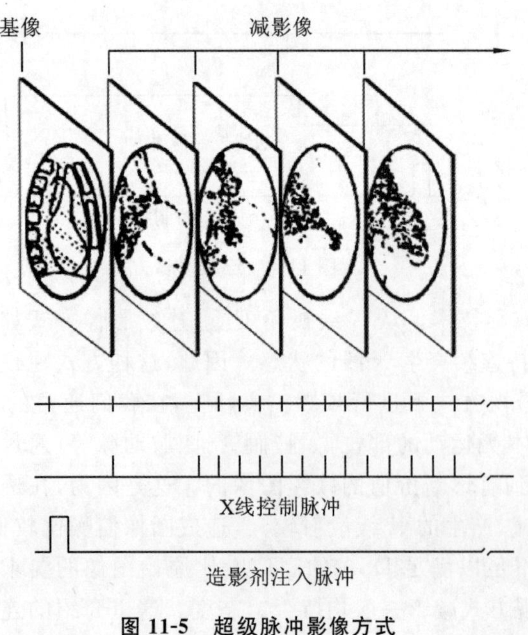

图 11-5　超级脉冲影像方式

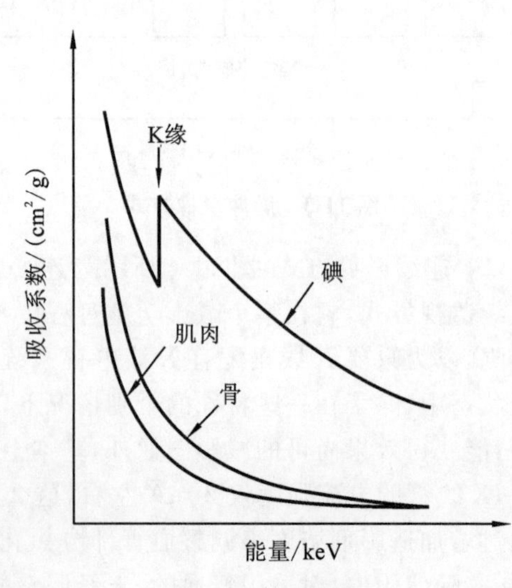

图 11-6　K 缘原理

2. 能量减影方法　能量减影也称双能减影、K 缘减影。如图 11-6 所示。图中有 3 条吸收系数随 X 线能量而改变的曲线，分别为碘、骨组织和软组织的吸收系数曲线。所谓 K 缘是指碘在 33 keV 能量水平时其射线吸收系数(衰减系数),显示一锐利的锯齿形不连续性。碘的这种衰减特征与碘原子在 K 层轨迹上的电子有关,若将一块含骨、软组织、空气和微量碘的组织分别用略低于和略高于 33 keV 的 X 线能量(分别为 70 kV_p和 120～130 kV_p)曝光,则后一帧图像比前一帧图像碘信号大约减少 80%,骨信号大约减少 40%,软组织信号大约减少 25%,气体则在 2 个能级上均衰减很少。若将这 2 帧图像减影,彼此将有效地消除气体图像,保留少量的软组织图像及明显的骨图像与碘信号。若减影前将 130 kV_p状态时采集的图像由一大约 1.33 的因数加权,则减影处理后可以很好地消除软组织及气体图像,仅遗留较少的骨信号及明显的碘信号。

能量减影法还可以用来把不同吸收系数的组织分开,例如把骨组织或软组织从 X 线图像中除去,从而得到仅有软组织或仅有骨组织的图像。

从原理上讲,能量减影方法不失为一种较好的数字减影方法,但在实际实施过程中,能量减影技术对 X 线机的要求同普通常用的 X 线机有所区别。它要求 X 线管的管电压在 2 种能量之间进行高速切换,这同目前绝大部分的 X 线机设计不吻合,增加了设备结构的复杂性。因此,能量减影技术目前只能在一些专门设计的 X 线机上实施,无法推广到一般的 X 线机上。

将能量减影技术同时间减影技术相结合,还产生了一种混合减影技术。前述能量的 K 缘减影,当对注入造影剂以后的血管造影图像时,使用双能量 K 缘减影,获得的减影像中仍含有一部分骨组织信号,为了消除这部分骨组织,得到纯粹含碘血管图像,可以在造影剂注入前先做一次双能量 K 缘减影,获得的是少部分的骨组织信号图像,将此图像同血管被注入造影剂后的双能量 K 缘减影图像再作减影处理,即得到了完全的血管图像。这种技术就是混合减影技术。

第二节 DSA 成像对各组件的要求

对 DSA 来说,血管减影图像虽然提高了医生观察、诊断血管病变的效果,但从数字图像处理的角度来看,从原始造影图像到血管减影图像的过程,实际上是一个降低图像信噪比、放大图像噪声的过程。因此,DSA 的数字图像减影就已经决定了它对整个成像链中,每一个组件和每一个环节都有很高的性能要求。一些大型医疗设备公司对 DSA 采用的是系统的一体化设计、生产,从 X 线机到 X 线电视,再到数字图像处理尽量由同一公司提供,并且所提供组件的各部分之间都是预先经过统一规划和设计考虑的。

图 11-7 所示的是一种实际的 DSA 系统结构框图。它包括 X 线产生、图像采样、图像处理、接口、外设

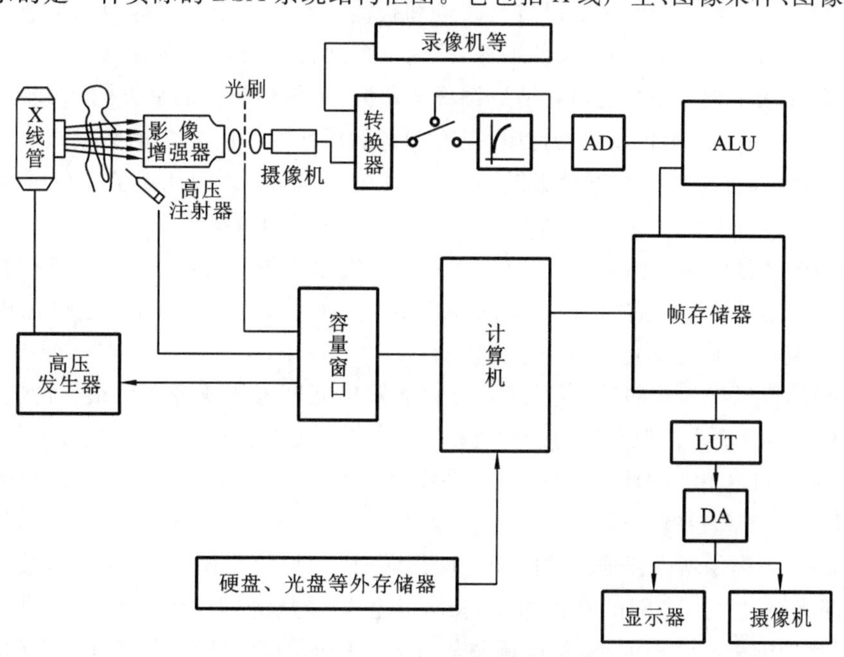

图 11-7 一种 DSA 系统结构图

和软件等几个部分。

一、对X线产生部分的要求

DSA同普通的DF不同,DF仅仅要求能实现数字X线荧光成像,所以,原则上讲,只要能将X线图像数字化,并且保证每一帧数字图像都有较好的清晰度和对比度,那么作为DF,它的功能和要求就已满足。而DSA则不同,它不仅要满足DF的普通要求,还要取得较高质量的血管减影图像。仅此一点,就使得DSA对X线机有着一系列的特殊要求。DSA对X线机至少有两个方面的特殊要求,首先,对于采用最多的脉冲影像采样方式,它要求X线管能够承受连续多次脉冲曝光的负荷量,因此,应选择管电流大,并能进行快速脉冲式曝光的X线机。其次,DSA要求X线机产生的X线必须稳定,也就是要求加到X线管两端的高压波形必须平稳。中频X线机由于应用了大功率逆变技术,它产生的高压波形十分平稳,几乎接近于恒定的直流,因此中频X线机能够很好的满足这一要求;对于工频X线机,高压发生部分采用的是供电电源的频率,高压整流形式一般采用单相全波整流和三相十二管桥式整流(或三相六管桥式整流),这两种整流形式所对应的高压波形如图11-8和图11-9所示。由此可以看出,不同的X线机输出的高压波形差异很大。可以想象:不同的X线机产生X线的稳定性大不相同,而这种稳定性直接影响到不同时刻被采集到的序列图像信号强度的稳定性,决定着图像减影过程能否顺利进行。

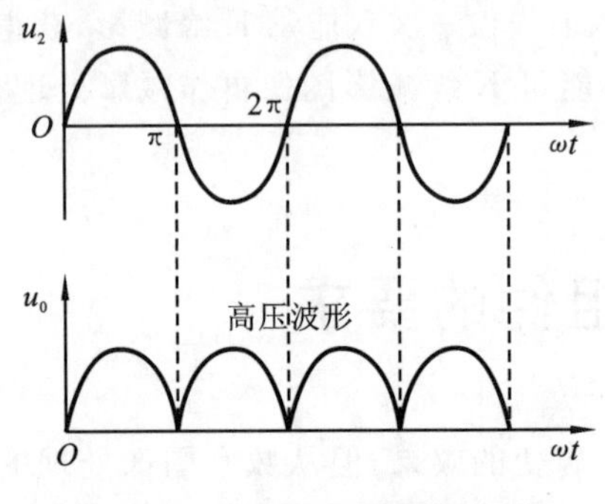

图11-8 单相全波整流高压波形

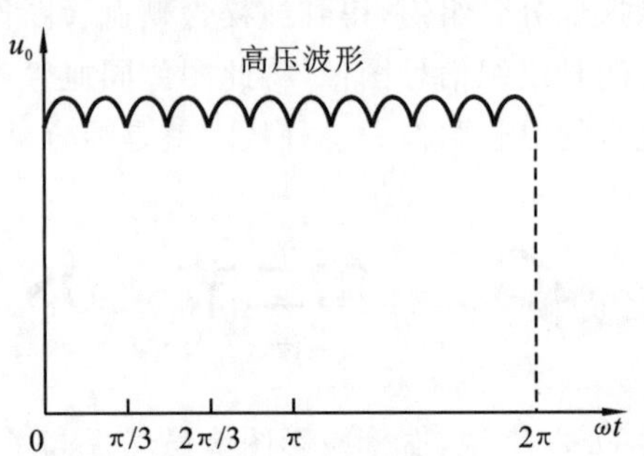

图11-9 三相十二管桥式整流高压波形

二、对图像采样部分的要求

一些著名的医疗设备公司为了提高血管减影图像质量,提高整个系统的信噪比,对DSA成像链中的每一部分都加以研究,并不断推出新产品以进行改进和提高。诸如采用高解像力的金属纤维影像增强器和高清晰度电视制式等。为了获得高质量的图像,采用下列两种方法是必要的。

1. 适当地提高X线剂量 根据对血管造影图像的研究,图像信噪比的平方同X线剂量成正比关系。在DSA成像链中,第一环节是影像增强器,其可见光图像的增益在10^3～10^4的数量级上,所以,通常在形成X线电视视频图像时,所需的X线剂量很低,管电流仅在1～2 mA。因此为了提高血管造影图像质量,在提高X线剂量方面还有很大的余地,以提高所采集的原始图像的信噪比。

2. 光阑控制与光通量调整 图11-10也是DSA成像链示意图。X线透过人体到达影像增强器后,通过图像亮度增强,成像在影像增强器另一端的输出屏上,再经过光学系统,到达摄像机并形成视频信号,通过影像增强器对输入曝光剂量的响应输出给后级。

从图11-11可见,影像增强器的动态范围很大,它能输出亮度很弱或者亮度很强的图像,在不同的X线剂量下都有良好的图像输出。但其后的摄像机则不同,当光线太弱时,会使产生较大的视频噪声;而当光线太强时,会出现饱和现象。因此,X线电视的动态范围响应主要依靠影像增强器和摄像机之间光学系统中光阑的孔径来调节和控制。

如图11-10所示,当影像增强器输出的图像亮度很弱时,光阑的孔径增大,摄像机接受来自影像增强器输出图像的全部光线;反之,光阑的孔径缩小,摄像机仅接受从光阑的中心小孔中照射过来的部分光线。因此,通过调整光阑中心孔径大小,就可调整光通量,从而使整个系统有尽可能大的动态范围,对不同的X线剂量都能有效成像。

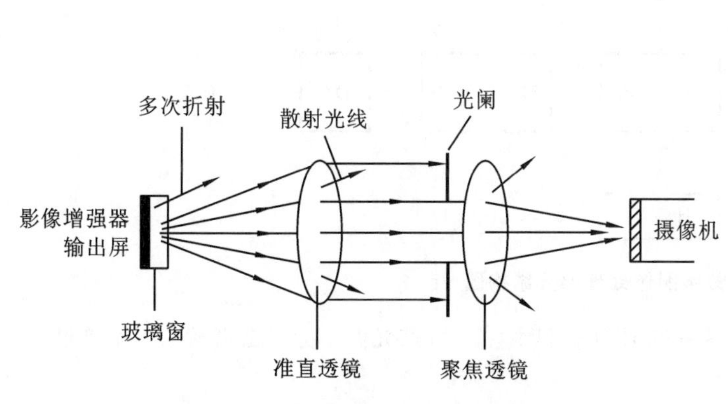

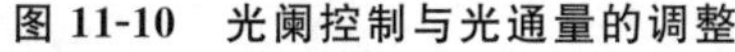

图 11-10 光阑控制与光通量的调整

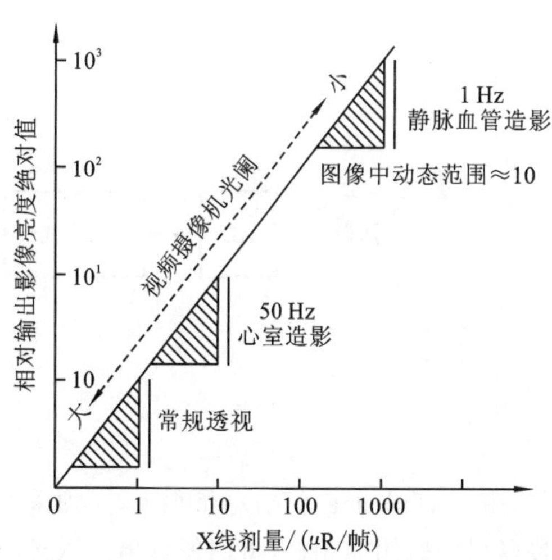

图 11-11 影像增强器对 X 线剂量的响应

对 DSA 来说，上述光阑的作用并不仅局限于调整光通量，平衡摄像机的照度水平。它还屏蔽一些产生图像噪声的折射和散射光线。因为无论是影像增强器的输出屏，还是光学系统中的透镜，它们都会或多或少地形成一些折射和散射的光线，当光阑孔径开大时，这些光线必然传递到摄像机，从而变成噪声，对图像的形成产生干扰，降低图像信噪比。而当光阑孔径关小时中心小孔上通过的将是很少带有这种干扰的成像光线信息。这就类似于通常使用照相机拍照时，当光圈孔径关小时，照片的清晰度就增加，景深增大。因此，当光阑孔径关小时，能有效地提高最终成像的清晰度，提高信噪比。

实际上，提高 X 线剂量和缩小光阑通光孔径，两者本身是统一的。因为提高了 X 线剂量，影像增强器输出光强就会增大，此时必须缩小光阑孔径来保护摄像机不出现图像信号饱和现象，而这样做的同时又起到增加清晰度，提高信噪比的作用。所以这一做法，对于在一定的硬件条件下提高成像质量具有非常重要的意义。

三、对图像处理部分的要求

图像处理部分性能的优劣将影响下面几个方面。

1. 图像精细度与对比度 用数字图像的语言来说，就是指图像的空间分辨率及图像的灰阶数量。对于同一制式的视频图像，采样所得的点阵数目越大，图像细节的分辨率就越高，它可用图像的采样频率这一指标来表示。图像的灰阶数量通常用 AD 位数来表示。

2. 一次采样帧数 它主要取决于图像帧存储器的容量，图像帧存储器容量越大，一次采样能存储下来的图像帧数就越多。

3. 运算处理速度 即计算机对图像的处理速度。它决定着实时减影能否顺利进行；对图像作后处理时以及图像存储和调出时是否要费时等待，是否影响医生的临床诊断工作效率。

4. 图像显示能力 即能否很快、很方便地进行各种显示，包括增强、放大、翻转等。

图 11-12 数字图像处理部分的结构示意图，图中所示的查找表是一种实时的数字变换功能模块。例如，输入查找表可用于作输入图像的对数变换，输出查找表可以作实时的图像增强变换、指数变换、图像取反显示变换等。帧存储器与计算机之间的数据通路决定着图像后处理的速度，有些数字图像硬件本身带有图形、图像处理器，一般不需要同计算机发生频繁的处理关系。图中的 ALU 是一种实时逻辑运算处理器，可用于图像加、减及逻辑运算，是 DSA 实时减影的一个关键部件，数字图像处理的硬件部分中是否含有 ALU 决定着该系统能否作实时减影。所谓实时减影，是指图像减影处理的速度同视频信号刷新速度同步，即减影图像在显示上没有任何延时。

四、对计算机及外设部分的要求

DSA 所用的计算机及外设必须以信号互联的方式，把系统的各个部分有机地结合在一起，使系统在实施血管减影时，各个部分都处于正确的状态，并能准确地按规定要求实现时序控制下的各项动作。另

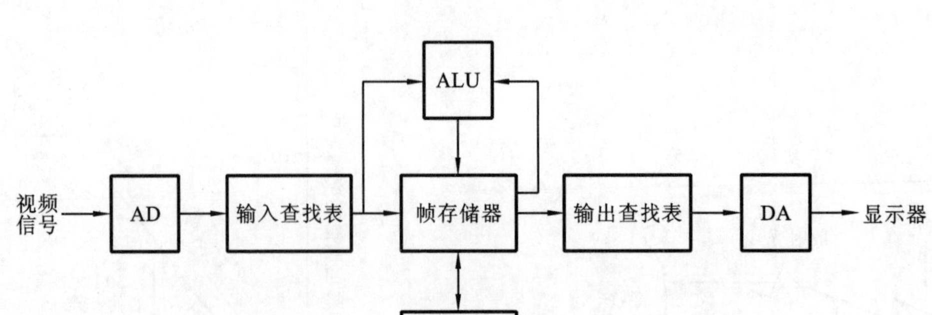

图 11-12 数字图像处理部分结构图

外，由于DSA的图像信息量很大，必须采用大容量的外部存储设备，如磁光盘、数字磁带等，或者通过直接联机的医用照相机，将图像输出到激光胶片上。

五、对软件部分的要求

DSA中大量采用了计算机技术，而计算机同其他电气设备、模拟电子设备的区别在于它必须用人的智慧去控制，通过编程使其能完成指定的任务。高性能的DSA硬件，如果没有相匹配的软件配合，数字减影功能仍无法实现，如果软件系统设计得不好，硬件的优点同样无法充分发挥。

由于各生产厂家设计的硬件不同，接口交互较多，编程方式各异，因而，软件也不同。但总体来讲，软件设计必须能够实现DSA的各种减影操作方式，处理和显示符合诊断要求的血管减影图像，做好所采集的X线造影图像的管理，控制好计算机数字图像处理硬件同所联接的各种设备的关系。其主要包括的功能模块有以下几种。

1. 采样模块 包括各种实时采样方式和减影方式、透视监示及引导监示等。

2. 回放模块 包括不同显示方式下的自动回放和手动回放、原像回放和减影像回放等。

3. 管理模块 包括患者信息登记记录、修改、影像存取等。

4. 处理模块 包括各种图像处理方法，主要作用是通过各种处理，使减影图像和原始图像以最佳的视觉效果显示出来。

5. 其他模块 包括机器系统状态调整、数据开放接口、工具软件等。

DSA软件在总体规划和设计上，必须处理好各功能模块与计算机图像处理硬件的关系；图像载体（帧存储器、硬盘）与图像病例管理、显示方式的关系；图像阵列大小与操作运行方式的关系；图像内容与图像处理的关系等，以保证软件系统本身的协调一致性。使之在图像的采集、存储、显示、分析、处理等各个环节上不产生冲突、错误、对立和不兼容等矛盾。

此外，PACS系统随着各种技术的发展而逐步成熟，目前已经开始受到国内许多医院的重视。目前，DSA设计有开放式接口，以实现对各种图像数据的网络对接功能。

近年来，伴随着计算机技术的飞速发展，各公司推出的DSA系统产品也在不断地改进与提高，产品更新周期也越来越短，所采用的高新技术成分也越来越多，但总的技术原理和技术思想没变。总的发展趋势是图像质量更高、更清晰，功能更强，速度更快。

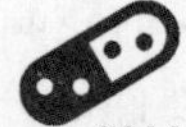

第三节 DSA管理与维护

由于DSA系统多种多样，各种故障的发生几率以及复杂程度差别较大，维修检测方法也不一样，所以在此我们只能介绍一些基本故障检修原则和常见的常规维护保养以及维修实例，仅供参考。

一、DSA系统故障检修基本原则

所有参考书籍介绍的有关X线成像设备的故障检修基本原则基本适用于DSA系统。在DSA系统中，探测器与图像处理单元远比X线发生器和辅助装置更为精密，所以操作人员特别是工程技术人员一定要了解与掌握所使用的成像系统的结构及工作原理、主要性能和操作方法，了解整个系统相互之间的关系。操作人员和工程技术人员应按各自的职责与权限认真做好日常维护、保养，从而保证整个系统正常、稳定、安全地运行，并充分发挥它们的效能，为患者、科室、医院及社会做出应有的贡献。

操作人员如果在使用过程中发现有任何不正常的现象，在不得已的情况下需要关断设备电源的，立即关断电源，并记录故障现象，通知工程技术人员进行维修。除此之外，出现故障时不要关断整机电源，计算机系统更是如此，否则有可能导致计算机不能恢复正常工作。无论发生任何故障操作人员必须及时通知工程技术人员，绝不能自行轻易处理，否则将会导致不可挽回的损失。

二、DSA系统的常规保养与维护

DSA系统的常规保养与维护分为3个级别，即技师级（负责设备的外部清洁卫生与正确使用）；本院或科室工程师级（负责设备巡查、监督使用人员是否正确操作，发现问题及时帮助纠正，发现设备异常应及时检查与维修，并有计划有步骤地定期保养与维护或校正，及时与厂家协调进行必要的保养与维护）；厂家工程师级（负责每年定期设备机械保养与维护以及常规检测，每年至少1次；X线剂量的检测、图像质量的检测等，每年至少1次）。与其他X线成像设备一样，DSA系统的常规保养与维护是十分必要的，也是非常重要的，是保证系统正常运转、获取优质图像的重要环节，是质量控制必不可少的重要组成部分。

三、DSA系统典型故障分析

DSA系统的故障也不外乎硬件与软件引起的两大类故障，另外就是操作和处理不当所引起的人为故障。

（一）常见伪影故障

DSA系统常见的故障就是图像中的伪影，有由硬件、操作不当或操作人员技术问题引起，或由软件引起的伪影，现将典型的硬、软件引起的伪影列于表11-1中。

表11-1 DSA常见图像伪影

图像伪影特征	产生原因	处理与预防措施
减影或非减影图像采集过程中正常，回放时图像小方格或似麻袋状阴影	摄像机或图像存储单元问题	校正摄像机、格式化图像存储硬盘，问题仍然存在则需更换摄像机或硬盘
减影或非减影图像模糊	摄像机或影像增强器问题	检测摄影机或影像增强器并进行调校
减影图像不清楚，有运动伪影	被检者在造影过程中移动或没有屏住气	在进行造影前给被检者交代清楚，在造影过程中保持不动或屏住气等，利用像素移位技术进行弥补
减影图像不清楚，感兴趣区以外呈白色灰雾状（即饱和伪影，尤以头颅为显著）	感兴趣区以外遮挡不好	利用准直器遮挡叶片或附带的DSA附属器件遮挡
减影或非减影图像血管显示偏淡	造影剂浓度低、加液体过多、注射量少或注射速度慢	根据原因采取措施
减影图像饱和或浅淡	摄像机或增强器调整不当，X线发生器X线剂量控制单元问题	检测摄像机或增强器以及X线发生器并进行必要的调校
减影图像中有白色的导管阴影	注射造影剂没有延迟，高压注射器设置错误	造影曝光之前仔细认真检查各种参数设置是否正确
减影图像对比度太强	窗宽数值设置太小	重新设置或调整窗宽数值
减影图像对比差	窗宽数值设置太大	重新设置或调整窗宽数值
减影图像不清楚而非减影图清楚	减影处理软件问题	厂家解决

（二）其他常见故障

DSA系统中最常见的故障是整个系统开不起来，这种情况发生在整机启动由一个单元控制的设备，如SIE-MENS公司的AXIOM Artis FA、TA、BA（或DFA、DTA、DBA）系列是由图像处理系统控制整机启动的，故障原因多为图像处理系统本身的问题，可以由硬件或软件引起，一般在启动自检过程中会显示某单元不能通过，如果多次开机出现同样的情况，则必须通知厂家维修工程师到现场进行维修；若出现在启动过程中死机或来回重复启动，则只能强行关机，再重新启动有可能正常；如不能正常启动则必须通知厂家维修工程师到现场进行维修。如果发生器与图像处理系统是分开单独启动的设备，如PHILIPS公司的INTEGRIS V5000，但相互之间有联系，任何一个部分出现故障整机均不能正常工作，不能进行新的检查项目，而任一个单元正常时，该单元是可以单独工作的。比如图像处理单元正常，所有图像后处理是可以进行的。

能力检测

一、单项选择题

1. 关于DSA系统的X线机说法错误的是（　　）。

A. X线机大多采用逆变高频高压发生器

B. 采用脉冲控制曝光

C. 采用三焦点

D. X线管组件内的绝缘油主要采用内部循环散热方式进行散热

E. 对于中、大型DSA设备，一般X线管热容量应在1～2 MHU间

2. 关于高压注射器的说法错误的是（　　）。

A. 一般有两个速度控制环路：设定环速度和校准环

B. 设定速度由微处理器处理

C. 压力控制包括两个电路：监测与限制电路

D. 新型的注射器有两个针筒：一个盛对比剂，一个盛生理盐水

E. 现在使用较普及的是压力型高压注射器

二、简答题

1. 简述DSA系统的特殊功能。

2. 简述X线成像链的组成及其作用。

（王　帅）

参考答案

一、

1. D　2. E

二、（略）

第十二章　磁共振成像设备

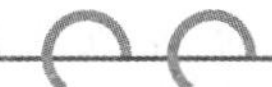
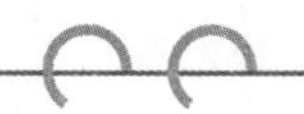

学习目标

掌握：磁共振成像设备的基本组成和工作原理；主磁体的主要技术指标和各类磁体的性能特点；梯度场线圈的性能要求和基本结构；射频线圈的作用、种类。

熟悉：主磁体的匀强措施、射频线圈发射与接收流程。

了解：磁共振成像仪的发展简史、屏蔽措施，计算机的功能与组成，数据处理与影像重建，磁共振设备的使用维护。

磁共振成像(MRI)设备又名磁共振 CT，简称磁共振设备，或者 MRI 设备，或者 MRI。随着 MRI 在众多应用领域的开拓，设备变得越来越复杂，技术含量也越来越高。对 MRI 设备的操作者，必须经过良好的专业教育、培训和考核。我国卫生部对 X 线 CT、MRI 等大型医疗装备使用人员的业务素质提出了更加严格的要求，并于 1997 年 9 月 21 日首次在全国举行了上述人员的上岗资格考试，MRI 使用人员的业务培训与继续教育已引起高度重视。

第一节　概　　述

磁共振现象是 1946 年美国哈佛大学的珀赛尔和斯坦福大学的布洛赫两人各自独立发现的。因这一发现在物理、化学上具有重大意义，为此他们两位于 1952 年获得了诺贝尔物理学奖。磁共振现象产生的原理是：当处于静磁场中的物质受到电磁波的激励时，如果射频电磁波的频率与静磁场强度的关系满足拉莫尔方程，则组成物质的一些原子核会发生共振，即磁共振。这里，原子核吸收射频电磁波的能量，当射频电磁波撤掉后，吸收了能量的原子核又会把这部份能量释放出来，即发射核磁共振信号。通过测量和分析这种共振信号，可以得到物质结构中的许多化学和物理信息。

一、MRI 的发展简史

MRI 早期集中在物理和化学方面，用来确定化学成分、分子结构和反应过程。1967 年，第一次用 MRI 测试人体活体。1971 年，美国医生达马丁发现了磁共振成像的一个重要参数 T_1。肿瘤组织的 T_1 值远大于相应正常组织的 T_1 值。此结果预示着磁共振成像技术在医学诊断中广阔的应用前景。

20 世纪 70 年代初期，MRI 的研究取得了重大突破。1973 年，美国科学家保罗・劳特布尔发现，把物体放置在一个稳定的磁场中，然后再加上一个不均匀的磁场(即有梯度的磁场)，再用适当的电磁波辐射这一物体，这样根据物体释放出的电磁波就可以绘制成物体某个截面的内部图像。随后，英国科学家彼得・曼斯菲尔德又进一步验证和改进了这种方法，并发现不均匀磁场的快速变化可以使上述方法能更快地绘制成物体内部结构图像。此外，他还证明了可以用数学方法分析这种方法获得的数据，为利用计算机快速绘制图像奠定了基础。为此，2003 年诺贝尔生理学或医学奖授给了美国的保罗・劳特布尔和英国的彼得・曼斯菲尔德，以表彰他们在磁共振成像技术领域的重大贡献。

从 1978 年到 1982 年，一些有实力、有远见的医疗器械公司注意到了 MRI 设备的巨大潜力，相继开始了MRI设备的商品化工作，他们投入了大量的资金，从各个大学网罗了一批专家，竞相试制。20世纪80年代初有几家公司的MRI设备的样机试制成功，并开始了临床试用。1983—1984年美国食品和药物管理局（FDA）批准了4家公司生产的MRI机器上市，这标志着磁共振成像技术的基本成熟和MRI设备商品化阶段的开始。1989年国产永磁型0.15 T的MRI设备由中科院安科公司研发成功。

二、MRI的基本构成

MRI的种类很多，按照成像范围分为实验用MRI、局部（头颅、乳腺）MRI和全身MRI三种；按照主磁体的结构形式可分为永磁型、常导（阻抗）型、超导型和混合型四种；按照用途可分为介入型和通用型两种。无论哪一种MRI，其基本构成都包括产生磁场的磁体和磁体电源、梯度场线圈和梯度场电源、射频（RF）线圈和射频产生/接收器、系统控制和数据处理计算机、成像操作和图像分析控制台、活动检查床，这些基本构成之间通过控制线和数据线及接口电路联接，组成完整的MRI设备，如图12-1所示。

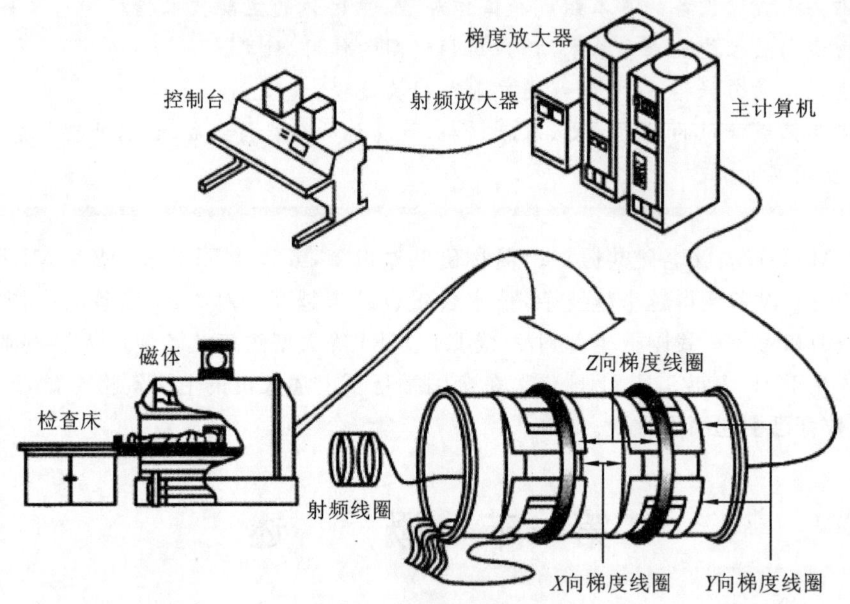

图12-1 MRI的基本构成

主磁体、梯度场线圈和射频线圈是MRI的重要物理组件。它们的主要技术性能参数是磁感应强度、磁场均匀度、磁场稳定性、边缘场的空间范围、梯度场的磁感应强度和线性度、射频线圈的灵敏度等。

MRI的基本工作原理是：主磁体产生一个均匀的静磁场，梯度电源通过梯度线圈进行空间定位（编码）。通过射频单元和射频线圈，发射RF信号作用于被检体（置于可进行三维运动的扫描床上），被检体内核子产生MR信号，该信号又被射频线圈接收，经前置放大器放大、检波，再经AD转换器，转换为数字图像数据，最后送给数据处理计算机，以备重建图像用。在监视器上显示，或用激光照相机将图像在激光胶片上打印出来。

本章将重点讨论对磁共振成像和图像质量有决定性作用的物理部件，介绍它们的工作原理、特性和技术指标。这些物理部件包括产生静态磁场的主磁体、产生梯度磁场的梯度场线圈、用于射频发射和信号接收的射频线圈。另外，MRI还必须具有为用户完成各种操作而提供相应的软件程序，用户通过计算机终端来利用这些程序，根据需要进行数据采集、图像显示和图像分析等。

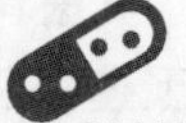

第二节 主磁体

主磁体的作用是产生静态磁场，它是MRI的核心部件，决定着MRI的图像质量和工作效率。同时，主磁体也是MRI设备中成本最大、维护费最高的组件之一。MRI设备常用的主磁体有永久磁体、常导磁体和超导磁体三大类。永久磁体用天然铁磁材料制成，不需消耗电能，运行费用较低，但体积和重量庞大;常导磁体结构简单,造价低,但运行费用高,目前使用常导磁体的 MRI 设备正逐步被淘汰;超导磁体是利用超导材料在低温条件下的零电阻特性制成,超导磁体的磁感应强度高,一般在 1.00 T 以上,目前被大多数 MRI 设备采用。但它需要一套复杂的低温保障系统,运行费用高,价格昂贵。

一、主要技术指标

主磁体的主要技术指标是磁感应强度、磁场均匀度、磁场的时间稳定性和边缘场的空间范围等,它们对成像质量有着重要影响。MRI 主磁体的磁感应强度低的约为 0.02 T,高场可达 4.00 T,相应的工作频率处在 0.85 MHz 到 170.30 MHz 的射频波段。

(一) 磁感应强度

MRI 用主磁体所产生磁场的磁感应强度从 0.02～4.00 T,范围相当宽。因生物组织中含有大量质子,而且质子的旋磁比大,故即使磁感应强度很低的磁场也能实现质子磁共振成像。但是,磁感应强度越高,组织的磁化程度越大,产生的磁共振信号越强。在一定范围内,磁感应强度越高,图像的信噪比越大,因信噪比近似与磁感应强度成线性关系。磁共振频谱分析和化学位移成像要求的频谱分辨率很高,只能用磁感应强度很高的系统进行。高磁场也有不利因素,主要是在高磁场条件下,射频频率高,人体对射频能量的吸收增加,射频对人体的穿透能力减小,同时因水和脂肪之间不同的化学位移引起的伪影的影响也不可忽略。

(二) 磁场的均匀度

磁共振成像需要均匀度很高的磁场。非均匀磁场引起一个体素内质子共振频率范围加宽。在成像区域范围内的磁场均匀度是决定影像的空间分辨率和信噪比的基本因素。磁场均匀度还决定系统最小可用的梯度场强度。

磁场均匀度的定义是:成像范围内两点之间磁感应强度的最大偏差 ΔB 与标称磁感应强度 B_0 之比,一般要求为百万分之几。根据拉莫尔方程,磁场均匀度也可等价地用两点之间的最大频率差 Δf 与中心频率 f_0 之比来定义。

例如,如果 1.00 T 的磁场在 40 cm 直径球体范围内测量的最高和最低频率分别为 42.580426 MHz 和 42.579824 MHz,那么,该磁场的均匀度为:

$$60.20\times10^{-5}\ \text{Hz}/42.580125\ \text{MHz}\approx14\times10^{-6}=14/1000000(14\ \text{ppm})$$

磁场均匀度由磁体本身的设计和具体的外部环境决定。磁场均匀度与磁体类型有关。一般要求磁体的成像区域越大,所能达到的磁场均匀度越低。

兼有化学位移频谱分析和成像功能的 MRI,要求能鉴别不同原子位置上极小的频率偏移,即能够分辨非常靠近的空间谱线,需要的磁场均匀度更高。

(三) 磁场稳定性

磁场稳定性是衡量磁场磁感应强度随时间而漂移的程度的指标。在成像序列周期内磁感应强度的漂移对重复测量的回波信号的相位有影响,并引起影像失真和信噪比降低。磁场稳定性与磁体类型和设计质量有关。需要磁体电源的常导磁体,磁场稳定性取决于电源的稳定性。永久磁体的稳定性主要受环境温度变化的影响,因为温度变化会引起磁体几何参数的改变。超导磁体不存在上述问题,在三种磁体中稳定性最好。1.00 T 的超导磁体的稳定性在 0.1 ppm/h 以上。

铁磁性物体或金属物体在磁体周围的边缘场中移动会对磁体内部的磁感应强度产生扰动,从而破坏磁场的稳定性,破坏的程度同这些物体的质量大小及它们离磁体的远近有关,要根据边缘场延伸的范围大小对这些物体允许接近磁体的距离加以限制。

(四) 边缘场的空间范围

边缘场指延伸到磁体外部的磁场。边缘场延伸的空间范围与磁场磁感应强度和磁体孔径大小有关。边缘场有可能对在它范围内的电子仪器产生干扰,这些电子仪器也通过边缘场对内部磁场的均匀度产生破坏作用。减小边缘场的途径是采用有源或无源屏蔽措施。有源屏蔽是在磁体线圈中加一组线圈,用它产生的磁场抵消掉磁体线圈产生的外部磁场。无源屏蔽是在磁体周围用铁磁性材料建一个围墙，限制外部磁场的延伸。即使采取了屏蔽措施，仍然要限制移动的金属物体与磁体接近的距离。

二、常导磁体

（一）常导磁体的磁场线圈

电流流过普通导体时，在其周围空间会建立磁场。流过普通导体的电流强度、电流流通路径的几何特性决定着所建立磁场的强度、方向和空间均匀度。从理论上说，将载流导体沿圆筒表面绕成无限长螺线管，螺线管内就建立起高度均匀的磁场。因为磁体实际只能采用有限的几何尺寸，且必须有供人体进出的进出口，故实际磁体线圈只能采用与理想结构近似的形式。

无限长螺线管的近似结构是有限长度的螺线管，它靠圆柱对称的几何形状建立螺线管内部的均匀磁场。实际上，均匀磁场只能建立在螺线管中一个长度有限的区域。为了扩大螺线管内均匀磁场的区域，可在螺线管两端增加线圈的匝数，以补偿螺线管两端磁场的减弱现象；也可以在螺线两端与之同轴地各附设一个半径稍大的薄线圈，利用这两个辅助线圈产生的磁场抵消螺线管两端磁场随轴向位置的变化，我们将这两个辅助线圈称为补正线圈（图 12-2）；再就是将磁体线圈结构改制成近似螺线管的球体形式，即中间部分直径大，两端部分直径小，且由数个线圈并用，调整各线圈之间的距离，即可改善磁场的均匀度，这种结构形式的线圈被称为球形磁体线圈。

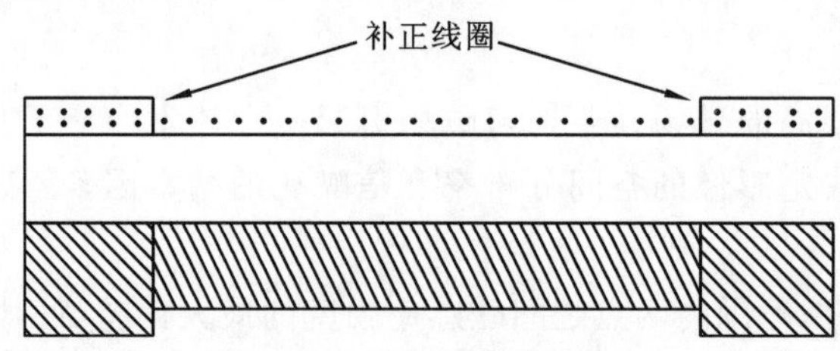

图 12-2　补正线圈示意图

球形磁体线圈的最简陋的近似形式是霍尔姆兹线圈。这是一对半径相等的同轴线圈，轴向距离等于线圈半径，两个线圈的导线沿相同方向流过相等的恒定电流。这种线圈只能在线圈对中心一个小体积范围建立均匀磁场。图 12-3 是一种球形线圈的结构示意图。图中，箭头代表磁场方向，该磁体采用双线圈对结构，它是将 4 个线圈同轴地安排在一个球形空间上，彼此平行。其中内侧为大线圈对，外侧为小线圈对，内侧线圈的半径比外侧线圈的半径大。当电流均匀地绕球体的径向流动时，在球体内就可以得到均匀性较好的磁场。增加线圈对数目可以扩大均匀磁场范围。场强为 1.5 T 的四线圈结构，在 35 cm 直径球体内的磁场均匀度可达 100 ppm，再增加 1 对线圈可以在更大范围获得均匀度更高的磁场。一个由 6 个线圈组成的三线圈对的磁体线圈结构布局如图 12-4 所示。

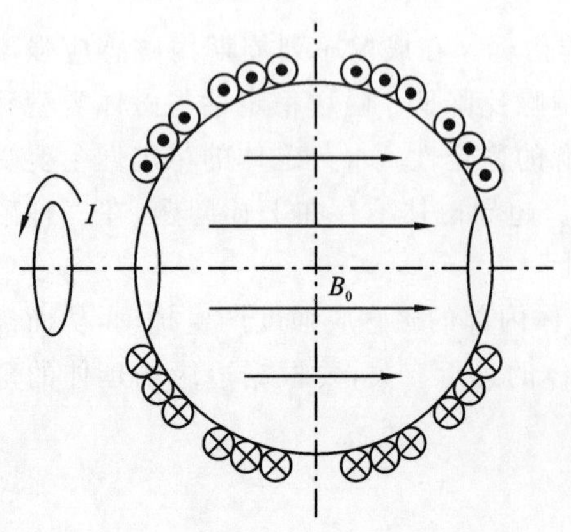

图 12-3　双线圈对的球形磁体线圈

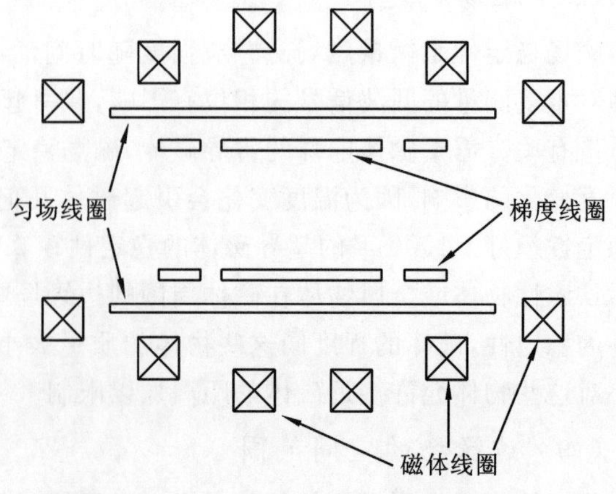

图 12-4　三线圈对的球形磁体线圈布局

（二）常导磁体的匀场线圈

制造磁体线圈的几何误差往往使产生的磁场达不到要求的均匀度。如有限长螺线管建立的磁场，其均匀性受非圆柱对称因素的影响。线圈绕线的加工误差和线圈在几何上的不同轴性，均有损于螺线管的圆柱对称性。消除磁场非均匀性的方法称为匀场。匀场通常利用附加的磁场校正线圈，通过机械或电气调节建立与磁场的非均匀分量相反的磁场，以将它们完全抵消掉。匀场线圈安装在磁体线圈内部或者外部。有一种匀场线圈是与磁场线圈串联的，两者的相对位置可以调节，这种匀场线圈也叫平衡线圈。有一种匀场线圈是与磁场线圈分开单独驱动的，位置固定，这种匀场线圈也叫补偿线圈。平衡线圈能够修正场的轴向非均匀性。补偿线圈是正交的鞍型线圈，既可修正轴向非均匀性，也能修正横向非均匀性。除了利用专门附设的线圈匀场外，匀场还可利用其他方法。例如，通过给梯度线圈引入电流以补偿磁场的非均匀性。

（三）常导磁体的特性

制造常导磁体的铜或铝导线有一定电阻，所以，常导磁体也称为电阻磁体，磁体线圈中的电流需要驱动电源来维持，电源输出的功率与场强的平方成正比。常导磁体导线过大的功率损耗使它被限于用在磁感应强度低于 2.0 T 的场合。另外，为了消除线圈电阻上的功率消耗产生的热量，以避免磁体升温对磁场稳定性的影响，常导磁体需要有磁体线圈散热或冷却的机构。电阻磁体激磁后要经过二十分钟到几个小时的时间磁场才能维持稳定。为了减少每个工作日投入使用前的等待时间需要采取某些措施，这使常导磁体的运行和维护颇不方便。

直径 80 cm 的螺线管磁体，如果周围环境没有铁磁性材料，未经匀场可达到 50 cm 直径球体范围内 120 ppm 的均匀度和 40 cm 直径球体范围内 30 ppm 的均匀度。采用匀场措施后，在直径 20 cm 的球体范围内的磁场均匀度可优于 10 ppm。磁体温度变化在成像期间可以控制在±0.2 ℃，这个温度变化引起的磁场变化相当于 400 ppm 的非均匀性。

常导磁体的优点是结构简单，造价低。但是，常导磁体的功耗大，磁感应强度低，磁场稳定度和均匀度差，且容易受环境影响，这些限制了它的推广应用。

三、超导磁体

超导磁体的磁场线圈和匀场线圈的设计原理与常导磁体的基本相同。不过，超导磁体的线圈是用超导体导线绕制的。因超导体的超导电性在接近绝对零度的低温条件下才能表现出来，所以，超导线圈周围需要液氦为它提供低温环境。

（一）超导性和超导材料

所谓超导性，是指某些导体在低温下呈现零电阻的特征，导电性能远远超过常温下的优良导体。只有某些金属具有这种特殊的导电性。材料出现超导性的最高温度叫做临界温度。已知的超导材料的临界温度非常低，最高的为 20 K（开尔文）。超导性是在临界温度以下，电子被冷冻到这样一种状态，它们组成电子对而不再是自由电子。所有电子对的运动速度低于金属中的声速。因这样的速度电子和晶格之间没有动量和能量传递，所以，电子对在晶格中的运动不受任何阻力，这就是说，材料的电阻完全丧失。

在超导状态，微弱的外部磁场只能穿透超导体表面一个薄层，这个表层的厚度叫穿透深度，小于 10^{-6} cm。超导体内部的磁化率等于零，这是由于磁场与电子对相互作用，在超导体表面产生电流。这种表面电流起屏蔽外磁场的作用。这导致超导体中存在超导和常导两个区域，两个区域之间的分界的最小厚度叫相关长度。根据相关长度和穿透深度的关系，超导体被分为Ⅰ型和Ⅱ型。Ⅰ型超导体的相关长度大于穿透深度，通常是单质金属材料；Ⅱ型超导体的相关长度小于穿透深度，通常是合金材料。

（二）超导磁体的结构

超导线圈的超导线，绕在特制的线圈支架上，支架采用非磁性材料，一般是铝合金，其机械强度可承受洛仑兹电磁力的作用而不致发生变形。支架上均匀分布着精密加工出来的导线沟槽以装嵌螺旋线圈。也可以将精密绕制的超导线圈组安装在一个铝制圆筒内，线圈位置允许作适当调节。线圈的制作精度要求相当高，因为，如果导线线径有 1/5 的误差，磁场均匀度会降低 10 ppm；线圈中心部分少一匝导线会引起 40 ppm 的误差。线圈的设计还要考虑便于采取匀场措施和减小边缘场的措施。

超导磁体的结构如图 12-5 所示。超导线圈的低温环境由低温恒温器保障。超导线圈整个浸没在液氦中，液氦温度控制在 4.2 K(−269 ℃)。为了维持恒温并减少液氦蒸发，盛液氦的杜瓦嵌套在盛液氮的杜瓦之内，或者置于由低温氦气形成的屏蔽室内，以尽可能减小热量通过传导、对流或辐射途径向液氦的传输。通过辐射途径传输的热能引起液氦的蒸发量最大，这要求制造恒温器有非常高的工艺水平。有氦气屏蔽室的低温恒温器内可安装致冷头，利用外部的氦压缩机进行致冷。

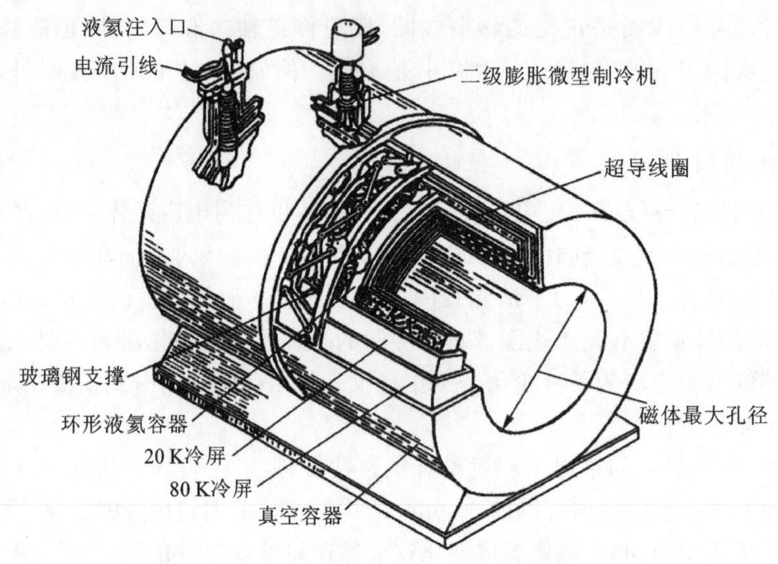

图 12-5　超导磁体的结构

低温恒温器的顶部(已安装的磁体上方)有液氦和液氮的加注口和排放孔，以及供线圈激磁、液面显示和紧急退磁装置用的引线，这些引线用高绝热材料支持和封固起来进入恒温器，它们向恒温器的热传导被降到最低限度。

（三）超导磁体的工作方式

图 12-6 是超导磁体的电路原理图，图中表示出了超导线圈、开关元件、超导线的焊接点和超导线圈的旁路(分流)电阻。在超导磁体激磁期间，加热器接通，使作开关元件用的一段超导体处于常导状态，对超导体线圈起分流作用。激磁电流从激磁电源出发通过超导磁体线圈循环流动，当电流逐渐上升到能使线圈建立起要求的工作场强时，加热器断开，作开关元件的一段超导线在低温下失去电阻，整个超导线构成一零电阻闭合回路。此时，激磁电源即使被切断，超导线回路中的电流仍将沿回路继续不断循环流动。

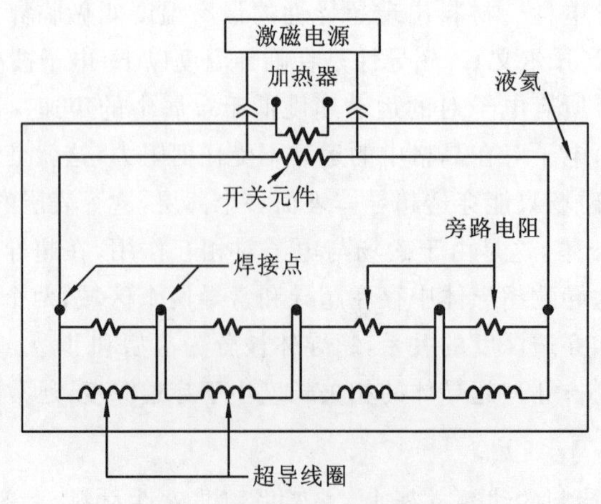

图 12-6　超导磁体的电路原理图

超导磁体在工作场强建立之后，将超导线圈与激磁电源脱离，超导线圈中电流仍能永久性地循环流动,并且,工作场强能够维持不变,这就是超导磁体的永久工作方式。

超导磁体的磁场一旦建立就不需要维持磁场的外部电源,这是超导磁体的优点之一。由于有这种特性,激磁完成之后,超导线圈和激磁电源之间的引线便可拔掉,这有利于减少周围环境中的热量向低温恒温器的传导。

理论上,超导体导线没有电阻,超导线圈中的电流和建立的磁场可以无限制地维持不变。但由于线圈导线的总长度达到 20~30 km,它必须用多段超导线焊接而成,焊接处不可避免地会出现电阻。而电流渡过电阻导致能量的消耗。所以,实际上超导磁体的磁场将指数式地缓慢衰减(时间常数 τ 是线圈的总电感与总电阻之比)。

（四）失超和限制失超的措施

Ⅱ型超导体能在很高磁场下维持超导性。但是,当电流密度达到允许的最大值时,Ⅱ型超导体将处在不稳定的临界状态,即可能变为电阻性导体。为说明这一点,假设磁体线圈是用单股线绕制的,因导线的走向与磁场方向垂直,超导线一侧的屏蔽电流与激磁电流方向相同,相反一侧的屏蔽电流与激磁电流方向相反。在临界状态,屏蔽电流与激磁电流同向的一侧的总电流要超过允许的最大值。另外,因磁场的任何变化伴随有磁通量(磁通在与电流和磁场轴线垂直的方向)的改变,磁通量变化产生的热使允许的最大电流强度下降,这引起更大的磁通量变化和更多的热产生。这是个正反馈过程,它最终导致超导体迅速向电阻导体转变,蓄积的能量在电阻中迅速消耗,磁场迅速消失。

超导体转变为电阻导体称为失超。为了避免失超发生,需要使超导体允许的临界电流值尽量高。就具体措施来说,可以将超导合金纤维(直径 10 μm)导线嵌埋在铜基底中,让铜在通量突变期间对超导线起分流作用和限制热量的产生,并使热量不向超导体其他部分蔓延。另外,要从工艺上保证超导线的焊接点引入的电阻极小。

磁通量突变产生的热绝大部分被铜基底传导给液氦,液氦蒸发使热量散失而不致引起很大温升,为了使激磁期间磁通量突变产生的热能充分被液氦吸收,激磁过程应逐步缓慢进行。这期间液氦的挥发量相当大,必须随时大量地补充。

已经建立磁场的超导线圈有可能通过上述机制返回常阻状态而发生失超。在失超发生时,磁场能量将迅速耗散,线圈中产生的热引起液氦急剧蒸发,低温氦气从排放管猛烈向外喷发。超导线的失超部分可出现由几千伏高电压引起的强大电弧,它可能使线圈被烧毁。不过,现代磁体的设计使磁体在运行中出现失超的可能性极小,即使发生,也能保证经受失超而不会造成永久性毁坏。

（五）超导磁体的技术参数

MRI 使用的超导磁体有以下主要技术参数。

磁感应强度 0.1~4.0 T,最常用 0.35~2.0 T 的磁体;磁场均匀度 10~15 ppm(50 cm 直径球体);瞬时稳定度≤0.1 ppm/h;磁体孔径 0.9~1.0 m^2;充磁时间 0.2~0.5 h;液氦蒸发率 0.1~0.4 L/h;液氮蒸发率 0~1 L/h。

四、永久磁体

永久磁体是最早应用于全身 MRI 设备中的磁体,它是用具有铁磁性的天然永磁材料制成。铁磁性材料在外加磁场作用下易被磁化,磁感应强度比外磁场强得多,而且,外磁场被除去之后仍能保持永久性磁化强度。最常见的铁磁性材料是铁、钴、镍,以及由这些材料制成的合金。

（一）永久磁体的结构形式

图 12-7 是永久磁体的两种结构形式,图 12-7(a)是环形耦极结构,图 12-7(b)是轭形框架结构。环形耦极结构由 8 个大永磁体块组成,在腔内形成水平方向的磁场。轭形框架结构由铁磁性材料框架和永久磁体块组成一个 H 形空间,框架提供磁通量回路。永磁体块上的极靴决定磁场分布的形状和磁场的均匀性。轭形框架结构比环形耦极结构更笨重,但边缘场的延伸范围小,便于安装和匀场。

（二）永久磁体的性能

永久磁体的最大磁感应强度为 0.3 T。因磁体的几何参数易受环境温度影响,磁场的温度稳定性差。

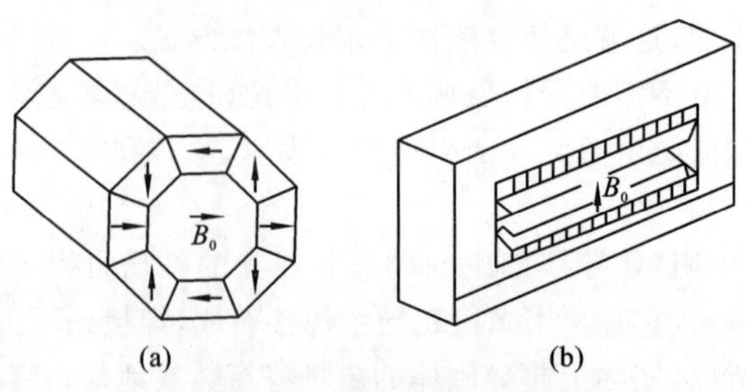

图 12-7 永久磁体的两种结构

(a) 环形永磁体；(b) 轭形永磁体

为保证磁体按要求的稳定性工作，必须采用自动温控装置和配备自动频率温控装置。常导磁场线圈和永磁体相结合组成的混合型磁体便于从电气上进行匀场调节；永久磁体的横向磁场适于和螺线管形射频线圈配合起来成像，并有利于改善信噪比。

永久磁体的主要技术参数有：磁感应强度 0.1～0.3 T；磁场均匀度≤10 ppm；瞬时稳定性±0.5%；孔径 $1\times0.5\ m^2$；5 高斯线范围横向 2.5 m，纵向 2 m；磁体重量约 10 t。

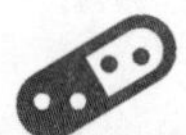

第三节 梯度场系统

和主磁体一样，梯度场线圈和射频线圈也是 MRI 设备的重要物理组件。梯度场线圈是三个正交的直流线圈，用于产生梯度场，其磁场强度虽只有主磁场的几百分之一，但梯度场为人体 MR 信号提供了空间定位的三维编码的可能。射频线圈装在主磁体梯度线圈内径和成像体的外径之间，用于产生射频场，其磁场方向与主磁体的磁场方向垂直，以激励成像体内的核子产生 MR 信号。

MRI 的梯度场线圈用来产生随空间位置线性变化的梯度磁场。这个随空间位置变化的磁场叠加在主磁场上，其作用是对 MR 信号进行空间编码，决定成像层面位置和成像层面厚度。在某些快速成像中，利用梯度场的作用产生回波信号，如成像系统没有独立的匀场线圈，梯度线圈可兼用于对磁场的非均匀性进行校正。

通常，MR 成像需要三个相互正交的线性梯度场实现空间编码，因此，需要三个独立的梯度场线圈和它们各自的驱动电源。设计梯度场线圈要考虑主磁场的非均匀性程度和磁体的几何形状，主要是进出磁体空间的通道垂直于还是平行于主磁场；梯度场驱动电源的设计要与成像技术及脉冲序列结合起来考虑，因为不同成像技术和脉冲序列对梯度场的开关速度有不同要求。

一、梯度场的磁感应强度

实现空间编码要求成像空间每一特定位置由该点的总磁场磁感应强度唯一确定，线性梯度场的最低梯度必须大于主磁场的非均匀性。否则，磁场的非均匀性将严重影响空间编码，在 2DFT 成像中引起影像的几何失真，在投影重建成像中不仅引起几何失真，还导致空间分辨率降低。确定梯度场梯度大小的原则是：将任一像素位置上由磁场的非均匀性引起的影像模糊限制在这个像素范围内。这要求梯度强度 G_m 满足如下关系：

$$G_m > \Delta B(N/D)$$

式中：G_m 是最小梯度场磁感应强度；ΔB 是磁场在成像层面视野内与中心正常值的最大偏移；N 是影像的像素数；D 是视野 FOV 的直径。

假设，磁感应强度为 0.15 T，磁场均匀度为 50 ppm，图像矩阵为 128 cm×128 cm。那么，在直径 0.4 m 球体视野内成像，要求梯度场强度最小为：

$$G_m > 0.15\times50\times10^{-6}\times128/40\ \mathrm{T/cm} = 0.24\times10^{-4}\ \mathrm{T/cm}$$

另一方面，为使每个像素产生充分大的信号，要求各组织体素的 T_2 比取样时间长得多，这等效于要求梯度磁场在一个像素上分配的大小比体素上的磁场非均匀性大得多。在上面的例子中，像素大小为 3

mm，若场的非均匀性为每像素 0.2 μT，梯度场在一个像素上产生的磁场变化为 2 μT。那么，要求最小梯度场磁感应强度为 0.7 mT/m＝0.7×10^{-5} T/cm。

成像要求的梯度场强度还受信噪比和射频带宽等因素制约。从这方面说，一般不希望梯度场强度大于实际需要的值。因为，成像要求的频带宽度与梯度场强度成正比，如果梯度场强度较大，对应的频带宽度也较大，但较宽频带引入较大噪声，并且，给品质因数高的窄频带射频线圈的调谐和匹配增加困难。

临床成像所用的梯度场磁感应强度一般为 0.01～1.0×10^{-4} T/cm，取上限时，在 40 cm 视野内磁场的变化仅 4×10^{-3} T，远小于主磁场磁感应强度(0.1～2.0 T)。要求较大梯度场的场合，如快速发射回波平面成像和扩散成像的梯度磁感应强度可达$(2\sim10)\times10^{-4}$ T/cm。这些应用中，对梯度电源也相应地有更高要求。

二、梯度场线圈的性能和结构

1. 性能要求 MRI 设备的梯度场线圈应满足以下几方面的要求。

(1) 建立的梯度场在成像视野内有良好线性特性：如果梯度线圈产生的梯度场的线性范围小于成像视野，将会导致影像发生空间畸变。所以，设计梯度线圈要求在给定的几何尺寸限制下，梯度场的线性范围至少大于成像视野。

(2) 响应时间短：梯度场从零上升到所需稳定值的时间称为梯度场的响应时间。响应时间应尽可能地短，因为响应时间决定或限制着成像系统最小可用的回波时间。最小回波时间的长短在梯度回波成像、回波平面成像、弥散成像、超薄层面成像、MR 血管成像和 MR 频谱分析中有重要意义。

(3) 功率损耗小：梯度场线圈建立梯度场需要很大驱动电流。所以，驱动电源的电路中一般有高功率器件，并且，要为这些高功率器件采取有效散热措施。为了降低对这方面的要求，希望驱动电源在能建立需要的梯度强度的同时，电源的功率损耗尽量小。

(4) 最低程度的涡流效应：涡流指梯度场从零上升和从稳定值下降过程中在临近梯度线圈的金属结构中感应的电流。涡流可能出现在其他线圈或超导磁体的低温恒温器的金属构件中。由这种感应电流产生的磁场对梯度场起干扰作用，使梯度场的线性度受到影响，这称为涡流效应。涡流效应导致伪影，表现为影像的区域性失真。MR 成像系统设计中必须尽量避免梯度场的涡流效应，至少将涡流效应减小到最低程度。

2. 梯度场线圈的结构 MRI 的成像需要空间定位用的三个正交的梯度磁场，因而需用三个梯度场线圈。设计线性梯度场线圈的关键在于确定适当的线圈几何形状和载流导线的空间分布，使建立的梯度场的大小、方向和线性度在整个成像范围内满足要求。

(1) Z 向梯度场线圈：建立 Z 向梯度场的线圈，载流导体一般绕制在能包围成像区域的圆筒上，圆筒的轴与磁场的 Z 方向一致。图 12-8 是一种常见的轴向梯度场线圈的结构，它是由半径为 r_0 的两个扁平线圈，间隔$\sqrt{3}r_0$的距离，同轴地安装起来。两个线圈中的电流大小相等、方向相反。扁平线圈的厚度根据经验设计，再通过实验调整确定。为消除磁场的高次非线性分量，还需另加修正线圈，以得到更大的线性梯度场范围。

另一种 Z 向梯度线圈，是将一根长导线由中心折转，在一个圆筒表面向两边对称地绕制成螺旋线，线匝密度在中间最低，沿轴线向两端去，线匝密度线性增加，如图 12-9 所示。为了补偿线圈长度有限引起的梯度线性度误差，需要在螺旋线两端额外增加线匝数。与扁平线圈对相比，螺旋线圈结构具有更大的 Z 向梯度线性范围。

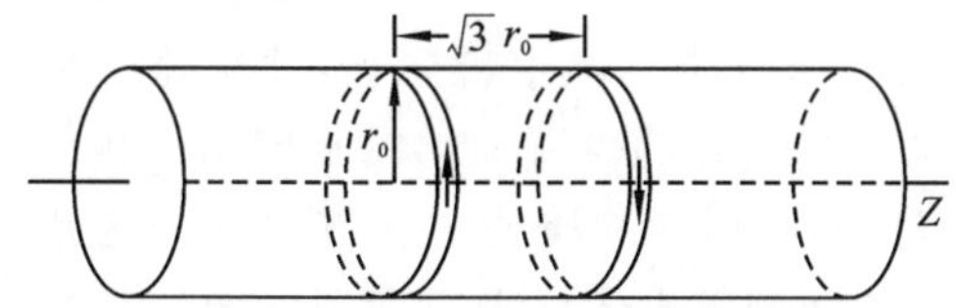

图 12-8 产生轴向梯度场的扁平线圈对

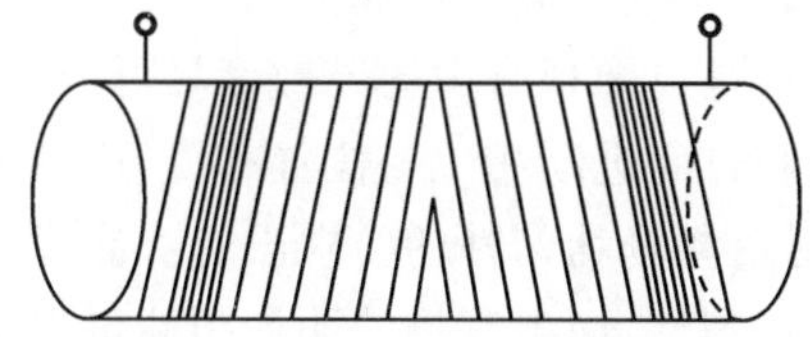
图 12-9 产生轴向梯度磁场的螺旋线圈

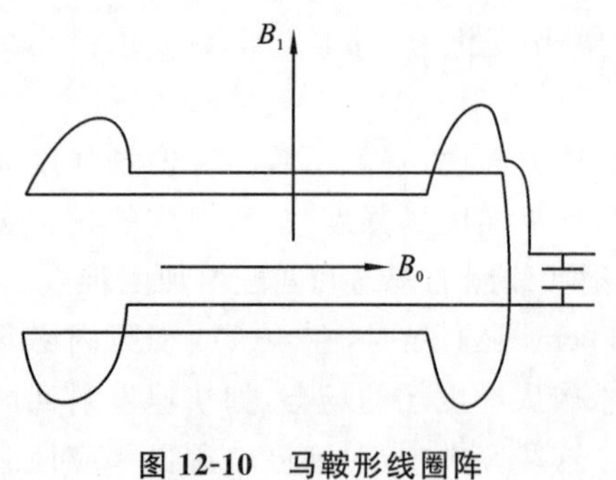

图 12-10 马鞍形线圈阵

(2) X 向和 Y 向梯度场线圈：X 向梯度场和 Y 向梯度场方向相互垂直，将产生 X 向梯度的线圈在 XY 平面扭转 90°便可产生 Y 向梯度场。也就是说，用于建立 X 向梯度和 Y 向梯度的线圈结构完全相同。目前，MRI 常用的是马鞍形线圈阵，如图 12-10 所示。图中的马鞍形线圈阵可以产生 X 向梯度场，它由两个马鞍形线圈组成，在相对的弧形段中电流的方向相反。使弧形所对的圆心角为 120°，并且，使一对鞍形线圈与另一对鞍形线圈轴向间隔的距离适当，可以消除梯度场的非均匀分量，改善梯度场的线性度。

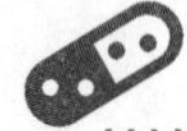

第四节 射频场系统

MRI 通过射频线圈发射电磁波对人体组织进行激发，人体组织中的 MR 信号也可以通过射频线圈被检测。射频线圈被用于建立射频场的叫发射线圈，被用于检测 MR 信号的叫接收线圈。在 MRI 中，同一射频线圈可以在序列周期内不同的时间段分别执行发射和接收两种任务，在这种情况下，它既是发射线圈又是接收线圈。

一、射频线圈的一般知识

MRI 中的发射/接收线圈相当于广播、电视用的发射/接收天线。不同的是，广播、电视的发射地点和接收地点相距可达千百公里，接收天线处在发射的电磁波的远场中，发射天线和接收天线之间是行波耦合；行波的波长比收、发两地的距离小得多，行波的电场和磁场特性具有对等的意义。在 MRI 中，射频线圈和人体组织之间的距离远远小于波长，接收线圈处在被接收的 MR 信号的近场区域，发射和接收之间不是行波耦合而是驻波耦合，驻波的电磁能量几乎全部为磁场能量。正因为这样，MR 信号的接收和射频激励不能采用电耦合的线状天线，而必须采用磁耦合的环状天线，也就是射频线圈。线圈的传统定义是一系列连接起来的同心圆环或螺旋形导线。MRI 的射频线圈有多种变体，但任何一种线圈的功能不外乎建立射频场激发自旋系统的磁共振，或者接收自旋系统在弛豫过程中产生的 MR 信号。

射频线圈发射电磁波的性能和接收电磁波的性能完全相同，这就是说，激发某位置的质子而发生磁共振的线圈，同样可以有效接收这个位置的 MR 信号。这种特性可以用一个矢量 C 来统一描述，它是线圈的几何参数和线圈环路上的电流以及线圈到一定位置的体素的距离的函数。C 是线圈的灵敏度函数。因为能在线圈中产生感应电压的是被激发的磁化矢量的横向分量，所以，作为接收线圈，也是 C 的横向分量 C_{xy} 决定接收信号的有效性。线圈可以设计成不同形式，然而有的射频线圈内可能有一些 $C=0$ 或 C 与磁场方向平行的位置，这些位置的 $C_{xy}=0$。无论发射功率有多大，发射线圈不能激发这些位置的质子发生磁共振，接收线圈中不存在由这些位置发出的 MR 信号。设计射频线圈要避免在成像视野内存在 $C_{xy}=0$ 的区域，并且要使 C_{xy} 在成像视野内尽量大和尽量与位置无关。

二、射频线圈的种类

1. 圆筒状线圈 大脑成像用的圆筒线圈使用时套在头部。线圈直径一般为 28 cm，长度约 30 cm。胸腔、腹部或盆腔部位成像用的圆筒线圈尺寸较大，直径一般为 57 cm，长度约 65 cm。对圆筒线圈最重要的要求是成像视野内的灵敏度尽可能大并且均匀一致。否则，射频场强度随位置变化，使磁化矢量的翻转角和自旋进动相位与位置有关，这导致不均匀的激励和 MR 信号带有随位置而异的不同附加相位。不过，对射频场均匀性的要求没有对静磁场均匀性的要求那么苛刻，在成像视野内仅允许百万分之几的磁场非均匀性，而射频场的非均匀性可以在百分之几。目前，大多数 MR 成像技术只利用射频信号的幅度而不利用其相位，所以，附加相位变化一般不十分重要。在常规成像技术中，翻转角有几度误差不至于对影像质量产生多大影响。但是，在多回波成像中，随回波序号增大，累计的误差增大，影像质量有所下降。

圆筒状线圈按其内部结构有几种形式，下面只介绍其中的霍尔姆兹线圈和鞍形线圈。

霍尔姆兹线圈严格地讲是半径相等的一对同轴线圈，线圈平面相互平行，相间等于线圈半径的距离，两线圈并联，线圈电流相等。但是，人们普遍都把有类似结构的线圈对称为霍尔姆兹线圈，而不管它们之间的距离。由于在 MRI 中需要产生垂直于磁场的射频场，被成像部位要处在线圈对的两个线圈之间，这对线圈就不可能离得太近，所以，霍尔姆兹线圈的这一对线圈的距离实际大于线圈半径。

鞍形线圈的几何结构如图 12-11 所示。鞍形线圈是绕制在圆筒表面的一对弧形线圈，面对面地处于半径为 a 的圆筒表面，沿圆筒轴线方向的长度为 $2d$，与圆筒轴线的张角为 2ϕ，2 个弧形线圈接成电流并联电路。这种射频线圈是化学分析中的标准射频线圈，在中心附近射频场相当均匀。线圈的弧形段和直线段都对中心的射频场产生作用，直线段的作用随参数 d 增大而增加。

2. 表面线圈 简单的表面线圈由圆形或者矩形导线环组成，用于眼睛或脊柱等靠近体表的组织或器官的 MR 成像。在成像视野内表面线圈的灵敏度不是常数。在线圈表面附近灵敏度最大，远离线圈表面灵敏度逐渐减少。表面线圈的有效成像区域一般比圆筒状线圈的有效成像区域小。

原则上讲，表面线圈既可用于射频发射，也可用于 MR 信号接收。但是，因为作发射线圈产生的射频场在垂直于线圈平面的方向上存在梯度，不符合对成像区域进行等强度激励的要求。所以，表面线圈通常只用于进行信号接收，激励磁共振的射频波通过圆筒状线圈发射。表面线圈与体线圈配合起来应用在脊柱成像中最为普遍。靠近表面线圈的射频场边缘有矢量 C 平行于磁场的小区域，这里的信号检测灵敏度等于零，在 MR 图像上引起没有信号的暗区。

图 12-12 绘出了表面线圈轴线上的灵敏度曲线和鞍形头部及体部线圈的灵敏度曲线，头线圈和体线圈的灵敏度的变化比较平缓，在远离体表的深度上比表面线圈的灵敏度高。

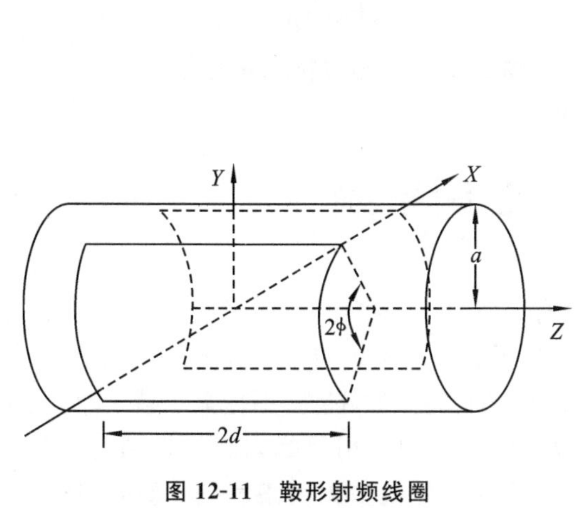

图 12-11 鞍形射频线圈

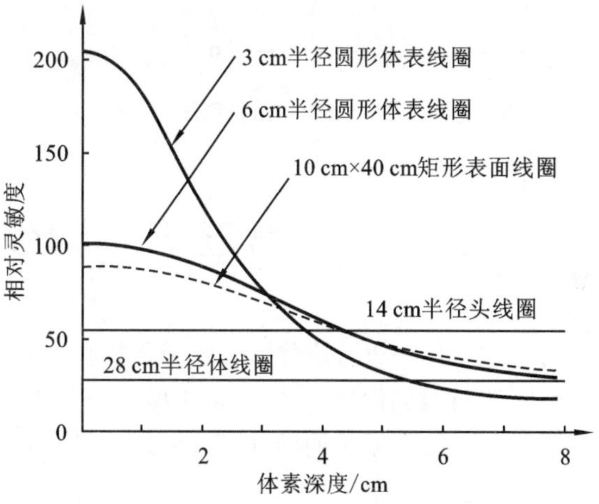

图 12-12 各种线圈接受灵敏度比较

三、射频线圈的等效电路

射频线圈的特性可用集中参数的电阻、电感和电容元件组成的等效电路分析。对较低频率，线圈可等效成一个串联小电阻的电感。线圈的电感是线圈的几何参数的函数，可以计算或者测量出来。电感量随线圈的几何参数线性变化，例如，圆环线圈的半径加倍或导线的线径加倍，线圈的电感量成倍增加。

线圈的电阻是线圈损耗的电磁能量大小的度量。空载（未被人体组织填充）线圈的电阻就是线圈的导线的总电阻，通常非常小。在成像时有人体填充的有载状态下，由于交变电磁场在人体介质内引起涡流，与涡流有关的能量损耗也等效于一个电阻，大小与人体的电阻率和介电常数有关，与射频频率的平方成正比。人体组织的射频损耗比线圈本身的大得多。射频激励期间人体的等效电阻损耗的能量转变为热。在信号接收期间，这个等效电阻决定人体组织产生的噪声的大小。人体噪声随频率线性增大。但是，因为信号强度与频率平方成正比，所以，信噪比随频率升高而线性增大。这是磁场强度越高，成像系统的信噪比越高的一个原因。

射频线圈必须与发射电路和接收电路有效地耦合起来。这要求射频线圈谐振在磁共振频率上，并且与发射机和接收机有良好阻抗匹配。匹配与接收机的噪声特性有关。不过，通常的匹配标准是将线圈的谐振阻抗调整到等于一固定电阻，一般是 50 Ω 电阻。为了线圈谐振和阻抗匹配的目的，需要给线圈加上串联电容和并联电容，如图 12-13 所示。在要求较高的情况下，线圈与发射机和接收机之间的耦合通过匹配网络实现。

匹配良好的线圈谐振在要求的工作频率上，谐振点信号强度最大，如图 12-14 所示。谐振曲线的尖锐程度用线圈的品质因数 $Q=\omega_0 L/R$ 表征，L 为线圈的电感，R 为线圈的串联等效电阻。R 越小品质因数 Q 越高。线圈有负载时，等效串联电阻 R 增大，Q 值下降。在线圈的导线电阻可以忽略、等效电阻完全由人体组织的损耗决定的情况下，减小导线电阻来改善线圈特性没有多大意义。在工作频率高、线圈尺寸大的条件下会出现这种情况。在工作频率低、且线圈尺寸小的情况下，可以通过减小导线电阻改善线圈性能。

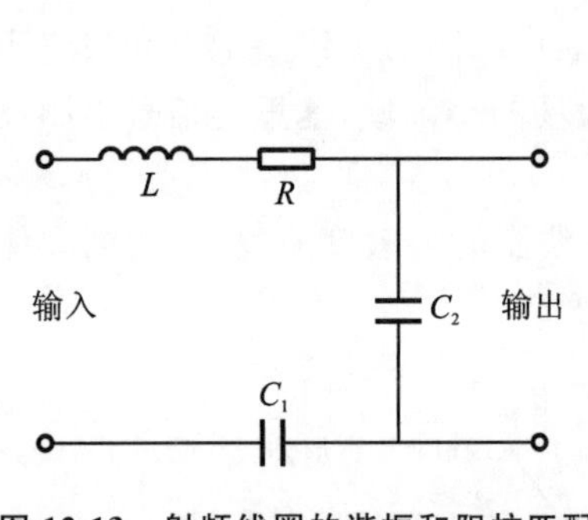

图 12-13　射频线圈的谐振和阻抗匹配

图 12-14　射频线圈的谐振曲线

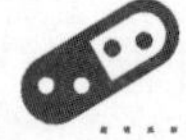

第五节　图像重建与控制系统

为了方便用户进行成像操作和图像操作，MRI 设备提供有一整套用户操作软件系统。完成成像操作的软件系统叫做成像操作系统，也叫做操作员系统，完成图像分析的软件系统叫做图像分析系统，也叫做医生系统。这两个系统的硬件部分由计算机和计算机终端组成。计算机终端包括图像显示器、文件显示器、操作键盘、灰度电位器和标尺移动装置。现阶段，大多数软件系统均采用鼠标来替代繁琐的键盘操作，具有良好的操作界面和快捷的操作方式。成像操作系统的主要功能是数据采集和图像重建，图像重建通过指令在专用的阵列处理器中进行。图像分析系统的主要功能是图像显示和诊断分析。通过字母键、特殊功能键输入指令和信息进行系统操作。使用不同的功能键显示不同的菜单，按照文本显示器的文字提示输入要求的信息，能够完成拟定的各种图像显示和图像分析任务。

成像操作和图像分析这两方面的功能，在有的 MRI 中合并在一个系统中。这里就按两个系统分开的情况介绍。

一、软件系统的功能

MRI 提供的用户软件系统包含有很多控制程序、系统调整程序、文件操作程序，以及数据采集、图像重建和图像分析程序。这些程序主要完成下列任务。

（一）硬件控制

控制程序用来确定射频发射机和射频接收机及梯度脉冲发生器等的工作参数，如射频脉冲和梯度脉冲的幅度、持续时间和脉冲时序，心脏射频接收机的选通时间和取样率等。这些硬件工作参数是根据操作员输入的成像序列参数具体确定的。输入的数据采集条件被装入序列控制器，它们被翻译成微程序指令对硬件进行驱动和控制。采集的数字化数据存入硬盘。硬盘空间的地址分配、数据文件名称的指定、数据向这些文件地址的传送，都由控制计算机自动处理完成。

控制计算机是成像操作系统的主要硬件单元，也是MRI设备的中央控制单元，它协调各分系统的工作，对梯度场系统和射频系统的硬件工作参数提供全面控制，梯度场脉冲的幅度和时序、射频激励脉冲的幅度和时序、MR信号的取样都在控制计算机的管理下有条不紊地进行。控制计算机的微机程序由定义明确的指令组成，执行特定的明确规定的任务，进行数据采集的每个成像序列都是由计算机适当选择这些指令组付诸实施的。

（二）系统调整

系统调整程序在数据采集之前执行。系统调整的内容包括：①测量磁场中心质子的共振频率，并把射频发射机和接收机的工作频率设置在这个频率上；②针对被成像的人体部位进行射频线圈的调谐，使它谐振于质子的共振频率；③确定发射机射频输出功率，在这个发射电平上能产生最大MR信号，并根据这个MR信号的幅度确定接收机对信号的放大倍数或增益。

进行系统调整的目的在于使系统工作在最佳状态，然后开始成像过程，以期以尽可能高的信噪比获取MR信号。

（三）数据采集、图像重建和图像分析

信号采集所获得的原始数据，经过阵列处理器进行傅里叶变换成为影像数据。在一个成像序列的数据采集结束后，系统自动或按操作员的命令执行图像重建程序。经过重建处理的图像数据可以在成像操作系统的显示器上以图像形式显示。这里，图像显示的目的在于观察图像的质量效果，或者，根据显示的图像确定下个成像序列数据采集的中心层面位置。

一个运行号（受检者人数的累计顺序编号）下的全部成像序列的原始数据经过重建处理后，通过执行图像传输指令将处理过的图像数据传送到图像分析系统。图像的诊断和分析主要在这个系统进行。概括地说，图像分析就是从重建的图像数据中尽可能多地摄取有用的信息和使图像的描绘更适于观察、诊断。例如，利用采集的图像数据进行图像计算，可以得到并没有实际采集的回波的图像，获得显示单一组织参数的T_1图像、T_2图像和质子密度图像等。这些图像数据需要占用大量的存储空间。所以，图像分析系统应当有存储容量很大的磁盘。当然，并不是所有层面都要进行广泛地分析，着重进行分析的是对诊断有价值的层面。

（四）文件管理

文件操作程序执行磁盘文件存档、磁带文件装入和磁盘文件删除等操作。文件存档是指将数据从磁盘写入磁带或光盘，目的在于长期保存图像数据，或者保存成像系统的软件。当要重新启用被存档的数据时，反过来需要将图像数据从磁带或光盘写入分析系统的磁盘。

磁盘文件删除是从磁盘删掉不必要存储在磁盘中的图像数据，让出更大空间，以便存储从成像操作系统传输来的新获得的图像数据。

二、成像操作过程

如前所述，图像数据是在计算机控制下自动采集的。这里所说的成像操作过程是指数据采集之前，操作人员要求系统所做的工作，这包括系统调整和输入数据采集条件两方面内容。

系统调整包括测量中心频率、确定发射功率电平和接收机增益，数据采集条件包括关于被检者的认证信息和组成数据采集方案的各种参数。

（一）测量中心频率

每个工作日开始时，在执行第1个数据采集序列之前，操作人员向系统输入当日的日期，接着测量确定磁场中心的共振频率。因为共振频率依赖于磁感应强度，但磁感应强度每天可能有不同于前一天的轻微改变。所以，每个工作日开始对共振频率进行搜索，以便有关系统按这个由测量确定的频率工作。测量中心频率时用一个特制的磁共振样品模型进行系统调整。在超导磁共振设备中，励磁时，需对磁共振

中心频率进行精确校正。每次扫描前，系统会自动执行准备过程，确定最佳共振频率。

（二）输入数据采集的条件信息

中心频率确定之后，系统处于待调整状态。操作员通过计算机终端同计算机对话，输入被检查对象的认证信息、数据采集的序列方案和方案的具体参数。这些工作由新的运行编号开始。在某一次运行中，被检者的认证信息包括姓名、年龄、性别、体重、成像部位以及MR图像编号等。为了成像层面的解剖方位与磁场座标方向符合规定关系，必须告诉计算机被检者进入磁体时是头朝前还是脚朝前，在检查时处于仰卧还是俯卧，或者侧卧的体位姿势。

数据采集的序列方案可能包括以下信息：接收线圈类型（头、颈、胸、腰、体、四肢、表面）、脉冲序列类型（SE、IR、GRE）、层面方位（矢状、冠状、横断）、像素大小或空间分辨率、成像视野（像素大小×图像矩阵）、图像矩阵（128、256、512）、序列周期（TR）、反转时间（TI）、回波时间（TE）、磁化矢量翻转角（θ）、层面厚度、层面数、层面间隙、中心层面位置或成像区域偏移、采集次数（1、2、4、8、16）。

具体输入哪些条件或参数可根据实际情况决定。例如，梯度回波序列要输入磁化矢量的翻转角，SE序列和IR序列不要；IR序列要输入反转时间TI，其他序列不要。有制约关系的参数不必全部输入，如成像视野＝像素尺寸×图像矩阵，三个参数中只要输入任意两个，第三个便被限定。

层面之间的间隙是相邻层面间隔的距离，层面之间间隙是为了消除多层成像相邻层面信号的相互干扰。对一个成像体域进行连续的多层面成像时，层面间隙为零。连续层面的影像存在偏体积效应或部分体积效应的影响。

中心层面位置或成像区域中心偏移是指被成像的组织区域中心与磁场中心在某个方向上的座标偏移。为了准确确定成像体域中心的位置，一般快速扫描序列产生定位图像，这里的快速扫描序列指TR很短、采集次数用最少的信号采集序列。定位图像有时是层面很厚的单层面图像。已经获得的某一方位的图像当然也可以用来确定其他方位成像区域中心。如果在定位图像上发现成像范围的中心偏离磁场中心太多，就要适当变动被检查的人体在磁体中的位置。

需要注意，成像区域中心与中心层面位置并不重合，两者相差一个层面厚度的尺寸。另外，成像系统定义不同成像方位中心层面的方式有区别。所以，中心层面位置偏移量要按系统操作手册的规定办法确定，往往是定位像上确定的成像区域中心加上或减去一个层面的厚度。

在成像序列需要用心电信号进行触发的情况下，序列周期TR等于被检者心脏搏动周期的整数倍。用心电信号控制数据采集的周期时间，目的是消除心脏运动引起的伪影。采用心电门控方法需要有获取心电信号并且把它与成像系统同步起来的装置。

输入需要的序列参数后，计算机要自动核实有无足够存储空间存放执行该序列将获得的原始数据或图像重建后产生的处理过的数据。若有足够空间，计算机便将成像序列及有关信息装入序列控制器，准备让系统按参数工作并进行数据采集。数据采集在完成系统调整步骤后开始。

（三）系统调整过程

被检者在磁体外仰卧或俯卧在检查床上，床板可沿磁场轴线方向平行移动，借助激光或普通光学装置使被检者进入磁体后被检查部位中心和磁场中心及射频线圈中心重合。直径大的体线圈在被检者被推入磁体前就安置在磁体中央。头、颈、四肢和表面线圈等在磁体外与被检查部位配合安置，然后和被检者一起被推入磁场空间。

为了有效地向人体发射电磁波和接收MR信号，射频线圈的阻抗必须和射频系统的发射机、接收机及连接线圈的电缆的阻抗相匹配，线圈的谐振频率必须和磁场中心的共振频率调谐一致。由于不同人体的个体差异或同一人体不同部位径围大小不同和组织成分不同等原因，人体组织作为线圈的填充介质呈现不同等效电容。这引起线圈被不同人体或部位加载后阻抗和谐振频率不同的变化。因此，即使用同一线圈，对不同被检者或同一被检者的不同部位成像，线圈都需要重新进行调谐，以保证上述两方面的匹配要求。

成像线圈实际上是电感线圈和电容组成的并联谐振回路。回路调谐通过自动或手动方式改变电容器容量大小来实现。手动调谐的系统，系统偏离谐振的程度通常由一系列发光二极管显示出来，调谐时借助调谐杆改变电容量大小，直到这些发光二极管熄灭。

线圈调谐结束后，射频系统处于等待发射状态。操作人员继续通过与计算机对话，进行发射功率电平和接收机增益确定。发射机功率和接收机增益因线圈类型而异、因人而异。执行一个运行的第 1 个数据采集序列前，必须进行发射机功率电平和接收机增益两项调节，执行了一个数据采集序列后，如果下个序列的参数中，成像方位、中心层面位置、回波时间 TE 和序列周期 TR 之一与上一序列的不同，系统一般将只对接收机增益重新进行调节。如果成像方位和中心层面位置或层面厚度与前一序列不同，或者被检查的部位有变动，系统仍要进行发射机功率电平调节，从而接收机增益也要重新调节。这两项调节目的在于获得幅度在适当范围的较大 MR 信号，并且有尽可能高的信噪比。

系统调整过程在计算机控制下进行，在射频电平调节过程中，随发射机输出功率逐步增加，MR 信号也相应地逐步增大。但是，接收的 MR 信号在达到某个最大值之后，又随发射电平继续增加而减小下来。成像系统就是根据这种信号响应曲线将峰值信号对应的发射电平确定下来，作为激励磁共振的射频脉冲幅度。射频脉冲以这个幅度能使纵向磁化强度按成像序列要求的翻转角偏离主磁场方向。SE 序列和 IR 序列分别要求 90°和 180°射频激励脉冲，梯度回波序列要求翻转角小于 90°的射频激励脉冲。在接收机增益调节过程中，计算机从所有被成像的组织层面进行数据取样，由这些数据来确定接收机对图像信号的最佳增益或放大倍数，按这个增益放大接收的信号，接收机的输出电平比引起模数转换器饱和的电平小 3 dB。

系统调整过程的具体步骤和允许操作人员参与的程度取决于成像系统的有关软件设计，不同成像系统实现这些操作的方法和繁简程度可能完全不同。系统调整完成之后开始图像信号的数据采集。数据采集过程完全在计算机控制下进行。

（四）图像数据文件

采集的原始数据存放在计算机的硬盘中，操作员键入图像重建的指令，图像重建程序将这些原始数据变为可显示的图像数据。进行图像重建的数学运算的硬件电路是阵列处理器。它将各个层面的原始数据变换为空间的位置函数，对应于不同成像层面和各层面图像的像素阵列。

数据文件只包括图像数据和它的说明之间的对应关系隐含在图像文件的每一个顺序位置中。处理过的文件包含来自每个体素的信号幅度，最终的图像以像素值被显示。一幅层面图像的数据包含在一个文件中，各层面的图像数据顺序放在被指定的相邻磁盘区域。

一个被检者所有的图像被重建后，如果原始数据文件不必存档，就可将它从存储器中删除，因为原始文件所占的内存空间两倍于对应的图像文件。为了有足够内存空间存放下个运行号下的原始数据，已经过重建处理的前一运行号的原始文件应从操作员计算机内存中及时删去。同样，已经传输到图像分析系统中的图像文件也要被及时删除。

三、图像分析系统

（一）图像分析系统的功能

图像分析系统包括很多用户应用程序，这些程序用于进行图像显示和图像分析。医生可以通过计算机键盘或鼠标以菜单方式或者命令方式进行操作。除标准的字母键盘外，图像分析系统的终端还设有一些特殊的功能键。有的功能键有对应的菜单，通过菜单的选择项进入所要求的功能。不同的 MRI，图像分析系统的功能键多少、名称可能有所不同，但不管怎样，它们一般有以下功能。

(1) 查找磁盘上存有数据的被检者信息，如姓名、年龄、MR 编号、检查部位等；查找某个被检者的全部图像资料，并加以显示和进行分析。

(2) 显示选出的被检者的某个方位（矢状、冠状或横断）的一幅图像；显示与当前图像相邻的前/后层面的图像；显示当前图像前一个序列（或回波）或后一个序列（或回波）的图像。

(3) 选择显示幅面格式、显示灰度标尺；调整全屏灰度或单幅影像灰度；调节饱和度；改变影像放大倍数；调节图像中心在显示屏上的位置；使图像在显示器屏上平移、旋转和反像；以及图像的内插显示、图像的像素显示、图像文字和标识的显示。

(4) 显示指定的研究区域(矩形或圆形 ROI);统计 ROI 内的灰度值、像素数;测量 ROI 内的信号强度;测量角度、距离或面积。

(5) 图像计算,如由采集的图像计算 T_1 值图像、T_2 值图像和质子密度图像。

(6) 自磁盘读出图像数据写入外存储器;将存档的图像数据重新写入磁盘;以及从磁盘删除不必要继续占用磁盘空间的数据。

(二) 与图像显示和图像分析有关的一些概念

1. 图像的灰度范围 图像的灰度标尺描绘图像的最小像素和最大像素之间的亮度分布比例。实际在屏幕上显示的图像灰度范围称为图像的窗。窗可以用窗的上限灰度值和窗的下限灰度值定义,或者用窗中心灰度值和窗的灰度值范围宽度定义,这两种定义是一致的,它们之间存在以下关系:

窗上限=窗中心+(窗宽/2)

窗下限=窗中心-(窗宽/2)

用第一种定义时,灰度标尺上显示出两条水平线,它们分别与灰度值上限和灰度值下限对应。这两条水平线之间的灰度范围代表显示在屏幕上的图像的灰度值范围,也就是窗宽。灰度上限可通过亮度滑块调节,灰度下限可通过背景减除滑块调节。在有的 MRI 设备中,窗宽、窗位以及图像大小的调节通过专门定义的三键鼠标实现。调节窗的上限和下限,或者通过改变窗的大小和窗中心位置,可以将图像的亮度和对比度调节到最适合于观察状态。

灰度尺的最大灰度值可以根据需要改变,这一切功能称为饱和度设定。通常,灰度尺的最大灰度值是信号强度最大的像素值。在影像上有金属引起的高强度信号,或以多幅显示强度相差悬殊的几幅图像时,通过饱和度设定来衰减高强度信号,以便能以灰度尺的较大亮度范围描绘信号强度低的区域。

2. 图像显示方式 内插显示方式中,图像的每个像素值是相邻像素值和放大倍数的函数。像素显示方式中,图像的每个像素按它的实际灰度值显示。放大倍数大于 1 时,像素尺寸按放大倍数成倍复制。

3. 图像标识 图像上的文字标记或标识,扼要地表示检查日期、医院名称、被检者的认证信息、图像采集条件和图像文件等信息,以及说明解剖方位的字符。这些信息中的某些可以利用有关菜单项获知,也能以文字形式与图像一起显示出来。有的文字标识出现在图像的周边,有的可能列在图旁的说明栏中。图旁说明可提供被检者的认证信息和有关图像的许多参数,如层面厚度、矩阵大小、空间分辨率、采集次数、放大倍数、最大和最小相对像素值等。用户也可根据需要通过键盘操作对图像进行注释。

4. 图像统计 ROI 内的统计功能是对一幅图像或指定的 ROI 进行多种统计计算,如求框定的区域的绝对像素强度,计算和显示一个 ROI 的直方图,直方图的水平轴代表相对像素强度,垂直轴代表不同强度的像素数。

5. 图像计算 图像计算是利用存在磁盘内的采集的图像数据计算出新的图像。计算产生的图像有以下几种。

(1) T_1 值图像:T_1 值图像是组织 T_1 值的平面分布图,可用同一层面的 TR 不同的 2 幅图像计算出来。这 2 幅图像的采集条件除 TR 不同外,TE、空间分辨率和接收机增益完全相同。计算时要求正确输入这 2 幅图像的文件/图像序号。

(2) T_2 值图像:T_2 值图像是组织 T_2 值的平面分布图,可用 TE 不同的 2 幅图像计算出来。这 2 幅不同 TE 的采集图像必须是同一组织层面的图像,在相同的 TR、接收机增益和空间分辨条件下获得。

(3) 计算的强度图像:这是用内插法或外插法计算的与采集的图像有不同 TR 或 TE 的强度图像。计算时要输入的数据是 T_1 值图像和 T_2 值图像,所以,计算强度图像先要获得 T_1 图像和 T_2 图像。

(4) 回波图像:输入图像用 2 幅 TE 不同的同一层面的图像,计算出的图像与输入图像有不同的回波延时 TE。

(5) 质子密度图像:这是质子密度相对值的平面分布图,输入图像是同一层面 1 幅 T_1 图像和 1 幅 T_2 图像。

(6) 加权平均图像:加权平均图像是对几幅不同 TE 或不同 TR 的图像以不同的加权因子逐个像素进行强度平均,目的是产生信噪比得到改善的图像。也可以对相邻层面的图像进行等权重的加权平均,利用偏体积效应帮助描绘某些组织结构或病理组织。

(7) 绝对差图像:绝对差图像通过逐个像素计算 2 幅图像强度之差,对像素值之差的绝对值的空间进行描绘,反映 2 幅图像的信息中的差异。

(8) 对比度曲线:对比度曲线用于研究 SE 序列和 IR 序列图像两种组织之间的对比度关系。对比度曲线的纵坐标为 TE,横坐标为 TR。

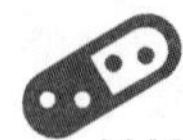

第六节　附属设备

磁共振是一种综合性技术,包括了磁共振技术、磁体技术、低温技术及计算机技术,还有如磁屏蔽等一些附属设备,才能保证磁共振成像设备安全而有效地运行。本节主要介绍磁共振机安装时所需的附属设备。

一、磁屏蔽

超导磁共振机的磁体磁场一般都比较强,通常>0.35 T。为了安全,磁场均匀,图像稳定,磁屏蔽是必须的。一般要求采用超低碳含量的特种钢材,厚度为 3～10 mm,做成一个全密封的房间(包含磁体、患者床及钢门)。由于国内缺乏这类特种钢材,许多医院得化费十几万美元向国外购买。安装这种磁屏蔽后,可以使主磁场 5 高斯线范围变得很小了,仅几米。目前几乎所有国外厂家都搞了有源屏蔽,即在主磁体外搞反向电流的线圈以抵消主磁场向外泄漏。这样用户就不再需要昂贵而笨重的磁屏蔽了。

二、RF 屏蔽

由于磁共振信号非常微弱,要得到一个高质量的图像,必须尽可能地排除外界的干扰(包括外界 RF 源、本机 RF 信号以及其他杂波),RF 屏蔽能达到此目的。通常采用>0.3 mm 铜箔,搞一个全封闭的房间(屏蔽门通常与磁屏蔽门合二为一),要求对特定频率(如 42 MHz±5 MHz)的 RF 衰减量>90 DB,对地电阻>100 Ω。RF 屏蔽成败的关键在于观察窗、门、通风口和滤波单元等与整个 RF 屏蔽房之间的联结,处理不好,RF 源会泄漏进来,使图像质量严重下降。目前有的磁共振机制造厂家对 RF 屏蔽已从原来的整体屏蔽(包含磁体室和患者检查室),改为半屏蔽(仅包含患者检查室),这样可以减少投资。

三、液氦回收

超导磁共振机的液氦会挥发,一般磁共振机液氦的挥发率为每小时 0.1～0.2 L,为了保持磁体的超导性,液氦必须定时补充,通常每 4 个月左右补充一次,每次量为 400～500 L。如果按目前国内液氦的价格每升人民币 240 元计,补充一次液氦要耗资 10 万元左右。有了液氦回收装置(一次性投资人民币 9 万元左右),每年就可节省资金 5 万元左右。即使有些超导磁共振机液氦的挥发率降到每小时 0.1 L 以下,装一套液氦回收装置也是值得的。

四、水冷系统

为了进一步降低液氦的消耗,不少国外厂家采用了水冷技术,即在液氦层外还有多层真空,每层的冷却温度不同(有一个温度梯度)。在液氦入口或出口处安装一个冷头,利用高压氦气(经压缩机)突然膨胀吸热,再与水冷系统进行热交换把热量带走。因此,水冷系统的好坏在一定程度上直接决定了液氦的挥发量。国内目前自来水水质普遍欠佳,故通常采用蒸馏水闭合循环(用制冷机制冷,水泵驱动水循环)效果显著。

五、失超管

超导磁共振机在补充液氦或为了患者某种安全需要时,有可能失去超导性。前者是补充液氦时不小心引起失超,后者是为了救人而人为失超。不管哪种失超,失超时液氦在极短时间内大量挥发成气态,对人和建筑物都是极其危险的，故必须安装一根足够粗（内径大于 120 mm）的管道使这种挥发了的氦气畅通无阻地排出室外，这根管道被称为失超管。该管由非铁磁物质（如不锈钢）制成，出口处加网罩以防飞虫、小鸟、老鼠等进入造成堵塞。

六、安全和监测设施

为了保证 MRI 设备的安全运行，防范不良事件的发生，下述安全和监测设施发挥着重要的作用。

1. 警示标识 MRI 设备的磁体周围及其建筑的各进出通道口都应设置明显的"强磁场区域危险"的警示标识，防止装有心脏起搏器等体内电子、金属植入物的人员误入而发生人身伤害事件。

2. 金属探测器 在磁体间入口处要安装可调阈值的金属探测器，禁止任何铁磁性物体被携带入磁体间。

3. 氧气监测器及应急换气机 磁体杜瓦容器内制冷剂大量挥发时将产生过量氮气或氦气，使磁体间内的氧含量大幅度下降。因此，必须在磁体间内安装氧气监测器，并保证当氧浓度降至 18%（人体所需的最低限氧浓度）时自动启动应急换气机交换空气。

4. 失超紧急开关 当受检者在磁体孔径内出现危险或者磁体面临危险时，可以紧急按下此开关，使磁体内的超导线圈迅速失去超导性，强大的磁力迅速消失，以保证受检者和系统的安全。此开关是安全防护的必需，但是也是潜在的失超隐患，如果误操作会导致磁体失超，造成重大的经济损失，因此需要加强培训和管理。

5. 断电报警装置 当设备动力电停电后，该装置应立即触发报警，提示 MRI 设备维护工程师进行断电处理。断电报警装置的电源应由不间断电源提供。

6. 系统紧急断电开关 在磁体间、控制室和设备间墙壁的明显部位都应安装系统紧急断电开关，以便在受检者或 MRI 设备安全受到威胁时迅速切断供电电源。

7. 消防器材 MR 系统的磁体间、控制室、计算机室和设备间都需配备一定数量的消防器材。与一般建筑物的消防要求不同，磁共振室须配备无磁的灭火器具。如果条件允许，磁体间可采用喷气（专门的消防灭火气体）消防装置。电子设备功能区内不可使用喷水灭火装置，只能使用喷气消防装置。

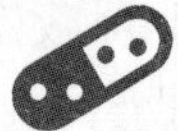

第七节 低温冷却系统

氦制冷为持续不间断地冷却超导磁体，需要一套氦压缩机制冷系统、冷头以及冷水机伺服。

1. 压缩制冷循环的基本过程 MRI 磁体冷却系统采取压缩制冷方式。氦压缩机则是磁体制冷系统的核心。压缩制冷可分为四个基本过程：①蒸发过程；②绝热压缩过程；③冷凝过程；④绝热膨胀过程。

2. 氦制冷 氦制冷可分为五种类型：气体膨胀制冷、氦制冷机制冷、液体抽气蒸发制冷、^{3}He 压缩制冷和^{3}He-^{4}He 稀释制冷。应用氦气膨胀制冷的制冷机和设备种类较多，其中主要是各种类型的气体制冷机，用这些制冷设备可以得到 3～100 K 的低温。液氦压缩机的工作流程如图 12-15 所示。

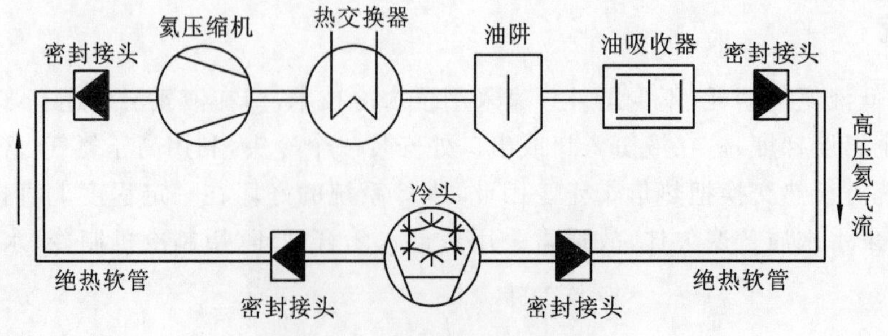

图 12-15 液氦压缩机工作流程

(1) 经冷头返回的低压氦气（约 700 kPa）直接送往氦压缩机。

(2) 压缩后的氦气压力升高（约 2200 kPa），同时温度也变得很高。

(3) 紧接着该高温高压氦气流被驱往热交换器，并在其中与逆流的冷水交换热量，使氦气流温度骤降。

(4) 将低温高压氦气中的油雾进行净化滤除得到低温、高纯、高压的氦气。

(5) 此后该气流便通过密封保温软管直达位于磁体上面的冷头，并在那里节流，使其迅速膨胀而产生冷头所需要的冷量(从周围环境吸热)。

(6) 膨胀以后的氦气(低温、低压氦气)又被送回制冷循环的输入端，开始下一个流程。

3. 氦压缩制冷机与磁体冷头的关系 超导磁体的超低温杜瓦真空容器中分别设置了 20 K 和 77 K 两个冷屏，用以有效地减少制冷剂挥发。但是，如果没有磁体冷头提供的冷源，冷屏的作用就得不到稳定和发挥。氦压缩制冷机、冷屏和磁体冷头三者之间的关系如图 12-16 所示。

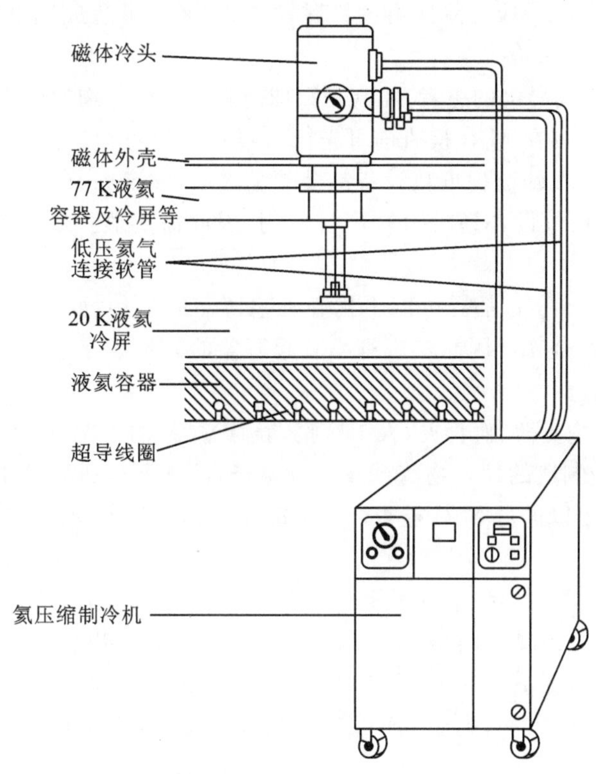

图 12-16 氦压缩制冷机、冷屏和磁体冷头的关系

(1) 磁体冷头被镶入液氮容器中，其下端须在 20 K 冷屏上，中部与 77 K 冷屏充分接触(冷头体在磁体外部)。

(2) 磁体冷头工作时，氦压缩制冷机提供的高压氦气在这里突然膨胀，温度变低。这时，磁体冷头的特殊结构(座入冷屏式结构)便可使两个冷屏得到不同的冷却温度。

4. 氦压缩制冷机与冷水机和冷头的关系 磁体冷头是氦压缩制冷机的负载，如果将冷水机组也算在内，则整个磁体的冷却系统由三级联冷却来实现。

(1) 冷水机提供一定温度的冷水使氦压缩制冷机的高压氦气得以冷却。

(2) 氦压缩制冷机又作为冷源，通过膨胀氦气使磁体冷头的温度骤降。

(3) 磁体冷头的低温在两个冷屏上的传播最后使磁体得到预期的冷却。

上述三级中任何环节出现故障，都会导致整个磁体冷却系统的瘫痪，从而使制冷剂的挥发量成倍增长。

第八节 磁共振设备维护保养和质量控制

MRI 设备是临床上用于人体检查的大型成像设备，它的成像对象可能是人体的任意部位。因此对其维护保养，确保其影像信息的准确性、重复性以及可靠性，直接关系到临床诊断的质量。

一、使用注意的问题

MRI 设备依靠强磁场工作，在使用过程中确保其安全显得尤其重要，注意事项主要包括以下几点。

1. 冷却剂泄漏 超导型 MRI 设备一般用液氦和液氮作冷却剂，当发生失超或容器破裂时，可能造成冷却剂泄漏。一般泄漏的冷却剂可通过专用管道排出，但也可能发生意外而进入检查室，其危险性包括：①超低温冷却剂引起冻伤；②液氦和液氮的直接伤害，液氦本身具有毒性，而液氮无直接毒性，但是两者均可能造成窒息。因此检查室必须安装氧气检测报警器，一旦发生冷却剂泄漏，所有人员必须立刻撤离。

2. 铁磁性物质的抛射 铁磁性物质被高场强的主磁场吸引，可高速向磁体抛射而导致设备损坏或人员受伤。因此，进入检查室的人员应去除所有的铁磁性物质，而且可造成抛射问题的物品（如持针器、听诊器、剪刀及氧气瓶等）严禁带入检查室。

3. 金属异物 体内有金属异物的患者，尤其是眼球内有铁磁性异物的患者，不宜进行 MRI 检查。如果不能确定体内有金属异物，则在 MRI 检查前可先行 X 线摄影检查确定。

4. 监护及抢救设备 一般的监护抢救设备都会受主磁场、梯度场及 RF 的干扰，无法在检查室内正常工作，而 MR 专用的监护抢救设备还没有被广泛应用，因此需要监护的重症患者一般不宜进行 MRI 检查。

5. 心脏起搏器 主磁场和 RF 都有可能干扰心脏起搏器的工作，而且起搏器导线还可产生诱发电流，可能造成心率失常或组织烧伤。因此安装有心脏起搏器的人员禁止进入 5 高斯线范围，更严禁进入 MR 检查室或接受 MRI 检查。

6. 人工植入物 目前，内支架、血管夹、人工瓣膜、静脉滤器、内固定器、人工关节等人工植入物应用越来越广泛。但铁磁性物质制造的植入物将严重干扰磁场，因此不能进行 MRI 检查。非磁性的不锈钢或钛合金材料的植入物，则可以进行 MRI 检查。检查前需要明确植入物的材料，在不清楚植入物材料性质的前提下不可冒险检查。

7. 幽闭恐惧症患者 幽闭恐惧症患者不能忍受狭小的空间，因此在 MRI 磁体的检查孔中会出现严重的压抑、气急、恐惧等反应。在 MRI 检查中，3%～10%的受检者会出现紧张、恐慌等精神反应，甚至不能完成 MRI 检查，幽闭恐惧症是其中较为严重的反应。因此，可采取检查前给患者耐心介绍 MRI 检查的过程和可能出现的情况，如噪音等，有助于减轻患者的精神反应，对于严重患者可适当使用镇静药物或选择 CT 等其他检查方法。

8. 孕妇 尽管 MRI 被认为对胎儿发育没有明显影响，但目前还是主张妊娠 3 个月以内的孕妇不宜做 MRI 检查。另外，由于 Gd-DTPA 等多种 MRI 对比剂可以通过胎盘，因此目前也不主张对孕妇使用 MRI 对比剂。

二、磁共振成像设备的日常维护

医用 MRI 设备根据类型和场强不同，其价格差异较大，但总体来说磁共振成像设备属大型、贵重医疗设备，因此，MRI 设备日常的维护保养工作显得非常重要。其具体内容如下。

（1）扫描期间保持恒温、恒湿，换风装置工作正常。

（2）定期检查、校准射频管工作特性曲线，确保射频管工作处于最佳状态。

（3）定期检查、校准磁体匀场，保证图像质量优质。

（4）常导磁体供电电源应确保稳压、稳流、通风散热情况良好；超导磁体应每日记录液氦消耗量。工作人员每天应确认并保证液氦液面计工作正常。

（5）定期检查梯度冷水机和冷头冷水机，定期补充循环水量，确保冷水温度、压力、流量符合工作要求。

（6）日常工作中，应避免磁体内遗留金属物品，定期清理磁体扫描孔，清除杂物。

（7）在更换各种检查线圈时，应注意拆卸、搬运动作轻柔，并定期清洁线圈连接的插头、插座。

（8）MRI 设备首次安装时，使用过的磁体吊装金属支架、轮式运输支架及配套螺栓等物品一定要妥善保管储存，以备更新换装设备时使用。

(9) 每天必须有专人负责检查并记录液氦水平、冷头和冷水机运行状况，每天开机后执行质量保证(quality assurance，QA)和质量控制(quality control，QC)程序并记录结果。

(10) 液氦水平面降至55%～60%前就提前联系安排补充液氦事宜，防止因液氦缺货、制冷系统突然故障而导致液氦过度挥发，造成风险与损失。

三、质量控制

由于MRI的成像原理及操作过程十分复杂，其中涉及的技术手段和跨领域知识甚多，任何一个环节和参数，都会影响MRI影像质量。因此，为了利用现有的技术水平达到最有效的成像效果，发挥MR的最大诊断价值，我们有必要从各个方面对MRI成像实现质量控制。MRI设备的质量控制包括两方面：保证机器始终为临床提供有价值的、可重复的结果以及先进的技术；保证与其他机器在同一方式下获得相同的临床结果。整个MR系统的质量控制和质量保证的具体指标很多，本文仅对临床检查中影响最明显、最常见也是在临床上最受关注的、最重要的可控质量指标进行介绍，如信噪比、图像对比、空间分辨率、图像均匀度等。

(一) 信噪比

信噪比(SNR)是MRI最基本的质量参数，如果一幅MRI影像SNR过低，那么其他的质量标准都无从谈起。SNR是指图像的信号强度和背景随机噪声强度的比。信号强度，是图像中代表组织的感兴趣区内的所有像素信号强度的平均值；随机噪声，指同一感兴趣区等量像素信号强度的标准差。噪声重叠在图像上，使像素的信号强度以平均值为中心而震荡，噪声越大，这种震荡就越明显，而SNR值越低。信噪比值在临床使用中有两种测量和计算方法。

第一种方法，SNR＝SI/SD，SI是感兴趣区中像素信号强度的平均值，SD是同一感兴趣区中等量像素信号强度的标准差，即噪声。这种计算方法是根据SNR的定义直接引申过来的，直观易理解，但在实际操作中却不常用，因为这种计算方法要求感兴趣区中包含的是均匀成分，否则，感兴趣区内各个像素信号强度的标准差并不能代表随机噪声，即在感兴趣区中成分不均匀的情况下SD无法确定。此方法一般是医学工程人员在进行设备维护保养和检修过程中，利用体模时使用较多。

第二种方法，$SNR=SI_{组织}/SD_{背景}$，这一方法是在符合磁共振原理的基础上，根据临床实际应用而总结出的方法。首先我们要将图像内容视为两个部分，一个是整个显示人体组织成像内容的部分，称为组织部分；另一个是在整个FOV以内除去组织部分的部分，及相当于FOV内空气的部分。SI仅仅计算在组织部分内选择某感兴趣区内像素的平均强度，即$SI_{组织}$；而SD仅仅是计算在空气的部分内信号强度的标准差，即$SD_{背景}$。二者的比值即SNR。这种方法在实际的临床操作中比较常用。

影响SNR的因素有很多，比如主磁场强度、采集线圈、脉冲序列、TR、TE、NEX(激励次数)、层厚、矩阵、FOV、采集带宽、采集模式等。经过研究和总结现有的临床使用经验，我们得出以下的规律：①SNR与主磁场强度成正比。②多通道表面相控阵线圈＞表面线圈＞体线圈。③SE序列的SNR一般大于GRE序列。④在多参数序列中，TR的长度和SNR为正比，TE长度和SNR成反比。⑤SNR与回波信号总数的平方根成正比。⑥FOV的大小与SNR成正比。⑦矩阵大小与SNR成反比。⑧在层厚相同的情况下，3D图像的SNR值要明显的高于2D图像，在相同的3D或2D图像中，SNR值在层厚增加时成比例升高。⑨采集带宽的宽度与SNR成反比。

以上所有的影响因素都是在影响受检组织的信号强度和随机噪声。SNR越高，图像越清晰，也越利于临床诊断。在实际操作中，提高SNR的原则是提高图像的信号强度和降低背景随机噪声。不过，一般来讲，SNR与检查时间的长短存在一定程度的冲突，因此要求我们在使用中有效合理地提高图像SNR。

需要特别指出的是，各厂家的设备在操作界面参数调整中的SNR并不是真正的SNR，而是相对SNR，所有的序列经过设置储存之后，经重建调用，其相对SNR都是1，调整各参数导致的SNR变化只能显示该参数对SNR的影响，而不是真正的SNR值，如果原本储存的序列参数SNR很高，那么当使用调整将SNR降为30%，最终的图像依然能有足够的SNR。

（二）对比噪声比

在保证一定 SNR 的前提之下，MR 图像的另一个重要指标是对比度，对比度是指两种组织信号强度的相对差别，这种差别越大，对比度越好。在临床上，图像对比度常用对比噪声比（CNR）表示，对比噪声比的测量计算公式是 $CNR = |SI_{病灶} - SI_{组织}| / SD_{背景}$。其中，$SI_{病灶}$ 是代表病灶处的信号强度，$SI_{组织}$ 为病灶周围正常组织的信号强度，$SI_{背景}$ 为相位编码方向上 FOV 内空气区域的感兴趣区的标准差，即背景随机噪声。

CNR 主要受 3 个方面的影响。①组织间的信号固有差别，即两种不同组织间 T1、T2、质子密度、运动等的差别。固有差别越大者 CNR 越大，对比度就越好；固有差别小者，CNR 就越小。即使使用最佳的检查技术，对比度也比较低，是对比度的决定性因素。②成像技术，涵盖的范围较大，包括场强、序列、参数等，合理的特定序列及参数，可以得到优质的图像 CNR。③人工对比，对于特殊的临床检查需要或是针对固有差别很小的组织，可以使用 MR 对比剂介入的方法，人工提高 CNR。

（三）空间分辨率

空间分辨率控制的是图像对于解剖细节的显示能力。在影像学上，实际上就是成像体素的大小，体素越小，空间分辨率就越高。这与照片像素的原理是一样的。层面选择方向上的空间分辨率由层厚决定。我们更为关注的是，层面图像的空间分辨率，主要受 FOV 和矩阵大小的影响，矩阵越大而 FOV 保持不变，体素就会越小，相应的空间分辨率也越高；而在相同的矩阵大小中，FOV 越大则体素越大，导致空间分辨率降低。在临床使用中我们还应注意，在其他参数保持不变的情况下，过高地追求空间分辨率，会延长采集时间，同时根据 K 空间的填充原理，高空间分辨率也会牺牲图像的对比。因此，在实际使用中，我们应合理地调整参数，比较权衡地提高空间分辨率。

（四）图像均匀度

图像均匀度主要取决于磁场的均匀度和采集线圈的性能，除了在某些扫描序列中添加匀场以在一定程度上保证图像质量，一般来讲每一台设备的图像均匀度在临床操作中是不可控的，取决于设备本身的性能及安装启用时进行匀场的过程。一般包括信号强度的均匀度、SNR 的均匀度、CNR 的均匀度，主要反映为图像上均匀物质的信号强度的偏差，偏差越大则均匀度越低。在实际测量中可以用水模来进行，在视野中取多个感兴趣区进行测量对比。图像均匀度受检查操作的影响很小，可直接反映设备的性能，是一项非常重要的技术指标。

（五）MRI 伪影

伪影是指 MR 图像中与实际解剖结构不符的信号。伪影是在临床应用中最常见的图像质量问题，设备性能、序列性质、操作技术、特殊病患和特殊部位乃至一系列不明确的原因，都可以导致图像伪影。有些伪影是完全可以利用技术手段规避的，有些则无从下手解决，也有一部分伪影解决的意义不大，但不可否认的是，伪影是影像医学最普遍最急于解决的问题之一。伪影在图像上的表现主要有变形、重叠、缺失、模糊等，伪影会导致图像质量下降，有些严重的伪影可能会遮掩病灶，造成漏诊；同样可能出现假病灶，造成误诊。因此正确地认识伪影、采取相应对策减少或规避伪影，对于提高 MRI 诊断价值具有重要意义。

相对于其他的影像学检查手段，MRI 更容易产生伪影，并且伪影的种类更多，机制也更为复杂。真正可以认识和掌控各种 MRI 伪影，需要扎实的 MRI 基本知识、过硬的技术水平和丰富的临床使用经验。

从伪影的发生源来看，可以将伪影分为三大类：设备伪影、运动伪影、磁化率伪影。

1. 设备伪影 设备伪影是指因设备本身的质量及安全调试等因素产生的伪影。大部分设备伪影是与成像技术或参数相关，包括 MRI 设备主磁场强度、磁场均匀度、序列设计及编写质量、电子元器件、附属设备等。因此，通过选用合理的技术和参数可以减轻或消除伪影，临床上比较关注以下几种设备伪影。

(1) 化学位移伪影：由于化学位移现象导致的图像伪影。在组织中由于化学位移现象的存在，水分子中的质子进动频率高于脂肪中质子的进动频率，在 1.5T 的设备中，其进动频率差大约为 225 Hz。MR 通过给频率编码施加梯度场造成不同位置上的质子进动频率差来完成频率编码方向上的空间定位编码。

由于脂肪质子的进动频率低于水质子的进动频率，在傅里叶变换时，会把脂肪质子的低进动频率误认为空间位置上的低频率。如此在重建 MR 图像时脂肪信号会在频率编码方向上向场强较低（进动频率较低）的一侧位移，发生错位，从而在此方向上发生影像的重叠和缺失。位移的程度与场强有关。

质量控制措施：增加频率编码带宽、采用低场设备进行扫描、改变频率编码方向、抑制脂肪技术等方法以规避或减轻该伪影。

(2) 勾边伪影：也称为黑线伪影，表现为脏器与脂肪组织之间出现宽度为一个像素的黑线勾勒于脏器周边。常出现于腹部脏器周围、肌肉间隙等部位，本质上也属于化学位移的一种，但只出现于梯度回波类的序列中的反相位图像上，不仅仅发生于频率编码方向上。

质量控制措施：通过 TE 的改变采集同相位图像、施加抑制脂肪技术、用自旋回波类序列代替梯度回波序列。

(3) 卷褶伪影：当受检部位的内容大小超过 FOV 大小时，超出部分的组织信号将折叠到图像的对侧。其产生机制是 FOV 外的组织信号在融入图像后，将发生相位或频率的错误，把 FOV 外一侧的信号错当成另一侧的信号，因而设备默认会将信号折叠到对侧。由于目前普遍采用频率方向超范围编码技术，因此在频率编码方向上不会出现卷褶伪影，而多见于相位编码方向上。在三维成像中，由于层面方向上也采用相位编码，所以在层面方向上也会出现卷褶伪影，表现为在三维容积层面方向两端的少数层面上出现对侧端以外的组织折叠影像。

质量控制措施：增大 FOV、相位编码方向过采样、施加空间预饱和带、切换频率编码与相位编码的方向。

(4) 部分容积效应：容积效应普遍存在于 MR、CT 等各种断面成像的图像上，会造成病灶的信号强度不能得以客观表达，同时影响病灶与正常组织的对比。薄层扫描可以有效地减少或消除容积效应，选用时要根据实际的扫描需要来权衡。

质量控制措施：选用薄层扫描；改变选层位置，使成像面与交界面垂直；减小 FOV。

(5) 层间干扰：也称层间污染。受梯度场线性、射频脉冲的频率特性等影响，在进行二维图像扫描时，扫描层面附近的质子也会受到激励，这会造成层面之间信号的相互影响，我们称这种现象为层间干扰。主要有两种表现，一是在逐层方式的激发顺序中，可能出现各个层面因饱和效应而出现不同程度的信号强度降低和对比度降低等。二是间隔方式进行激发时，出现偶数层面的信号降低，从而出现本序列的图像一层亮一层暗。

质量控制措施：第一，扩大层间距；第二，间隔模式进行激发，不过在 TR 较短的情况下，会出现层间干扰的第二种表现，即一层暗一层亮；第三，三维技术采集。

(6) 近线圈效应：在扫描中采用表面线圈（包括相控阵线圈）采集信号，与体线圈相比较具有灵活和信噪比高等优点。但表面线圈接收信号在整个采集容积区域是不均匀的，靠近线圈的部位信号高，远离线圈的部位信号低，此种现象称之为近线圈效应。产生机制是由于线圈的空间敏感度差异所致，一般不会产生大的影响，只是降低图像的均匀度，但也有严重的情况，会破坏图像美观，甚至影响正常阅片、诊断。

质量控制措施有两种：第一种方法是采用滤过技术，此技术是设备厂家预设在系统中的一种图像后处理技术，在 GE 设备上称为 SCIC，在飞利浦设备上称为 HC，人为地对已重建后的图像进行像素滤过，尽可能地使距离线圈远近不同的组织信号在图像上表现得接近，但此种方法缺乏准确性，没有一个标准可循，有时可能效果不理想甚至矫枉过正。第二种方法是利用表面线圈敏感度信息与体线圈对比的方法，也就是校准扫描。由于在正式进行成像扫描之前就采集了有效的校准信息，对有差异的信号进行一定的数据处理，因此此方法明显优于滤过技术。

2. 运动伪影 运动伪影是指由于受检者的宏观运动引起的伪影。宏观运动包括自主的肢体、吞咽运动等，也包括非自主的心脏血管搏动、消化系统蠕动等。宏观运动之所以会造成伪影，主要是因为在进行 MR 信号采集时要对组织射频激发，由于运动导致的组织相对位移或变形，使得出现相位的偏移，在傅里叶转换时会把这种相位的偏移误当成是相位编码方向上的位置信息，把组织的信号配置到一个错误的位置上，从而影响图像的准确性。有些运动伪影对图像影响不大，可能会出现模糊、虚影等表现，大部分情况可以采用，对诊断没有实质的影响，有些严重的运动伪影则会影响正常诊断，甚至使图像无法识别。伪影的强度主要取决于运动结构的信号强度，伪影的形态主要受运动方向和幅度的影响，伪影的复制数目、位置受基本正弦运动的相对强度、TR、NEX、FOV 等因素影响。一般运动伪影易出现在相位编码方向上。运动伪影根据受检者自身的主控情况，可分为三类：随机自主运动伪影、可控自主运动伪影、非自主运动伪影。

（1）随机自主运动伪影：由于患者不具周期性、不可自控的运动造成的伪影，包括吞咽、眼球运动、肢体运动等。要应对此类伪影，我们首先应尽可能地取得患者最大限度的配合，并且尽量缩短扫描时间，采用可以有效纠正运动的序列，有些运动如吞咽，可以预先在咽喉处施加空间预饱和带。

（2）可控自主运动伪影：主要就是呼吸运动伪影，出现于胸腹部。与随机自主运动不同，其伪影主要出现于相位编码方向，出现图像模糊或胸廓及脏器结构的重叠影。呼吸运动在人体中是一种比较特殊的运动方式，其节律和时间在一定程度上是可以控制的，但却不能完全阻绝。利用这一运动特点，在 MR 上有许多专为解决呼吸运动伪影而设计的程序和设备，比如利用呼吸门控设施，采用呼吸触发技术或导航回波技术，或应用超快速成像序列进行屏气扫描，还可进行对呼吸不敏感的超快速序列，如单次激发的 FSE、单次激发 EPI 等。不过这类序列的信噪比和对比度都不高；增加 NEX 可以减轻呼吸运动的影响；另外，由于脂肪在图像上呈高信号，胸腹的皮下脂肪及脏器脂肪造成的伪影也最严重，因此采用抑脂技术或在前腹壁的位置施加饱和带也能在一定程度上减少呼吸运动伪影。在一些低场强 MR 上，也可通过施加腹带等方式减小呼吸运动的幅度以减少运动伪影。

（3）非自主运动伪影：非自主运动是指人体中宏观的为了维持生命体征或正常生理代谢而不受自主神经控制的长期持续的运动形式。其中会产生伪影的有心脏搏动、血管搏动及血液流动、脑脊液的流动，在这其中心脏的搏动或大的动脉搏动伪影，具有很强的周期性，对图像的影响主要是模糊或相位错位，而血液和脑脊液的流动，也具有一定的周期性，会造成质子失相位、信号丢失、流入增强效应、流空效应、流动本身产生的运动伪影，针对这些非自主运动的伪影，主要是采用一些特定序列及规定参数，或运动门控设备进行一定的监测，但由于产生机制的特殊性，此类伪影是不可被完全清除的。

3. 磁化率伪影 也称为磁敏感伪影或金属伪影。是指组织中磁化率差别较大的两部分交界处出现的伪影，表现为局部信号明显减弱或增强，并常伴有组织变形。

磁化率是物质的基本特性之一，某种物质的磁化率是指物质进入外磁场后的强度与外磁场强度的比率，铁磁性物质的磁化率很高，顺磁性物质的磁化率很低，而抗磁性物质磁化率为负值。

梯度回波类序列对磁化率变化比较明显，伪影更为严重，TE 延长，磁化率伪影也会随之明显。当体内有金属置入物，尤其是铁磁性物质时，可造成非常严重的磁化率伪影。

为了减轻或抑制磁化率伪影，我们需要对受检者进行检查，尽可能去除体内和体表的金属物，对有金属植入物者可考虑在低场 MR 中受检。匀场在一定程度上可以减轻伪影，SE 序列要比 GRE 或 EPI 序列在抑制磁化率伪影上更为优秀，增加矩阵、增加频率编码梯度场强度、缩短 TE 等方式也可以减轻磁化率伪影。一些药物，如顺磁性对比剂可以减少组织磁化率，从而减少磁化率伪影。

能力检测

一、名词解释

1. 自旋
2. 弛豫时间
3. 横向弛豫时间
4. 纵向弛豫时间

二、单项选择题

1. 设备参数不包括（　　）。

A. 磁场强度　　B. 梯度磁场强度和切换率　　C. 电源容量

D. 测量条件　　E. 线圈特性

2. 人体磁共振成像用 MRI 设备的磁体不包括（　　）。

A. 永磁型　　B. 常导型　　C. 混合型　　D. 电导型　　E. 超导型

3. 梯度场强等于(　　)。

A. 梯度场一端的磁场强度/梯度场的长度

B. 梯度场两端的磁场强度差值/梯度场的长度

C. 梯度场两端的磁场强度之和/梯度场的长度

D. 梯度场的磁场强度差值/梯度场的长度

E. 梯度场一端较大的磁场强度/梯度场的长度

4. 梯度场的非线性一般不能超过(　　)。

A. 10%　　B. 8%　　C. 6%　　D. 4%　　E. 2%

5. 梯度线圈通常采用的是(　　)。

A. 矩形线圈　　B. 鞍形线圈　　C. 圆形线圈　　D. 菱形线圈　　E. 螺线管线圈

三、简答题

1. 磁性原子核需要符合的条件是什么?

2. 简述 MRI 设备的优点。

3. 简述 MRI 设备的组成。

4. 什么是设备伪影?

5. 简述磁共振成像的局限性。

(张　涛　王　帅)

参考答案

一、

1. 任何原子核都有一个特性,就是总以一定的频率绕着自己的轴进行高速旋转,我们把原子核的这一特性称为自旋。

2. 用特定频率的射频脉冲进行激发,氢原子核吸收一定的能量而共振,即发生了磁共振现象。停止发射射频脉冲,则被激发的氢原子核逐步释放吸收的能量,其相位和能级都恢复到激发前的状态。这一恢复过程称为弛豫过程,而恢复到原来平衡状态所需的时间则称之为弛豫时间。

3. 即自旋-自旋弛豫时间,是横向磁化维持到 37%所需要的时间,反映横向磁化衰减、丧失的过程。

4. 即自旋-晶格弛豫时间,反映自旋核把吸收的能量传给周围晶格所需要的时间,也是 90°射频脉冲使质子由纵向磁化转到横向磁化之后再恢复到纵向磁化激发前状态的 63%所需时间。

二、

1. A　2. B　3. D　4. E　5. B

三、(略)

第十三章　超声成像设备

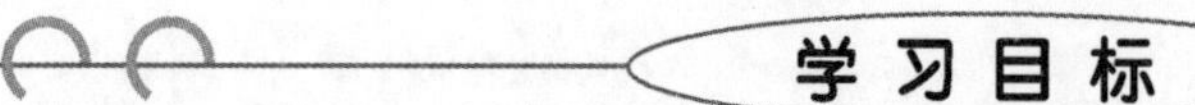

学习目标

掌握：B型超声诊断仪、多普勒超声诊断仪的设备基本结构和工作原理。

熟悉：超声探头的结构和作用；超声设备的使用、维护与保养知识；超声工作站的使用；超声诊断仪设备故障的常见原因和故障分析。

了解：超声成像的物理基础知识；医学超声设备的发展简史；超声诊断仪的分类。

人类受到蝙蝠利用超声导航的启示，在战争中，通过将仿生学与工程技术相结合，成功发明了声纳用于探测潜艇和海底地形。而后，这类军事技术又在医学领域开展实践，于20世纪中叶，发明了A型超声诊断仪并应用于临床，揭开了利用超声波探测人体结构和组织的序幕。此后，B型超声又实现了断层动态显示人体解剖结构的功能，利用多普勒效应实现了探测人体内运动组织的成像。随着微电子技术、计算机技术、信息技术、材料科学、工程技术及声学技术的飞速发展，理、工、医相互融合，20世纪80年代，超声诊断设备进入数字化时代，医学图像和动态视频的存储、传输和后处理技术为诊断提供了更多有价值的信息和功能。现代的超声诊断仪由于其设备结构紧凑、功能集成、操作便捷、无电离辐射危害等优点，在临床中运用广泛，普及程度较高，超声成像技术已经成为医学影像四大成像技术之一。

临床常见医用超声诊断设备多为回波式超声诊断仪，检查时，医生将探头放在人体的检查部位，探头发出超声波，传到人体碰到人体的组织后产生回波，然后把回波接收下来，经过电信号转化、放大、数字化运算等加工处理后显示在荧光屏上，医生便能观察到人体内部情况。

回波式超声诊断仪的工作原理如图13-1所示。

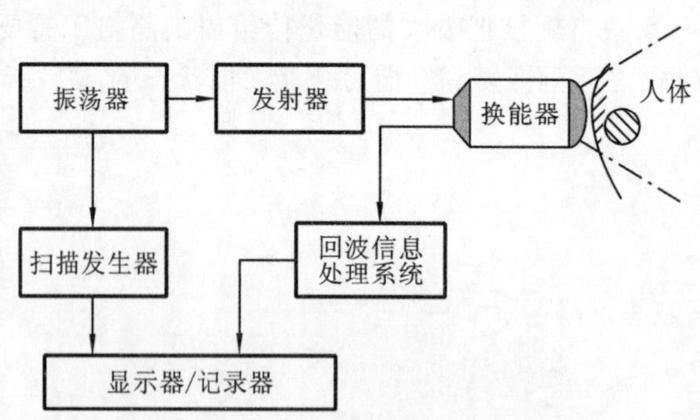

图13-1　回波式超声诊断仪工作原理框图

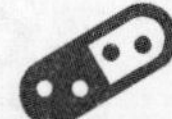

第一节　概　　述

临床中常见的超声设备仪器，主要用于超声诊断、治疗和生物组织超声特性研究，其中，超声诊断仪最为常见。其他超声设备应用：超声体内碎石、超声雾化吸入、医疗器械消毒等。

超声诊断检查是利用超声波的物理特性和人体器官组织声学性质的差异，以波形、曲线、图像或色彩的形式显示和记录，通过对形态学或功能的显像对疾病进行诊断的检查方法。与其他影像检查相比较，最突出的优势在于：无损伤、无电离辐射、费用成本低、设备体积小、操作简便、可实时动态观察……适合对人体内实质性软组织和含液组织诊断，例如可实时动态观察心脏内的解剖结构和流体动力学改变。

一、医学超声的发展简史

1880 年，皮埃尔·居里和雅克·居里兄弟发现电气石具有压电效应。1881 年，他们通过实验验证了逆压电效应，并得出了正逆压电常数，人们开始掌握了如何控制并产生超声的技术。1914—1918 年，第一次世界大战爆发，法国舰队遭到德国潜艇攻击损失惨重，科学家急于找到一种能够进行水下探测与定位的技术。1917 年，法国科学家保罗·朗之万发明了声纳，用于探测和定位水下潜艇取得了成功，此后该技术从民用方面逐渐引入到了医学领域。

1946 年，Fircstone 等研究应用反射波方法进行医学超声诊断，提出了 A 型超声诊断技术原理。1949 年，召开了第一次国际超声医学会议。

1958 年，赫兹等首先用脉冲回声法诊断心脏疾病，开始出现 M 型超声心动图，同时开始了 B 型二维成像原理的探索。

20 世纪 50 年代末期，连续波和脉冲波多普勒及超声显微镜相继问世。

1967 年，实时 B 型超声成像仪问世，这是 B 型超声成像技术的重大进步，以此实现了基于解剖结构的断层显像，使超声检查更加直观，利于临床使用与推广。20 世纪 60 年代末，美、日研制成功压电高分子聚合物 PVF2(聚偏氟乙烯)换能器。20 世纪 70 年代，随着计算机技术的发展，数字扫描变换器与处理器(DSC 与 DSP)的出现，把 B 型超声推向了以计算机数字影像处理为主导的功能强、自动化程度高、动态影像效果好的新水平。

20 世纪 90 年代至今，超声成像设备价格更加低廉，新技术不断涌现，临床俗称“彩超”的设备，即具备三功声像图、彩色多普勒血流显像与频谱分析的多功能彩色多普勒超声诊断仪的出现，将多种技术集合在一台超声仪器上，实现了向综合化、自动化、定量化和多功能等方向发展。

二、医学超声设备的发展趋势

随着计算机技术、制造工艺、材料科学的进步，医学超声设备的发展日新月异。首先，设备成本和价格日益低廉、设备体积更小、便于携带，更有利于临床普及和照顾患者的需求。目前，我国临床中使用的各类超声诊断仪数量已经超过了 X 线机，成为最普遍的医学影像设备。其次，新算法和数字图像处理技术层出不穷，显示效果更好，也使针对不同诊断目的的诊断效率显著提高，例如图像融合技术、3D 及 4D 超声成像已经逐渐在临床中推广。最后，超声设备已经向综合化、自动化、定量化和多功能等方向发展，超声引导下的介入治疗、全数字化电脑超声成像、超声造影检查等新技术和设备的出现，不断推动超声医学的进步与发展，未来透射超声等成像技术也在研究和探索中。在探头方面，新式换能器不断推出，如超高频探头、高密度探头、腔内探头等相继问世，进一步拓展了超声设备使用的功能。采用蓝牙、WiFi 等无线通信方式的探头，摆脱了电缆的束缚，能够实现无线连接，遥控操作。可以预见的是，医学超声设备将造福人类，并将为未来医学影像技术的发展平添更多精彩。

三、超声成像的物理基础

(一) 超声波

1. 超声波的概念 超声波是指超过人耳的听阈范围，频率高于 20 kHz 的机械波，简称超声。

2. 频率、波长、声速 超声波的能量形式实为机械波，由振动产生。要产生机械波需要满足两个条件：①要有最初开始振动的物体即振源；②要有能够传播的弹性介质。

波由振源在弹性介质里，向各个方向传播能量和振动的状态。波在传播过程中，各质点只在自己的平衡位置附近振动。单位时间内质点振动的次数称为频率，用 f 表示；相邻两个同相位质点之间的距离称为波长，用 λ 表示；传播一个波长所需要的时间称为周期，用 T 表示。声波在介质中的传播速度称为声

速,用 c 表示。声速与其他物理量的关系式为:

$$c=f\lambda=\frac{\lambda}{T}$$

同一声波在不同介质中传播,波长和声速不同,但频率和周期不变。例如:1 个标准大气压和 15 ℃的条件下,声音在空气的传播速度约为 340 m/s,在常温水当中的声速约为 1500 m/s。对于人体组织,一般包含骨骼、脂肪结缔组织、软组织、空气、液体等成分,各物质密度有差异,但除骨骼和气体以外,其他组织的密度变化只有 6%左右,大多数超声诊断仪都忽略这些变化。可以按照 37 ℃的水为参照进行声速设计($c\approx1540$ m/s),通过发射和接收声波的时间,计算出被探测组织形成的反射回波在人体中传播的距离和位置。而声波在骨骼、空气中传播由于介质密度差异较大,相邻介质所形成界面对折射和透声效果影响较大,所以一般超声检查对人体内骨骼、含气的空腔和组织成像效果不佳。

3. 反射、折射、透射、散射和衍射 人体是一个非匀质性组织,不同介质之间有界面,声波在人体中传播,不仅有吸收和衰减,还会发生波的反射、折射、透射、散射和衍射等波在介质中传播时的物理共性现象。

一般地,超声诊断希望超声波能够尽可能不改变原传播方向,透射并进入人体达到一定深度,从而利于探测所需检查的部位。在使用超声探头时,都要涂抹耦合剂,其主要目的就是为了消除皮肤与探头间隙内的气体强反射界面,让声波能够顺利地透射皮肤进入人体。器官表面如有包膜形成大界面,利用大界面反射回波幅度较大的特点进行成像,可以显示器官的轮廓。当声波在人体内产生折射时,传播方向发生改变,或使被探测组织空间位置与显示位置不符,导致偏移,空间分辨率降低。如果因为界面表面粗糙或组织体积较小且远小于入射波波长时,便会产生散射,从而向四周发散声波形成新的波源,如红细胞和微小组织结构。红细胞产生的散射回波是超声多普勒显示血流信号的原因,而组织内部结构的显示也与散射有关。声波在穿过狭缝、小孔或圆盘之类的障碍物时会发生不同程度的衍射,也称声绕射,这样只显示障碍物后面的结构,而障碍物体不显示,容易漏诊。

(二) 媒介的声阻抗

1. 声强

声强即为声波的强度,表示在单位时间内垂直通过单位面积声波的能量值,单位是 J/(s·cm^2),用 I 表示。它的大小表示声波强弱程度。一般地,声强越大,振幅就越大,且声强随传播距离的增加而逐渐减弱。生活中直观的现象,如用一块石头扔向平静的水面,水面涌起一圈一圈的水波向四周扩散,此时,离振源越近,振幅越大,随着水波向周围扩散远离振源,波的能量逐渐减少,振幅就降低了。这是因为声源在单位时间内发出的能量是有限的,如果任由声波向周围扩散,则能量分布的面积扩大,随着声波传播距离增加,通过单位面积的能量就越小。所以,通常在超声探头中,由换能器发出的声波需要将其聚焦成波束,这样可以使声波相对集中在特定的传播方向上,指向性好,能量衰减少,以获得更佳的探测深度。

2. 声压与声阻抗

声波以纵波的形式在人体中传播,纵波的能量传递会产生"弹性形变"(图 13-2)。假设介质中没有声波传播时,介质某处质点的静压强为 P_0,当该处有声波传播时,形成密集的瞬时压强高于 P_0,形成稀疏的瞬时压强小于 P_0。我们将该处质点受到声波作用产生压强的瞬时值与静压强 P_0之差,称为声压,单位是帕(Pa)。声压会受到声波作用,而声波为周期振动,所以声压也呈周期变化。

声阻抗又称声阻抗率,代表了声波作用于介质中受到阻抗的物理量。如上图所示,手用力 F 拉弹簧使弹簧形变,但弹簧本身也有一个回复力 f(阻抗力),会抵消 F 的一部分作用。声阻抗通常用 Z 表示,定义为某处质点的声压与通过该质点振动速度之比,单位是 kg/(s·m^2)

$$Z=\rho c$$

式中:ρ 为介质密度,c 为声速。可见介质密度越高,声速越快,声阻抗越大。声阻抗是声学中重要的物理量,它不仅与传播介质的密度有关,还会受到温度变化的影响。

人体由许多不同密度的器官和组织构成,声阻抗的差异很小,不同密度的介质容易形成界面。超声在传播途中遇到界面会产生折射、反射及散射等现象,而反射和散射又是目前所有回波型超声诊断仪工作原理的基础。在人体中声阻抗只要有 0.1%的差异,超声仪器便可检测出回波信号,而软组织的 Z 值为

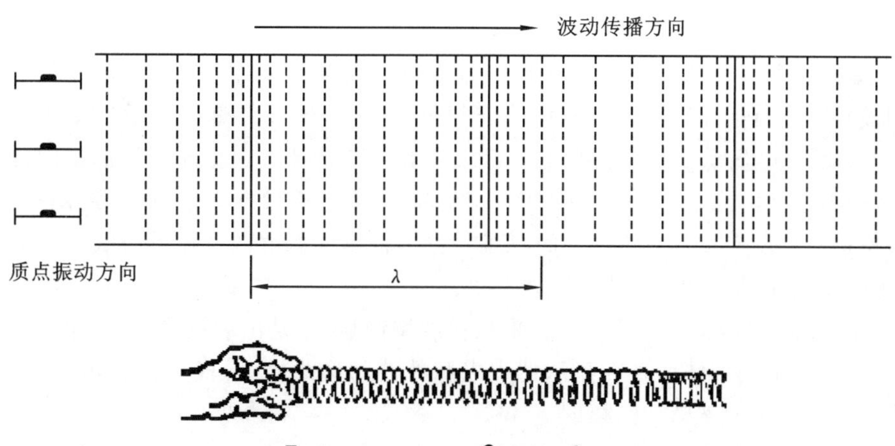

图 13-2　纵波示意图与弹性形变力的作用

0%～16%，可见超声对软组织的分辨能力较强。而在超声换能器中，压电材料与人体密度差异大，为了降低声阻抗使超声能够发射并穿透人体皮肤，所以在压电晶体前方安装了匹配层，该层密度介于人体与压电材料之间，使超声能够透射出去。

（三）声轴、声束与声场

声轴为声波传播的方向线。通常与声波发出后介质中声强或声压最大的区带一致，即声能量密度最大的区带。声场是声波在介质中传播时，介质中充满其能量的空间区域。声束指声轴周围－6 db（－50%）范围内的声场分布区。宽声束（声束较大）时，横向、侧向分辨率差。非聚焦的声束，横向分辨率等于或大于声源的直径，不能分辨小结构。为了增加分辨率，B 型超声仪器采用声透镜、动态电子聚焦、凹面晶片聚焦发射和接收等多种方式使声束变窄。经过聚焦的声束，称为聚焦声束。声场能量分布如图 13-3 所示。

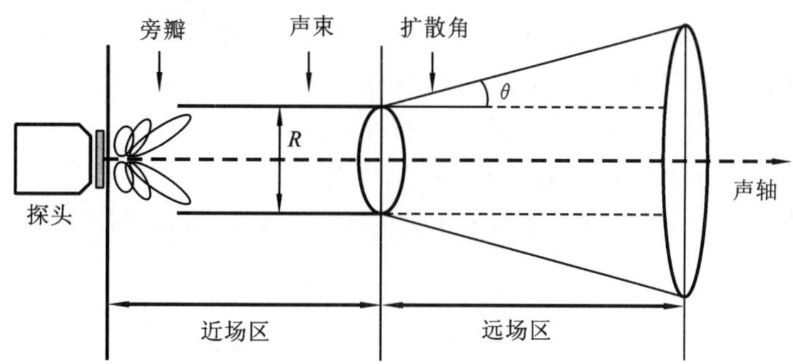

图 13-3　超声声场、声束空间分布示意图

声场沿声轴方向可分为两段，近声源的声束称为近场区，该区域声束能量集中，超声指向性好，无扩散，成像时空间分辨率好。可用规则圆柱形模拟，假设探头半径为 R，则近场长度为：

$$L = R^2 \frac{f}{c}$$

式中：f 为超声频率，c 为声速，近场长度与超声频率有关。随着超声传播距离的增加，声束开始扩散，其束宽随距离的增加而增宽，此段为远场区，扩散角会降低图像的横向分辨率，聚焦可降低远场扩散。

四、超声诊断仪的分类

超声诊断仪设备种类繁多，分类复杂，近年来全数字化超声诊断仪搭配不同探头可实现多种功能的集成，但也可根据被探测声波特点、物理特性、成像方式、扫描方式等进行分类。目前，临床上应用的超声诊断仪都是回波式，这类超声成像设备根据其所运用的物理特性不同，大致可分为回波幅度式和多普勒式。

（一）回波幅度式

回波幅度式超声诊断仪是通过探测超声回波幅度的变化来获取组织信息，分辨人体组织的细微差别，然后根据回波信号进行能量转化，再经过一系列复杂的信号处理并最终显示出图像。如临床上使用最多的 B 型超声诊断仪可显示出组织器官的解剖结构和形态特征。根据超声波的空间分布又可分为一维图、二维图和三维图三种方式。空间一维图有 A 型和 M 型超声诊断仪；空间二维图有 B 型、C 型和 F 型超声诊断仪；空间三维图有重建三维和实时三维。也可根据成像解调及显示方式的不同可分为振幅调制型、运动-时间型、辉度调制型和多普勒型。

1. A 型超声诊断仪 简称 A 型超声。它采用幅度调制显示，是出现最早、最简单的回波式超声诊断仪。被探测组织界面反射的回波信息在显示器上以脉冲波的形式显示，横坐标表示超声波的传播时间，即探测深度；纵坐标则表示回波脉冲的幅度。

2. M 型超声诊断仪 简称 M 型超声。它属于运动-时间或运动-位置型，它是将 A 型超声所获取的回波信息，用亮度调制方法加于显示器内阴极射线管阴极或栅极上，并在时间轴上加以展开，最终显示的是被探测界面运动的轨迹图。由于能反映心脏各层组织界面的深度随心脏活动时间的变化情况，故称为 M 型超声，也叫超声心动图。

3. B 型超声诊断仪 简称 B 型超声。它是用回波脉冲的幅度来调制显示器的亮度，而显示器的横坐标和纵坐标则与声束扫描的位置一一对应，从而形成一幅幅辉度（亮度）调制的超声断面图像，这些图像与时间匹配，按照一定的帧数连续显示，就形成了实时动态图像。B 型超声可分为多种类型：①扇形扫描 B 型，其成像方式有高速机械扇形扫描成像、凸阵扇形扫描成像、相控阵扇形扫描成像等；②线性扫描 B 型；③复合式 B 型，其成像方式包括线性扫描与扇形扫描成像方式的复合以及 A 型、B 型、D 型等成像方式的复合，极大地拓展了 B 型超声的功能。

4. C 型和 F 型超声诊断仪 这两类超声诊断仪的超声波束能进行 X、Y 两个方向扫描（平面扫描），都采用辉度调制，只是 C 型的距离选通（平面的深度位置）是一个常数（固定深度），而 F 型是一个变量。

5. 3D 型超声诊断仪 它显示组织器官的立体结构和功能图（三维图），同样利用亮度来反映回波信息。目前，主要由二维扫描获取许多平面图，通过计算机重建三维图像，该图像为静止图像。

6. 4D 型超声诊断仪 将 3D 超声图像加上时间维度参数，与 3D 超声诊断过程相比，4D 超声可以实时、立体、多方位地观察人体器官或胎儿的三维动态情况。

回波幅度超声诊断仪一般利用灰度来表示回波幅度的差异，灰阶级数越多，表达能力越强。但由于人的视觉对灰阶分辨的局限性，所以也在探讨采用更为丰富的彩色编码，利用彩阶（伪彩）来表达回波幅度的大小。

（二）多普勒式

这是一类利用多普勒效应，根据回波频率的变化来获取人体组织器官、血流中红细胞的运动和结构信息的超声多普勒诊断仪。同样可根据超声波的空间分布分为一维图、二维图和三维图等方式。①空间一维图是采用多普勒频谱法（D 型），按照发射超声方式不同，有连续式多普勒（CWD）超声诊断仪和脉冲式多普勒（PWD）超声诊断仪；②空间二维图扫描显示的是彩色血流图（CFM），主要有彩色多普勒血流图（CDFI）、组织图（CDTI）、能量图（CDE）和方向能量图（DPA）等；③空间三维图显示的有血管透视和重建图。

目前临床所用的彩色多普勒超声诊断仪（俗称彩超）实际是一个综合的超声诊断系统，它在 B 型超声图像上叠加彩色血流图，既能显示人体组织器官的解剖形态，又能显示运动信息。与不同探头搭配使用，还可以同时完成 B 型、M 型、D 型、CDFI 和 CDE 等，其类型归纳见表 13-1。

表 13-1　目前临床上应用的主要超声诊断仪类型

大类	信息空间	类型	主要特点	显示方式
回波幅度式	一维	A 型	深度方向的组织界面回波幅度	幅度调制
		M 型	深度方向的组织界面的时间位移曲线	辉度调制

续表

大类	信息空间	类型		主要特点	显示方式
	二维	B型		一维探测与声速方向一致的切面	辉度调制
		C型		二维探测与声速方向垂直的平面	辉度调制
		F型		二维探测与声速方向垂直的曲面	辉度调制
		伪彩		色阶显示	彩色编码
	三维	3D		立体图	辉度调制或彩色编码
多普勒式	一维	D型	CW	发射连续波,不能检测深度、位置,但可测高速血流	辉度调制
			PW	发射脉冲波,能确定目标的深度、位置,但可测最高血流速度受脉冲重复频率限制(尼奎斯特频率极限)	辉度调制
	二维	CDFI		滤去低速的组织活动信息,显示切面的血流二维信息	彩色编码
		CDTI		滤去高速的血流运动信息,显示组织的运动信息	彩色编码
		CDE		利用多普勒效应的信号幅度来显示低速的血流,但没有方向性	彩色编码
		DPA		显示低速血流及其方向	彩色编码
	三维	3D		图像重建,立体透视或三维立体图	辉度调制或彩色编码
	四维	4D		图像重建,实时的三维立体动态图	
HI	CHI			显示二次谐波所传递的信息	辉度调制
	THI			显示高频和二次谐波所传递的信息	

注:CHI(contrast humorous imaging)表示能有效观察室壁运动和心肌灌注质量的对比谐波成像,THI(tissue humorous imaging)表示能有效改善深部组织图像质量的组织谐波成像。

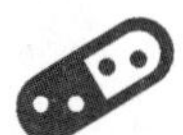

第二节 超声探头

超声探头也称为超声换能器,是超声诊断仪必不可少的关键部件。它既能将电信号转换为超声波,又能将超声波转换为电信号,同时具有超声发射和接收的双重功能。其能量转换的关键结构为压电晶体,探头的品质会直接影响超声诊断仪性能,在使用和操作探头时,要注意保护,以避免探头损伤。

一、压电效应

1880年法国物理学家居里兄弟皮尔(P·Curie)与杰克斯(J·Curie)发现某些晶体处于弹性介质中,具有一种声-电可逆特性。即:晶体在沿一定方向上受到外力的作用而变形时,其内部会产生极化现象,同时在它的两个相对表面上出现正负相反的电荷。当外力去掉后,它又会恢复到不带电的状态,这种现象称为正压电效应。相反,当在电介质的极化方向上施加电场,这些电介质也会发生变形,电场去掉后,电介质的变形随之消失,这种现象称为逆压电效应,亦称电致伸缩效应(图13-4)。超声波发射是超声换能器利用逆压电效应将电能转化为机械能,而超声回波接收是超声换能器利用正压电效应将机械能转化为电能。

具有压电效应性质的晶体,称为压电晶体。目前常用于超声探头的晶体片有石英、锆酸铅、钛酸钡、硫酸锂等人工或天然晶体。压电晶体的材料不同则其脆性、换能效率、耐热性、成本及制造难度等条件也不相同。例如石英晶体制造工艺简单,成本低,但脆性大,耐热性差,容易损坏;此后,采用人工合成的高分子聚合物具有较强压电性。目前,随着制造工业水平的提高,可将两种或多种材料制作成复合压电材料,常见的复合压电材料为压电陶瓷PZT和聚合物,这种复合材料兼具压电陶瓷和聚合物的长处,具有很好的柔韧性和加工性能,压电常数高,并具有较低的密度,容易和空气、水、生物组织实现声阻抗匹配,耐

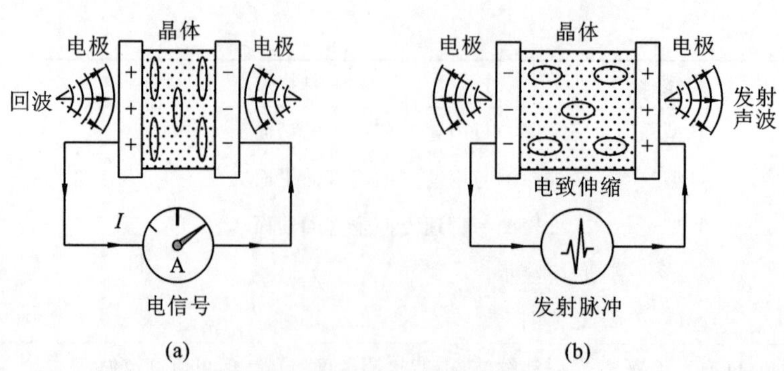

图 13-4 晶体的压电效应

(a) 正压电效应-外力使晶体产生电荷；(b) 逆压电效应-外加电场使晶体产生形变

湿防潮，机械强度大，性能稳定。

此外，晶体和陶瓷片因切割方位和几何尺寸的不同，产生机械振动固有频率(谐振频率)也不同，当外加的交变电压频率与固有频率一致时，产生的机械共振最强；当外加的机械振动频率与固有频率一致时，产生的电荷量也最大。在超声诊断仪中，激励脉冲的频率必须与探头的固有频率相同。

二、探头分类与结构

(一) 基本结构

超声探头种类繁多，性能各异，但基本结构是由换能器、外壳、连接电缆等组成，如图 13-5 所示。

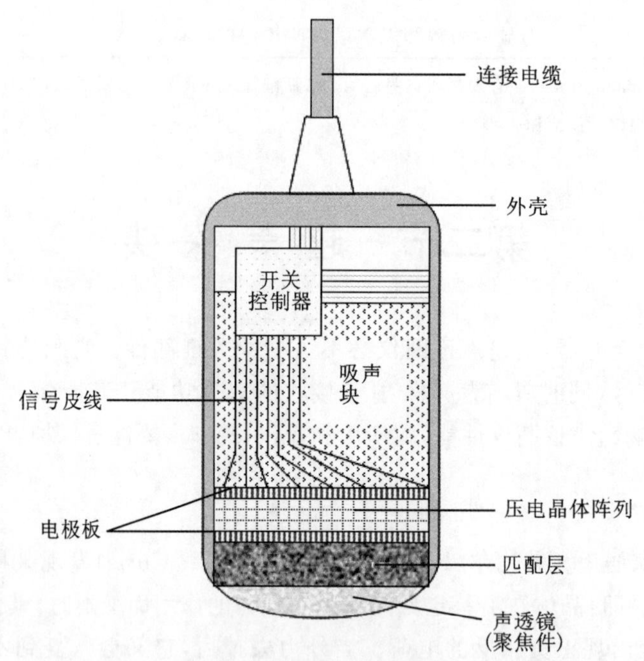

图 13-5 超声探头结构示意图

1. 换能器 它是探头完成超声波和电信号相互转换的核心组件，其功能是发射超声波和接收超声回波。换能器主要由声透镜、匹配层(一层或多层)、压电晶体阵列和吸声块组成。

(1) 压电晶体：它可根据探头的种类和用途制成圆片或长条形片，通常按一定顺序组合为阵列，电极板夹在压电晶体前后，负责加载和接收压电信号，其谐振频率由其厚度决定，厚度越薄，谐振频率越高。

(2) 匹配层：人体皮肤和压电材料的声阻抗差异较大，为解决它们之间的声学匹配，在晶体前方加上一层或多层匹配层，以使声能高效地在压电晶体和人体软组织之间传输，从而提高换能器的灵敏度、减少失真和展宽频带。匹配效果与声波的频率有关，不同频率的声波要求匹配层具有不同的厚度尺寸。

(3) 声透镜：其作用是将换能器发出的波束聚焦(收敛、变细)，以提高超声诊断仪的分辨率。声透镜聚焦的基本原理近似于光学透镜聚焦，是通过不同厚度介质产生的界面折射，改变声波传播的方向，从而达到聚焦的效果(图 13-6)。

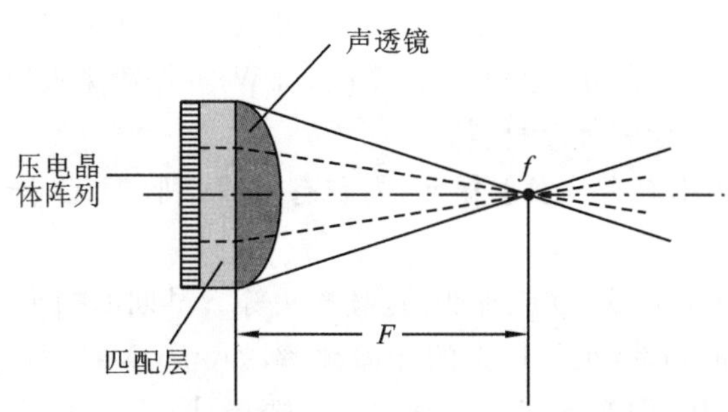

图 13-6 凸形声透镜聚焦原理图

此外,电子聚焦由电路和换能器相互配合,将晶体阵列中各振元按一定顺序采用延迟激励的方法实现波束聚焦(图 13-7)。

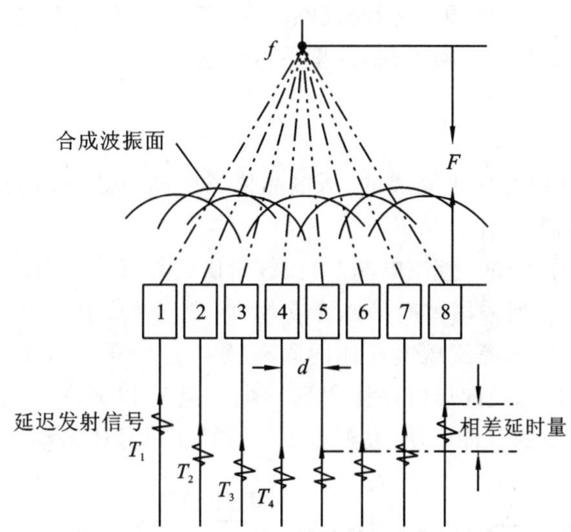

图 13-7 电子聚焦发射信号延迟激励示意图

(4) 吸声块:它由吸声材料制成。由于压电晶体具有双向辐射作用,晶体振动时候,不仅向前辐射声波,而且也向后辐射声波,向前方辐射的声波对成像有效,而向后方辐射的声波易形成后向干扰而影响图像质量。吸声块的作用是将向后辐射的声能全部吸收掉,以消除后向干扰。它同时也是晶体振动的阻尼装置,以缩短振动周期。超声的振动周期由压电晶体和阻尼材料决定,它影响成像的轴向分辨率。

2. 外壳 其功能主要是支撑、屏蔽、密封和保护换能器。

3. 连接电缆 其功能是连接换能器与主机。

超声探头除上述基本结构外,其他结构因功能、类型各异。

(二) 种类

由于用途和原理不同,超声探头的种类很多。

1. 按诊断部位 可分为眼科探头、心脏探头、腹部探头、颅脑探头、腔内探头和儿童探头。

2. 按应用方式 可分为体外探头、体内探头、穿刺活检探头。

3. 按探头中换能器所用的晶体振元数目 可分为单元式探头和多元式(阵列式)探头。

4. 按波束控制方式 可分为线阵探头、相控阵探头、机械扫描探头和方阵探头。

5. 按几何形状 可分为矩形探头、柱形探头、弧形探头(又称凸形)、圆形探头等,这是一种惯用的分类方法。

6. 按工作原理 可分为脉冲回波式探头和多普勒式探头。

多普勒式探头主要利用多普勒效应来测量血流参量,以进行心血管疾病的诊断,亦可用于胎儿监护。根据用途可分为以下几种形式。

(1) 常见形式:它又分为连续波(CW)和脉冲波(PW)多普勒探头等。CW 多普勒探头大多数发射振元与接收振元是分隔式的。为使 CW 多普勒探头具有高灵敏度,一般都不加吸声材料。根据用途不同,CW 多普勒探头发射振元与接收振元分开的方式也不同。PW 多普勒探头的结构一般与脉冲回波式探头相似,采用单压电晶体,具有匹配层和吸声材料。

(2) 梅花形探头:其结构为中心有一发射振元,周围有六只接收振元,排列成梅花状,用于检查胎儿,获取胎儿心率。

7. 按工作频率 可分为单频探头、变频探头、宽频探头等。早期的探头只有一个工作频率,即单频探头,该频率为发射时振幅最强的频率,也是探头的标称频率,如 2.5 MHz 探头、3.5 MHz 探头等。目前,大多数探头可以在多频率下工作,即变频探头。通过人为选择,同一探头可选择多种频率,如 3.5 MHz、5.0 MHz 等。宽频探头产生的超声波有很宽的频带范围(如 5~12 MHz),无法用中心频率来标称探头的工作频率;宽频探头接收超声波时有两种方式:①选频接收,即在接收过程中选择某一特定的中心频率,在保证穿透力的前提下,应尽量选择较高接收频率以提高分辨率;②动态接收,即在接收时,近场(浅表部位)选择高频,中场(较深部位)选择低频,可同时兼顾图像分辨率和穿透力的要求。

除上述之外,还有一些不常用的分类方法,这里不再阐述。

三、发射与接收电路

超声发射和接收都是由压电晶体来完成的,压电晶体产生超声波所需的能量来源于电压脉冲信号,该信号由发射电路(脉冲发生器)产生。

图 13-8 是发射电路工作原理图。直流电源 V_H在数十伏到数百伏范围,以保证产生足够的脉冲幅度。开关 K 是快速电子开关器件,一般采用雪崩晶体管或 MOS 型场效应管。电阻 R_0、储能电容器 C_B和匹配网络 S_E组成谐振电路,其谐振频率等于压电晶体的固有频率 f_0。开关 K 断开(截止)时,V_H通过电阻 R 向电容器 C_B充电,K 一旦导通,C_B便向压电晶体和 S_E放电。但 K 以频率 f 快速地接通与断开时,在谐振电路的作用下,将产生一定幅值的脉冲电压(发射电压),激励压电晶体振动(频率为 f),发射超声波。

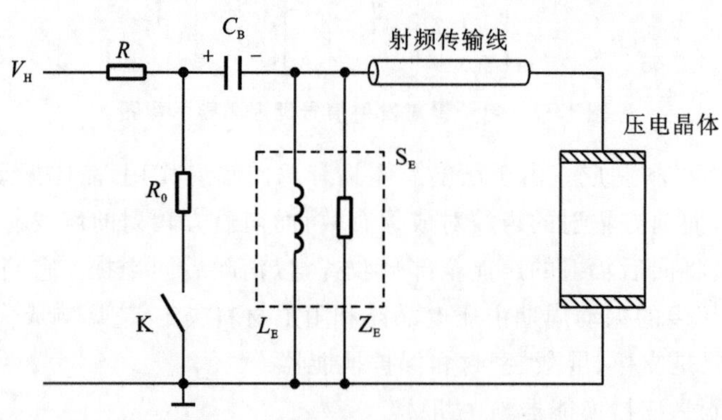

图 13-8 发射电路工作原理图

单元式探头和阵列式探头对应的发射电路各不相同,主要差别在于电路的复杂程度和使用的电源电压数值不同。

图 13-9 是单元式探头发射电路工作原理图。发射脉冲来前,场效应管 FET_1 截止,电容器 C_1 充电。发射脉冲到来时,经电阻 R_1 到场效应管 FET_1 栅极,F_1 导通,电容器 C_1 放电,放电脉冲电压施加到压电晶体上,用于产生超声波。二级管 VD_1 因电容器 C_1 放电而导通。

超声波接收期间,发射脉冲停止,FET_1 截止,电容器 C_1 经电阻 R_2、R_3 再充电;二极管 VD_1 因反向偏置而截止,压电晶体与发射电路断开。

+12 V 工作电路可为电容器 C_1 提供充电回路,提高二级管的截止电压,防止发射电路的发射脉冲串入到接收电路中。

图 13-10 是阵列式探头发射电路工作原理图。图中所示的是应用于某一线阵式 B 型超声的发射电路,任何时刻仅能激励压电晶体阵列中的某一个晶体单位工作。

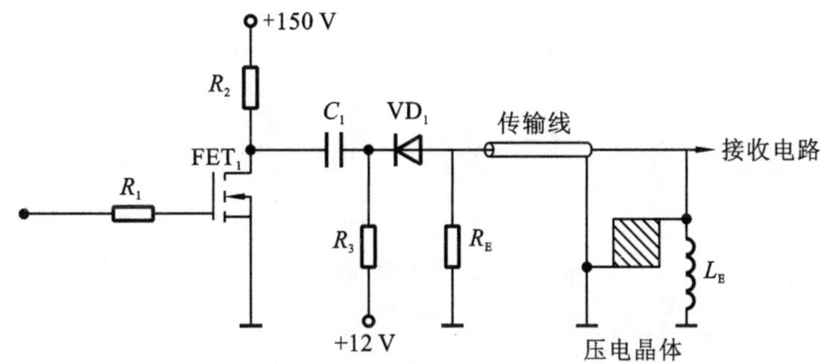

图 13-9 单元式探头发射电路工作原理图

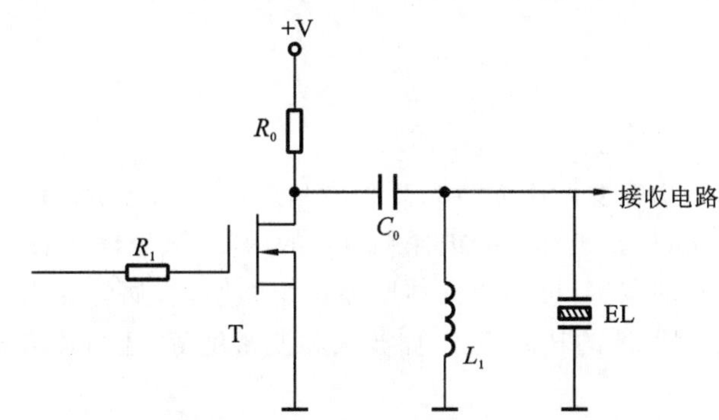

图 13-10 阵列式探头发射电路工作原理图

阵列式探头的发射电路多至几十套，故电路应适当简化。由于发射的超声波是各晶体单元所发射超声波的相互干涉叠加，在某个特定方向上是同相位相加，从而增加了超声波强度。因此，工作电压可以适当地降低。

除 CW 多普勒探头外，其他探头多采用收发公用的压电晶体，目的是降低成本，简化探头的制造工艺。高灵敏度的接收电路必须与大功率的发射电路相连接，为防止接收电路被高压发射脉冲损坏，在接收电路前需加入隔离级电路。

隔离级电路的基本作用是禁止大幅度的发射脉冲通过，或将其限制在较小的幅度范围内，弱小的回波信号几乎无衰减地通过。

图 13-11 是某一隔离级电路。+12 V 电源经电阻 R_1、二极管 VD_1、电感 L_1 和电阻 R_2、二极管 VD_2、电感 L_2 构成两个支路，二级管 VD_1、VD_2 因正向偏置而导通。此时，压电晶体两端小幅度的交流电压信号，经 VD_1、耦合电容 C、VD_2，几乎无衰减地到达接收放大电路。

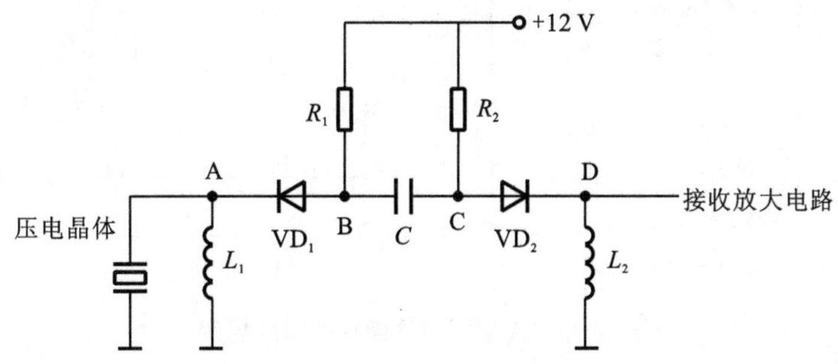

图 13-11 某一隔离级电路

上述隔离级电路仅能通过±12 V 幅值范围内的脉冲电压，VD_1、VD_2 应选用高压开关二极管。

图 13-12 是另一隔离级电路。当压电晶体上脉冲电压幅度很小时，该脉冲电压可通过电容器 C 耦合到接收电路中，当超过 0.7 V 时，二级管 VD_1、VD_2 导通，将通过的脉冲电压幅度限制在 −0.7 V～+0.7 V 范围。二级管 VD_1、VD_2 要求具有较大正向电流及反向耐压值。

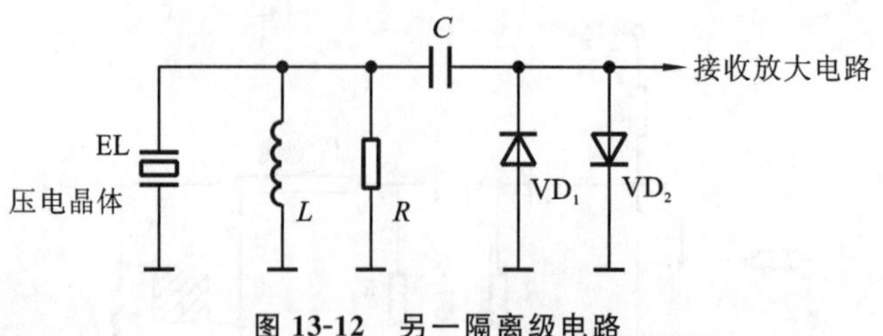

图 13-12 另一隔离级电路

第三节 A 型和 M 型超声诊断仪

一、A 型超声诊断仪

A 型超声因其回波显示采用幅度调制而得名。A 型超声的信息显示是超声成像设备最基本的一种显示方式，即在 CRT 荧光屏上，以横坐标代表被探测组织的深度，纵坐标代表回波脉冲的幅度，故由探头定点发射超声并获得回波所在的位置，可测得人体脏器组织的厚度、病灶在人体组织中的深度以及病灶的大小，如图 13-13 所示。根据回波的其他特征，如波幅和波密度等，还可以在一定程度上对病灶进行定性分析。

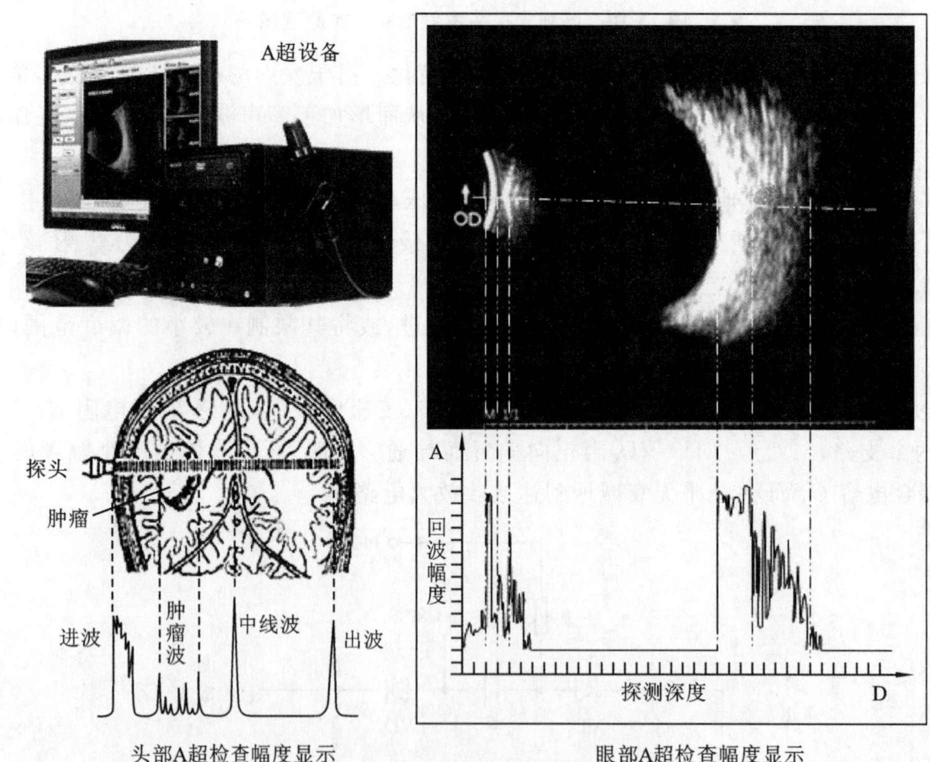

图 13-13 A 型超声诊断仪和幅度显示

A 型超声适应于医学各科的检查，从人的脑部直至体内脏器。其中应用最多的是对肝、胆、脾、肾、子宫的检查。对眼科的一些疾病，尤其是对眼内异物，用 A 型超声检查比 X 线透视检查更为方便准确。在妇产科方面，对于妇女妊娠的检查以及子宫肿块的检查，也都比较准确和方便。

由于 A 型超声显示的回波图，只能反映局部组织的回波信息，不能获得临床诊断所需要的解剖图形，且诊断的准确性与操作医师的识图经验关系很大，因此其应用价值已渐渐低落，即使在国内，A 型超声也仅在眼科使用。

二、M型超声诊断仪

M型超声显示的是运动回波信号按时间顺序展开的一维空间多点运动时序图，在临床上称之为超声心动图，它适用于人体中的运动脏器，如心脏的检查。

M型超声的基本结构与A型相同，所不同的是其图像信息的显示方式。将被接收的回波幅度加于显示器的阴极用作辉度调制，代表深度的时基线加至垂直偏转板上，而在水平偏转板上加一慢变的时间扫描电压，将深度(时间)的时基线以慢速沿水平方向移动。图13-14(a)是M型超声的原理方框图。对于运动脏器，使深度方向上界面的反射回波，以亮点形式在显示器的垂直方向上显示，随着脏器的运动，垂直方向上的各点将发生位置上的变动，定时地采样这些回波并使之按时间先后逐行在显示器上显示出来。图13-14(b)显示为探测径线上，心脏各瓣膜及心腔反射界面的活动曲线图。可以看出，由于脏器的运动变化，活动曲线的间隔亦随之发生变化，如果脏器中某一界面是静止的，活动曲线将变为水平直线。

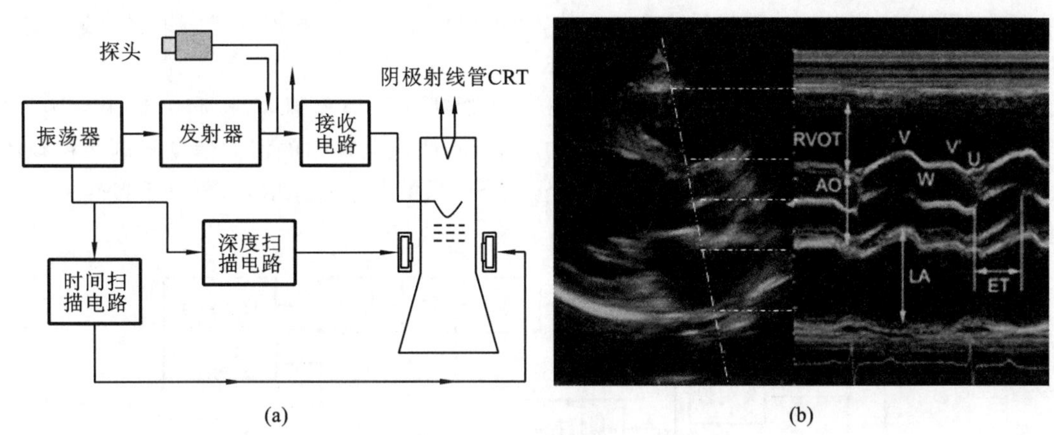

图13-14 M型超声诊断仪

(a) M型超声的原理方框图;(b) 心脏左室长轴切面的M型超声显像

M型超声对人体中的运动脏器，如心脏、胎儿胎心、动脉血管等功能的检查具有很大优势，并可以进行多种心功能参数的测量，如心脏瓣膜的运动速度、加速度等。但仍不能获得解剖图像，不适用于对静态脏器的检查。

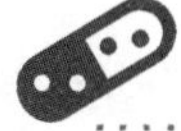

第四节 B型超声诊断仪

B型超声因其图像信息的显示方式采用辉度调制而得名。它显示的图像形象、直观，而且是实时动态地显示，具有很高的诊断价值，受到了医学界的高度重视和普遍接受。因此，虽然B型超声临床应用的历史不长，但其发展却非常迅速，目前在各级医院应用及其广泛。本节重点谈论几种具有一定代表性的B型超声的工作原理。

一、基本原理

B型超声所显示的是人体组织或脏器的二维图像，对于运动脏器，还可以实时动态显示。所以，它与A型、M型在工作原理上有较大区别。

在图像信息的显示方面，B型超声与M型超声有相同之处，都采用辉度也称为亮度调制方式来显示深度方向所有界面的反射回波信息，但B型超声探头发射的声束在与体表平行的方向上。是以快速电子扫描的方式(相当于快速等间隔地改变A型超声探头在人体上的位置)逐次获得不同位置和不同深度所有界面的反射回波，当一帧扫描完成，可获得一幅有声束扫描方向决定的二维图像，我们也称此图像为线性扫描图像，线性扫描适用于腹部脏器，如肝、胆、脾、肾、子宫的检查。另外，也可以通过改变探头的角度(机械的或者电子的方法)，使超声波束的指向方位快速变化，即每隔一定小角度，被探测方向的不同深度所有界面的反射回波，都以亮点的形式显示在对应的扫描线上，形成一幅由探头摆动方向决定的二维图像，我们称此图像为扇形扫描图像。扇形扫描适用于对心脏等部位的检查。现代B型超声通常同时具备多种扫描功能，通过配用不同的超声探头，方便地进行转换（图13-15）。

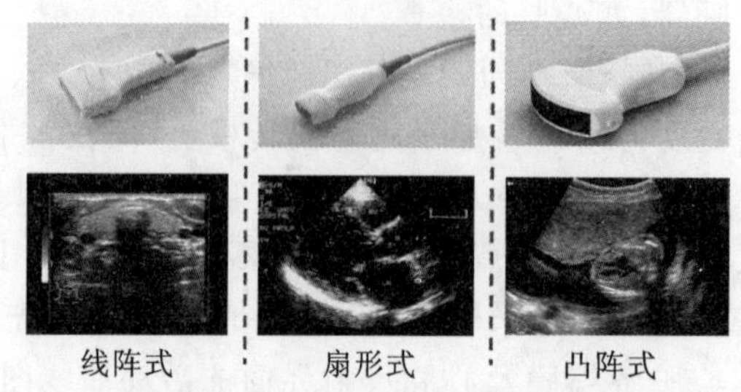

图13-15 B型超声常用探头和扫描类型

如果探头获取回波信息的波束扫描速度相当快，便可以满足对运动脏器的稳定取样。通过连续不断地高速扫描，可实现对运动脏器的实时动态图像显示。

现代数字化B型超声诊断仪的工作原理（图13-16）：探头在扫描范围内，按照一定频率接收超声回波，通过压电效应将回波转换为电信号，再经过检波电路将接收电路输出的回波信息解调为视频信号，经放大和AD转换后，送到数字扫描变换器（DSC）。经过DSC后的数字视频信号，再经DA转换，送至显示器以灰度图像显示处理。

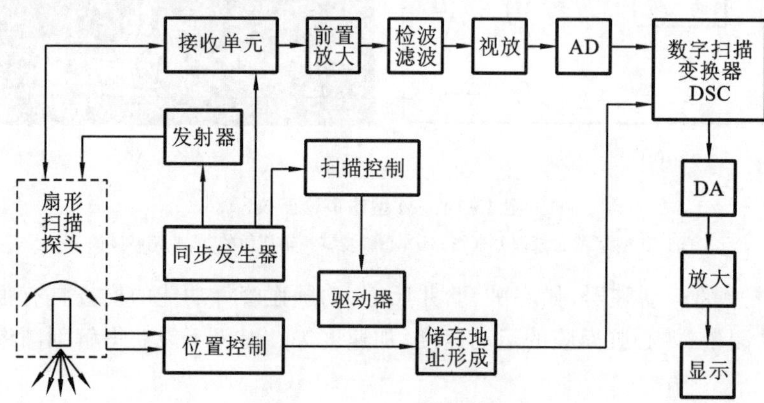

图13-16 B型超声原理方框图

DSC实质上是一个带有图像存储器的计算机系统，图像存储器有单独的读写地址发生器，与中央处理器（CPU）不发生直接联系，但受CPU控制。这样可以使各图像处理电路有并行的数据通路，加快了图像处理速度。DSC的应用，克服了早期B型超声图像闪烁严重、扫描线间隙大、图像不连续、灰度等级不足等缺点，使得图像数据的多种处理与测量，以及通过计算机接口与外部进行数据交换成为可能。

数字扫描变换器DSC的主要功能是通过图像后处理将B超图像数字化，包括四个部分。①灰阶修正及像素亮度后处理增益控制（TGC）对来自不同深度（不同时间到达）的回声给予不同的增益补偿，即使接收机的近场增益适当小，远场增益适当大，通常称此种控制手段为时间增益；②空间后处理-电子局部放大功能；③时间后处理-抑制噪声；④图像冻结功能。DSC工作的全过程由计算机（或微处理机）通过数据地址总线控制，在读取过程中很容易地进行数字图像信号处理和其他图像处理，同时还能方便地读出医院名称、探头频率、图像处理数据、患者检查号、日期、体位、身体标记和灰阶标度图等。

二、机械扇形扫描型

此类B型超声的超声波束以扇形方式扫描，可以不受透声窗口窄小的限制而保持较大的探测范围。比如对心脏的探测，由于胸骨和肋骨的阻碍，就只宜用这种超声诊断仪进行。由于心脏运动速度快，为了获取实时动态图像，要求用于心脏探测的此类B型超声具有较高的成像速度，一般在每秒30帧以上，同时应具有足够的探测深度和适量的线密度。

高速机械扇形扫描的方式通常有两种:一是单振元曲柄连杆摆动式,简称机械摆动式;二是风车式多振元(3 个或 4 个)旋转式,简称机械旋转式。

(一) 机械摆动式扇形扫描

这种扫描方式采用机械摆动式探头,此探头利用直流电机或步进电机驱动,通过凸轮、曲柄、连杆机构将电机的旋转运动转换为往返摆动,从而带动单个换能器在一定角度(30°~90°)范围内产生扇形超声扫描。

图 13-17(a)是一种典型的机械摆动式扇形扫描图。同步发生器控制整机的同步工作,同步信号频率(即探头发射脉冲的重复频率)通常为 3~4 kHz,当帧频一定时,同步信号频率的高低决定了扫描的帧线数。适当加大同步信号的频率,在帧扫描频率不变的情况下,每帧的扫描线数可以做得更高,从而使扫描线密度加大,图像清晰度提高。

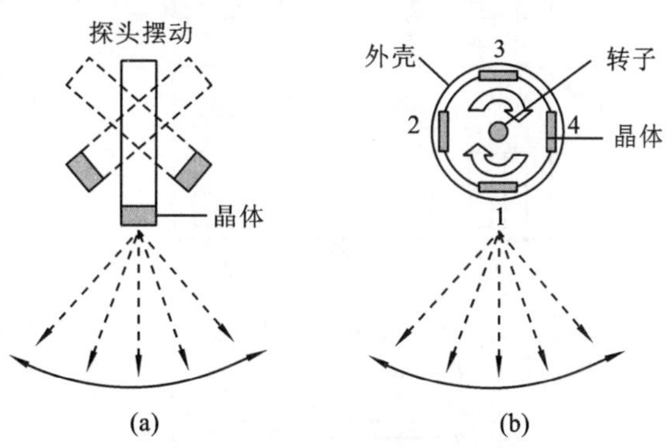

图 13-17 机械扇形扫描

(a) 机械摆动式扇形扫描;(b) 机械旋转式扇形扫描

从理论上讲,信号采集可以在探头中换能器的往返摆动过程中重复进行。对 30 Hz 的帧频而言,摆动速度只需每秒 15 次即可。但由于机械传动系统不可避免地存在间隙,往返摆动所获得的两幅图像对应的像素会出现位置上的偏差,因而使重建图像的稳定性变差。因此,接收部分往往仅在换能器摆动的正程采集信号,而对逆程的回波信号予以舍弃,这就需将摆动速度提高 1 倍,使之达每秒 30 次。虽然实现这种速度在技术上并不困难,但由于摆速高,加速度大,致噪声和振动加剧。

(二) 机械旋转式扇形扫描

机械摆动式探头噪声大,而且机械结构相对复杂,适用寿命和扫描的均匀性都不尽人意。因此,便出现了机械旋转式探头。该探头是在摆动式探头的基础上有针对性地改进而来,它基本上克服了摆动式的缺点。图 13-17(b)机械旋转式探头采用 4 个(或 3 个)性能相同的换能器,等角度地安放在一个圆形转轮上,马达带动转轮旋转,每个换能器在靠近收、发窗口时便开始发射和接收超声波,各换能器交替工作。因此,对于 4 个换能器的探头,转轮每旋转 1 周,声束对人体作 4 次扇形扫描,在显示器上获得 4 帧图像。而对于 3 个换能器的探头,转轮每旋转 1 周,在显示器上可获得 3 帧图像。当要求帧扫描为每秒 30 次时,驱动马达的旋转速度仅需每秒 7.5 周或 10 周。

旋转式探头驱动马达只需单方向旋转,转速均匀,加之转速低,故扫描均匀,噪声和振动都很小,其寿命远比摆动式探头长。但旋转式探头对所用换能器的一致性要求很高。采用旋转式探头的 B 型超声的电路原理与摆动式基本相同。

三、阵列电子扫描型

(一) 高速电子线形扫描

将多个声学上相互独立的换能器成一线排列称作线阵,用电子开关切换要接入发射/接收电路的换能器,使之分时组合轮流工作。如果这种组合是从探头的一侧向另一侧顺序进行的,每次仅是接入电路的那一组被激励,产生合成的超声波束发射并接收,即可实现电子控制下的线形扫描。

此类 B 型超声工作原理图如图 13-18 所示。由 n 个振元组成线阵换能器,各振元中心间距为 d。每次发射和接收,由相邻 m 个振元构成一个组合,并借助电子开关有顺序地改变这种组合。比如,第 1 次由

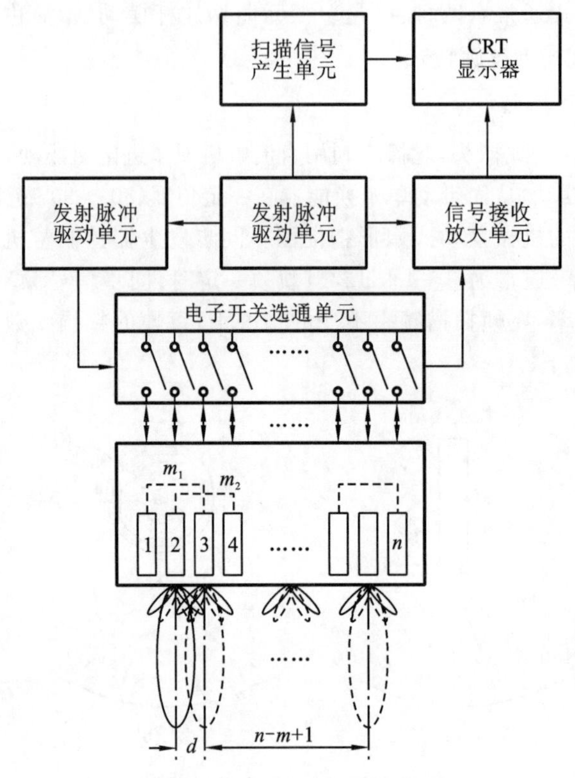

图 13-18 阵列电子线形扫描原理

组合 m_1(假定由振元 1～3 组成)进行发射和接收,此时发射声束中心位于振元 2,并与探头垂直;第 2 次发射由组合 m_2(由振元 2～4 组成)进行,此时发射声束中心位于振元 3。两次发收波束空间位移为 d,按顺序经过$(n-m+1)$次发射和接收,即可完成声束横向扫描范围为$(n-m+1)\times d$ 的一帧完整图像的探测。

重建图像时,在垂直方向上采用平行光栅,这只要使形成光栅的 x 和 y 轴向上的锯齿波脉冲与控制信号严格同步即可。控制信号同时决定发射脉冲的重复频率和扫描光栅的行频,当发射脉冲重复频率为 4 kHz 时,如果光栅扫描满幅线数取 128 线,则图像帧频约为每秒 31 帧。光栅扫描满幅线数的多少影响图像的质量,满幅线数愈多(即线密度愈高),则图像愈清晰。但光栅满幅线数的多少并不是可以随意设定的,它受探头结构尺寸大小以及波束扫描方式的限制。当扫描方式确定后,在探头宽度一定的情况下,线数的多少只能依靠发射脉冲重复频率的改变来控制。当脉冲重复频率和扫描方式确定后,探头越宽,则视野越大,但线密度必然会降低。

在探头已经选定的情况下,探头中各振元投入工作的次序和方式,即波束扫描制式将直接影响到扫描的线数。比如,将顺序扫描方式改为 $d/2$ 间隔扫描方式,将可以使波束扫描的线密度提高 1 倍。

(二) 电子相控阵扇形扫描型

应用相控阵列技术,对施加于线阵探头所有振元的激励脉冲进行相位控制,亦可以实现合成波束的扇形扫描,用此技术实现超声波束扫描的 B 型超声,即为电子相控阵扇形扫描 B 型超声。

由前述可知,对成线排列的多个声学上相互独立的振元同时给予电激励,可以产生合成的超声波束,且合成波束的方向与振元排列平面的法线方向一致,这种激励方式称为同相激励,其合成波束具有指向性。如果对线阵排列的各振元不同时给予电激励,而是使施加到各振元的激励脉冲有一个等值的时间差 τ,如图 13-19 所示,则合成波束的波前平面与振元排列平面之间,将有一相位差 θ。因此,合成波束的方向与振元排列平面的法线方向就有一相位差 θ。如果均匀地减少 τ 值,相位差 θ 也将随着减少。当合成波束方向移至 $\theta=0$ 后,使首末端的激励脉冲时差逆转并逐渐增大,则合成波束的方向将向 θ 增大的方向变化。从图的左右两部分可以看出,如果对各振元的电激励给予适当的时间控制,就可以在一定角度范围内实现超声波束的扇形扫描。这种通过控制激励时间而实现超声波束方向变化的扫描方式,叫做相控阵扫描。

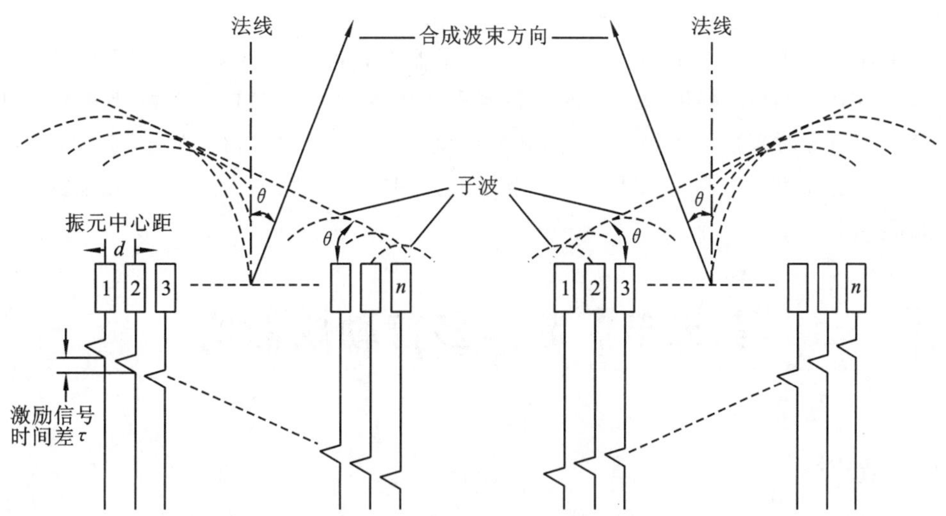

图 13-19 相控阵探头发射波束扫描原理

图 13-20 是电子相控阵扇形扫描 B 型超声原理图。整机在主控脉冲的同步下工作。偏向角参数发生器用于在半个帧频周期内，等时差地产生一定数目不同周期的序列脉冲。如设定每帧扫描线数为 128 线，而单侧只有 64 条扫描线，所以只要 64 个不同的等差延迟的序列脉冲，当设定每帧扫描线数为 64 线时，则只要 32 个序列脉冲。这 64 个(设定每帧扫描线数为 128 线)不同周期的序列脉冲分别代表 64 个偏向角的序列信号。它们分时按顺序加入相位控制器。相位控制器用来把偏向角参数转换成相控阵的触发信号。

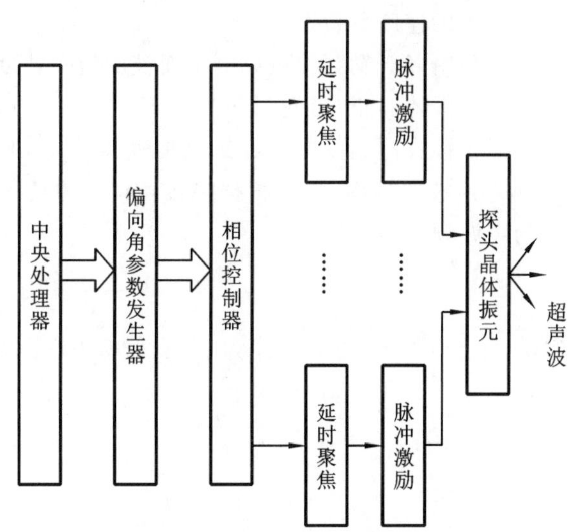

图 13-20 电子相控阵扇形扫描 B 型超声原理图

每当偏向角参数发生器送入 1 个代表某一偏向角度的脉冲，相位控制器就产生 1 次发射所需的若干个等值时差为 τ 的触发信号，触发信号的个数由换能器中的振元数确定，可以是 32 个或者是 48 个。这在技术上可以采用一个 32 位或者 48 位输出的移位寄存器来实现，并通过选定移位寄存器的工作速度来保证在下一个偏向角的时序脉冲到达之前，移位寄存器工作完毕。得到的 32 路(假设探头振元数为 32)触发信号，分别送往 32 路发射延时聚焦电路，各路延时量由设定焦距而定。经延时聚焦的 32 路触发信号再分别送到 32 路脉冲激励器，所产生的 32 个激励脉冲分别加于探头中的 32 个振元，激励各振元发射超声波。在发射的间歇期间，来自 32 个振元的回波信号，通过接收延时电路合成为一路送往接收放大电路，经放大处理后送至显示器进行调辉显示。

需要指出的是，接收延时电路包含了接收聚焦延时和接收方向延时 2 个延时量，这是因为发射时 32

路激励脉冲接受了发射方向延时和发射聚焦延时2个延时量，因此，接收到的32路信号必须给予相应的时间补偿，才能保证它们在接收放大电路输入端同相合成。

至此，整个电路完成了1次发射与接收工作，在显示器上获得一条扫描线方向上的超声信息，当偏向角参数发生器产生的1个时序脉冲发出时，相位控制器又产生32个等值时差为τ(其数值与上次不同)的触发脉冲，并分别经过延时聚焦后去触发32路脉冲激励发生器，使探头再次发射与接收。由于两次的τ不同，因此第2次发射波束的方向与第1次发射波束的方向将有1个θ角位移，如此重复128次，便完成一帧图像的扫描。

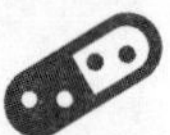

第五节 超声多普勒成像仪

一、多普勒效应

多普勒效应是1842年由Christian Johann Doppler(奥地利数学家和天文学家)首次报道的一种物理学效应。其定义为：当声源和接收器至少有一个相对于媒质运动时，接收器接收到的声波频率就会发生变化。例如列车从身边疾驶而过，汽笛的声调会有明显的改变。我们称这种现象为多普勒效应或多普勒频移。当声源和接收器在它们的连线上运动时，接收器接收到的频率为

$$f' = \frac{c \pm v}{c \mp u} f$$

式中：c为声速；f为声波频率；v、u分别为接收器、声源相对于媒质的运动速度。接收器向着声源运动时，v取正号，背离时取负号；声源向着接收器运动时，u取负号，背离时取正号。当声源和接收器不在两者的连线上运动时，就取它们在连线上的速度分量。

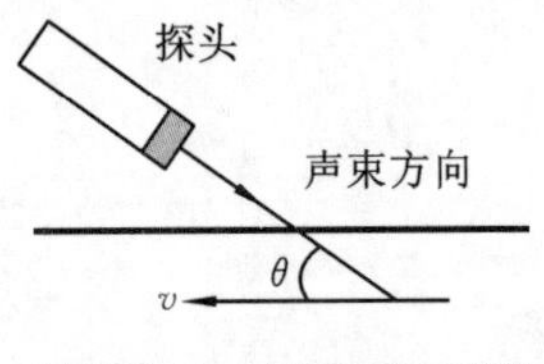

图13-21 血流测量示意图

利用多普勒频移可以测量血液的流动速度。如图13-21所示，探头在人体外保持静止，当发射超声波时，探头为声源，流动的血液中的红细胞相当于接收器。设血液红细胞的速度为v，它与超声波传播方向夹角为θ，超声波的频率为f，根据多普勒频移的频率公式，血液中红细胞接收到的声波频率为

$$f' = \frac{c \pm v\cos\theta}{c} f$$

反射超声波(回波)时，红细胞相当于声源。发射波频率为f'，此时探头作为接收器接收到的声波频率为

$$f'' = \frac{c \pm v\cos\theta}{c \mp u\cos\theta} f$$

多普勒频移值为

$$\Delta f = f'' - f = \frac{2v\cos\theta}{c - v\cos\theta} f$$

超声波在人体内传播时，因$c \gg v\cos\theta$，故上式可简化为

$$\Delta f = \frac{2v\cos\theta}{c} f$$

由此可知，只要已知超声波的频率f、声速c、夹角θ，并测得Δf，即可计算出红细胞运动速度(血液流动速度)。

超声多普勒成像仪在医学上主要用来测量血流。检查时，根据多普勒频移情况对血流和心血管疾病进行诊断。具体可分为：①探测血流状态，区分层流和湍流；②鉴别液性暗区的性质；③检测血流速度；④估计压差；⑤估计血流量。目前，它已成为心血管、外科等领域必不可少的诊断工具。

二、连续式多普勒超声诊断仪

连续式多普勒(CWD)超声诊断仪的探头中，超声的发射和接收采用不同的换能器。首先，振荡器产

生并输出频率为 f 的振荡信号，经放大后驱动发射换能器向外发射频率为 f 的连续超声波，当声波遇到运动目标(血流中的红细胞群)后产生反射回波。因为多普勒效应，回波频率与发射波频率有一定差值。探头内的另一个换能器(接收换能器)将回波检测出来，并转成电信号送入主机，经高频放大后与原来的发射频率进行混频、解调，取出频率差值 Δf，即得到多普勒血流信号。

对多普勒血流信号进行采样后，经过计算可以得到相应的功率谱(频率与振幅的乘积，即频谱曲线下的面积)。常用快速傅里叶变换(fast Fourier transform，FFT)进行计算，通过计算信号的离散傅里叶变换(discrete Fourier transform，DFT)来求得信号的功率谱。连续不断地对多普勒血液信号进行采样，分批送入计算机内，就能计算出不同时刻血流信号的功率谱。显示器显示血流信号的功率谱时，横坐标代表时间，纵坐标代表频率，辉度表示功率谱的大小，这就是血流信号的声谱图，它含有血流的方向、速率等多种信息。在声谱图中，习惯上规定零频率上方表示血流方向指向探头，零频率下方表示血流方向背离探头。

将声谱图冻结后经测量和计算，可获得血流的最大流速、平均流速、加速度和阻力指数等多种对临床诊断有用的信息。

由于 Δf 正好为人耳敏锐的声波范围 200～1200 Hz，所以可通过音频放大器放大，送入扬声器，为医师提供声音诊断信息，这是最直接的监听式显示。

三、脉冲式多普勒超声诊断仪

CWD 超声诊断仪的优点是，灵敏度高、速度分辨率强，能测量很高的血流速度，且不受深度限制。但它难以测定距离，不能确定器官组织的位置，给临床诊断造成诸多不便。脉冲式多普勒(PWD)超声诊断仪可以很好地解决这一问题。

PWD 超声诊断仪是以断续方式发射超声波来进行测量的。它由门控电路来控制超声波的产生和选通回声信号的接收与放大，借助截取回声信号的时间段来选择测定距离，鉴别器官组织的深度位置。其工作原理如图 13-22 所示，它由主控制单元，发射单元，探头单元，接收处理单元中的多普勒信号处理通道和 B(M)型辉度调制处理通道组成。

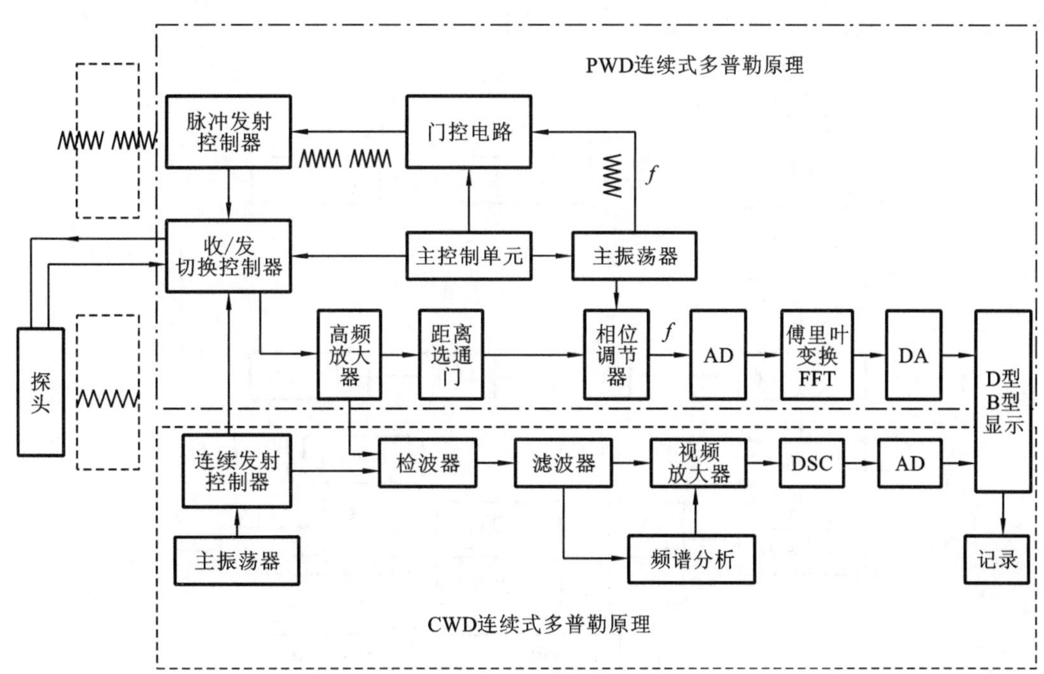

图 13-22 CWD 与 PWD 超声诊断仪工作原理框图

主控制单元是以中央微处理器、超声频率振荡发生器为核心的中枢机构，它可以改变主振荡器发生的频率 f，控制发射单元中脉冲形成的周期(或脉冲重复频率)，协调探头的接收、发射工作状态，以及开启、关闭接收电路中的距离选通门。主振荡器产生的频率为 f 的振荡信号分为两路：一路送至发射单元中的门控电路，供其输出调制的脉冲信号；另一路传至接收单元中，作为原始信号的相位参考标准。

发射单元中的脉冲波源，来自于主振荡器送来的、频率为 f 的连续脉冲信号。门控电路执行主控制单元的指令，按主控制单元的程序调制成其他频率或其他函数形式的波形，送至脉冲发射控制器、探头等转换成超声波发射。

接收单元中有两路通道，一路将回波信号按 B 型超声图像即时显示出断面图像；另一路则主要处理回波中的多普勒频移信息，最终以声音或图形的形式显示出来。

由于超声波的发射和接收采用脉冲式，所以发射信号和接收信号可以由探头中的同一个换能器完成。而换能器中排列着许多的晶振阵元，能在几乎是同一时间内完成许多通道的接收、发射工作。发射脉冲的宽度比较窄，只有 1～2 μs，但前后两个脉冲之间的间隔时间较脉冲本身的宽度大得多。换能器在发射完第 1 个脉冲后即处于接收状态，超声波经过人体各层组织时会产生一系列回波，被换能器接收后，转换成一系列电脉冲信号。通过收/发切换电路送入接收放大电路处理。至下一个发射脉冲到来时，切换电路状态反转，使换能器停止接收，重新工作于发射工作状态，周而复始。上述工作过程与 B 型超声的收/发过程一致，因而它可以和 B 型显示通道共用一个探头，同时完成 B 型和 D 型的超声图像显示。

四、彩色多普勒超声诊断仪

PWD 超声诊断仪检测的只是一维声束上多普勒血流信息，它的频谱显示表示流过采样容积的血流速度变化。习惯上把 PWD 超声诊断仪称为一维多普勒超声诊断仪。它测定某一位置的血流很方便，但要了解瓣口血流流动的详细分布就很困难，只能逐点检测，把各点的血流速度记录下来，最后得到一个大致的血流轮廓。目前，更先进、实用的是彩色多普勒超声诊断仪（即彩超），它对血流的多种信息具有很好的检测、处理和成像能力。例如：①同时显示心脏某一断面上的异常血流分布情况；②反映血流的途径及方向；③明确血流性质是层流、湍流或涡流；④测量血流束的面积、轮廓、长度、宽度；⑤血流信息能显示在二维切面或 M 型超声图像上，更直观地反映结构异常与血流动力学异常的关系等。

彩色多普勒超声诊断仪除了装配多种频率的脉冲式、连续式多普勒探头外，还可以匹配其他类型的探头，从而完成 B 型、D 型、M 型等综合性的超声检查工作。因此它实际上是一个超声诊断系统，主要由 CFM 系统和 B 型超声成像两大部分组成，如图 13-23 所示。

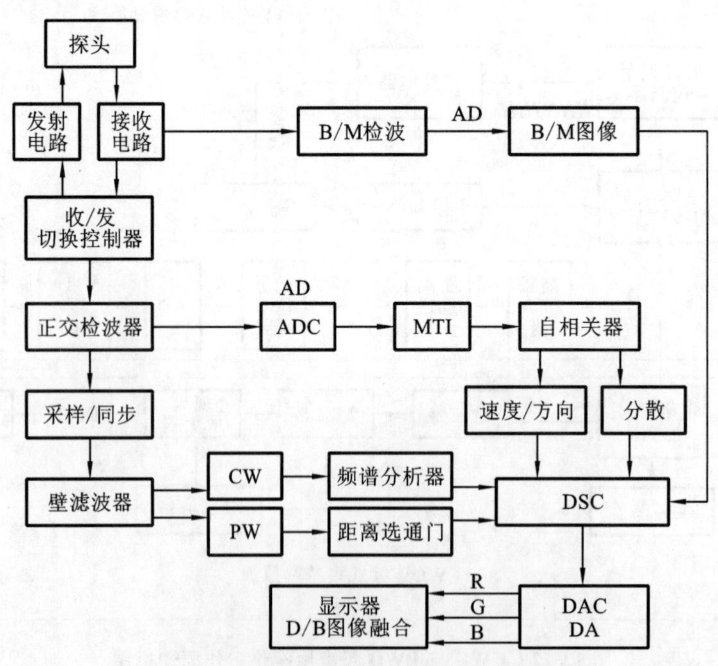

图 13-23 彩色多普勒超声诊断仪结构图

探头向人体发射超声，并接收来自人体内的回波，将其转换成电信号。再对回波信号的幅度信息按 B 型超声显像，实现对人体脏器组织的实时信息显示；而对如血液等运动型目标的多普勒频移信息，经过正交检波器后分为两路：一路以 CW 和 PW 的频谱图来显示血流信息；另一路则经 AD 转换器(ADC)转变为数字信号，进入运动目标滤波器(MTI)，提取与血流有关的多普勒信息(其频率较高)，而壁层和瓣膜等与血流无关的、低频的多普勒信息被滤出。然后进入自相关器进行积分、速度和方差计算，计算出血流速度、方向和血流分散这三个动态参数，并将它们归为速度加方向和分散这两部分存在 DSC 的存储器中。最后在 B 型超声图像上显示出彩色血流图。

彩色多普勒血流图需要处理的信息量远远大于多普勒频谱图，为了实时动态显像，在 30 ms 内处理几万个采样点的频谱分析十分困难，即使采用 FFT 技术也难以满足要求。因此必须采用一种快速频谱分析的方法来代替 FFT，这就是自相关技术。自相关技术是检测两个信号间相位差的一种方法。即使不知道探头和反射血细胞之间的距离，只要能检测到接连发射的两个相邻脉冲回声之间的相位差就可以求得探测位置的血流速度。而相位差的正负则指示了血流方向，这样大大缩短了设备对血流速度、方向和分散的运算时间。

采用数字电路和计算机处理，可以很方便地将血流的某种信息参数处理成任何一种色彩模拟量。为了统一显示标准，目前彩色多普勒超声诊断仪均采用国际照明委员会规定的彩色图，它由红、绿、蓝三种基本颜色组成，其他颜色都是由这三种颜色混合而成的。规定血流的方向用红色和蓝色表示，朝向探头运动(正向)的血流用红色，背离探头运动(反向)的血流用蓝色，而湍流血流用绿色。绿色的混合比率与血流的湍流程度成正比，所以正向湍流的颜色接近黄色(由于红色和绿色混合)，而反向湍流的颜色接近深青色(由于蓝色和绿色的混合)。血流中的层数越多，所显示的红色和蓝色越纯正。此外还规定血流的速度与红蓝两种颜色的亮度成正比，正向速度越高，红色的亮度越亮；同样反向速度越高，蓝色的亮度越亮。这样，用三种颜色就能显示血流的方向、速度及湍流程度，为临床提供了丰富的实时血流分析资料。

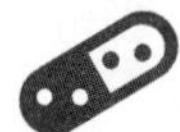

第六节　超声诊断仪的使用和维护

一、使用注意事项

(一) 工作环境要求

(1) 机房应具有良好的防尘、通风、采光和照明，显示器屏幕要避免强光直接照射。天气干燥季节，操作者应穿纯棉工作服，以防人体静电损坏设备。

(2) 机器的供电电源、接地装置应符合说明书规定的要求。如电源条件不佳，应配备有足够功率余量的、工频输出方式的稳压电源，并按要求接地。

(3) 配备超声图像工作站时，应选用设备厂家推荐的产品，以防因差频干扰而降低图像质量。

(二) 探头的使用

超声诊断仪的核心部件是超声探头，因此，在使用时应着重保护好探头。

(1) 阅读探头使用说明书，严格按使用说明操作。

(2) 在使用过程中，应轻拿轻放。

(3) 探头的装拆都应在关闭整机电源后进行。

(4) 在开机使用时，若检查患者暂停，应及时按冻结键，使仪器处于冻结状态。

(5) 有些探头不允许接触某些有机溶剂。

(6) 应使用非油性、无腐蚀性的耦合剂。

(7) 非水密封探头不浸水使用，以免损坏探头内部电路。

(8) 不得高温消毒。

(9) 使用前检查探头外壳有无破损，电缆有无破损断裂。若有损坏应更换。

(10) 小心保护探头表面，防止划损。使用完毕，及时用湿纱布或柔软的卫生纸擦净。

二、日常维护保养

为了减少和避免超声诊断仪发生故障，应做好日常保养和性能参数的定期校正。

（一）日常保养

在日常使用中，应注意保持诊断仪表面清洁。每日使用完毕，用洁净的、潮湿纯棉布擦净灰尘和汗渍。用洁净的毛刷清扫按键、开关缝隙内的灰尘。超声探头的声透镜表面应用洁净的、潮湿的纯棉布轻擦去黏附的耦合剂。探头与主机间的连接线应保持自然放松的状态。

经常检查电源电压是否在正常范围内，尤其是配有不间断电源的机器，注意一定要在不间断电源正常工作后再打开超声仪器。电源异常时，应停止工作。由于操作者和受检者都要直接接触超声仪器，为防止漏电伤及人员，必须定期检查各部分接地线是否连接正常，接地电阻应不大于 4 Ω。

根据使用环境的卫生情况，定期清除机内灰尘和污物，特别是机内各通风口的滤网。机内除尘等清洁工作一般应由专业技师完成。保养过程中，禁止随意搬动电路元件，不得随意改变可调元件或接线的位置。实施保养时，严禁通电，以确保仪器和人身安全，保养完成后检查不要有工具遗忘在仪器内，确认无误后方可通电。超声探头应随时保持清洁，有污物时轻轻擦拭，不能用坚硬的物品擦拭。超声探头不能跌落，避免剧烈振动。检查并旋紧各固定螺丝，特别是主机脚轮，以免在移动中发生意外。

（二）参数的定期校正

超声诊断仪各成像参数以及包括显示器的主要参数都会影响成像质量，因此，要定期对机器的各参数进行校正。对于显示器的对比度、亮度、饱和度等参数根据工作的需要随时调整外，探头的参数以及电路的主要参数也应由专业技术人员或维修工程师进行调整，非专业人员禁止对各参数进行调整和校准，防止出现不必要的故障，造成成像质量降低。

能力检测

一、名词解释

1. 超声波
2. 声阻抗
3. 多普勒效应
4. 压电效应
5. 数字扫描变换器(DSC)
6. 自相关技术
7. 距离选通门

二、单项选择题

1. 下列关于超声检查探头的描述正确的是（　　）。

A. 超声设备不需要探头也能探测　　B. 高频超声探头用来检查腹部深层脏器
C. 常用超声探头都是单振元探头　　D. 多普勒探头用于检查血流成像

2. 超声设备检查时使用耦合剂的目的是（　　）。

A. 清洁消毒　　B. 减少探头与皮肤的摩擦
C. 消除气体界面，阻尼匹配，提高声透性　　D. 防止声波散射

3. 以下哪项超声诊断的临床应用特点是错误的？（　　）

A. 超声检查是无损伤的　　B. 超声诊断检查时扫查手法因人而异
C. 对含气组织的探查广泛应用　　D. 利用多普勒超声诊断仪探测血流性质

4. 超声探头是利用压电晶体的（　　）来完成超声波的产生过程。

A. 逆压电效应　B. 压电效应　C. 空化效应　D. 空间电荷效应

5. B 型超声多元振子实现声束扫描和动态聚焦的关键技术是（　　）。

A. 机械摆动　　B. 距离选通门
C. 时间亮度增益调节　　D. 电子相控阵技术

6. 使脉冲式多普勒对空间位置定位准备的关键技术是(　　)。
A. 机械摆动　　B. 距离选通门
C. 时间亮度增益调节　　D. 电子相控阵技术

7. 下列彩色多普勒血流显像关于伪彩色描述正确的是(　　)。
A. 伪彩是由灰阶转换而来的　　B. 伪彩色越鲜艳说明回声强度越大
C. 朝向探头流动的血流显示为蓝色　D. 朝向探头流动的血流显示为红色

8. 下列关于数字扫描变换器(DSC)的功能描述错误的是(　　)。
A. 速度标尺　　B. 显示与多帧图像的存储
C. 图像冻结功能　　D. 数据的测量与计算

9. 当入射角恒定时,多普勒频移与什么有关?(　　)
A. 探测深度　　B. 探头频率
C. 多普勒频谱增益　　D. 采样容积大小

10. 经过体表超声探查,为了能够较好显示甲状腺结构,一般选择探头的频率为(　　)。
A. 2.0 MHz　B. 2.5 MHz　C. 4.5 MHz　D. 7.5 MHz

11. 经食道超声探查左心房,一般选择探头的频率为(　　)。
A. 2.0 MHz　B. 2.5 MHz　C. 4.5 MHz　D. 7.5 MHz

12. 彩色多普勒显示血流信息与下列哪项无关?(　　)
A. 滤波器调节　　B. 红细胞数量
C. 采样框大小位置　　D. 心脏前负荷

13. 二维超声进行成人肝脏检查时,最佳探头频率是多少兆赫?(　　)
A. 1.0 MHz　B. 3.5 MHz　C. 5.5 MHz　D. 7.5 MHz

14. 以下哪项超声诊断仪的工作条件是错误的?(　　)
A. 整机不应放置在高温、潮湿环境　B. 监视器避免阳光直射
C. 高磁场不会影响设备使用　　D. 最好使用稳压器

15. 超声探头最重要的部件是(　　)。
A. 保护层　B. 匹配层　C. 压电晶体　D. 探头导线

16. 超声探头声透镜的作用是(　　)。
A. 使发出的声束收敛、变细　　B. 使接收的声束收敛、变细
C. 增加声阻抗　　D. 密封作用

17. 超声探头匹配层的作用是(　　)。
A. 增加探头的厚度
B. 消除电磁干扰
C. 使压电材料与皮肤声阻抗相匹配,有利于声波传播
D. 使超声发射频率与接收频率相匹配,提高分辨率

18. 超声探头吸声块的作用是(　　)。
A. 将向后辐射声能吸收,以清除后向干扰　　B. 将向前辐射声能吸收,以清除向前干扰
C. 为更好地连接换能器　　D. 以上都不是

19. 下列关于探头使用方法,错误的是(　　)。
A. 应该轻拿轻放　　B. 探头拆装需关闭整机电源
C. 探头交接可直接传递,不必放回卡槽　　D. 检查暂停应及时按冻结键

20. 进行血流多普勒探测时应尽量避免(　　)。
A. 探头与皮肤接触
B. 亮度增益调节

C. 使用冻结功能

D. 探测发射声波的声束方向与目标血流方向垂直

三、多项选择题

1. 探头发射超声波进入人体后会产生的物理现象有(　　)。

A. 透射　B. 折射　C. 反射　D. 散射　E. 干涉

2. 下列超声诊断仪哪些是利用回波幅度的差异成像的?(　　)

A. A超　B. B超　C. M超　D. CWD　E. PWD

3. 超声在介质中传播,影响声阻抗的因素主要有(　　)。

A. 温度　B. 湿度　C. 声速　D. 密度　E. 波长

4. 超声诊断仪根据其所利用的物理特性不同,分为(　　)。

A. 彩色　B. 黑白　C. 回波幅度式　D. 辉度调制式　E. 多普勒式

5. 超声探头按照应用方式不同,分为(　　)。

A. 体外探头　B. 体内探头　C. 点阵探头

D. 线阵探头　E. 穿刺活检探头

6. 彩色超声多普勒诊断仪根据发射方式不同,分为(　　)。

A. 彩色血流多普勒　B. 组织学多普勒　C. 脉冲式多普勒

D. 连续式多普勒　E. 频谱多普勒

7. 下列关于不同频率探头使用方法,正确的是(　　)。

A. 探测浅表部位选择高频　B. 探测较深部位选择高频

C. 探测较深部位选择中频　D. 探测较深部位选择低频

E. 探测深层部位选择低频

8. 超声探头由下列哪些结构组成?(　　)

A. 换能器　B. 外壳　C. DSC　D. 连接电缆　E. 滤波器

9. B型超声的扫描方式有(　　)。

A. 机械扫描　B. 逐行扫描　C. 隔行扫描

D. 电子相控阵扫描　E. 高速电子线形扫描

10. 在下列哪些情况下需要关闭超声诊断仪整机电源?(　　)

A. 拆装探头　B. 软件报错　C. 电源不稳　D. 漏电保护　E. 清洁按键

四、简答题

1. 超声探头的基本结构有哪些?

2. 简述B型超声诊断仪的工作原理。

3. 连续式与脉冲式多普勒超声诊断仪的区别是什么?各自有何优点?

4. 超声探头在使用过程中应注意哪些事项?

(濮宏积)

参考答案

一、

1. 超声波是指超过人耳听阈范围,频率高于20 kHz的机械波。

2. 声阻抗又称声阻抗率,代表了声波作用于介质中受到阻抗的物理量。

3. 当声源和接收器至少有一个相对于媒质运动时,接收器接收到的声波频率就会发生变化。

4. 晶体在沿一定方向上受到外力的作用而变形时,其内部会产生极化现象,同时在它的两个相对表面上出现正负相反的电荷。当外力去掉后,它又会恢复到不带电的状态,这种现象称为正压电效应。

5. DSC实质上是一个带有图像存储器的计算机系统,图像存储器有单独的读写地址发生器,它与CPU不发生直接联系,但受CPU控制,这样可以使各图像处理电路有并行的数据通路,加快了图像处理速度。

6. 自相关技术是检测两个信号间相位差的一种方法。即使不知道探头和反射血细胞之间的距离，只要能检测到接连发射的两个相邻脉冲回声之间的相位差就可以求得探测位置的血流速度，而相位差的正负则指示了血流方向。可缩短设备对血流速度、方向和分散的运算时间。

7. PWD 超声诊断仪以断续方式发射超声波。由门控电路来控制超声波的产生和选通回声信号的接收与放大，借助截取回声信号的时间段来选择测定距离，可鉴别被探测器官组织的深度位置。

二、

1. D 2. C 3. C 4. A 5. D 6. B 7. D 8. A 9. B 10. D

11. D 12. D 13. B 14. C 15. C 16. A 17. C 18. A 19. C 20. D

三、

1. ABCD 2. ABC 3. ABC 4. CE 5. AB 6. CD 7. ACE 8. ABD 9. ADE 10. ACD

四、(略)

第十四章　核医学成像设备

学习目标

掌握：γ闪烁照相机、SPECT、PET等核医学成像设备的基本结构和工作原理。

熟悉：核医学成像的基本原理、基本条件和基本过程。

了解：核医学成像设备的日常维护。

第一节　概　　述

核医学成像是在人体外测量人体内正常组织与病变之间的放射线活度分布的放射线，并将测量结果以图像形式显示出来的一种技术。核医学成像设备大致可分为两类，一是γ照相机；二是发射型计算机体层设备，简称ECT。ECT根据所用的放射性核素放出的射线类型不同，又分为单光子发射型计算机体层设备(SPECT)和正电子发射型计算机体层设备(PET)。

一、核医学成像的特点与临床应用

核医学成像的基本原理是将具有放射性核素标记过的示踪剂引入人体内，通过核医学成像设备在体外对放射性核素发射的γ射线进行采集和处理后获得图像。由于可选择不同作用机制的放射性核素示踪剂，因此核医学成像既能显示形态结构的影像，又能反映脏器、组织细胞的某些功能状况，是一种功能性图像成形技术。在绝大多数情况下，疾病引起的功能性改变要早于形态学改变，这就有利于疾病的早期诊断和基础医学研究。核医学成像的功能有：①显示组织或器官形态的静态或动态图像，用于人体组织和器官的显影与定位；②核医学图像可以反映生理生化过程，研究代谢物质在体内和细胞内的吸收、分布、排泄、转移与转化；③核医学图像可以反映组织或器官功能状态，根据放射性示踪剂在体内和细胞内转移速度和数量的变化，提供可以判断脏器功能和血流量的动态测定指标。

核医学检查简便易行，属于微创的检查方法。所用的放射性示踪剂安全可靠，一般无过敏反应，比较容易被患者接受。但核医学影像的空间分辨率很差，提供成像的信息量相对比较低，其影像不如CT、MRI影像显示的结构形态清晰和易于分辨。观察核医学影像时需要结合示踪剂种类、生物学、药理学特性，以及图像显示的多种资料进行综合分析判断。

二、核医学成像的发展简史

1951年，研制成功了第一台闪烁探测机，象征着影像核医学的开始，奠定了将各种人工放射性的核技术应用于临床的基础。1958年，Hal Anger发明了γ(闪烁)照相机，使人体各主要脏器几乎都能用放射性成像，让核医学图像进入静态和动态功能显像相结合的新阶段。此后40多年γ照相机成为最基本和最重要的核医学成像仪器。其检查时间相对比较短，简单方便，特别适合儿童和危重患者的检查。近期，γ照相机已经采用成熟的数字化技术和整机微型化技术。但γ照相机属于平面显像，结构重叠，存在着两个固有缺点：①较深的病变、微小的病变或放射性浓度改变较小的病变，常被其前后组织器官的放射性掩盖而难以清晰的显示;②不便于对放射性分布进行精确定量计算。

1975年,利用发射正电子的放射性技术进行脏器体层成像的核医学设备PET研制成功。20世纪80年代,相继实现了利用正电子核素^{11}C、^{13}N、^{15}O和^{18}F的许多标记化合物进行生理、生化、药理学等的基础研究工作,进入到分子核医学时代,取得了许多实用性成果。PET成为当今在分子水平上利用影像技术研究人体代谢及功能的有效设备,被认为"在核医学史上奠定了一个划时代的里程碑"。

1979年,第一台头部单光子发射型计算机体层装置(SPECT)研制成功,它是继γ照相机之后,又一具有重大发展的核医学显像设备。此后,SPECT的发展十分迅速,不断更新换代,从而使核医学成像从二维图像发展到三维图像阶段,显示出的信息量和图像质量较γ照相机有了很大的提高,现在SPECT已成为心、脑显像,尤其是脑血流和功能显像不可缺少的重要核医学成像设备。

三、核医学成像的过程

核医学成像是先将放射性示踪剂引入体内,然后在脏器、组织或病变中选择性聚集,利用放射性核素衰变(如常用的^{99m}Tc、^{131}I、^{18}F等)释放射线(如γ射线),在体外用探测器扫描这些放射线并进行显像的技术。放射性核素示踪原理是核医学成像的理论基础。

(一) 放射性核素成像的基本条件

(1) 具有能够选择性聚集在特定脏器或病变的放射性或其标记化合物,使该脏器或病变与邻近组织之间的放射性浓度差达到一定程度。

(2) 利用核医学成像设备在体外探测到这种放射性浓度差,并根据需要以一定的方式将其显像,即脏器和病变的影像。

(二) 放射性核素成像的基本过程

1. 放射性示踪剂或标记化合物的制备 以放射性示踪法为基础,针对不同的靶器官或靶细胞、不同的检查部位和不同的检查目的,制备相应的放射性示踪剂(某种放射性物质、放射性化合物和放射性标记过的药物或特异性抗体)。

2. 将放射性示踪剂引入体内 通过注射(多为静脉注射)或口服等方法将示踪剂引入体内,示踪剂在体内根据其化学及生物学行为特性,经生理生化、病理、排泄等因素选择性聚集浓缩于特定的靶器官或靶组织,形成体内的随空间与时间变化而分布不同的图像。

3. 体外测定γ射线 靶器官或靶组织放射性释放出能穿透组织的γ射线,使用灵敏的放射性探测器在人体外表探测到它们分布的位置,定量地测定其大小并转换成电信号。

4. 数据处理 将采集到的基本图像信息送入计算机系统中,进行一系列的校正(包括能量校正、线性校正、均匀性校正、去本底、平滑滤波、因子校正等),再经过处理或重建成为图像数据。

5. 图像显示与储存 将由计算机重建而成的基本图像,再以灰阶、彩色、动态、三维层面、表面三维立体、电影、双减影成像等方式将体层面的辐射分布重现为一个精确的核医学图像,即可以反映出在脏器和组织中放射性浓度分布及其随时间变化,又能显示出脏器组织的形态、位置、大小及其功能结构的变化。

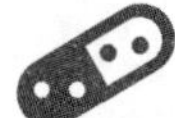

第二节 γ照相机

γ照相机也称闪烁照相机,是对人体内脏器或组织中的放射性核素分布一次性显像的设备。它不仅可以提供静态图像,也可以进行动态观察;既可提供局部组织脏器的图像,也可以提供人体全身的照片,且图像中功能信息丰富。因此,γ照相机是诊断肿瘤及循环系统疾病的一种重要核医学装置。

一、闪烁γ照相机的工作原理

γ照相机的探头可使用闪烁探测器、半导体探测器和多丝正比室等。采用闪烁探测器的γ照相机称为闪烁γ照相机,简称闪烁照相机。到目前为止,γ照相机仍以闪烁照相机为主。闪烁γ照相机的工作原理是:将放射性示踪剂注入人体后,被脏器和组织摄取、浓集,放射性药物辐射出γ光子,发射出的γ射线首先经过准直器准直,然后入射到闪烁晶体上,由闪烁晶体接收并转换为可见光子,可见光射入六角形排列的光电倍增管阵列中,并按照一定的比例关系转换成电信号。任何一次闪烁均将在各个光电倍增管中产生不同的响应,响应的强弱与光电倍增管距闪烁点的位置有关,将所有光电倍增管的输出信号加权处理和位置计算,经计算产生出的能量信号确定哪些闪烁事件应该记录,而位置信号确定闪烁事件发生的位置。有了精确位置和闪烁事件,经一段时间测量统计后可得到在闪烁发光晶体平面上每个坐标元内发光次数,在显示器上就可以构成一幅二维图像。

二、γ照相机的基本结构

γ照相机主要由四部分组成,即探测器、电子线路、显示记录装置以及一些辅助装置。探测器也称闪烁探头,是核心部件,主要包括准直器、闪烁晶体、光电倍增管。电子线路包括位置计算电路、能量信号电路(前置放大器、主放大器和脉冲幅度分析器、均匀性校正线路等)。显示装置包括示波器、照相机等。还有移动架和操纵控制台等。操纵台上装有能量选择器、显示选择器、控制器、定时器、定标器、摄影显示器。现代γ照相机都装备有计算机图像数据处理系统,如图14-1所示。

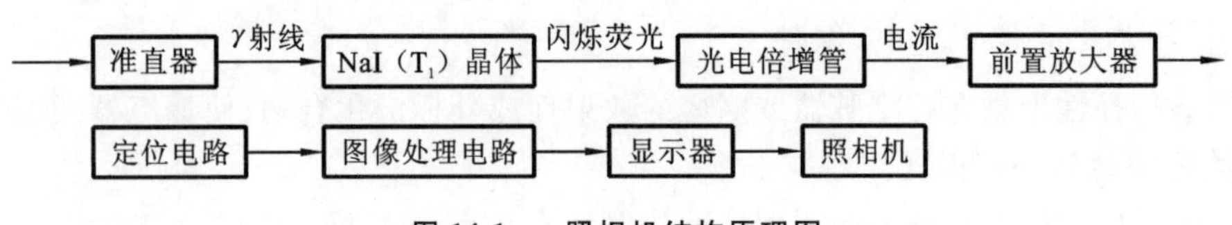

图 14-1 γ照相机结构原理图

三、γ照相机的探测器

γ照相机的探测器(探头)主要由外壳、准直器、闪烁晶体、光导纤维、光电倍增管阵列及电路等组成,如图14-2所示。探测器性能的好坏直接影响成像的质量。

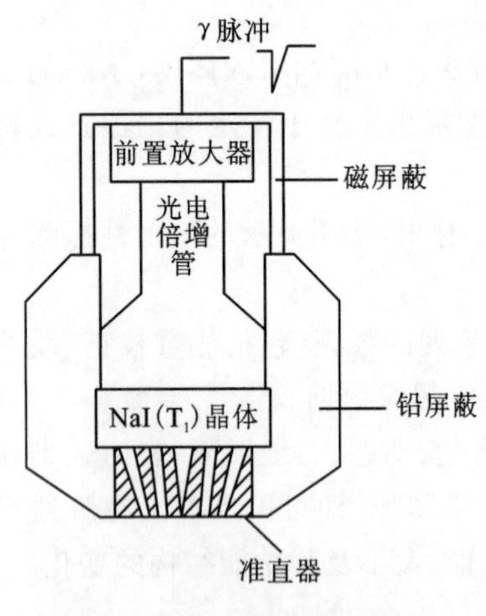

图 14-2 闪烁探测器结构图

(一) 准直器

准直器是位于探头结构最前端的金属有孔屏蔽板。一般主要由铅或钨制成。其孔的长度、数量、大小间隔距离、与探头平面之间的角度等参数依准直器的功能不同而有所差异。

1. 准直器的作用 准直器的性能在很大程度上决定着探头的性能,它的作用是限制非规定方向和非规定能量范围的射线进入,仅使局限于某一空间单元的射线通过准直孔进入探测器。而与准直器孔角不符的γ射线则被准直器屏蔽。准直器起空间定位、限制探测器视野、提高分辨率等作用。由于脏器内各部分的放射性核素都在四面八方发射γ射线,探测中整个闪烁晶体都受其照射,而晶体内的每一点也都能接收整个脏器各部分发射来的射线,这样形成的闪烁图像将是一片混乱的闪烁点。为了消除这种混乱,采用准直器,将射出体外的γ射线选择性通过。

2. 准直器的结构 准直器是在有一定厚度的重金属(如铅、钨或含有少量锑、铋等以增加硬度的铅合金)屏板上制作出不同形状和数目的小孔而成的。在实际应用中大多采用铅,有时为增强其屏蔽能力,在关键部分用钨合金铸成。

3. 准直器的类型 由于成像的目的和要求不同,准直器有许多类型,以适应不同的需要。

(1) 准直器按纵向剖面的几何形状可分为:单针孔型、多针孔型、多孔聚焦型、多孔发散型、平行孔型、平行斜孔型等,如图14-3所示。

(2) 按准直器的横截面可分为:圆形、六角形、方形、长方形和扇形等。

(3) 按准直孔的数目可分为:单孔和多孔两种。

(4) 按适用的γ射线能量可分为:低能、中能和高能。

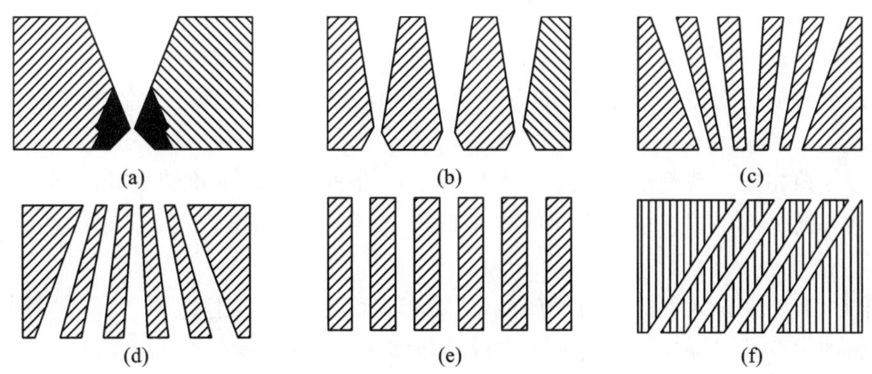

图 14-3 几种类型的准直器

(a) 单针孔型;(b) 多针孔型;(c) 多孔聚焦型;(d) 多孔发散型;(e) 平行孔型;(f) 平行斜孔型

(5) 按灵敏度和分辨率可分为:高灵敏型、高分辨型、通用型(兼顾灵敏度和分辨率)。

4. 各种准直器的特点

(1) 针孔型准直器:是一种单孔准直器,如图 14-4(a)所示。针孔型准直器只开有一个小孔,视野取决于辐射源与准直器之间的距离,它的灵敏度很低。所成的影像与实体倒向。辐射源与准直器的距离愈大则灵敏度愈低。加大小孔的尺寸可以提高系统灵敏度但却会导致图像模糊。这样设计的结果可以保证体内不同位置来的辐射光子被限定到达晶体的一个固定的对应点上,而不至于发生图像的模糊。主要适用于浅表小器官显像。

(2) 平行孔型准直器:如图 14-4(b)所示,是最常用的一种准直器,这种准直器所开的孔都是相互平行的,内外孔径相等,垂直于闪烁晶体的表面。每个孔只接收它正前方的 γ 射线,而防止其他方向的 γ 射线射入闪烁晶体,使用平行孔准直器时,γ 照相机的视野与准直器的直径相当。闪烁晶体面上的图像大小与人体放射源的实际大小相同。当人体与探测器的距离发生变化时,所得的图像大小并不会发生变化,但空间分辨率会随着距离的增加而下降。此外,由于入射光子平行地穿过小孔,因此,使用平行孔准直器的 γ 照相机的灵敏度不会因为探查物距离的远近而发生明显的变化。

(3) 发散型准直器:也称张角型准直器,如图 14-4(c)所示。上面的小孔面向探查对象呈扇形。张角型准直器的优点是可以扩大视野,得到此闪烁晶体面尺寸更大的放射源图像。缺点是灵敏度与分辨率都比平行孔型准直器差,且容易产生图像畸变。被探查对象离准直器越远,或者准直器的发散角越大,则系统的视野就越大,周边部位的灵敏度和分辨率下降。由于被探查的人体是一个三维空间结构,也就是说,人体内不同的放射源离准直器有不同的距离,由距离不同带来的放大倍数不同将造成图像的失真。

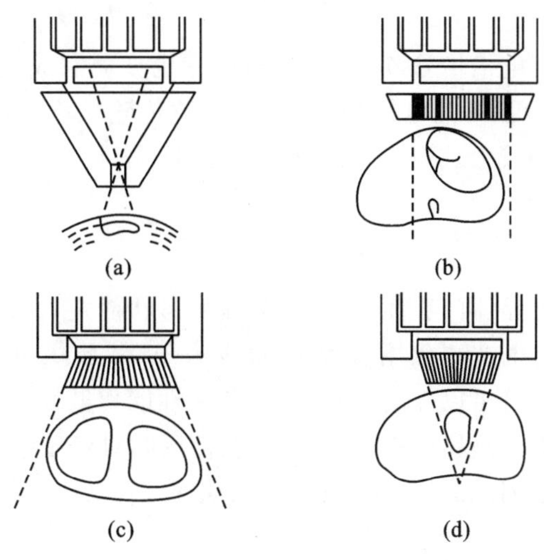

图 14-4 准直器类型

(a) 针孔型;(b) 平行孔型;(c) 发散型;(d) 聚焦型

(4) 聚焦型准直器，如图 14-4(d)所示。把发散型的准直器反转过来就是一个聚焦型的准直器。其优点是可以拉高灵敏度与分辨率，缺点是容易产生图像畸变。使用聚焦型的准直器将得到放大的图像，具有图像放大的特点，常被用来做小器官(例如甲状腺、肾和心脏等)的成像。图像放大的程度与照相机和人体的距离有关。

事实上，一台 γ 照相机一般都配备若干个不同类型的准直器。这些准直器有不同的厚度，通孔的数目、大小以及排列方式也都不同。根据不同的检查部位，使用不同的准直器，系统将得到不同的灵敏度、分辨率及视野。

选择准直器时，需要考虑入射的 γ 射线的能量，对于较低能量的入射光子，较薄的隔膜就能够起到隔离的作用，薄隔膜的优点是可以在给定的面积中设计更多的孔，以获得较高的灵敏度。但是，对于较高能量的入射光子则必须设计较厚的隔膜，否则，在光子穿过隔膜后再到达闪烁屏时就将造成图像的模糊。

表 14-1 给出了一个 400 mm 直径的 γ 照相机准直器的参数，从中可以看出孔径、孔数与隔膜厚度间的关系。

表 14-1　一个 400 mm 直径 γ 照相机准直器参数值

用途	小孔直径/mm	孔数	隔膜厚度/mm
低能量、高分辨率	1.8	30000	0.3
低能量、一般用途	2.5	18000	0.3
低能量、高灵敏度	3.4	9000	0.3
中能量、高灵敏度	3.4	6000	1.4

(二) 闪烁晶体

闪烁晶体位于准直器和光电倍增管之间。其作用是将高能量、短波长的 γ 光子转换成可见光子供光电倍增管接收。γ 射线经准直器到达闪烁晶体后，与之发生相互作用，产生荧光，荧光的强度与入射 γ 射线的强度成正比。闪烁晶体的准直器侧面采用铝板密封，为了既能透过 γ 射线，又能遮光；其光电倍增管侧面用光导玻璃密封，为了让闪烁光子顺利进入光电倍增管，闪烁晶体的形状可以是圆形的、矩形的或方形的。圆形闪烁晶体最常用，直径从 200 mm 至 550 mm。矩形和方形闪烁晶体可达 600 mm×400 mm，也广为使用。目前常用的闪烁晶体的厚度为 6.2～12.7 mm，闪烁晶体的厚度直接影响探测器的灵敏度和空间分辨率。薄闪烁晶体可提高空间分辨率，在 γ 照相机中普遍采用，但灵敏度及探测效率则降低。通常用厚 9.3 mm 的闪烁晶体，以获得灵敏度和空间分辨率较好的匹配。另外增加闪烁晶体的直径，也会使分辨率有一定的降低。

(三) 光导纤维

光导纤维位于闪烁晶体和光电倍增管阵列之间，多由有机玻璃制成，它的作用是使闪烁晶体发出的荧光均匀有效地传输到光电倍增管的光电阴极上，提高光的传输效率，改善光的空间分布。其形状、大小、厚薄、结构对 γ 照相机的影响较大。现代有部分 γ 照相机已去掉光导纤维，只在闪烁晶体与光电倍增管间涂上一层硅油。

(四) 光电倍增管

光电倍增管阵列安装在闪烁晶体的后面，排列依晶体的形状而定，截面多呈圆形、六角形或方形。光电倍增管的数目取决于视野尺寸和光电倍增管大小，最少为 19 个，最多可达 96 个或更多，以便覆盖整个闪烁晶体。增加光电倍增管的数目可以提高分辨率，但各管性能离散性会影响探测的均匀性。对光电倍增管的整体性能影响最大的是直流高压的稳定性，因此在使用时对稳压电源的精度要求很高。

若采用半导体探测器来代替闪烁晶体、光导和光电倍增管，则仪器的灵敏度与分辨率会更高。

四、γ 照相机的电路

γ 照相机的电路部分主要由位置计算电路(X 和 Y 的位置电路)和能量信号电路(包括脉冲总和电路和脉冲幅度分析器)两部分组成。

（一）位置计算电路

位置计算电路主要由定位电路和位置信号通道电路组成。γ 照相机之所以能够快速成像，是因为采用了巧妙的位置计算原理。当闪烁体的某一位置上发生荧光闪烁时，不同强度的光线照射到光电倍增管阵列的许多光电倍增管上。阵列中的每一个光电倍增管都会输出相应的电信号，靠近闪烁点的光电倍增管得到较强的照射，远离闪烁点的光电倍增管则得到较弱的照射。根据各个光电倍增管输出大小的不同，可以计算出发生闪烁的位置，即闪烁体中各闪烁点的闪烁亮度与被检体的放射性分布相对应。闪烁点的位置描记主要是由定位网络电路进行计算处理的。定位网络电路可用电阻矩阵法、电容矩阵法、延迟线时间变换法、直接法等来获得位置信号，一般 γ 照相机多采用电阻矩阵法和延迟线时间变换法。

1. 电阻矩阵法 它是目前常用的一种位置计算方法。设计的核心是给每个光电倍增管加上一个与距离成比例的权重电阻，依据电阻矩阵位置加权原理进行位置计算。

2. 延迟线时间变换法 延迟线是能将电信号延迟一段时间的传输线(或电感、电容的等效网络)。利用延迟线的延迟时间与电压幅度的变换关系来计算闪烁点位置的方法，称为延迟线时间变换法。这种方法分辨率高，为许多 γ 相机所采用。

3. 直接法 用专门设计的光导纤维引导闪烁光信息，直接获得位置信号。

（二）能量信号电路

从探头输出的位置信号和能量信号都是十分微弱的，一般均在毫伏数量级，需通过前置放大器和主线性放大器把电信号整形和放大到数伏的信号。

1. 前置放大器 前置放大器是介于探测器和主放大器之间的连接部件，一般与探测器组装在一起构成探头，以减少信号的传输损失。它有两个作用。

(1) 阻抗变换：前置放大器输入阻抗高而输出阻抗低，可使探测器和主机电路有良好的匹配。

(2) 信号预放大：前置放大器先对探测器输出的信号进行预放大，其增益是可调的，放大倍数一般在 1～100 倍之间。调整 γ 照相机均匀性很重要的一步就是调节前置放大器的增益。

2. 主放大器 其作用是将放射性探头输出的电脉冲信号成比例地进行足够的放大，并进行滤波成形。其放大倍数一般在 100～1000 倍，它应有良好的线性和稳定性。

3. 脉冲幅度分析器 又称脉冲甄别器(PHA)，其作用是将探测器的输出信号幅度进行甄别，选择性地记录探测器送来的电脉冲信号，只允许所选择幅度值(甄别阈)的信号通过，并输出具有一定形状和幅度的脉冲。康普顿散射后的光子能量比原发光子能量小，在能量谱中处于较低的位置，散射后的光子形成一个很宽的能谱，即使是那些未经散射的光子，因为 γ 射线在 NaI 晶体中产生可见光光子的数目、到达光电倍增管阴极的可见光光子数目、光电阴极释放光电子的数目的不同，以及光电倍增管各处灵敏度的差异等因素，致使检测器最后输出的脉冲高度参差不齐，也表现为一定的谱峰宽度。散射光子造成图像的模糊。光子在散射前后的能量变化是相当显著的，可以在系统中设置一个能量的下限，如果入射光子的能量特别低，或者说低于所设定的能量下限，那么就可以认为入射的光子不是从辐射点直接进入探测器的，而很可能是在传播的过程中康普顿散射后的光子，因此，系统就会将其截止。

另外，系统还可以设置一个能量的上限，如果发现入射光子的能量超过了设置的上限值，就可以认为同时有多处发生荧光闪烁。在这种情况下系统是无法估计出闪烁点位置的，一旦出现这种情况，系统也会自动地将其截止。

(1) 单道脉冲幅度分析器：简称单道分析器或单道。它由上阈、下阈和道宽构成。只有幅度在两个甄别阈值之间的输入脉冲才能使单道分析器有相应的脉冲输出，而对于幅度不在该范围的任何输入脉冲电路均无输出。上、下两甄别阈值之差称为道宽，道宽的中位值称为道位。道位和道宽皆可根据需要调节。因此，单道分析器既可用来选择具有一定能量范围的射线进行测量，又可用来测定射线能量分布(能谱)。

(2) 多道脉冲幅度分析器：它能同时输入各种幅度的脉冲，由各相应的“道”进行记录，能自动获取核能谱数据，一次实验就能测出整个核能谱曲线。在测定能谱方面，其效率和精度都比单道高得多。

4. 均匀性校正电路 要使空间分辨率好，像素数目就要多。而在一定的闪烁计数数目下，每一个像素的光子计数数目就会小，统计涨落会对像素造成不良影响。一幅质量较好的图像，每个像素显示必须要有 40～50 个计数。现代 γ 照相机都有均匀性校正线路，它由微处理器来完成。

5. 脉冲计数器 其功能是测定某一段时间内由探头输出的脉冲信号的绝对数目，以获取射线强度或能量的具体数据。用这段时间的脉冲信号计数除以这段时间便得计数率。

（三）信号数字处理

现代数字式 γ 照相机，由于大规模集成电路的 A/D 变换器、微处理器、高密度数字存储器的使用，实现了 γ 照相机的完善的数据处理。它包括 γ 照相机的数据采集、图像处理、图像显示（三维显示、等计数级或等计数线显示等）、感兴趣区显示、局部动态曲线的制作与分析和数据检查等。

（四）图像显示处理

当我们一次次地记录了闪烁点的位置后，就可以构成一幅呈矩阵形式排列的数字化图像。核医学的图像一般采用 32×32、64×64、128 像素×128 或 256 × 256 像素的矩阵图像。矩阵的像素点愈密集，图像的空间分辨率愈高。但是，由于给患者使用的放射性药物的剂量不能很大，数据采集的时间也不能太长，所以每幅图像能包含的 γ 射线光子计数是有限的。如果采用像素点较多的矩阵，每个像素的 γ 射线光子计数就很少，于是统计涨落的影响就比较明显，或者说图像的信噪比就变差。γ 照相机的图像一般在监视器的荧光屏上显示，记录图像的方法大多以胶片为主。

五、多丝正比室 γ 照相机

探测器采用多丝正比室的 γ 照相机称为多丝正比室 γ 照相机。这种 γ 照相机的位置坐标由电磁延迟线经电容耦合至每个丝极的正交平面来确定。它的分辨时间短，有利于动态检查。对于 25～80 keV 的 γ 射线的探测效率为 10%～50%，可获得毫米数量级分辨率的图像。其缺点是恢复时间长。近年来国外已研制成功比一般 γ 照相机成本低一个数量级的多丝正比室 γ 照相机。多丝正比室 γ 照相机具有很大的应用潜力和广阔的发展前景。

第三节 单光子发射型计算机体层设备

20 世纪 70 年代末第一台头部 SPECT 研制成功；我国于 20 世纪 80 年代中期引进后发展迅速。SPECT 是 γ 照相机与计算机技术相结合而进一步发展的一种核医学设备，它既有 γ 照相机的功能，又增加了断层显像的能力，是核医学显像技术的一大进步。

一、SPECT 的成像原理及类型

（一）成像原理

SPECT 的图像是反映放射性在体内的断层分布图。首先由患者摄入含有半衰期适当的放射性同位素药物，在药物到达所需要成像的断层位置后，由于放射性衰变放出 γ 光子，然后在体外测定其分布浓度并通过光电倍增管转化为电信号，在计算机辅助下经过重建影像，得到体层图像。探头系统为一旋转型 γ 照相机，围绕轴心旋转 360°或 180°采集一系列平面投影，如图 14-5 所示。利用滤过反投影方法，借助计算机处理系统从一系列投影像重建横向断层影像，由横向断层影像再经过重建处理可得到矢状断层、冠状断层和任意斜位方向的断层影像。

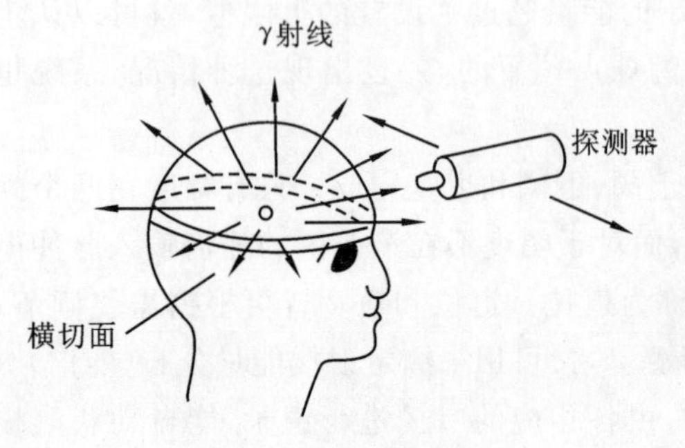

图 14-5 SPECT 原理图

（二）类型

SPECT 有不同的分类方法，目前主要的分类方法是根据探测器的运动方式分为扫描机型和 γ 照相机型两类。

1. 扫描机型 SPECT 结构与第二代 X-CT 的结构相似，检查时探头做平动和旋转两种运动，探测器沿患者某一截面在不同方向上作直线扫描。将每一条线上的体内放射性示踪剂放出的γ射线浓度记录下来，形成一个投影。这些直线投影的集合形成一个投影截面。每做完一次直线扫描。探测器旋转一定角度(旋转角的大小根据所需图像分辨率来定)，进行第二次扫描，取得第二个投影截面，如此反复，直到整个扫描结束。由计算机对采集数据进行处理并重建为断层像。这类SPECT体层扫描速度快，灵敏度高，空间分辨率高，但因价格较高，不能同时兼用于平面显像和全身显像，故在实际应用中扫描型SPECT使用极少，未能推广。

2. γ照相机型SPECT γ照相机型SPECT是由高性能、大视野、多功能的γ照相机和支架旋转装置、图像重建软件等组成的，可进行多角度、多方位的采集数据。根据γ照相机工作方式的不同，可分为两类。

(1) 固定型：固定型采用的是结构固定式探测器。由互成90°角的4台γ照相机组成。用多针孔准直器或旋转斜孔准直器采集不同角度的投影而进行图像重建，90°内的扫描通过旋转病床来实现。由于取样角度有限，均匀度和空间分辨率较差，且容易产生伪影，目前已很少使用。

(2) 旋转型：旋转型是用γ照相机探测器装在可旋转360°的框架上形成的，如图14-6所示。可围绕身体旋转360°或180°进行完全角度或有限角度取样，所得投影量丰富，可以重建各种切面的符合临床要求的体层像。是目前的主流设备。旋转型γ照相机型SPECT既可获得平面显像，又可获取人体横断层面像和全身显像。一次旋转即得到多个层面的重建数据，灵敏度高、速度快。近几年为了提高灵敏度和空间分辨率、加快采集速度、缩短患者检查时间，已有双探头和三探头的旋转γ照相机型SPECT问世。

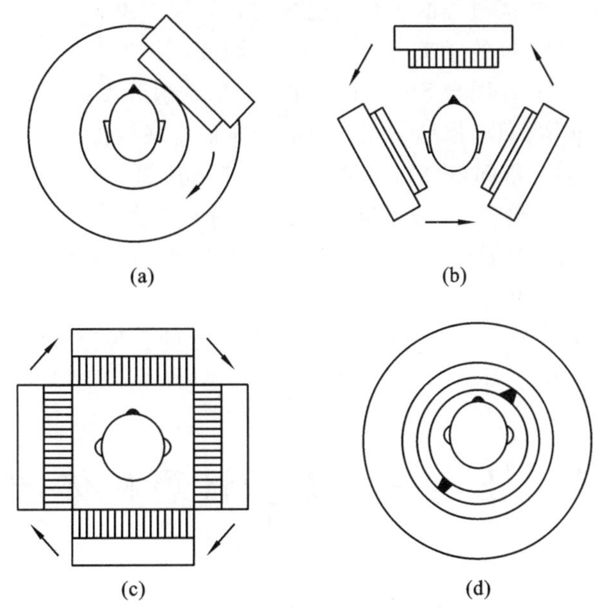

图14-6 SPECT设备的类型

(a) 一探测器旋转型；(b) 三探测器型；(c) 四探测器型；(d) 环型

二、SPECT的基本组成

1. 探测器 SPECT的探测器与γ照相机的探测器类似，包括准直器、闪烁晶体、光电倍增管、电路和探测器外壳。其作用是探测参与患者体内各种生理生化、代谢活动的放射性示踪剂向体外辐射的γ光子，方向不规则的γ光子被准直器阻挡住，只有方向与准直器孔长轴平行的γ光子才能到达闪烁晶体并在其中转换成荧光光子，经光电倍增管和电路形成带坐标信息的电脉冲，输送到控制台进行一系列处理，形成图像。

2. 机架 SPECT的机架主要由机械运动部分、控制电路等组成，主要用来支撑探测器，并接受计算机操作控制命令，完成不同扫描所需要的各种动作。机架运动主要分为四种：①机架沿导轨作直线运动，主要适用于全身扫描。②探测器以支架机械旋转轴为圆心作圆周运动，主要适用于体层采集。③探测器沿圆周运动半径做离心或向心直线运动，主要为了使探测器在采集数据时尽可能贴近患者。④探测器沿自身中轴作顺时针和逆时针倾斜或直立运动，主要适用于特殊体位的数据采集。

为了提高图像质量，要求机架稳定、可靠、安全，能迅速灵活地调整定位，采集数据时应旋转平稳、精确（旋转 360°总误差小于 1°），旋转中心准确（误差不超过 1 mm）。要求在旋转过程中既要贴近受检部位又不能碰撞患者。

3. 控制台与计算机 SPECT 的计算机通常安在控制台内，其工作条件、所有数据都由计算机统一控制和管理，还负责采集数据的修正、图像重建和结果显示的控制。要求计算机的运算速度快、稳定性好，并具备生理信号（ECG 等）的输入接口和标准的网络接口。在控制台上可完成人机对话功能、输入检查者的基本情况资料、各种扫描控制命令、图像处理参数等。

4. 外围设备 外围设备包括激光打印机、多幅照相装置和各种型号的准直器，生理信号检测输出设备，以及用于仪器调整和质量控制的专用器材和模型等。

三、SPECT 的性能特点

目前 SPECT 的能量测量范围为 50～600 keV。临床大量应用的核素是^{99m}Tc，还有^{201}T$_1$、^{133}Xe 和^{67}Ga等。SPECT 的性能特点主要有以下几方面。

1. 成像方式多样 SPECT 比普通的 γ 照相机在没有增加许多设备成本的情况下获得了体层图像，还可以作多层面的三维成像，同时保留了 γ 照相机的平面显像的功能。

2. 衰减校正 核医学检测的 γ 射线能量在 60～511 keV 范围，辐射源处在人体内部，由于人体组织对 γ 射线的散射和吸收，所以在传播过程的衰减是明显的。如果在重建算法中忽略人体对射线产生衰减的因素，就会使所得的图像失去定量的意义或产生伪像。因此，SPECT 在图像重建之前应对人体衰减引起的伪像进行校正。具体做法是：在同台 SPECT 上同时获取透射和发射两种图像，从透射图像中得到被探测部位的三维衰减系数分布图，然后借助衰减系数的分布信息来校正图像。

3. 空间分辨率比较低 固有空间（横向）分辨率在 3～5 mm 范围内；对于平行孔准直器的纵向分辨率（体层厚度）约为 15 mm。一般来说，旋转半径愈大，空间分辨率愈差。

4. 灵敏度比较低 采用准直器后大部分光子被阻挡不能进入检测器，只有少量的光子能被检测到。用这样有限的信息来成像势必造成较低的灵敏度。

5. 价格便宜 由于 SPECT 和 γ 照相机相比没有增加很多的硬件设备，和 PET 相比不是必须配备回旋加速器，所以价格相对 PET 便宜很多。

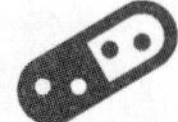

第四节　正电子发射型计算机体层设备

一、正电子放射性核素

1932 年，美国物理学家安德森（Carl David Anderson）发现了正电子，因此获得 1936 年诺贝尔物理学奖。

在正电子衰变中，核内的质子转化为中子，同时释放一个正电子和一个中微子，中子停留在原子核内，而中微子和正电子被发射出去。由于其物理学特性，中微子几乎不与周围物质发生相互作用，正电子在周围的物质中俘获一个电子形成电子偶素，在一个很短的时间（10^{-12}～10^{-11} s）内，发生湮没辐射，消耗质量。在二者湮没的同时，产生两个能量相等（511 keV）、方向相反的 γ 光子。由于正电子只能瞬态存在，很难直接测量，只能通过测量湮没辐射的 γ 光子，从而探测正电子的存在。

临床核医学使用的正电子放射性核素常用的有^{11}C、^{13}N、^{15}O、^{18}F。将这些放射性核素标记在水、氧、糖、氨基酸等代谢物质上注入患者体内，通过摄像，将生理、药理、生化的过程转变为图像。其中最常用的正电子核素是^{18}F，半衰期较长，为 110 min，能量适中，F 可以在许多生物活度分子中代替—OH（羟基），例如^{18}F-FDG，目前在临床 PET 应用中十分普遍。

二、PET 探测原理

PET 是探测体内湮没辐射并进行体层显像的现代设备，重建的是放射性核素分布图像。PET 不需要机械几何准直器，只是在湮没辐射的两个方向的直线上对置两个探测器，后面配接符合探测电路。只有当两个探测器在一个很短的时间间隔（通常称为时间窗，窗宽为 8～12 ns）内，同时都探测到 γ 光子时，就认为在这两个探测器空间的直线上有正电子释放，这时符合探测电路才有信号输出。若只有一个探测器收到光子，符合探测电路就没有信号输出，这样实际上起了一个准直器的作用，故也称之为电子准直。与 SPECT 相比，由于 PET 可不必使用铅准直器，因而提高了系统的灵敏度。湮没辐射探测原理，如图 14-7 所示，PET 的探头成环形，由数百个圆周排列的探测器组成，这样可探测到人体脏器或组织中发射出的任何方向的湮没辐射光子，从获得的这些投影信息，可以重建体层影像。

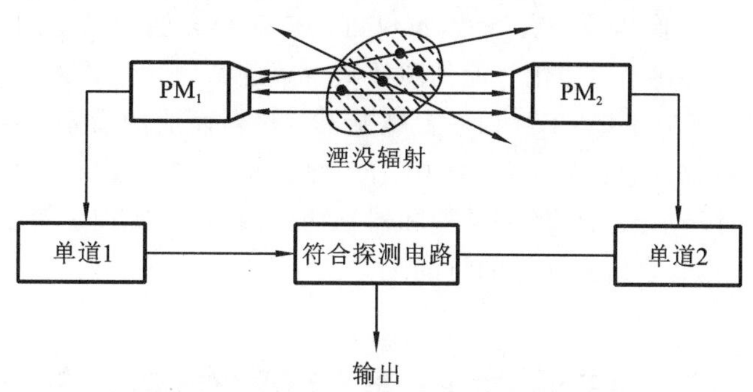

图 14-7　正电子湮灭辐射探测

PET 与 γ 照相机和 SPECT 相比具有以下优点：①不需要屏蔽型准直器。②极大地提高了检测灵敏度。③本底小，分辨率好。④易于吸收校正。⑤可准确定量测量。

三、PET 的基本结构

PET 的基本结构包括采集系统、辅助装置、计算机与外围设备等。由于对置的探测器对所测射线具有自准直作用，而且符合探测技术也大大减小了其他射线的干扰，故无须使用笨重的铅准直器。

1. 采集系统　主要包括探头及其附属电路。PET 的探测器主要有闪烁探测器和多丝正比室等。目前应用最广泛的是闪烁探测器，闪烁晶体应用最多的是 BGO，主要因为它不容易潮解，并且吸收距离短，探测效率远高于 NaI 等。

2. 辅助装置　主要是机架，机架主要用来固定探测器，以及让探测器在其上以某种方式运动，根据探测器在机架上排列的阵列形状，机架的中心孔可以是六角形或圆形的。为了提高性能，一些环形 PET 带有旋转装置，在机械传动系统的驱动下做圆周运动。

3. 计算机和外围设备　与 SPECT 计算机的工作原理与功能基本相同。配套的重要装置有加速器和核素标记实验设备。

四、PET 成像特点

PET 是当前所有影像中最有前途的设备，采用的是目前唯一显示分子代谢、受体及神经介质活动的显像技术。使核医学进入了分子核医学时代。其成像具有以下特点。

1. 分辨率与灵敏度高　PET 不需要准直器，检测灵敏度高（一般要优于 SPECT 10～100 倍），分辨率好（一般要优于 SPECT 2～3 倍）。当疾病早期处于分子变化阶段，病变区的形态尚未呈现异常，其他影像学检查不能明确诊断时，PET 检查即可发现病灶所在，达到早期诊断。

2. 特异性高　其他影像学检查发现有肿瘤时，良恶性很难判断，PET 检查可以根据良恶性肿瘤的代谢特点不同而作出判断。

3. 全身显像　PET 检查一次性全身显像可获得全身各个部位的影像。

4. 辐射剂量小　PET 检查所用核素量较小，并且半衰期短，对患者的辐射剂量很小。一次 PET 检查的辐射剂量要小于常规 CT 检查的辐射剂量。

5. 示踪剂具有生物学活性　在 PET 检查中常使用 C、N、O 和 F 的正电子同位素 ^{11}C、^{13}N、^{15}O、^{18}F 等，这些都是人体组织中最基本的元素，用它来给各种基质、代谢物、药品和其他生化活性化合物，以及其他类似物加标志而不影响它们的化学和生化性质，从而可测量人体生理、生化过程，准确地反映机体的代谢情况。近年又生产出正电子放射性核素，如^{68}Ge、^{68}Ga、^{82}Sr、^{82}Rb，为PET的应用提供了一条新的途径。

6. 系统复杂、费用高 由于常用的核素半衰期短，有的只有十几分钟，来不及异地运输，必须现用现制。因此需要配备加速器和快速制备这些短半衰期标记放射性药物的实验室。整个系统复杂、价格高，运行维护成本大。因此，它的普及受到了很大的限制。

五、PET-CT融合设备

PET的临床应用是医学影像学的一次革命，不仅可快速获得多层面断层图像，还可以从分子水平观察代谢物或药物在人体内的生理生化变化。但其图像缺少解剖参照且结构对比度低，PET-CT的出现很好地解决了这个缺陷。PET-CT是将PET和一台螺旋CT整合而成的设备，共用一个检查床。PET与CT的扫描是分别进行的，扫描的数据先由各自的工作站处理重建，然后由计算机图像融合软件进行精确融合。融合后的图像能同时显示出人体解剖结构和器官的代谢活动，实现了解剖结构影像与功能、代谢、生理生化影像的实时融合，达到了信息互补的目的。

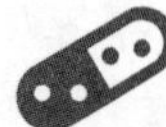

第五节　核医学成像设备的使用与维护

核医学成像是通过向患者体内注射放射性核素标记的示踪剂，然后患者体外测量放射线在人体内的分布来获得医学图像的技术。射线源是高能量的γ射线，并且射线源在患者体内；另外，核医学使用的放射性核素的半衰期较短，一般为数小时。鉴于核医学成像的特点，核医学影像设备在使用和维护等方面有与其他设备不同的要求。

一、核医学影像设备使用应注意的问题

（一）合理配备机房

(1) 机房要有利于放射防护，建议单独建设机房，并且建在楼房的一层。

(2) 机房设计方便于工作流程。一般情况下，其场所依次为放射性贮藏室、给药室和检查室，并避免无关人员通过。

(3) 机房要干燥，通风良好，方便放射性废物的处理。

（二）合理操作

(1) 对光电倍增管性能影响最大的是高压的稳定性，所以机器对稳压电源的精度要求很高，因此应注意供电电源的稳定性。

(2) 当不进行显像时，探头应水平放置。闪烁晶体向下，这样有助于光导纤维与闪烁晶体的紧密连接。

(3) 不进行固有性能测试时，应保持准直器配置在探测器上，这样做有利于防止探测器受到机械损伤。

(4) 更换准直器时，应顺便检查探测器、准直器和准直器支架有无损伤和异常。

(5) 温度突变会造成闪烁晶体碎裂，因此室内温度变化要小于3 ℃/h。

(6) 防止放射性物质对探测器的破坏、污染。

二、核医学成像设备的日常维护

（一）保持良好的环境

1. 湿度 应重点注意对环境湿度的监测和机房空间通风，因为探测器的闪烁晶体多采用NaI晶体，这种晶体的一大缺点是易潮解，因此必须保持机房干燥，机房内应配备除湿机。

2. 温度 环境温度的变化会造成检测器灵敏度的变化，因此应保持机房内良好的温度稳定性。良好的通风对减少挥发性药品对环境的影响十分重要，应每天定时对机房进行通风换气。

(二) 机械装置检查及润滑

1. 检查 每天检查准直器、探测器和检查床的牢固性、操作的灵活性、探测器升降和旋转的准确性，以及制动和限位装置的有效性。定期检查机械运行装置和部件，对于检查床、扫描旋转机构、探头位移机构等应重点检查其移动或旋转的平稳度和位移精度等。实际测量旋转角度和位移位置，与相应的显示值进行比较，并通过调校使之一致。对于全身成像或扫描成像，还应检查机械运行速度，避免运行速度不均匀对成像质量带来不良影响。

2. 润滑 为减轻机械系统的磨损，延长使用寿命，还应定期对各机构的传动部分进行润滑，以保证其正常工作，减少磨损，良好的润滑还是机械运行的平稳性和运行精度的重要条件。

(三) 电器部件的保养

1. 清扫浮尘 要保持操作台、扫描架、检查床和电路板等部件的清洁，定期进行除尘处理。

2. 电气安全 要经常检查接插件的连接是否牢固。进行保养时应确保整个设备处于断电状态，保养过程应严格避免对电路板上的可调元件进行调整，否则可能造成设备运行状态的改变，影响图像质量。定期检查设备的安全接地状况，防止不良接地对设备造成的损害和对患者的伤害。另外，还要注意对性能参数进行调校，以保证成像的质量。

能力检测

一、单项选择题

1. γ 照相机的准直器类型较多，下列哪个不是 γ 照相机的准直器类型？（　　）

A. 针孔型　B. 笔型　C. 发散型　D. 聚焦型　E. 平行孔型

2. 下列哪种成像设备不属于体层成像？（　　）

A. PET　B. SPECT　C. MRI　D. X-CT　E. γ 照相机

3. 放射性核素显像主要利用哪种射线来实现？（　　）

A. α 射线　B. β 射线　C. γ 射线　D. X 射线　E. 俄歇电子

4. 下列元素不属于放射性核素的是（　　）。

A. ^{18}F　B. ^{131}I　C. ^{99m}Te　D. 天然的 I　E. ^{15}O

5. γ 照相机与 PET 比较最大的不同是（　　）。

A. 闪烁晶体　B. 准直器　C. 显示装置　D. 电路结构　E. 辅助装置

6. PET 设备是以什么为信息载体的？（　　）

A. X 射线　B. 电磁波　C. US 波　D. γ 射线　D. β 射线

二、多项选择题

1. NaI 闪烁晶体特点是（　　）。

A. 易潮湿　B. 透明度高　C. 发光度高

D. 与碘化铯相比价格高　E. 应用时不用密封

2. 核医学成像设备主要包括（　　）。

A. CT　B. SPECT　C. PET　D. γ 照相机　E. MRI

（于新设）

参考答案

一、

1. B　2. E　3. C　4. D　5. B　6. D

二、

1. ABC　2. BCD

第十五章　共用数字设备

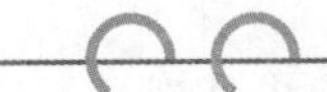

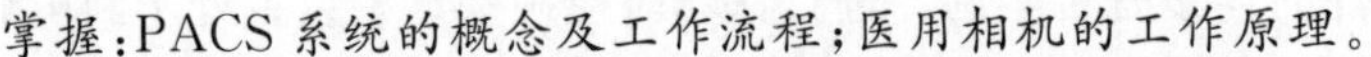

学习目标

掌握：PACS系统的概念及工作流程；医用相机的工作原理。

熟悉：PACS的组成；远程放射学系统的概念；医用相机的分类和特点。

了解：远程放射学系统的发展和目标。

现代科技快速发展，社会已进入数字时代，并推动了医学影像设备的数字化。各类数字医学影像设备之间有一些共用设施，本章主要介绍医用相机及医学影像存储和传输系统（picture archiving and communication system，PACS）等典型的共用数字设备。

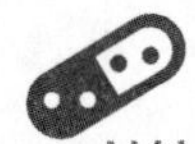

第一节　医用相机

医用相机的应用起始于1980年，以医用多幅相机、激光相机为代表。随着医学影像设备数字化进程不断加快，各种数字化产品不断增加，医用相机的数量快速增长。其中，激光相机和热敏相机已取代多幅相机，成为数字图像胶片硬拷贝的主力机型。考虑到操作、维修和保养的简便性，以及应尽可能减小对环境的污染，干式激光相机已逐步取代湿式激光相机。伴随着医院放射科向着数字化、无胶片化方向的进一步发展，最终医用相机将会淡出市场，但目前仍作为影像记录、诊断阅读、交流存档的主要手段，广泛应用于临床医学。

本节主要介绍医用激光相机和干式热敏相机。

一、医用激光相机

医用激光相机有多种，其分类方式及工作原理、构造和使用有明显差异。

（一）医用激光相机的分类

1. 按激光源分类　按照激光源性质的不同，激光相机分为氦氖气体激光相机和固态红外半导体激光相机等两种。

（1）氦氖气体激光相机：采用氦氖气体激光发生器，其波长为632.8 nm，具有稳定性好、激光光源衰减慢、聚焦性能好、造价低等优势。

（2）固态红外半导体激光相机：采用红外激光发生器，其波长为670～820 nm，具有调制速率高、寿命长、体积小、使用方便等优点。

2. 按胶片处理方式分类　按照成像过程是否需要湿法冲洗胶片，医用相机分为湿式激光相机和干式激光相机等两类。

（1）湿式激光相机：连接自动洗片机，完成胶片的显影、定影、水洗和烘干等工作。

（2）干式激光相机：激光扫描对胶片进行加热，使其显影，避免废药液污染环境。

（二）工作原理

1. 激光相机工作原理　虽然激光相机根据胶片显像的处理方式不同，可划分为湿式和干式等两种，但激光感光环节的设计和工作原理大致相同，即采用高能量单色光激光束，瞬间曝光。

湿式激光相机的激光束强度可由调节器调整，调节器受数字信号控制。成像装置把图像像素单元值以数字的方式输入到激光打印机的存储器中，并以此直接控制对每一像素单元的激光曝光强度。计算机输出的像素数字顺序与激光在胶片上扫描位置顺序对应，则在胶片上获得一个二维图像潜影。打印时，胶片在高精度电动机带动下精确地在 Y 轴方向移动，完成整个画面的扫描。曝光后的胶片再经洗片机冲洗加工，获得二维模拟图像，如图 15-1 所示。

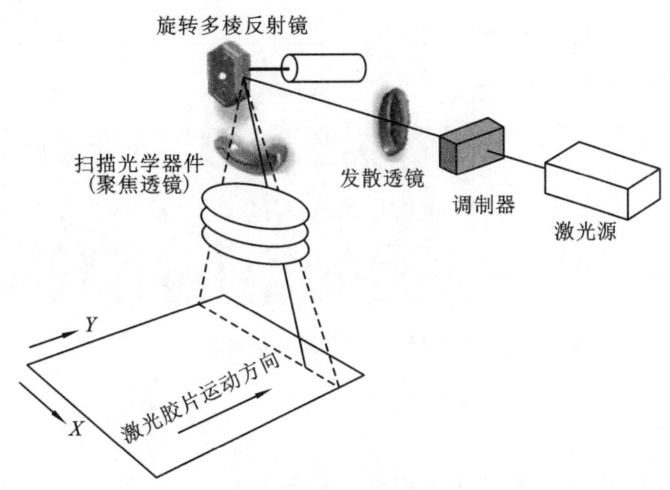

图 15-1 激光相机工作原理

和湿式激光相机不同，干式激光相机在激光打印过程中，胶片始终处于静止。激光束在胶片 X 轴、Y 轴方向上的扫描由激光头所附带的控制结构完成。对胶片的影像处理是通过显影旋转加热系统完成的，如图 15-2 所示。

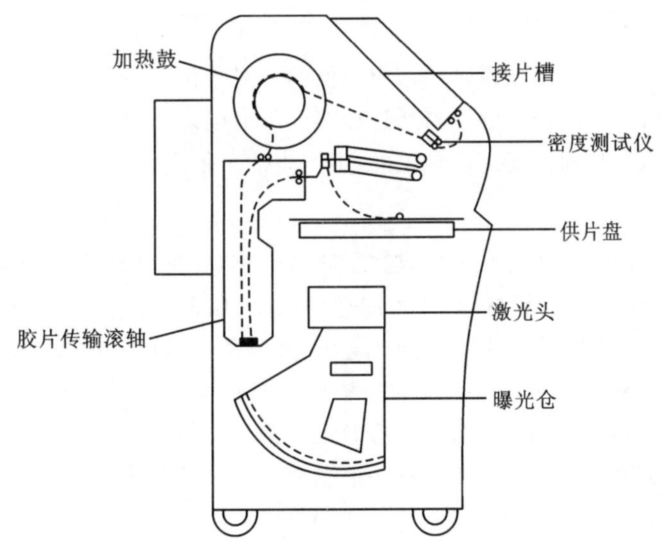

图 15-2 干式激光相机工作流程

2. 激光胶片成像原理 激光胶片具有对比度高、灰雾低、色污染低、密度高、防光晕效果好、影像清晰、能提供丰富诊断信息等感光特性。

湿式激光相机可以通过专用连接部件与其显定影系统——洗片机直接对接。接通洗片机电源，设定显影时间、药液温度、烘干温度等，当胶片进入洗片机入片口时，入片感应器感应到胶片，控制胶片传送电动机运转，同时使药液循环系统、药液补充系统、干燥系统工作，进行后续的显影、定影、水洗、干燥等处理。也可以不直接连接，人工去暗室冲洗。

用于干式激光成像的胶片由保护层、感光乳剂层、片基和防光晕层组成，其结构组成与普通 X 光胶片不同，是一种单面卤化银感光胶片，如图 15-3 所示。其中保护层常为 1 mm 厚的明胶或高分子涂层，主要作用是保护感光层,同时还有防止静电、防止粘连等作用。感光乳剂层是胶片的核心物质,由感光主体卤化银微细颗粒均匀地分散在明胶介质中组成,卤化银晶体的形状、大小、多少及涂层厚度决定了胶片性能的好坏及技术含量的高低。片基作为支持体,其力学性能好。目前大多数医用胶片都采用厚度为 175 mm 左右的聚酯(涤纶)或者 100 mm 左右厚度的涤纶片基作为支持体。防光晕层常为带有特定颜色的明胶涂层,涂层的颜色在冲洗加工过程中是可以去除的。防光晕层的作用是防止曝光时片基背面的光反射作用。防光晕层的颜色应该和乳剂层的感光光谱相匹配,防光晕层还有防止卷曲,防止粘连的作用。

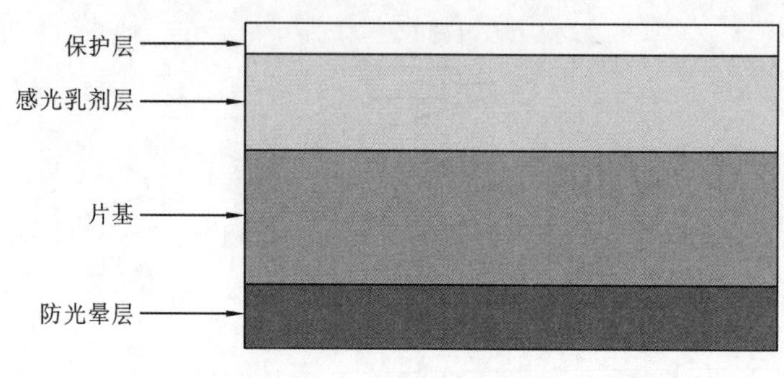

图 15-3 激光胶片结构

二、干式热敏相机

医用热敏相机与激光相机相比,医用热敏相机没有激光组件,也没有热鼓显像组件。它采用的是热敏打印头直接使热敏胶片成像的技术,或者是加热头直接加热热敏胶片的着色剂,使其蒸发、升华、转移成像的热敏成像技术。

(一)干式热敏相机的分类

干式热敏相机按感热记录方式不同分为干式助熔热敏相机、干式升华热敏相机和干式直升热敏相机等三类。

1. 干式助熔热敏相机 加热使油墨带内熔点较低的油墨熔化,达到记录影像的目的。

2. 干式升华热敏相机 油墨带内的染料通过加热升华来记录影像。

3. 干式直升热敏相机 目前市场上最常见的,不产生油墨带废料,更有利于环保。

(二)工作原理

1. 干式热敏相机工作原理 通过网络接收数字图像数据,存储到计算机硬盘;由计算机控制的影像控制系统负责把主机的图像数据进行整理,调整图像的尺寸、版面,同时可对图像的对比度、密度进行调节;控制系统产生程控信号,控制打印引擎,从胶片输入盘选择合适尺寸的胶片,传送到热敏头上的电阻线,一行接一行地直接完成数控热敏成像。成像完毕后的胶片由分拣器输出到指定的输出盘,由内置的密度检测调节装置调节图像质量,从而保证每张胶片的一致性。

2. 干式热敏胶片成像原理 干式热敏相机基于完全干式直热技术。直热是指热敏头与胶片直接接触,通过热来转化图像信息。

(1) 微胶囊式热敏成像:干式热敏胶片的热敏层中含有许多微胶囊,胶囊壁材料是热敏性高分子材料,胶囊内含有无色的可发色材料(成色剂),胶囊周围含有无色的显色剂。

用微细的加热头对胶片表面加热,使微胶囊壁软化,渗透性增加,胶囊外的显色剂渗透到胶囊内,与成色剂结合生成黑色燃料,加热停止则胶囊壁硬化,发色反应停止,如图 15-4 所示。热敏头的温度变化由计算机数据控制,可以通过使用胶囊壁软化温度不同的胶囊组合,并优化各种胶囊的比例,获得预期的灰阶特性。加热头由放热部分、控制电路和散热片组成。放热部分由上千个热敏电阻组成,这些电阻可以单独被激活,从而形成不同图像灰阶;放热部分由一片散热片负责冷却,以防温度过高。

(2) 有机羧酸银式热敏成像:微细加热头直接对胶片表面加热,热敏性有机羧酸银分解并还原成黑色银影像,如图 15-5 所示。

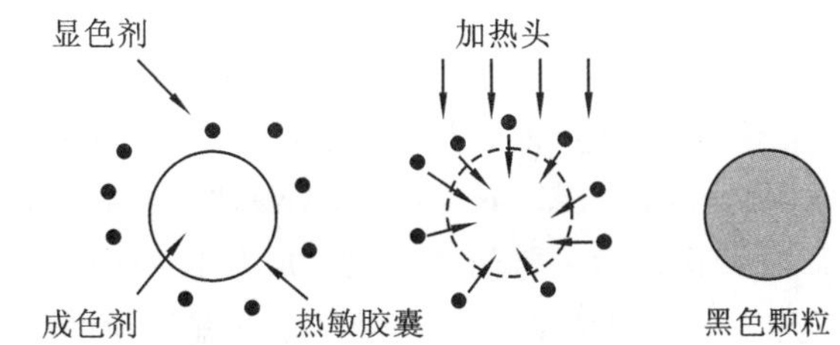

图 15-4 微胶囊式热敏成像原理

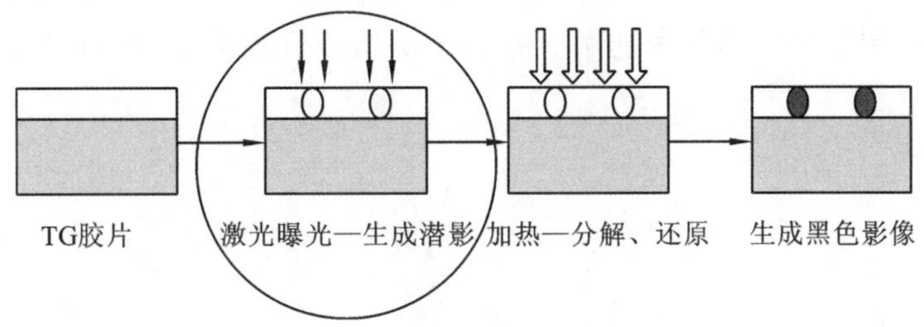

图 15-5 有机羧酸银式热敏成像

三、干式激光成像与干式热敏成像的比较

干式激光成像与干式热敏成像方式目前在市场上都有使用，从成像质量、使用性能和环保性等方面考虑，两种方式各有优劣，表 15-1 列出了各自的特点，以供参考。

表 15-1 干式激光成像与干式热敏成像性能对比

对比项目	干式激光成像	干式热敏成像
成像过程	先将数字信号转换为模拟信号，在胶片上产生潜影，再加热成像	计算机自动控制热敏打印头成像
影像质量	利用激光束的聚焦性能，图像质量好。但由于两步成像，质控较困难，故障率高	由于现在胶片和热敏头工艺欠缺，成像质量差。一步成像，质控比较精确，故障率低
胶片特性	对光敏感，存在意外曝光的危险，不能实现真正明室操作；存储效果差，保存期短	对光不敏感，无意外曝光的危险，实现真正明室操作；保存过程对温度要求严格
环保性	无机银颗粒涂抹技术在胶片加热还原时会散发有毒含汞气体，不利人体健康，易腐蚀设备部件，非环保	双片基设计，使用稳定有机银颗粒涂抹技术，工作中没有有害气体及液体排放，较环保
操作维护	操作维护较复杂，使用成本较高；设备结构复杂，清洗热鼓等日常维护、维修繁琐；开机预热时间长	操作维护简单，使用成本较低；设备结构简单，清洁打印头方便；预热时间短

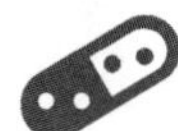

第二节 PACS与远程放射学系统

随着超大规模集成电路、计算机技术以及通信技术的飞速发展进步，医院的诊疗模式也随之变化，数字化影像正逐渐普及。医学影像设备的互联及图像融合正在给诊疗工作带来巨大变革。利用通信线路、计算机互联网络、物联网乃至人造卫星在远距离传输医学影像，实现远程诊断已趋于普及化。当前，医学影像数字化应用广泛，医学影像存储和传输系统(PACS)以及远程放射学系统已经成为现代医药卫生事业发展的必备工具和系统。

PACS 与医院信息系统(hospital information system，HIS)、放射科信息系统(radiology information system，RIS)、检验科信息系统(laboratory information system，LIS)、远程放射学系统等子系统一起构成医院的临床综合信息管理和应用系统。

一、PACS 概述

20 世纪 80 年代初，PACS 在国际上兴起，其发展背景是 CT、MRI 等一批数字化医学影像成像设备进入临床实践，个人计算机和局域网络(local area network，LAN)技术的兴起，极大促进和鼓舞了 PACS 的研究、开发、应用及发展。PACS 在我国内地兴起于 20 世纪 90 年代中期，国内医院大量引进的各种大型医学影像成像设备，促使广大影像工作者思考如何更好地充分发掘和利用这些设备的诊断治疗价值。同时，我国内地医院信息化建设的起步和发展迅速推动我国 PACS 技术不断向前发展。

PACS 是以计算机为基础，与各种影像设备相连接，利用各种存储技术(如磁盘、光盘、云盘等)，以数字方式存放、管理、传送、显示医学影像和病历资料的医学信息管理系统，成为医院影像信息系统的重要组成部分。

二、PACS

(一) PACS 的分类

PACS 根据其规模大小可划分为以下几种。

1. 小型 PACS 基于影像科室或者部门的 PACS。

2. 院级 PACS 将 PACS 能够提供的所有影像服务扩展到医院的每一个科室、每一个部门、每一个角落，即构成院级 PACS。

3. 地区级 PACS 一般由政府、保险公司、社会保障部门共同推动，将某个地区的医疗资源应用信息技术整合成为一个统一的平台，为该地区的所有公众提供医疗卫生健康保健服务。

(二) PACS 的基本组成

一个完整的 PACS 由医学图像采集、大容量数据存储、图像显示和处理、数据库管理、用于传输图像的通信网络等五个组成单元。同时，PACS 也包括了与 HIS 及 RIS 互联的接口，如图 15-6 所示。HIS 是利用计算机软硬件技术、网络通信技术等现代化手段，对医院及其所属各部门的人流、物流、财流进行综合管理，对在医疗活动各阶段产生的数据进行采集、存储、处理、提取、传输、汇总、加工生成各种信息，从而为医院的整体运行提供全面的、自动化的管理及各种服务的信息系统。RIS 是在放射科的相关事务中用计算机及通信设备收集、存储、处理、检索受检体信息的系统。

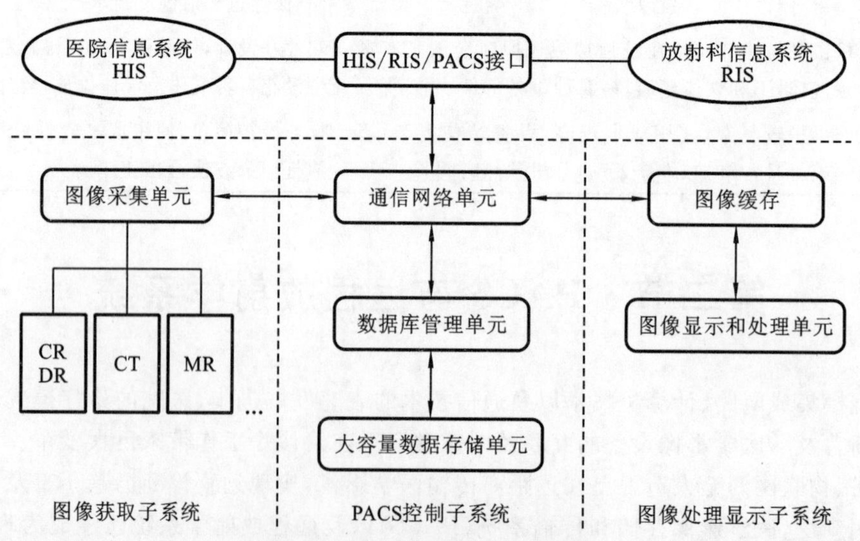

图 15-6 PACS 的组成结构示意图

1. 医学图像采集单元 医学图像采集单元是图像获取子系统的一部分，此单元连接着 CR、DR、DSA、CT、MRI、超声、核医学、内镜等医学影像设备。它的主要任务是：①从影像设备采集图像数据；②将图像数据转换成 PACS 的标准格式(DICOM3.0)；③将图像数据压缩和传送到 PACS 控制子系统。

由于各厂家生产的影像设备图像格式各异，网络接口标准不一致，阻碍了医学数字影像的交换和通信,DICOM3.0 网关等厂家提供的专用接口或设备完成转换,把符合 DICOM3.0 标准的图像文件传送给 PACS 控制子系统。目前新生产的各类影像设备都有 DICOM3.0 标准图像输出接口,可实现 DICOM 图像文件的存储、传送、接受、压缩、转发、查询、应答、提取、回传等传输和管理功能。

根据图像源的不同,可将图像采样分为数字图像采样、视频图像采样、已存胶片图像的采样等。

(1) 数字图像采样:医学成像设备本身产生的就是数字图像,可以直接取出。如 CT、MRI、DR 等成像设备,它们一般都有数据输出的通信接口,都遵循 DICOM3.0 标准,使得医学影像设备的数据采样变得容易,并使不同的生产厂商生产的数字设备之间很容易实现互联。

(2) 视频图像采样:有很多医疗图像检查设备如 B 超、各种内镜等输出的都是视频信号,采样这类图像数据一般采用图像采样卡,通过 A/D 转换器转换将模拟信号变为数字信号并编码为标准 DICOM3.0 数据后存入计算机。

(3) 已存胶片图像采样:这类图像可使用激光数字化仪、CCD 数字化仪等设备,将光学信号转换为电信号,再将模拟信号转换为数字信号,产生数字化的图像后输入计算机。图像数字化后会产生一定程度的失真,为了在采样图像时减小失真,选用的数字化设备要有相当高的空间分辨率和足够的灰度范围。

2. 大容量数据存储单元 PACS 控制子系统的主要功能有图像接收、图像存档、图像路由、数据库更新、与 HIS/RIS 连接、数据压缩等。大容量数据存储单元是 PACS 控制子系统的核心组成之一,包括了信息数据库和图像存储库。

(1) 信息数据库:负责接受和管理患者的基本信息,即文本资料,如诊断报告、临床数据、登记信息、病例等,可进行查询、提取、分类和转发。它采用多级存储方式,一级在线存储应用磁盘阵列,保证 60 至 90 天的常用数据量;二级离线存储采用光盘塔、云服务等,具有自动数据备份、自动数据迁移和自动回放功能,具有较强的容量扩展能力。

(2) 图像存储库:由存档服务器、图像数据库和存档库三部分组成。采样计算机从成像设备获得的图像首先送到服务器,然后存储在光盘库,最后传送到显示工作站。

存档服务器是图像存储库的中心。管理图像数据在 PACS 中的流动,实现图像的存储、检索、提取、编组等操作。存档服务器采用有损压缩技术将图像数据压缩后存档。服务器缓存使用大容量廉价冗余磁盘阵列(RAID)或硬盘短期暂存图像数据,用户能快速检索最近获得的图像。

图像数据库采用大型关系数据库技术,具有一个镜像服务器备份,以保证数据库能不间断地运行。除支持图像检索外,还要与 RIS/HIS 互联,从这些数据库中获得患者信息;具有分级管理和权限设定功能,以保证数据库的安全性。

存档库用于中、长期存档。在线存储使用光盘库和磁带库,光盘库由多个光驱和磁盘控制器组成,允许在多个光驱同时进行存档和检索。盘片采用 CD-ROM、MO、DVD 盘,离线永久存储采用光盘库或磁带库。

(3) 图像压缩:医学影像信息的一个重要特征就是信息量大,日益增加的信息量会加重存储负荷,影响网络传输速度,所以采用图像压缩技术以提高 PACS 的数据传输速率就显得尤为重要。目前公认的图像压缩标准有联合图片专家组(joint photo graphic expert group,JPEG)标准和运动图像专家组(moving picture expert group,MPEG)标准,它们分别适用于静止图像和运动图像的压缩编码。医学图像大多为静止图像,应当根据 JPEG 标准实施压缩。JPEG 适用 X 线、DSA、CT、MRI 及超声等一切灰度图像及真彩色图像的压缩。

图像压缩技术分为有损图像压缩技术和无损图像压缩技术等两类。有损图像压缩技术,图像有信息丢失或失真,压缩比可达(10∶1)～(20∶1),占用的存储空间小,具有一定的经济性和实用性。无损图像压缩技术可保留图像原有细节,几乎没有信息的丢失,诊断正确性高,但压缩比较低,一般情况下仅为(1.5∶1)～(3∶1),平均压缩率为 2∶5,占用的存储空间大,传输速率慢,工作效率低。由于图像质量关系到医学影像的诊断,故对于肺部及乳腺等层次丰富、结构细微的组织,主要采用无损压缩技术。

3. 数据库管理单元 数据库管理单元也是 PACS 控制子系统的核心组成之一,负责数据存储的管理和信息查询。此单元实现对短期、中期和长期病患信息和图像存档数据的分级管理。系统要保证数据的完整性,从成像设备获得的图像信息不能丢失;要提高系统效率,缩短显示工作站对数据的访问时间。存储管理系统中一般有四种存储介质,RAID用于立即访问当前图像,硬盘用于快速检索缓存,可擦除光盘用于较长期存档,WORM用于永久存档。

存储系统还有图像预取、存储计时准则、病案分类等功能。图像预取是当病患作检查之前,把该患者以前存档的检查信息预取到显示工作站。存储计时准则包括放射检查时间、住院或出院时间等,要按照计时准则实现存储容量的动态控制,转移和删除要确保无误。病案分类是当患者住院或转院时,将其先后保存的所有图像连续归档到光盘的过程。

4. 图像处理和显示单元 图像处理显示子系统负责对数据存储单元的图像进行查询、分析和处理等,并把处理结果输出到影像显示工作站。在监视器和图像工作站几乎可瞬时显示整幅图像,又可采用搜索、回放、缩放等多种显示方式。使用计算机技术进行窗口调节、边缘增强、灰度变换、对比度增强、降噪及锐化、滤波和伪彩色增强等一系列后处理技术,这部分由图像工作站来完成。

硬件由图像处理器、缓存、显示器和存储器组成,通过通信网络和应用软件与PACS控制器交换信息。图像处理器由图像存储器、像素处理器和视频输出器组成,通过公用总线实现数据的可视化转换。显示工作站的存储器要求容量大、速度快,普通磁盘有时不能满足要求,常用RAM和磁盘阵列两种高速存储设备。显示工作站还包括本地数据库和各种处理软件。

图像工作站有几种用途分类:①影像显示工作站采用普通机进行影像的显示、处理和查询以及影像分析。②影像处理工作站,通过采用高分辨率的影像显示器,可以进行会诊和教学,按需要进行各种图像处理、量化分析等。③影像分析工作站可对各种受检体信息和检查信息进行分析,产生丰富的报表为影像诊断提供辅助手段。④质量保证工作站用于控制影像采样的参数、调整图像显示效果、确认可处理的图像参数、控制对受检体统计学有用的数据、设定图像属性等等。PACS中影像的质量控制和质量保证是技术员的一项重要任务。⑤打印工作站负责胶片打印任务,有效地使用质量控制打印工作站、减少打印消费。⑥远程诊断工作站应用多种通信工具进行协同工作,如视频采样系统(CCD摄像机)、通信系统,进行医学影像及资料的远程传输。

5. 通信网络单元

通信网络单元是PACS中各种数字化图像和相关信息交换与传输的路径和通道。医学数据交换标准主要有HL7和DICOM,前者主要用于文本数据交换,在HIS/RIS中使用;后者用于图像数据交换,在PACS中使用。

按覆盖范围分类,通信网络包括10 km以内的局域网(LAN)、几十千米内的城域网(MAN)和覆盖几千千米的广域网(WAN);按传输速度分类,通信网络包括传输速率小于10 Mb/s的低速网络、100 Mb/s的中速网络和大于155 Mb/s的高速网络。

PACS的通信网络可由低速的以太网、中速的光纤分布式数据接口网(FDDL)和高速的异步传输模式网(ATM)构成。目前,由于医院内部距离较短,常采用局域网用于传输图像,具有在医院内部范围内传输速率高、编码率低、实时传输等优点;而主干网用千兆或百兆以太网。由于成像速度较慢,在成像设备和图像采样计算机之间可采用十兆以太网连接;而PACS控制器到采样工作站或显示工作站之间用百兆以太网连接。

PACS同时具有多个外连的接口和网关。HIS网关采用HL7框架结构,是PACS与医院信息管理系统(HIS)的接口,负责PACS与HIS之间的信息交换。Web网关是PACS与Internet的接口,通过Web网关可以实现远程影像传输,能够进行远程医疗服务、远程放射学研究和远程继续教育等。

(三) PACS中设备的连接

早期的数字化医学影像设备所产生的数字图像格式都是由各个设备生产厂商自己确定的专有格式,网络接口标准不一致,阻碍了医学数字影像的交换和通信。为此,1982年美国放射学会(American College of Radiology,ACR)和美国国家电气制造协会(National Electrical Manufacturers Association,NEMA)联合组织了一个研究组,于1993年制订了DICOM3.0标准。使用DICOM3.0网关等厂家提供的专用接口或设备完成转换,把符合DICOM3.0标准的图像文件传送给PACS控制子系统。这个标准已经被世界上主要的医学影像设备生产厂商接受,因此已经成为事实上的工业标准。随着应用的不断发展，DICOM3.0标准也在不断的更新，它所支持的医学影像种类也不断地增加，已从原来只支持放射影像扩展到支持内镜、病理等其他影像，且可使医学影像信息系统与其他信息系统相互沟通，形成一个大的HIS。

1. 医院现有的支持DICOM的影像设备 目前新生产的各类影像设备都有DICOM图像输出接口，这类设备可以直接接入PACS实现DICOM图像文件的存储、传送、接收、压缩、转发、查询、应答、提取、回传等传输和管理功能。

2. 不具备DICOM功能的影像设备 这类设备连入系统的解决方案有以下两种。

(1) 通过原厂升级的方式将非DICOM影像设备转换成符合DICOM标准后直接接入PACS，影像通过网络自接传送到影像服务器进行存储。

(2) 在原厂不能配合的情况下，经过DICOM gateway(网关)连接测试，并经院方对接出的影像质量确认后，接入PACS，影像通过网络直接传送到影像服务器进行存储。

当所有的影像设备都开通DICOM工作列表功能，这样可以充分利用医院的HIS/RIS，使工作流程合理化。患者在完成挂号、影像科登记预约后，相应的信息可以传送到影像设备主机上，设备操作人员只需点击影像设备形成的排程表，不需要重复输入信息。提高工作效率的前提下，同时也可以避免错误的产生。

(四) PACS的优越性

发展中的现代医学诊疗方式越来越多地依赖医学影像X线、CT、磁共振、超声、核医学、内镜、数字减影血管造影等设备产生的胶片或图像的检查。传统的医学影像大量使用胶片、图片和纸质资料，堆积如山的医学胶片给保管、查找和调阅带来诸多困难，资料丢失时有发生，无法适应现代化医院对海量医学影像的管理要求，因此采用数字化影像管理方法来解决这些问题已经成为现代化医疗不可阻挡的趋势。PACS的优越性有以下几种。

1. 节省物料成本 数字影像取代了传统胶片，实现医院的无胶片化存档和管理，减少了胶片、纸张、药液和储存等环节的费用支出。

2. 降低管理成本 采用数字化存储和计算机管理医学影像数据，实现了图像的高速存取和数据库管理，节省了大量的传统介质管理费用。

3. 提高工作效率 利用网络技术，实现影像资料共享，可克服时间和地域的限制，使医护人员在任何有PACS的地方快速调阅以往数字病历和医学影像信息，为各类患者提供及时的诊断、治疗、护理，大大提高了医生的工作效率。

4. 提升医疗水平 通过数字化，大大简化了工作流程；加之对图像可进行多种后处理，大大丰富了医生的诊断信息，从而可以观察到传统照片无法观察或很难观察到的信息，有助于快速、准确地进行诊断。

5. 促进技术交流 在国际互联网或多种通信技术充分发展的前提下，远程传输影像信息，通过远程医疗进行异地会诊，可以促进医院之间的技术交流，互惠互利，共同提高。

6. 积累宝贵资源 对于一个医院而言，典型的病历图像和报告是非常宝贵的资源，而无失真的数字化存储以及在专家系统下做出的规范报告更是医院难得的技术积累，将会给医院带来更高的经济效益和社会效益。

三、远程放射学系统

远程放射学系统以电子方式从一个地方到另一个地方传送医学影像信息，并且及时分析给出诊断意见，与此同时还具有对医生继续医学教育等功能。此外，不同地域用户可以同时浏览该放射影像。利用远程放射学系统，有利于解决我国医疗资源有限性和人口偏态分布性等情况所带来的问题。通过远程放射学系统，边远、经济水平不高，以及医疗技术落后的城市和地区将有可能与大城市、中心城市的优势医疗技术和人才通过网络进行资源技术交流，具有重大现实意义。

(一) 远程放射学系统的发展

据统计，医学信息和知识产生的数量每五年就要翻一番，可以说医学面临着信息爆炸的挑战。现代医学影像设备所采样、处理的医学影像信息，以及放射科室医生或专家提出的初步诊断方案，已逐步成为各种医疗保健措施和医学研究的重要基础和依据；同时，医学影像信息在医学信息中占据的比例日益加大，这使得放射学面临更为严峻的挑战。

充分利用各种放射学资源，如设备资源、放射学专家的医学经验等，扩大放射学在地理上和时间上的覆盖范围，为临床各个科室提供即时异地会诊，已成为当今医学界普遍的需求趋势。1995 年起，人们尝试通过同轴电缆传送放射影像实现远程医疗服务，远程放射学系统共经历三代变化。

1. 第一代远程放射学系统 仅是简单的异地传送影像，不具备同步会议功能，缺乏医学影像分析处理功能，不支持 ACR-NEMA 或 DICOM3.0 标准，无法与已存在的 PACS、RIS、HIS 系统集成，尚不能称为完整远程放射学系统。

2. 第二代远程放射学系统 支持 DICOM3.0 标准传送数据（数据文件格式和通信协议），用户能够访问病患的数据库，并具有同步远程会议系统，支持基于影像及相关处理的计算机协同工作环境，如德国癌症研究中心与 Telecom 公司共同开发的 KAMEDIN 和 MEDICUS 远程放射学系统、在 MEDICUS 基础上开发的 CHILI 系统。

3. 第三代远程放射学系统 代表远程放射学的发展方向。其特点如下。

(1) 全面支持 DICOM3.0 协议，包括来自成像设备的文件格式和基本通信协议、硬拷贝输出、分布式影像应用和查询。

(2) 通用影像显示工作站，支持多种医学影像显示和报告，并能直接与影像成像设备连接。数字化的医学影像工作站具有多个显示器，用户可以选择不同显示器及参数。工作站具有多种影像显示、处理和管理功能，如影像测量、影像增强、多维影像连续动态显示和影像三维显示。

(3) 患者数据库支持 SQL 标准数据查询和 ODBC 数据库标准，可以直接从 DICOM 文件中提取患者基本信息。

(4) 支持多种工作平台，模块化结构，易于扩展，支持多种语言，用户界面友好。

(5) 支持网络和软件安全协议，以保证系统安全和患者隐私不被泄漏。

（二）远程放射学系统的定义

美国放射学会(ACR)对远程放射学的定义包括目标、医生资格、设备要求、执照和证书、通信条件、质量控制等多个方面。其定义为：远程放射学是通过从一个地方到另外一个地方以电子方式传送放射影像，并能及时分析放射影像，给出诊断意见，同时还能够对医生进行继续医学教育的一门学科。此外，不同地方的用户能同时浏览影像，合理地使用远程放射学系统，能够获得高质量的放射影像分析，提高医疗水平。

（三）远程放射学系统的意义

面对世界卫生组织“人人享有医疗卫生保健”的目标，我国面临的主要问题有：由地区、贫富、种族等差异而造成的医疗条件不平等、费用问题，老龄化社会所带来的新的保健需求问题等。上述问题并非我国特有，而是世界性(包括发达国家在内)的普遍问题。远程医疗和远程放射学系统为解决上述问题提供了可能途径，二者不仅可以减少医护人员和患者及家属的路途奔波，还使医疗资源得到共享，从而缩小由于地区、贫富、种族不同而形成的医疗条件的差别，减少医疗费用，提高医疗效率和质量，特别是在急救方面，可以提供更及时和有效的救护，减少死亡率和提高治疗的效率。

随着信息化社会的发展进程，人们的生产生活方式产生了巨大变革，医疗卫生保健观念也随之发生了根本变化，其中远程医疗和远程放射学技术已成为一个焦点。它所提供的服务涉及医学的各个领域，如诊断、治疗、手术、监护、家庭医疗、卫生保健、医学教育和培训、病例研讨、学术交流等，正在逐步形成医疗卫生保健新模式。

能力检测

一、名词解释

1. PACS

2. 远程放射学

二、单项选择题

1. 以下不属于干式激光胶片的结构是(　　)。

A. 基层　B. 光敏成像层　C. 热敏层　D. 保护层　E. 背层

2. 关于激光相机,以下叙述正确的是(　　)。

A. 干式激光相机通过自动洗片机完成胶片的显影和定影
B. 湿式激光相机通过自动洗片机完成胶片的显影和定影
C. 湿式激光相机相对于环境的污染较干式激光相机小
D. 干式激光相机在激光打印过程中,胶片处于运动状态
E. 湿式激光相机胶片通过加热鼓进行加热显像

3. 医学图像采样系统主要采样来自下列设备的影像,错误的是(　　)。

A. CT　B. X-Ray　C. DR　D. MRI　E. 超声

4. 仅限于医学影像学科内部实现影像传输的 PACS 类型是(　　)。

A. 大型 PACS　B. 小型 PACS　C. 中型 PACS
D. 超大型 PACS　E. 超小型 PACS

5. 下列 PACS 组成错误的是(　　)。

A. 影像数据采样系统与管理系统　B. 主要提供各种医学影像信息的 HIS 系统
C. 影像显示处理系统　D. 高速信号处理系统
E. HIS 网关和 EWB 网关

三、简答题

1. 简述 PACS 的优越性。
2. 简述 PACS 的工作流程。
3. 比较干式激光成像和干式热敏成像的优缺点。

(郝　婕　吕　解)

参考答案

一、

1. PACS 是这样一种医学影像信息系统,它将医院各种影像设备(X 线、CT、磁共振、超声、核医学等)产生的图像进行采样并转化成一定标准规范的数字形式;通过计算设备、存储设备和通信网络实现数据处理、海量存储、远程传输、信息管理;并且可以通过系统中的任何输出设备在一定授权下调回、显示并分析使用所需的数字医学影像及相关信息。

2. 远程放射学是通过从一个地方到另外一个地方以电子方式传送影像,能及时分析放射影像,给出诊断意见,同时还能够对医生进行继续医学教育的一门学科。此外,不同地方的用户能同时浏览影像,合理地使用远程放射学系统,能够获得高质量的放射影像分析,提高医疗水平。

二、

1.C　2.B　3.E　4.B　5.B

三、(略)

第十六章　拓展知识

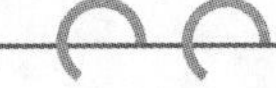

学习目标

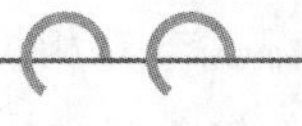

掌握：不同专用X线机特殊用途和优点。

熟悉：牙科X线机和乳腺摄影X线机的结构和特点。

了解：口腔全景摄影X线机的成像原理和结构类型，了解床边和手术X线机的结构特点，为临床打下基础。F_{78}-ⅢA型300 mAX线机的特点。

专用X线机是专门为某一专科疾病或者根据医学诊断的特殊目的需要而设计的X线机，与综合X线机相比，早期的专用X线机，容量较小、功能单一、结构简单。现在的专用X线机无论是在容量方面，还是在机械精密程度方面都有了较大的改进。随着高频技术的出现和发展，这些专用X线机都朝着数字化、小型化方向发展。在图像质量和存储方面都有了迅速的改进，为这些专用X线机的图像进入PACS奠定了基础。

第一节　牙科X线机

牙科X线机是专门用于拍摄牙片的专用X线机。相对于常规影像设备，该种设备专用性强，输出功率小，容量小，控制台简单，常采用组合机头方式。牙科X线机的照射野范围很小，因此采用指向性强的遮线筒（如锥形筒遮线器），直接对准受检部位。

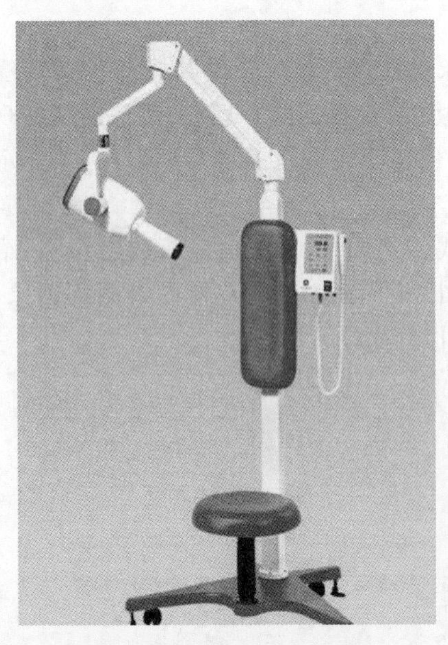

图16-1　牙科X线机外形图

X线管的管头支持装置可用伸缩和升降的平衡曲臂支持，可以使组合机头在一定范围内的任意高度和位置停留并固定。这种结构是为适应各种投照方向和各种位置而设计的。这样在患者体位固定后，仅移动X线管头就可以对任意一颗牙齿摄影，如图16-1所示。

支持X线管头的平衡曲臂由两节或者三节构成。整个曲臂安装在专用的立柱支架上，也可以固定在墙壁上。有的直接安装在牙科治疗台上，在患者进行口腔检查时，随时摄片。牙科X线机的容量小，控制台也很简单，管电压的调节范围为50～70 kV，管电流在10～15 mA之间。由于用途单一，所以曝光条件仅以切牙、尖牙和磨牙而有所区别。有的机器直接用切牙、尖牙和磨牙三个用途设置按钮，条件预置好了。也有的机器管电压（kV）和管电流（mA）是固定的，参数不能进行调整，只有曝光时间（s）可调，以适应不同的摄影需要。由于牙科摄片仍然采用暗室洗片的方法，影像的质量由影像技师掌握，对摄影条件要求不是很高，因此曝光控制通常采用机械限时器。

第二节 口腔全景 X 线机

普通 X 线机摄影只能显示少数牙的影像并且有重叠显像。而牙齿的排列呈弧形，用普通的 X 线机摄影不能避免重叠影像，且无法实现全口牙一次显示。因此，芬兰人 Peatero 根据人类口腔颌面部的解剖特点，利用体层摄影和狭缝摄影原理，设计出一种一次曝光便可将全口牙影像显示在一张照片上的方法，如图 16-2 所示。

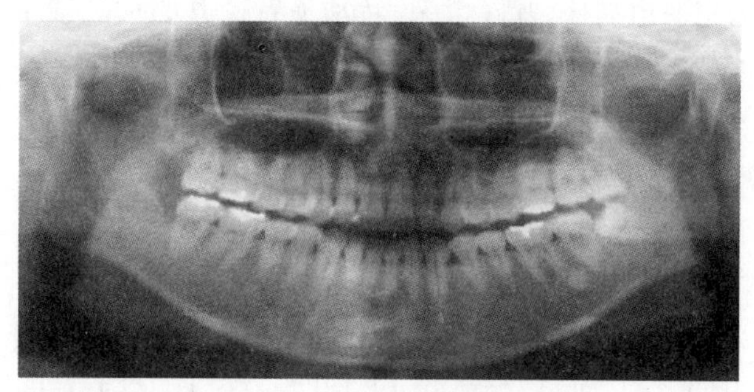

图 16-2 口腔全景摄影图像

普通的牙科 X 线机只能针对某一颗牙齿或某一部位进行拍摄观察，但是，很多时候我们并不能确定病痛是由哪一颗牙齿引起的。口腔全景 X 线机是把呈曲面分布的颌部展开排列在一张 X 线胶片上的摄影方法，是体层摄影的一种。口腔全景 X 线机标准的全景拍摄模式，能够精确控制曝光，有效减少患者的曝光剂量。口腔全景 X 线机同时具有成像速度快、图像清晰、操作便捷等优点，强大的图像后期处理软件，可有效辅助口腔医生诊断病情。

口腔全景 X 线机适用于成人口腔全景成像、儿童口腔全景成像、前部牙列全景成像、上颌窦成像、颞颌关节闭口位成像、颞颌关节开口位成像、眶底位成像、鼻腔部位成像等。口腔全景 X 线机的使用使口腔内科牙体牙髓病诊断和治疗的成功率大大提高，为牙齿矫正、牙齿修复的诊断和设计提供准确的图像依据，使口腔科的技术水平和整体实力都得到很大地提高，如图 16-3 所示。

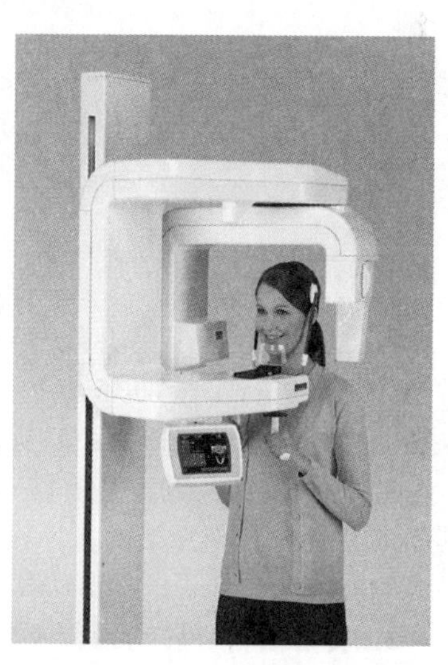

图 16-3 口腔全景 X 线机外形图

一、原理

如图 16-4 所示，两个等圆 O_1、O_2 以相反的等角速度转动（角速度就是单位时间内转动的角度）。X 线以贯穿 O_1、O_2 方向辐射，则 O_1 圆上的点 A 在 O_2 圆上有投影点 B，虽然 X 线呈锥形辐射，两点在一定范围内仍能保持同步运动。这样，在该范围内 A 点在 O_2 圆上有固定的投影点。而与 A 点在同一直径上的其他点随着转动，其投影与 A 点不能保持同步，在 O_2 圆上也就没有固定的投影点。推广之，在两个圆同步转动中，O_1 圆上的每一点，在一定范围都会在 O_2 圆上有固定的投影点，即只有当该点移动到 A 点附近时，才会在 O_2 圆上形成清晰的投影点。

假设颌部基本呈半圆形，并置于 O_1 圆位置；把胶片弯曲呈半圆，并置于 O_2 位置，如图 16-5 所示。X 线管不动，按箭头方向同步转动患者和胶片，就能在照片上得到颌部的展开像。为了排除其他部位投影在胶片上的影响，在颌部与胶片之间设置铅板狭缝（裂隙板），使胶片只是在转过狭缝期间曝光，与狭缝（胶片）同步转过狭缝的部位被投影，即摄取了患者颌部的展开像。

实际使用中患者不动，X 线源与胶片一起绕患者转动，以 O_1 为轴转动。其结果与上述情况相同，这比移动患者容易获得稳定的投影。

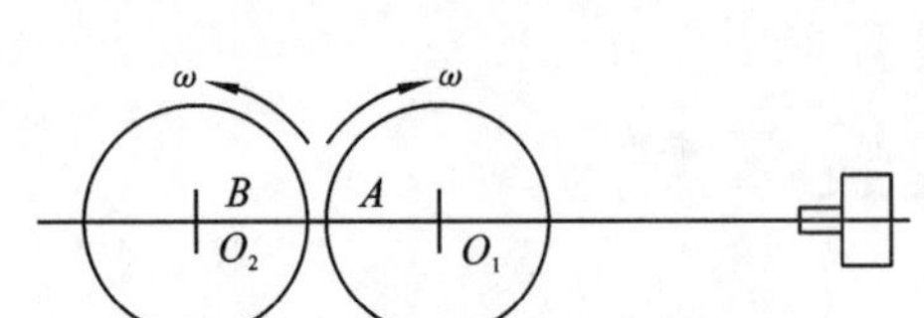

图 16-4 口腔全景摄影原理图

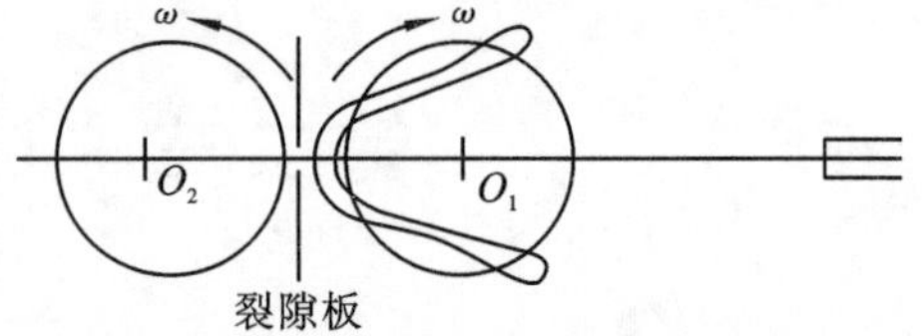

图 16-5 口腔全景摄影示意图

二、机架结构

口腔全景X线机的机架主要由立柱、升降滑架、转动横臂及其驱动装置组成。有的机架还配有用作头颅测量的摄影组件。如图16-6所示的是机架的外形图。

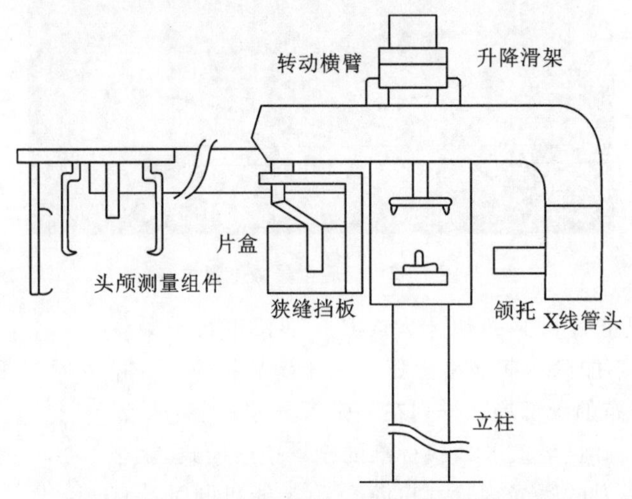

图 16-6 口腔全景摄影X线机的机架外形图

1. 立柱 用于支持升降滑架和带动转动系统上下移动，以适应不同身高的患者。柱内有平衡装置，对上述组件进行平衡，也有电动升降式，活动范围较小。立柱多靠墙安装，附着于墙壁上，地面比较整洁。也有的采用落地式，安装简单，但是地面有底座延伸。

2. 升降滑架 其上装有转动系统和患者定位系统。升降滑架上端伸出的支架，用于支持转动横臂及其驱动装置。升降滑架的正面设有颊托和咬颌面定位器，可前后移动。并设有头颅固定器，正中线与水平线均有光束指示。

3. 转动横臂 转动横臂及其驱动装置都由升降滑架支持。转动部分的结构决定了横臂转动时的轴位方式。口腔全景摄影装置的改进也主要在横臂转动部分的结构方面。转动横臂的一端支持X线管，多采用组合机头式，窗口多设缝隙遮线器。转动横臂的另一端设片盒支架，片盒呈弧形，在片盒的前方有形成曝光狭缝的挡板。横臂转动过程中，挡板狭缝始终与X线输出窗的狭缝遮线器形成的片状X线束相对应。片盒除在转动横臂带动下公转之外，还要做自转动作，其角速度与转动臂的角速度相等。有的片盒是平板形的，它在曝光过程中，按一定线速度从狭缝后方经过，其速度应等于X线束扫过体层面的速度。

4. 头颅测量组件 为了对头颅、咬颌部进行X线测量，多数口腔全景摄影X线机的机架都配有摄影测量组件。它由横臂和装于其远端的头颅固定装置，X线片托架等组成，近端固定在支架的升降滑架上，片托中心与中心线平行。焦片距在150 cm以上，方可进行头颅正、侧位水平摄影。

三、机器类型

1. 单轴转动方式 X线管和胶片转动，患者不动，如图16-7所示。实际应用中是X线管和胶片绕患者颌部转动，患者固定不动。患者颌部定位在O_1位置，X线管和X线胶片支架固定在横臂两端，以对应于O_1的位置为轴心一起转动。与此同时，X线胶片以相同的速度、相同的转动方向自转。这样，胶片和颌面就构成了相对静止的关系。

2. 三轴转动方式 因下颌面的曲度并不是标准的圆形，用上述设备的转动方式进行X线摄影获得的颌骨影像各部分的放大情况不一致，有的部分还可能偏离体层清晰带范围，另外投影方向不可能处处

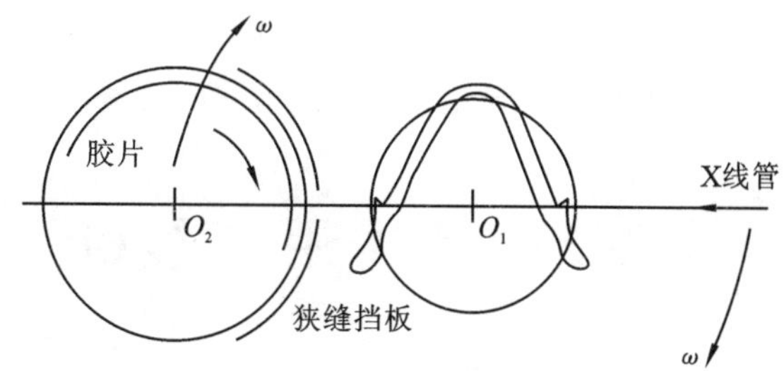

图 16-7 单轴转动方式

与X线穿过的平面垂直,有些部位可能变形较大,为此发展了三轴转动方式,它的体层清晰带的形状接近颌骨形状,投影变形也较小。

3. 连续可变轴方式 三轴转动方式可以部分解决颌骨形状与圆形不符的问题,但仍不能模仿颌骨的实际形状,现在又发展了连续可变轴运动方式,此种方式体层清晰带做成与人体颌部牙齿排列的弧线接近一致,可产生较少的变形。这种装置X线从不同角度的投影方向解析。工作过程如图16-8所示。

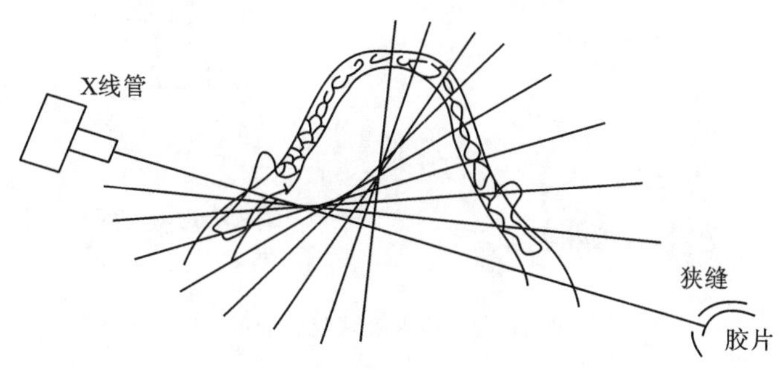

图 16-8 连续可变轴方式

目前,某些多层螺旋CT,在其工作站中也带有全景齿科软件,只要对人体颌部进行螺旋扫描,全景齿科软件就可以重建出人体颌部全景影像,其影像质量可以和口腔全景摄影相媲美。

第三节 乳腺X线机

乳腺X线机又称为钼靶X线机或软组织摄影用X线机。乳腺X线机用于女性乳腺X线摄影,也可以用于非金属异物和其他软组织如血管瘤、阴囊等摄影。钼靶X线机的特点是:①电压(kV)调节范围较低,一般在20～50 kV;②使用钼(铑)靶X线管,以产生软X线;③配有对软X射线吸收率低的铍窗口;④焦点小(0.3～0.6 mm);⑤配用乳腺摄影专用支架。

乳腺摄影用X线机设有较长的遮线筒,用于靠近患者,尽可能多的暴露乳腺,这样也有利于患者的防护。摄影时,患者取立位,专用支架能沿立柱上下移动,以适应不同高度的患者。支架由垂直方向切换到水平方向,并可固定于其间任意角度,用于乳腺各个方向上的摄影。

专用支架上安装有X线管组件(组合机头)和暗盒托盘,并设有乳腺压迫器。现在,数字摄影逐渐代替屏-片系统,暗盒托盘可安置CR暗盒。平板乳腺摄影机也应用临床,其最大优点是密度分辨率高,因此乳腺摄影在乳腺癌检出方面有独到之处,有金标准之称。乳腺摄影专用平板探测器将取代暗盒托盘的位置。摄影时患者取立位,支架可旋转,以适应不同方位摄影。

乳腺压迫器用于压迫和固定位置。穿刺定位器也可安装在支架上,在摄影后作穿刺取活检和病灶标记定位用,外形如图16-9所示。

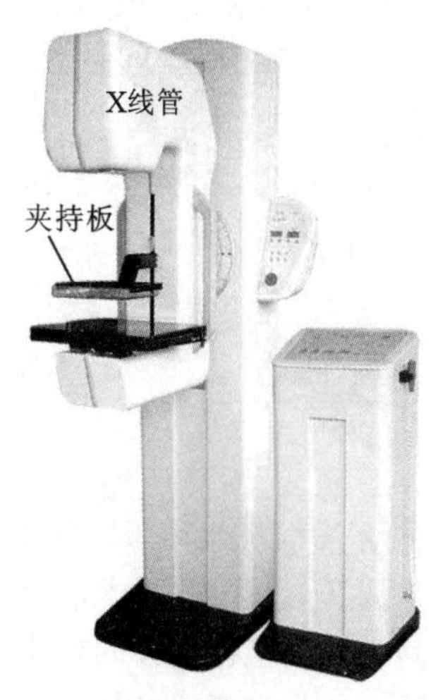

图 16-9 乳腺摄影X线机外形图

乳腺X线机已经发展到数字化摄影,其核心部件是平板探测器和钼铑双靶X线管。有的生产厂家为了适应乳腺活检的需要,把定位穿刺装置和乳腺摄影X线机结合在一起,大大方便了乳腺摄影的检查。因此数字钼靶是今后乳腺检查的发展方向。

第四节　手术用X线机

手术用X线机都配有X-TV系统,主要用于急症室或手术中的透视。如对异物进行透视定位,观察骨折复位过程及内固定情况等。为移动方便和适应手术要求,采取车载式,X线管支架采用C形臂,能从各个方位接近被检患者,如图16-10所示。

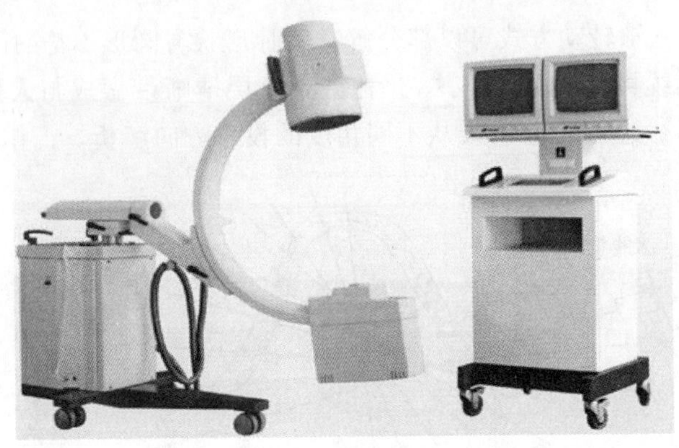

图16-10　手术X线机外形图

1. 高压发生器　手术用X线机容量大,高压发生器多采用高频变压器,组合机头方式。该机头体积小、重量轻,在需要时可方便灵活地置于手术台下或肢体之间。手术用X线机除具有透视功能外,还具有摄影功能,但其输出功率较小,一般在90 kV、40 mA以下。

2. X-TV系统　因手术范围较小,手术用X线机多配用5～7 in(1 in＝2.54 cm)影像增强器。因单纯做电视透视,所以增强器后无光学系统,增强器与电视摄影机间使用光导纤维直接耦合方式进行连接,使图像质量得到提高。手术中由于观察目标较固定,持续时间又长,为减少患者受照剂量,一般配有电视存储装置,每次透视后的最后一幅图像都保留在监视器上,直到下次透视才被刷新。也有的采用脉冲透视减少X线剂量。目前,有的机器配有计算机,可以对透视图像进行连续采集存储,便于手术后回放,甚至有些机器带有DSA功能,可以做一些简单的介入治疗。

3. 车架　可移动性和带有C形臂是手术用X线机车架的重要特点。由于手术用X线机输出功率不大,整体重量较轻,机架也较简单,多采用人力推移式,能在需要时定位在地板上。

C形臂的两端分别安装着X线管头和影像增强器组件,由于两者是过C形臂圆心相对安装的,因此,C形臂处于任何状态,X线中心线都正对增强器输入屏中心。直接摄片时,片盒支架安装在增强器前,片盒中心置于X线中心线上。

C形臂由安装在台车上的支架支持,支架可以携带C形臂做升降、前后、左右和沿人体长轴方向倾斜等运动,并能在支架支撑下,绕患者长轴转动,各运动都设有锁止功能。

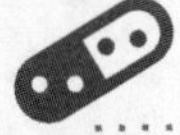

第五节　移动X线机

移动X线机也称床边X线机,可以方便地移到病房进行床边X线摄影,如图16-11所示。移动X线机用于病房、急症室、手术室等患者不能搬移时的X线摄影。其显著优点是:①可移动性强;②对电源要求不高。为适应移动性的要求,此类X线机全部安装在可移动车架上。车架上装有控制盘和高压发生器。设有立柱和横臂,以支持X线管管头。工作时,X线管能够在患者卧床不动的情况下,适应各部位和方向的投照使用要求。由于设备比较笨重,车架多设有电机驱动装置,由电瓶供电。

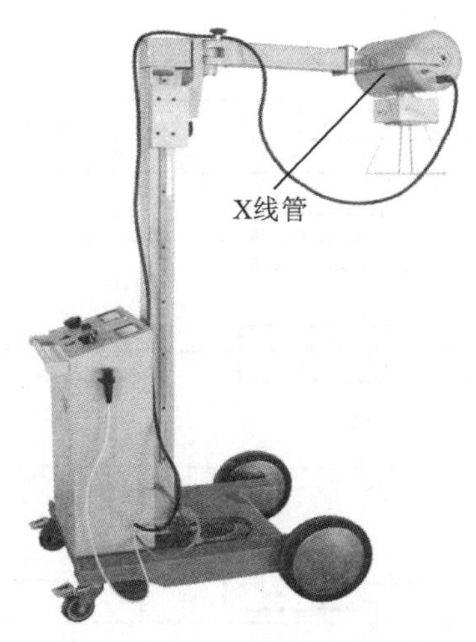

图 16-11 床边 X 线机外形图

床边 X 线机需对胸部、腹部、头颅和四肢各部位进行摄影，所以 X 线发生装置应具有相应的输出功率。由于各医疗单位供电情况不一样，在病房内普遍设置大容量电源也不现实，因此床边 X 线机要自己解决或者降低对电源的要求。其方法是：①采用逆变方式，由电瓶蓄电逆变，适用于无电源情况，如野外救援；②电容充放电式，适应于有电源的情况下；③普通的移动 X 线机采用低电流(mA)、长时间、小功率的摄影方式，这样可以降低对电源的要求。

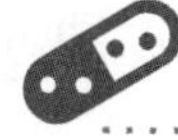

第六节 F_{78}-ⅢA 型 300 mA X 线机整机电路分析

一、概述

F_{78}-ⅢA 型 300 mA X 线机是一种防电击、防散射、双床双管固定式医用诊断设备，具有透视、普通摄影、滤线器摄影、胃肠摄影和直线体层摄影等功能。该机可根据需要配备 23 cm (9in)影像增强器、X 线电视系统，以及立位滤线器摄影台。

(一) 电路特点

1. 容量保护 该机曝光条件选择采用管电压、管电流、曝光时间三个参数自由选配的调节方式。并设置了能对上述三个参数进行相互联锁、相互制约的容量保护电路，以保证 X 线管一次摄影不超过该管的最大容量。

2. 切换延时 X 线管大、小焦点切换及升温过程，随旋转阳极启动的 1.2 s 延时有同样的增温预热时间，使灯丝温度达到稳态。曝光结束后，所有条件均恢复到透视状态，以延长 X 线管灯丝寿命。

3. 灯丝加热及旋转阳极启动保护电路 X 线管旋转阳极的启动、运转及灯丝加热回路都设有保护电路。当发生旋转阳极不能启动、运转及灯丝熄灭等故障时，曝光不能进行，从而保护了 X 线管。

4. 台次交换 诊视床(Ⅰ台)和摄影床(Ⅱ台)的交换，分别由各自的开、关按钮控制。因该机在同一时间内只允许一台(Ⅰ台或Ⅱ台)工作。为联系方便，两台设有通信电路。在工作过程中若另一台需要使用时，可先按下通信按钮通知对方，待对方关机后即可开机使用。

5. 曝光控制方法 普通摄影、滤线器摄影、体层摄影采用按下手闸预备、松开手闸曝光的方法；点片摄影时则采用松开时预备，按下曝光开关曝光的方法。

(二) 电路组成原理

图 16-12 所示为该机电路组成原理方框图，图中以方框的形式将各部分电路及相互关系表示出来，是

理解机器工作原理、进行电路分析的重要依据。

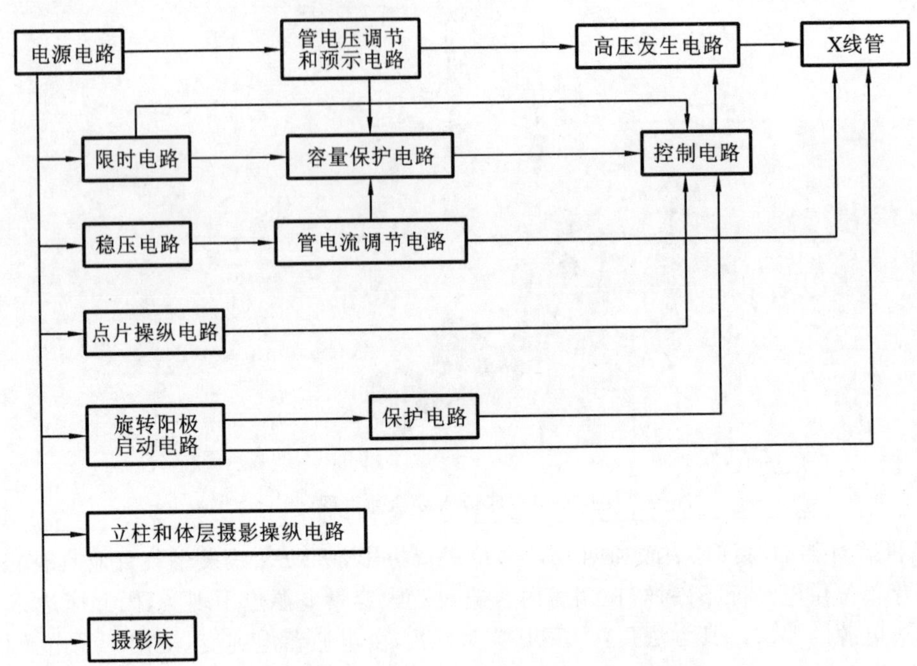

图 16-12 F_{78}-ⅢA 型 X 线机电路原理方框图

（三）主要技术参数

1. 对电源的要求 采用三相四线制供电形式，线电压为 380 V，相电压为 220 V，电源电压波动范围在±10%以内，电源频率 50±1 Hz，电源容量不小于 25 kVA。主机电源电压采用 220 V 时，电源内阻不大于 0.25 Ω；主机电源电压采用 380 V 时，电源内阻不大于 0.75 Ω。

2. 透视 管电压从 45～110 kV、管电流从 0.5～5 mA 连续调节。在 75 kV、3 mA 条件下可连续透视。

3. 摄影 管电压从 50～125 kV 连续调节，其误差小于±7%；管电流从 25～300 mA 分六挡任意选择；曝光时间 0.02～5 s，分二十三挡任意选择。机器最高额定使用条件如表 16-1 所示。

表 16-1 机器最高额定使用条件（X 线管型号：XD_{51}-20·40/125）

台次	诊断方式	焦点尺寸/mm×mm	管电流/mA	最高管电压/kV	曝光时间/s
Ⅰ	透视	1×1	0.5～5	110	断续使用
	点片	2×2	200	100	0.1～0.8
Ⅱ	摄影	1×1	25	125	0.02～5.0
			50	125	0.02～5.0
			100	100	0.02～2.0
				90	0.02～3.0
		2×2	100	125	0.02～5.0
			200	100	0.02～2.0
				90	0.02～3.0
			300	90	0.02～0.6
				80	0.02～1.0

4. 诊视床 为单支点电动回转床面移动式，其床身转动范围＋90°～0°～－15°，床面电动向头端伸出 50 cm。

5. 点片装置 活动范围：纵向（上、下）96～159 cm（荧光屏中心距地面），横向（左、右）±12 cm（荧光屏中心距床中心),压迫方向(前、后)15～45 cm(床面距点片架后盖板)。点片架上设有固定滤线栅,其规格为:栅比(R)为 8,密度(N)为 40 L/cm,焦距(F)为 70 cm。点片时可做全幅、二分割、四分割摄影。

6. 摄影床 床面为手动双向移动式,纵向(床中心线方向)能向两端各伸出 60 cm,横向(垂直于床中心线方向)移动范围是±10 cm。床面采用电磁式锁止器。床下设有活动滤线器,滤线栅规格为:$R=8$,$N=28$ L/cm,$F=100$ cm。

7. 体层装置 单轨迹直线式,摆角为 10°、30°、50°;层高调节为电动式,其范围是 0～20 cm;曝光时间为 2 s。

二、电源电路和管电压预示电路

(一) 电源电路

1. 电路结构 为适应实际供电情况,该电路的输入电压设置了两相 380 V 或单相 220 V 两种选择。电路如图 16-13 所示。

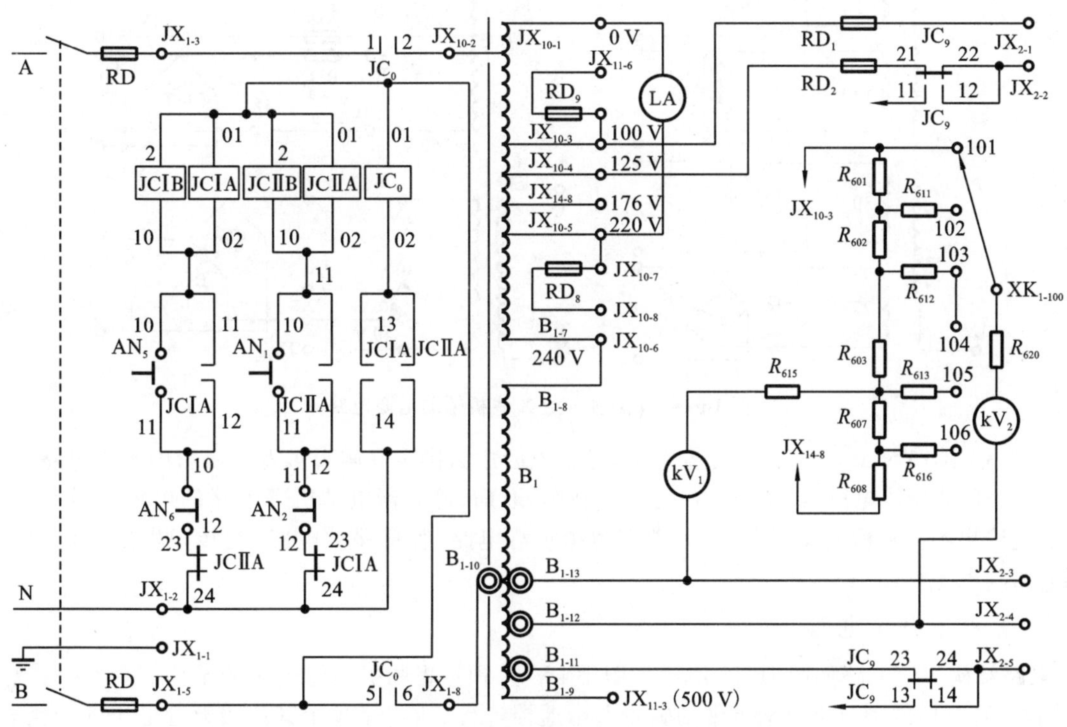

图 16-13 F78-ⅢA 型 X 线机电源电路和管电压预示电路

当选用 380 V 电压时,JX_{1-3} 和 JX_{1-5} 分别接相线 A、B,JX_{1-2} 接中线 N。当选用 220 V 电压时,JX_{1-5} 接相线 B,JX_{1-4} 与 JX_{1-2} 共接中线 N(参见总图)。电路中除设有电源接触器 JC_0 外,还设有两组台次交换接触器 JCⅠ和 JCⅡ。JCⅠA 和 JCⅠB 为Ⅰ台(诊视床)工作接触器;JCⅡA 和 JCⅡB 为Ⅱ台(摄影床)工作接触器。AN_1 为Ⅱ台开机按钮,设在控制台上;AN_5 为Ⅰ台开机按钮,设在诊视床上,因此开机的同时即进行了台次交换。由于 JCⅠA 和 JCⅡA 各自有一对常闭触点串接在对方的电路中,因而当Ⅰ台开机工作时,Ⅱ台就不能工作。同理,当Ⅱ台工作时,Ⅰ台也不能工作。若Ⅰ、Ⅱ台需交替工作,可通过通信电路互相告知后才能进行。AN_6、AN_2 分别为Ⅰ台和Ⅱ台的关机按钮。B_{1-10} 为电源电压调节碳轮。LV 为电源电压表。

2. 工作程序 以输入电压 380 V 为例。

(1) Ⅰ台:需要Ⅰ台工作时,应按下诊视床上的开机按钮 AN_5,则接触器 JCⅠA、JCⅠB 得电并自锁,其线圈的得电电路为 B→RD→JX_{1-5}→JCⅠA 线圈//JCⅠB 线圈→AN_5(10、11)//JCⅠA(11、12)→AN_6(10、12)→JCⅡA(23、24)→JX_{1-2}→N。

(2) Ⅱ台:需Ⅱ台工作时,应按下控制台上的开机按钮 AN_1,则接触器 JCⅡA、JCⅡB 得电并自锁,其线圈的得电电路为 B→RD→JX_{1-5}→JCⅡA 线圈//JCⅡB 线圈→AN_1(10、11)//JCⅡA(11、12)→AN_2

(11、12)→JCⅠA(23、24)→JX_{1-2}→N。

(3) 电源接触器 JC_0 工作电路：接触器 JCⅠA 或 JCⅡA 工作后常开触点闭合，电源接触器 JC_0 得电工作，其线圈的得电电路为 B→RD→JX_{1-5}→JC_0(01、02)→JCⅠA(13、14)或 JCⅡA(13、14)→JX_{1-2}→N。

(4) 自耦变压器 B_1 工作电路：JC_0 工作后常开触点闭合，自耦变压器 B_1 得电工作，电源电压表有指数，其得电电路为 A→RD→JX_{1-3}→JC_0(1、2)→JX_{10-2}→B_1→B_{1-10}→JX_{1-8}→JC_0(6、5)→JX_{1-5}→RD→B。

调节碳轮 B_{1-10} 使电源电压表指针指"▽"处，此时自耦变压器 B_1 次级各输出端将输出标准电压。

(5) 关机：按下关机按钮 AN_2 或 AN_6，JCⅡA、JCⅡB 或 JCⅠA、JCⅠB 以及 JC_0 相继断电，切断 B_1 电源，机器停止工作。

(6) 辅助电源：根据电路需要，该机除主电源外，还设有为局部电路供电的辅助电源，分别由 B_{12}、B_{92} 变压器提供，如图 16-14 所示。

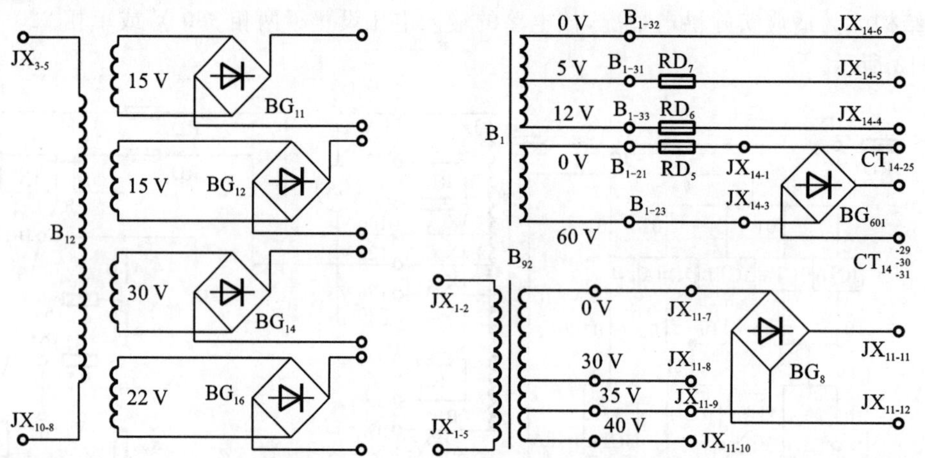

图 16-14 F_{78}-ⅢA 型 X 线机辅助电源电路

图中 B_{12} 输出 15 V、30 V、22 V 交流电压，经整流后成为供主晶闸管触发和摄影限时等电路的直流电压。B_{92} 输出 35 V 交流电压，经整流后作为各种刹车、通信、遮光器电动机等电路的电源。另自耦变压器的独立绕组输出不同数值的交流电压，分别作为指示灯电路、容量保护电路、旋转阳极启动保护电路、点片限时电路的电源。

（二）管电压预示电路

1. 电路结构 该电路如图 16-13 所示。图中 kV_1 是预示胃肠摄影管电压的千伏表，设在诊视床的点片架左侧，其管电压的调节由电动机带动碳轮 B_{1-13} 遥控进行。kV_2 是预示其他摄影管电压的千伏表，设在控制台上，其管电压的调节由摄影千伏调节器带动碳轮 B_{1-12} 进行。透视管电压的调节由透视千伏调节器带动碳轮 B_{1-11} 进行，其管电压值由控制台上的刻度盘直接预示。

R_{601}～R_{603}、R_{607}、R_{608} 为一组分压电阻，两端接在自耦变压器固定抽头 JX_{10-3}(100 V)和 JX_{14-8}(176 V)之间，与 R_{611}～R_{613}、R_{616} 共同组成管电压补偿电路，通过毫安选择器 XK_{1-100} 与 kV_2 表串联。R_{615} 是胃肠摄影管电压补偿电阻，因胃肠摄影时的管电流固定为 200 mA，故 kV_1 表与 R_{615} 串联后接于 200 mA 挡处。

2. 工作程序 开机后 kV_1 表、kV_2 表均有电压指示，调节 B_{1-13} 和 B_{1-12} 碳轮，可分别改变 kV_1 和 kV_2 的指示数值。

kV_1 表得电电路为 JX_{10-3}(100 V)→R_{601}→R_{602}→R_{603}→R_{615}→kV_1 表→B_{1-13}。

kV_2 表得电电路如下。

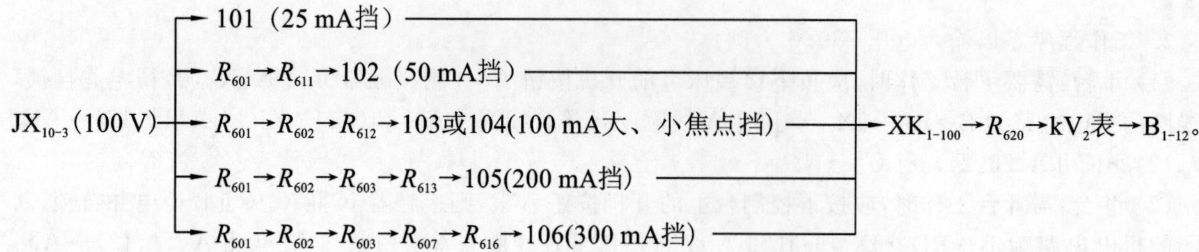

三、高压发生电路

（一）台次交换与通信电路

1. 电路结构 如图 16-15 所示，GQ_1A 和 GQ_1K 分别为Ⅰ台旋转阳极 X 线管阳极和阴极高压交换闸。GQ_2A 和 GQ_2K 分别为Ⅱ台旋转阳极 X 线管阳板和阴极高压交换闸。FMA 和 FMB 分别为Ⅰ台和Ⅱ台的蜂鸣器。AN_4 和 AN_8 分别为Ⅰ台和Ⅱ台的通信按钮。

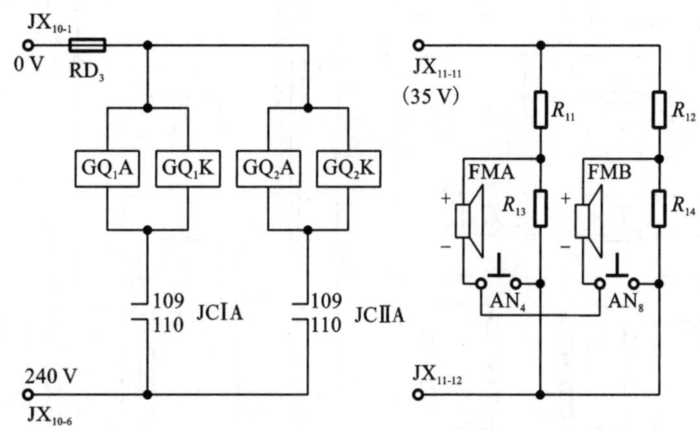

图 16-15 F_{78}-ⅢA 型 X 线机台次交换与通信电路

2. 工作程序

（1）Ⅰ台工作：在Ⅰ台开机后，接触器 JCⅠA 线圈得电工作，其常开触点闭合，高压交换闸 GQ_1A、GQ_1K 线圈得电工作，触点闭合将Ⅰ台 X 线管 XG_1 接入高压次级电路。高压交换闸 GQ_1A、GQ_1K 线圈的得电电路为 JX_{10-1}（0 V）→RD_3→GQ_1A 线圈//GQ_1K 线圈→JCⅠA(109、110)→JX_{10-6}(240 V)。

（2）Ⅱ台工作：在Ⅱ台开机后，接触器 JCⅡA 线圈得电，常开触点闭合，高压交换闸 GQ_2A 和 GQ_2K 线圈得电，触点闭合将Ⅱ台 X 线管 XG_2 接入高压次级电路。高压交换闸 GQ_2A、GQ_2K 线圈的得电电路为 JX_{10-1}（0 V）→RD_3→GQ_2A 线圈//GQ_2K 线圈→JCⅡA(109、110)→JX_{10-6}(240 V)。

（3）台次交换：当Ⅰ台（或Ⅱ台）工作时，若Ⅱ台（或Ⅰ台）需要工作，则Ⅱ台（或Ⅰ台）操作者可按动 AN_4（或 AN_8）按钮，蜂鸣器 FMA、FMB 得电鸣叫，通知对方关机。待对方关机后，Ⅱ台（或Ⅰ台）方可开机工作。蜂鸣器 FMA、FMB 的得电电路为 JX_{11-11}（+35 V）→（R_{11}→FMA）//（R_{12}→FMB）→AN_4//（AN_8）→JX_{11-12}（0 V）。

（二）高压初级电路

1. 电路结构 如图 16-16 所示。透视、摄影和点片的管电压分别由自耦变压器上的碳轮 B_{1-11}、B_{1-12}、B_{1-13} 调节。透视和点片高压初级电路的接通与关断，分别由透视高压接触器 JC_1 和点片高压接触器 JC_2 控制；普通摄影、滤线器摄影和体层摄影高压初级电路的接通与关断，是由两个晶闸管 BG_{17}、BG_{18} 反向并联组成的无触点开关来完成的。C_2、R_7 组成过电压吸收电路，以保护晶闸管。B_{13}、BG_{19}、BG_{20}、C_8、C_9、R_{19}、R_{20}、R_{21}、R_{22} 组成整流滤波电路，将产生的直流负偏压加至晶闸管 BG_{17}、BG_{18} 的控制极上，以提高晶闸管的抗干扰能力，防止误触发。

C_3、C_4 是旁路电容器，为防止外界干扰脉冲的袭击而设。晶闸管的触发信号是由晶闸管触发电路产生的直流信号。

触点 JC_3A(1、2)、JC_3A(5、6)是摄影高压准备接触器的常开触点，它在曝光前瞬间闭合，曝光结束后打开。J_5 是晶闸管保护继电器。在晶闸管发生击穿短路后，开机时即有一电压经电阻群 R_9 加至 BG_{10} 输入端，使继电器 J_5 工作，其常闭触点切断接触器 JC_3A 线圈的得电电路，接触器 JC_3A 不能工作，曝光不能进行。电阻 R_8 摄影时接入电路，透视时不起用。R_8 接入电路的目的是空载时能够测量曝光时间，同时对晶闸管也有保护作用。JC_9 是电视监视继电器。当配用电视时，透视管电压的调节借助外接调压器来完成。此时，继电器 JC_9 工作，其常闭触点打开，把机组内的透视高压初级电路切断；常开触点闭合，把外加

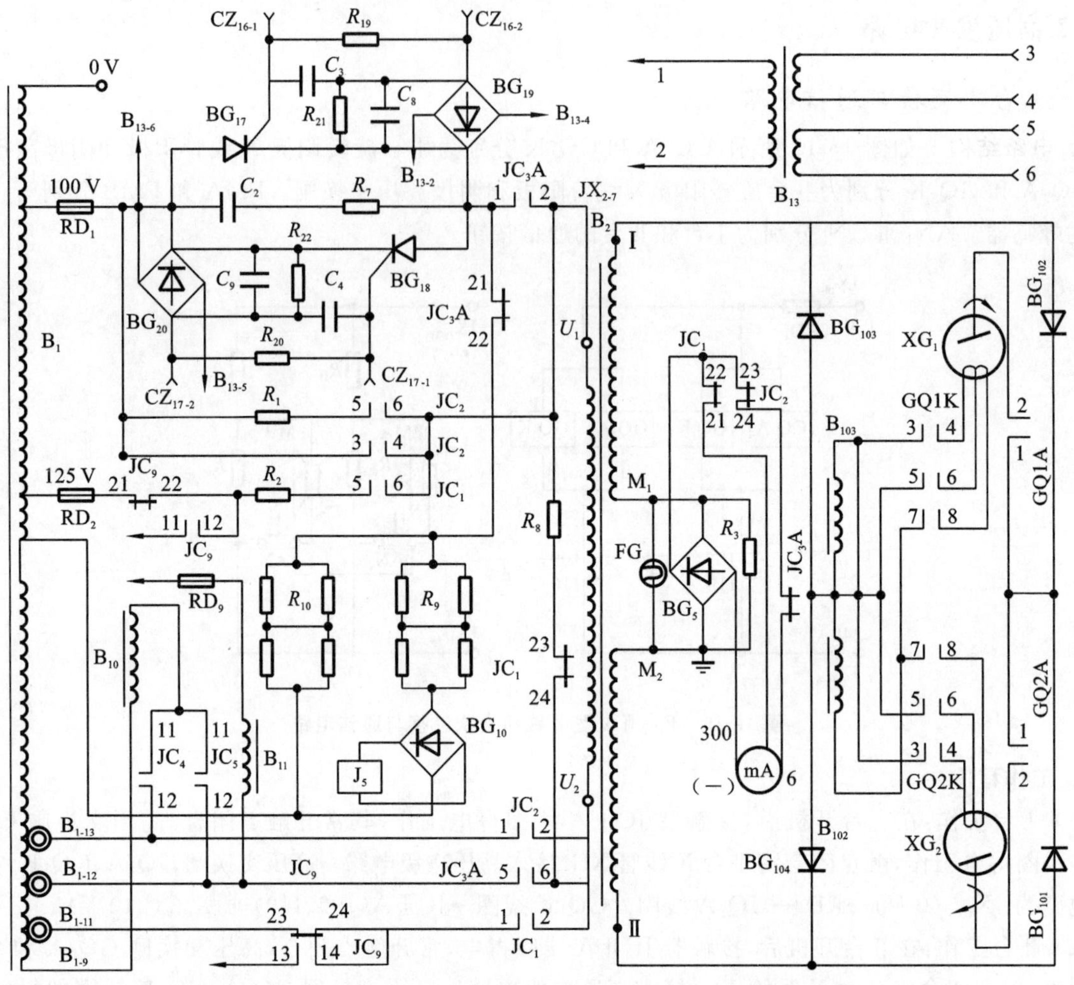

图 16-16 F_{78}-ⅢA 型 X 线机高压初、次级电路及管电流测量电路

电源接通。

B_{10}为空间电荷补偿变压器的初级绕组。B_{11}为容量控制信号(kV)变压器的初级绕组。

2. 工作程序

(1) 透视高压初级电路:透视时高压接触器 JC_1工作,其常开触点闭合,接通透视高压初级电路,高压变压器 $B_{101}(B_2)$初级绕组的得电电路为 B_{1-4}(125 V)→RD_2→JC_9(21、22)→R_2→JC_1(5、6)→V_1→$B_{101}(B_2)$→V_2→JC_1(2、1)→JC_9(24、23)→B_{1-11}。

电视透视时,继电器 JC_9工作,其触点切断机内高压变压器 $B_{101}(B_2)$初级绕组的电源,将外加电源接入,B_{101}的得电电路为 JX_{10-2}(60 V)→JC_9(11、12)→R_2→JC_1(5、6)→V_1→$B_{101}(B_2)$→V_2→JC_1(2、1)→JC_9(14、13)→JXTV-7。

(2) 点片高压初级电路:点片时高压接触器 JC_2工作,其常开触点闭合,接通点片高压初级电路。高压变压器 $B_{101}(B_2)$初级绕组的得电电路为 B_{1-3}(100 V)→RD_1→(瞬间经 R_1→JC_2(5、6))//后经 JC_2(3、4)→V_1→$B_{101}(B_2)$→V_2→JC_2(2、1)→B_{1-13}。

(3) 其他摄影高压初级电路:进行普通摄影、滤光器摄影和体层摄影时,高压准备接触器 JC_3A 工作,其常开触点 JC_3A(1、2)和 JC_3A(5、6)闭合,待触发信号使晶闸管 BG_{17}、BG_{18}轮番导通后,接通摄影高压初级电路。高压变压器 $B_{101}(B_2)$初级绕组的得电电路为 B_{1-3}(100 V)→RD_1→BG_{17}或 BG_{18}→JC_3A(1、2)→JX_{2-7}→V_1→$B_{101}(B_2)$→V_2→JC_3A(6、5)→B_{1-12}。

(4) 继电器 J_5线圈工作电路:当晶闸管出现短路故障时,开机后继电器 J_5线圈得电工作,其得电电路为 B_{1-3}(100 V)→RD_1→BG_{17}或 BG_{18}→JC_3A(21、22)→R_9→BG_{10}→J_5(线圈)→JX_{10-5}(220 V)。

(5) 空间电荷补偿变压器 B_{10}初级电路:当点片预备继电器 JC_4或摄影预备继电器 JC_5得电后,空间电荷补偿变压器 B_{10}初级绕组得电,得电电路为 B_{1-13}(或 B_{1-12})→JC_4(12、11)(或 JC_5(12、11))→B_{10}(初级绕组）→B_{1-9}（500 V）。

（6）容量控制信号变压器 B_{11} 初级电路：开机后变压器 B_{11} 初级绕组得电，其得电电路为 B_{1-3}（100 V）→RD_9→B_{11}（初级绕组）→B_{1-12}。

由电路可见，变压器 B_{11} 的初级电压随管电压的升高而增大，反之，随管电压的降低而减小。

（三）高压次级电路与管电流测量电路

1. 电路结构 如图 16-16 所示，XG_1（Ⅰ台）和 XG_2（Ⅱ台）均采用旋转阳极 X 线管。由 BG_{101}～BG_{104} 四只高压硅整流器组成桥式全波高压整流电路。BG_5 为毫安表整流器，R_3 为电容电流补偿电阻。B_{103}、B_{102} 分别是 X 线管大、小焦点灯丝变压器次级绕组。FG 为放电保护管。GQ_1K 和 GQ_1A、GQ_2K 和 GQ_2A 分别为 X 线管 XG_1（Ⅰ台）和 XG_2（Ⅱ台）高压交换闸的触点。毫安表是双量程直流毫安表。

2. 工作程序

（1）透视：透视时Ⅰ台工作，高压交换闸 GQ_1K 和 GQ_1A 得电工作，其触点将 XG_1 的灯丝电路和阳极电路接通，X 线管小焦点灯丝正常加热。透视高压接触器工作后，常开触点将高压初级电路接通；常闭触点 JC_1（22、21）将管电流测量电路中的 300 mA 量程切断，产生 X 线。若 B_{101}（Ⅰ）为交流电正半周时，管电流的流向为 B_{101}（Ⅰ）→BG_{102}→GQ_1A（1、2）→XG_1→GQ_1K（6、5）→BG_{104}→B_{101}（Ⅱ）→M_2→BG_5（R_3 分流）→JC_2（23、24）→JC_3A（24、23）→mA 表（毫安表）（6）→（－）→BG_5→M_1→B_{101}（Ⅰ）。

（2）点片：点片时高压接触器 JC_2 工作，常开触点 JC_2（1、2）和 JC_2（5、6）接通高压初级电路；常闭触点 JC_2（23、24）切断管电流测量电路中的 6 mA 量程，产生 X 线。若高压变压器 B_{101}（Ⅰ）为交流电正半周时，管电流的流向为 B_{101}（Ⅰ）→BG_{102}→GQ_1A（1、2）→XG_1→公→GQ_1K（6、5）→BG_{104}→B_{101}（Ⅱ）→M_2→BG_5（R_3 分流）→JC_1（22、21）→mA 表（毫安表）（300）→（－）→BG_5→M_1→B_{101}（Ⅰ）。

（3）其他摄影：当进行其他摄影时，Ⅱ台工作，高压交换闸 GQ2K、GQ2A 得电工作，其触点接通 XG_2 管的灯丝电路和阳极电路，X 线管灯丝能够按要求进行加热。待高压接触器 JC_3A 工作后，其常闭触点 JC_3A（23、24）切断管电流测量电路中 6 mA 量程；常开触点 JC_3A（1、2）和 JC_3A（5、6）接通摄影高压初级电路，使主晶闸管 BG_{17}、BG_{18} 导通，产生 X 线。若 B_{101}（Ⅰ）为交流电正半周时，管电流的流向为 B_{101}（Ⅰ）→BG_{102}→GQ_2A（1、2）→XG_2→GQ_2K（6、5）→BG_{104}→B_{101}（Ⅱ）→M_2→BG_5（R_3 分流）→JC_1（22、21）→mA 表（毫安表）（300）→（－）→BG_5→M_1→B_{101}（Ⅰ）。

四、X 线管灯丝加热电路

（一）电路结构

该电路由磁饱和谐振式稳压器 B_9、小焦点灯丝变压器 B_{102} 的初级绕组、大焦点灯丝变压器 B_{103} 的初级绕组、空间电荷补偿变压器 B_{10} 的次级绕组、透视管电流调节电阻 R_4、透视降压电阻 R_5、摄影管电流调节电阻 R_6、摄影预备继电器 JC_5 的触点、点片预备继电器 JC_4 的触点、灯丝电流互感器 B_7 的初级绕组和管电流选择器 XK_1 等组成。电路图如图 16-17 所示。

空间电荷补偿变压器 B_{10} 的初级绕组连接在高压初级电路上，且随管电压的升高而降低，其次级绕组的感应电压与稳压器的输出电压同相。从而使灯丝变压器初级绕组的输入电压随管电压的升高而降低，达到抵偿目的。灯丝电流互感器 B_7 是保护性元件，其次级绕组接在旋转阳极启动保护电路的输入端，X 线管灯丝不燃亮，不允许加管电压。该机在配用电视设备时，电视监视继电器 JC_9 在透视时工作，透视管电流仍由 R_4 调节。

（二）工作程序

1. 透视 开机后，小焦点灯丝变压器 B_{102} 初级绕组得电，其次级绕组使 X 线管小焦点灯丝加热，透视即可进行。变压器 B_{102} 初级绕组的得电电路为 JX_{10-1}（0 V）→B_9（出）→B_7→B_{102}（初级绕组）→R_5→R_4→JC_4（24、23）→JC_5（23、24）→R_6→B_9（公）→JX_{10-8}（220 V）。

调节 R_4 可在 0.5～5 mA 范围内自由调节透视管电流的大小。

2. 点片摄影 点片摄影时，继电器 JC_4 工作，其触点将灯丝加热电路切换，使大焦点灯丝变压器 B_{103} 得电并固定 200 mA 挡，经 1.2 s 延时后，大焦点灯丝达到预定加热温度。变压器 B_{103} 初级绕组的得电电

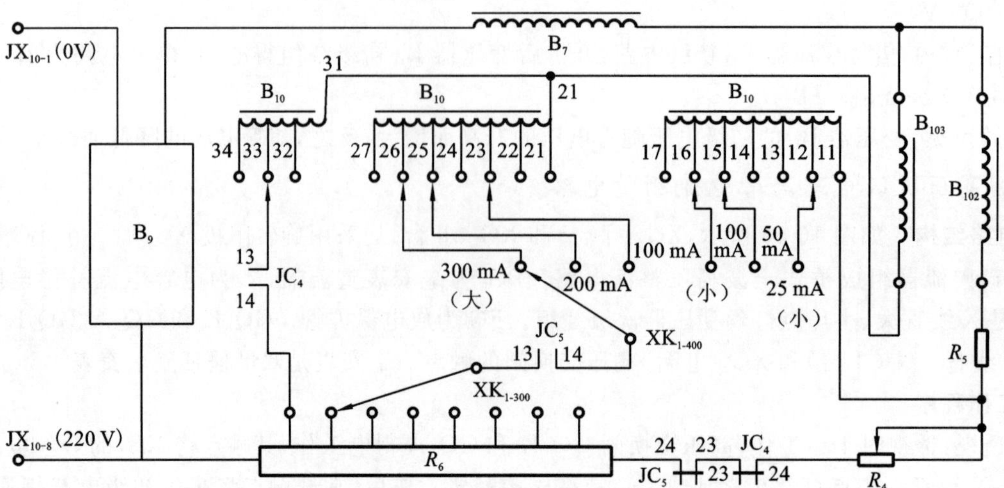

图 16-17 F_{78}-ⅢA 型 X 线机 X 线管灯丝加热初级电路

路为 JX_{10-1}(0 V)→B_9(出)→B_7→B_{103}(初级绕组)→21→31→B_{10}→33→JC_4(13、14)→R_6→B_9(公)→JX_{10-8}(220 V)。

3. 其他摄影 进行其他摄影时,继电器 JC_5 工作。将大、小焦点灯丝加热电路切换至摄影状态。经 1.2 s 延时,使大焦点或小焦点达到预定加热温度。

(1) 小焦点灯丝加热变压器初级电路:毫安选择器 XK_1 置于小焦点摄影 25～100 mA 挡,小焦点灯丝变压器 B_{102} 工作,灯丝加热。变压器 B_{102} 初级绕组的得电电路为 JX_{10-1}(0 V)→B_9(出)→B_7→B_{102}(初级绕组)→R_5→11→B_{10}→25 mA(或 50 mA、100 mA)挡→XK_{1-400}→JC_5(14、13)→XK_{1-300}→R_6(25 mA、50 mA 或 100 mA 挡)→B_9(公)→JX_{10-8}(220 V)。

(2) 大焦点灯丝加热变压器初级电路:毫安选择器 XK_1 置于大焦点摄影 100～300 mA 挡,大焦点灯丝变压器 B_{103} 工作,灯丝加热。变压器 B_{103} 初级绕组的得电电路为 JX_{10-1}(0 V)→B_9(出)→B_7→B_{103}(初级绕组)→21→B_{10}(100 mA、200 mA 或 300 mA 挡)→XK_{1-400}→JC_5(14、13)→XK_{1-300}→R_6(100 mA、200 mA 或 300 mA 挡)→B_9(公)→JX_{10-8}(220 V)。

五、旋转阳极启动及保护电路

(一) 启动电路

1. 电路结构 该电路如图 16-18 所示。图中 D_1、D_2 分别为Ⅰ、Ⅱ台 X 线管的阳极启动运转的定子绕组;JC_6 为旋转阳极启动继电器,其触点 JC_6(23、24)为缓放触点;B_6 为电流互感器初级绕组,B_8 为电压互感器初级绕组,它们的次级绕组接在启动保护电路中,其感应的电流、电压作为启动保护电路的"与"门输入信号。若启动电路发生故障,启动电流、电压低于额定值时,保护电路使摄影曝光不能进行。C_1b、C_1a 为剖相电容器。

2. 工作程序 开机后,台次交换接触器 JCⅠA 或 JCⅡA 工作,其常开触点闭合,为 X 线管旋转阳极启动作好准备。

(1) 点片摄影:点片摄影时,Ⅰ台工作,接触器 JCⅠA 工作,触点 JCⅠA(15、16)、JCⅠA(17、18)闭合。待点片预备继电器 JC_4 工作后,触点 JC_4(17、18)闭合,使旋转阳极启动继电器 JC_6 得电工作,触点 JC_6(11、12)闭合,交流电压加至 D_1 定子绕组,X 线管阳极启动运转。继电器 JC_6 线圈的得电电路为 JX_{10-1}(0 V)→RD_4→JC_6(01、02)→JC_4(18、17)→JX_{10-4}(125 V)。

定子绕组 D_1 的得电电路为

JX_{10-1}(0 V)→RD_4 — ┌→QQ_1(绕组)→JCⅠA(17、18)→C_1A // C_1B // B_8→JC_4(18、17)— ┐ →JX_{10-4}(125 V)
　　　　　　　　　　　　└→YQ_1(绕组)→JCⅠA(15、16)→B_6→JC_6(11、12)———————┘

(2) 其他摄影:普通摄影、滤光器摄影和体层摄影时Ⅱ台工作,接触器 JCⅡA 工作,触点 JCⅡA(15、

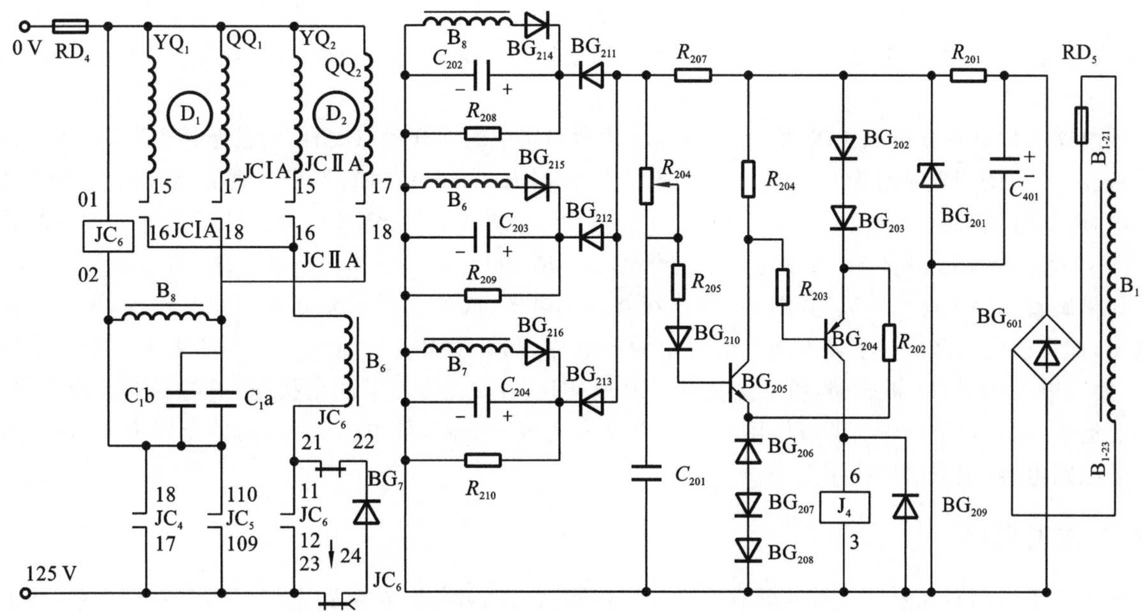

图 16-18 F_{78}-ⅢA 型 X 线机旋转阳极启动及保护电路

16)、JCⅡA(17、18)闭合。待摄影预备继电器 JC_5 工作后,触点 JC_5(109、110)闭合,旋转阳极启动继电器 JC_6 工作,触点 JC_6(11、12)闭合,交流电压加至 D_2 定子绕组,X 线管阳极启动运转。继电器 JC_6 线圈的得电电路为 $JX_{10\text{-}1}$(0 V)→RD_4→JC_6(01、02)→JC_5(110、109)→$JX_{10\text{-}4}$(125 V)。

定于绕组 D_2 的得电电路为

$JX_{10\text{-}1}$(0 V)→RD_4→ { →QQ_2(绕组)→JCⅡA(17、18)→C_1A//C_1B//B_8→JC_5(110、109) ; →YQ_2(绕组)→JCⅡA(15、16)→B_6→JC_6(11、12) } →$JX_{10\text{-}4}$(125 V)

(3) 阳极快速制动电路:点片或摄影结束时,继电器 JC_6 线圈失电停止工作,其触点 JC_6(11、12)打开,触点 JC_6(21、22)闭合,电源经缓放触点 JC_6(23、24)(延时 6 s 可调)和整流二极管 BG_7 产生一个脉动直流,流过运转绕组产生制动力矩,使阳极迅速制动,X 线管阳极停转。运转绕组 YQ_1 或 YQ_2 的得电电路为 $JX_{10\text{-}4}$(125 V)→JC_6(23、24)→BG_7→JC_6(22、21)→B_6→JCⅠA(16、15)或 JCⅡA(16、15)→YQ_1(绕组)或 YQ_2(绕组)→RD_4→$JX_{10\text{-}1}$(0 V)。

(二) 保护电路

1. 电路结构 该电路由信号输入电路和开关电路两部分组成。信号输入电路是三输入端的"与"门电路,每个输入端分别由互感器次级绕组(B_6、B_7、B_8)、二极管(BG_{215}、BG_{216}、BG_{214})、电阻(R_{209}、R_{210}、R_{208})和电容器(C_{203}、C_{204}、C_{202})组成。其各自的信号输入电压分别由启动电流互感器 B_6 次级绕组、X 线管灯丝电流互感器 B_7 次级绕组和启动电压互感器 B_8 次级绕组提供。

开关电路由三极管 BG_{204} 和 BG_{205} 组成。其电源电压为直流 22 V,是自耦变压器 B_1 的独立绕组 $B_{1\text{-}21}$、$B_{1\text{-}23}$ 输出的 60 V 交流电压,经 BG_{601} 和 C_{601} 整流滤波、R_{201} 限流、BG_{201} 稳压后而获得的。该电压又经 R_{202} 和稳压管 BG_{206} 二次稳压后,作为三极管 BG_{205} 发射极和基极间的基准电压(7.5 V)。二极管 BG_{207}、BG_{208} 具有温度补偿的作用,以保证基准电压不受温度变化的影响。二极管 BG_{209} 的作用是为了避免三极管 BG_{204} 由导通转为截止状态的瞬间,继电器 J_4 线圈产生的反电动势对三极管的冲击。

2. 工作程序 开机后,保护电路得电。由于 R_{207} 的降压,其左端电位很低(2 V),三极管 BG_{205} 因基极电位低于发射极电位(7.5 V)而截止。电压、电流互感器 B_8、B_6 次级绕组无电压产生,使 BG_{211}、BG_{212} 处于正偏置而导通,C_{201} 被旁路。摄影时,当按下手闸后,旋转阳极启动,X 线管灯丝增温,则 B_6、B_7、B_8 的次级绕组各产生一感应电压,分别经 BG_{215}、BG_{216}、BG_{214} 整流,C_{203}、C_{204}、C_{202} 滤波,在 R_{209}、R_{210}、R_{208} 两端得到约 10 V 的直流电压,其极性使二极管 BG_{212}、BG_{213}、BG_{211} 反偏置而截止。此时,稳压电源经 R_{207}、R_{206} 给电容器 C_{201} 充电,其充电电路为 BG_{601}(+)→R_{201}→R_{207}→R_{206}→C_{201}→BG_{601}(−)。

当 C_{201} 两端电压充至 9 V 时，BG_{205} 因基极与发射极之间加上一正向电压而立即导通，继而 BG_{204} 导通，推动继电器 J_4 工作。继电器 J_4 线圈的得电电路为 $BG_{601}(+) \rightarrow R_{201} \rightarrow BG_{202} \rightarrow BG_{203} \rightarrow BG_{204} \rightarrow J_4(6、3) \rightarrow BG_{601}(-)$。

继电器 J_4 串联在摄影高压接触器 JC_2、JC_3A 线圈回路中的常开触点闭合，为接触器 JC_2、JC_3A 工作提供了条件。C_{201} 的充电时间为 0.8～1.2 s，可改变电位器 R_{206} 的阻值进行调节。曝光结束后，互感器 B_6、B_8 失电，B_7 因灯丝低温预热而电流减小，BG_{211}、BG_{212}、BG_{213} 导通，C_{201} 经 R_{208}、R_{209}、R_{201} 放电。放电电路是 $C_{201}(+) \rightarrow R_{206} \rightarrow BG_{211} \rightarrow R_{208} // BG_{212} \rightarrow R_{209} // BG_{213} \rightarrow R_{21} \rightarrow C_{201}(-)$。

如果旋转阳极未能正常启动，则 B_6、B_8 次级线圈无电压，或者 X 线管灯丝没有燃亮增温，B_7 次级线圈无电压，都将使门电路的三个输入端中的一个为低电位，二极管 BG_{211}、BG_{212}、BG_{213} 中就有一个处于导通状态，使充电电容器 C_{201} 被旁路，而不能充电。因而 BG_{205}、BG_{204} 均处于截止状态，继电器 J_4 不能工作，曝光不能进行，起到保护作用。若旋转阳极启动电路发生短路故障，使电流过大，则熔断器 RD_4 将烧毁，切断启动电路电源，起到保护作用。

六、限时电路

该机由于采用点片限时和其他摄影限时分别控制的方法，因此，在电路上设有两套限时电路，即点片限时电路和其他摄影限时电路。

（一）点片限时电路

1. 电路结构 该电路如图 16-19 所示。自耦变压器 B_1 的独立绕组 B_{1-21}、B_{1-23} 产生的 60 V 交流电压，经 BG_{601}、C_{601}、BG_{401}、BG_{402} 整流滤波稳压后，为电路提供 46 V 直流电压作为电源。R_{424}～R_{428} 和 C_{401} 经时间选择器 XK_{4-100} 组成 RC 充电电路，用单结晶体管 BG_{405} 做控制元件。继电器 J_1 和三极管 BG_{404} 组成执行机构。

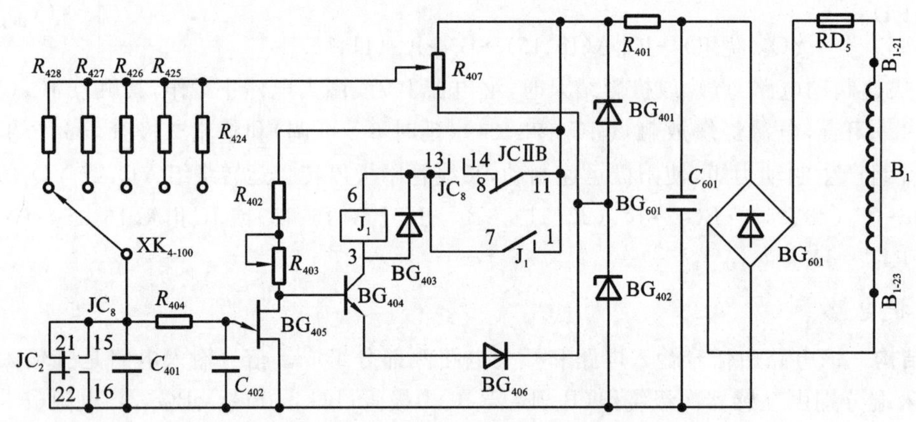

图 16-19 F78-ⅢA 型 X 线机点片摄影限时电路

2. 工作程序 开机后，Ⅰ台工作，该电路电源接通。由于接触器 JC_2 未工作，其常闭触点 $JC_2(21、22)$ 将 C_{401} 短路，BG_{405} 截止。继电器 JC_8 也未工作，其常开触点 $JC_8(13、14)$ 不闭合，BG_{404} 截止，继电器 J_1 不工作。点片时，拉动暗盒夹送片，控制电路中的 $K_1(21、1)$ 闭合，把电路切换至点片状态，继电器 JC_8 工作，触点 $JC_8(13、14)$ 闭合，使 BG_{404} 导通，继电器 J_1 工作并自锁，为点片做好准备。同时触点 $JC_8(15、16)$ 闭合，保证 C_{401} 无残存电荷。继电器 J_1 线圈的得电电路为 $B_{1-21} \rightarrow RD_5 \rightarrow BG_{601}(+) \rightarrow R_{401} \rightarrow (JCⅡB(11、8) \rightarrow JC_8(14、13))//J_1(1、7) \rightarrow J_1(6、3) \rightarrow BG_{404} \rightarrow BG_{406} \rightarrow BG_{402} \rightarrow BG_{601}(-) \rightarrow B_{1-23}$。

当送片到位后，压下点片摄影开关 K_3 时，继电器 JC_8 失电停止工作，接触器 JC_2 工作，曝光开始。同时因触点 $JC_2(21、22)$ 和 $JC_8(15、16)$ 打开，电容器 C_{401} 开始充电。其充电电路为 $BG_{601}(+) \rightarrow R_{401} \rightarrow R_{407} \rightarrow R_{424}$（或 R_{425}～R_{428} 任一挡）$\rightarrow XK_{4-100} \rightarrow C_{401} \rightarrow BG_{601}(-)$。

当充电电压达到 BG_{405} 的峰值电压时，BG_{405} 导通，使 BG_{404} 基极电位降低而截止，继电器 J_1 失电停止工作，切断高压接触器 JC_2 工作电路，曝光结束。触点 $JC_2(21、22)$ 闭合，C_{401} 放电。其放电电路为 $C_{401}(+) \rightarrow JC_2(21、22) \rightarrow C_{401}(-)$。

（二）其他摄影限时电路

1. 电路结构 该电路采用晶闸管无触点开关同步限时电路。主晶闸管 BG_{17}、BG_{18} 反向并联后，串联在摄影高压初级电路中。当交流电压过零点附近时，限时电路输出一直流触发信号加至 BG_{17}、BG_{18} 的控制极使其导通，曝光开始。至预置时间触发信号停止，BG_{17}、BG_{18} 在交流电压过零点时截止，曝光结束。因此，该限时电路包括直流稳压电源电路、同步信号发生器电路、限时器电路和触发电路四部分，如图16-20所示。

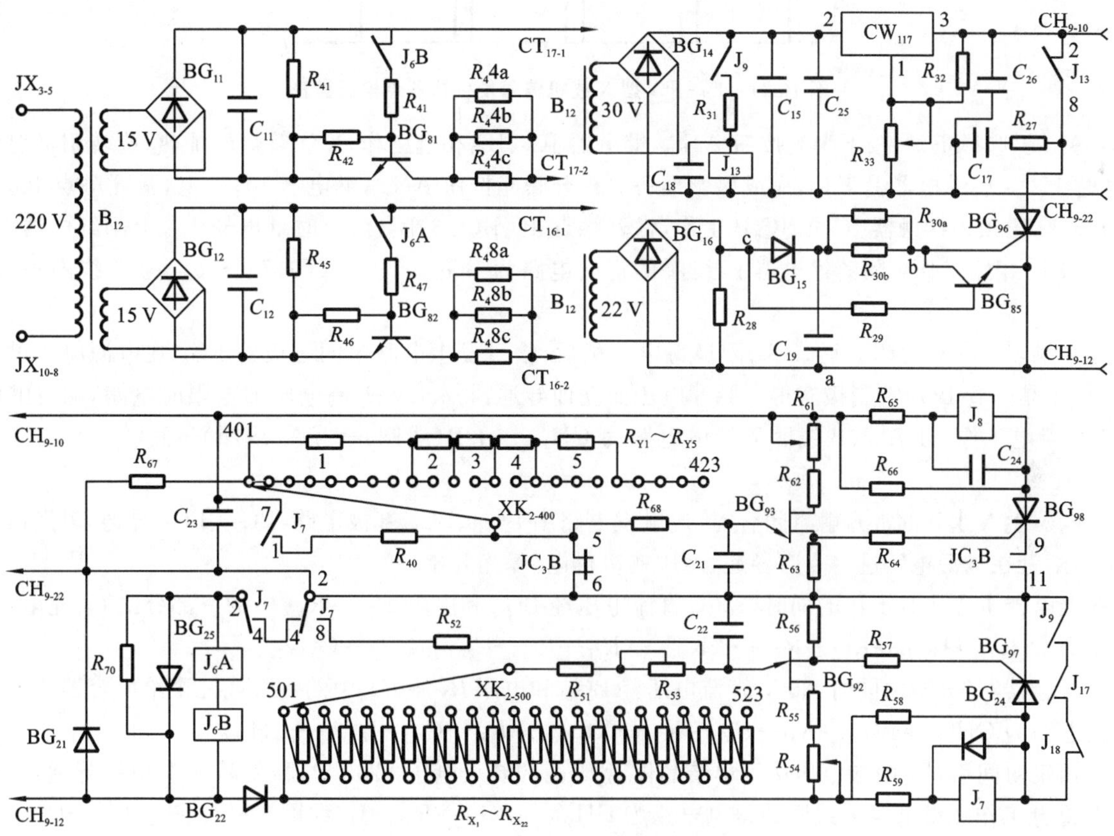

图 16-20 F_{78}-ⅢA 型 X 线机摄影限时电路

（1）直流稳压电源电路：该电路是由一个三端集成稳压块 CW_{117} 等组成的稳压电路。B_{12} 次级绕组提供的 30 V 交流电压，经 BG_{14}、C_{15} 整流滤波，又经 CW_{117} 三端稳压块、R_{32}、R_{33} 稳压后，在 $CH_{9\text{-}10}$、$CH_{9\text{-}22}$ 两端输出时成为稳定的 25 V 直流电压，作为限时电路的电源。调节 R_{33} 电位器可校准输出电压的大小。

（2）同步信号发生器电路：该电路主要由三极管 BG_{85} 和晶闸管 BG_{96} 组成。开机后，B_{12} 次级绕组输出的 22 V 交流电压与电源电压同相，此电压经 BG_{16} 整流块整流后变为脉动直流电压加在 c、a 两端。当此电压过零点附近时，BG_{85} 因基极电位趋于零而截止，于是在晶闸管 BG_{96} 控制极与阴极之间出现一尖形脉冲信号，触发 BG_{96} 使其导通，将 25 V 直流电压加至限时电路。信号发生器各点的电压波形如图 16-21 所示。

（3）触发信号电路：该电路利用三极管 BG_{81}、BG_{82} 的开关特性控制电路的通断。在触发继电器 J_6A、J_6B 常开触点闭合前，BG_{81}、BG_{82} 因基极开路而处于截止状态，电路无触发信号输出。当触发继电器 J_6A、J_6B 工作，其触点闭合时，BG_{81}、BG_{82} 导通，在各自的输出端有一直流触发信号输出，分别加在主晶闸管 BG_{17}、BG_{18} 的控制极。

（4）限时电路：该电路由限时电路和限时保护电路两套电路组成。限时电路主要由限时电阻 R_{X_1}～$R_{X_{22}}$、电容器 C_{22}、单结晶体管 BG_{92}、晶闸管 BG_{97} 和下闸继电器 J_7 等组成。限时保护电路主要由限时电阻 R_{Y_1}～R_{Y_5}、电容器 C_{21}、单结晶体管 BG_{93}、晶闸管 BG_{98} 和下闸继电器 J_8 等组成。XK_2 为时间选择器。

2. 工作程序

摄影时，Ⅱ台工作。开机后，接触器 JCⅡA、JCⅡB 工作，完成台次交换。若摄影条件选择适当，技术

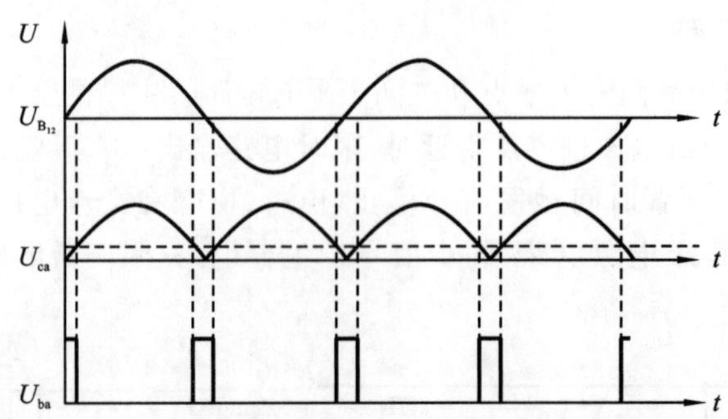

图 16-21 F_{78}-ⅢA 型 X 线机信号发生器各点电压波形

选择开关 AJ 选择正确，按下曝光按钮 AN_{10}，继电器 JC_8、JC_5 相继工作，X 线管灯丝加热，旋转阳极启动运转，延时 1.2 s 后继电器 J_4 工作，完成摄影准备。松开曝光按钮 AN_{10}，继电器 JC_8 失电，常开触点 JC_8(23、24)闭合，高压预备接触器 JC_3A、JC_3B 工作，常开触点 JC_3B(1、3)闭合，延时继电器 J_{11}、上闸继电器 J_9、隔离继电器 J_{13} 相继工作。隔离继电器 J_{13} 线圈的得电电路为 BG_{14}(+)→J_9(6、7)→R_{31}→J_{13}(线圈)→BG_{14}(−)。

常开触点 J_{13}(8、2)闭合后，BG_{96} 阳极得电。稍后，信号发生电路中的三极管 BG_{85} 在电源电压过零点时截止，使晶闸管 BG_{96} 控制极获得一脉冲电压而立即导通，将 25 V 直流电压加至限时电路，触发继电器 J_6A、J_6B 得电工作。J_6A、J_6B 线圈的得电电路为 $CH_{9\text{-}12}$→J_6B(线圈)→J_6A(线圈)→J_8(2、4)→J_7(4、2)→$CH_{9\text{-}22}$。

继电器 J_6A、J_6B 的常开触点闭合，接通触发电路中 BG_{81}、BG_{82} 基极电路，BG_{81}、BG_{82} 导通，触发信号输出，主晶闸管在电源电压过零点时导通，高压初级得电，曝光开始。

在继电器 J_6A、J_6B 工作的同时，25 V 直流电压经 BG_{22} 和电阻 R_{X_1} ～$R_{X_{22}}$ 中的一部分给 C_{22} 充电，其充电电路为 $CH_{9\text{-}12}$→BG_{22}→R_{X_1}～$R_{X_{22}}$→$XK_{2\text{-}500}$→R_{51}→R_{53}→C_{22}→J_7(2)→$CH_{9\text{-}22}$。

在电容器 C_{22} 充电的同时，25 V 直流电压经 BG_{21} 和电阻 R_{Y_1}～R_{Y_5} 中的一个或几个给电容器 C_{21} 充电，其充电电路为 $CH_{9\text{-}12}$→BG_{21}→R_{67}→R_{Y_1}～R_{Y_5}→$XK_{2\text{-}400}$→R_{68}→C_{21}→J_7(2)→$CH_{9\text{-}22}$。

至预定时间后，C_{22} 两端电压达到单结晶体管 BG_{92} 的峰点电压，BG_{92} 导通，使晶闸管 BG_{97} 导通，下闸继电器 J_7 得电工作。继电器 J_7 线圈的得电电路为 $CH_{9\text{-}12}$→BG_{22}→R_{59}→J_7(线圈)→BG_{97}→J_7(2)→$CH_{9\text{-}22}$。

继电器 J_7 工作后，常闭触点 J_7(2、4)打开，继电器 J_6A、J_6B 线圈失电停止工作，其触点打开，触发信号停止，主晶闸管 BG_{17}、BG_{18} 在交流电压过零点时截止，曝光结束。同时继电器 J_7 的常开触点 J_7(1、7)闭合，加快了 C_{21} 的充电速度，约 10 ms 后，C_{21} 两端电压达到单结晶体管 BG_{93} 的峰点电压，BG_{98} 导通，使晶闸管 BG_{98} 导通，下闸继电器 J_8 工作。继电器 J_8 线圈的得电电路为 $CH_{9\text{-}10}$→R_{65}→J_8(线圈)→BG_{98}→JC_3B(9、11)→J_7(2)→$CH_{9\text{-}22}$。

继电器 J_8 工作后，其常开触点闭合，使控制电路中的继电器 J_{10} 工作，常闭触点打开，切断接触器 JC_3A、JC_3B 线圈的得电通路，接触器 JC_3A、JC_3B 停止工作，其触点打开，继电器 J_8 线圈失电，电路恢复到起始状态。由此可见，继电器 J_8 不仅具有使电路恢复起始状态的作用，而且具有限时保护作用，即当继电器 J_7 工作失灵不能停止曝光时，继电器 J_8 能在比预置时间稍晚一点后工作，切断电路，起到保护作用。

曝光结束后，限时电路中的电容器 C_{22} 经电阻 R_{52} 和继电器 J_7(2、8)触点将残存电荷泄放，以保证下次曝光限时准确。限时保护电路中的电容器 C_{21} 经电阻 R_{68} 和接触器 JC_3B(5、6)常闭触点将残存电荷泄放，为下次曝光做好准备。

七、容量保护电路

(一) 电路结构

容量保护电路由信号输入电路和开关电路两部分组成，如图 16-22 所示。

1. 信号输入电路 该电路由容量控制信号变压器 B_{11} 次级绕组(初级与摄影千伏调节端相接，以获取千伏信号)、管电流选择器 XK_1、降压电阻 R_{307}～R_{316} 和时间选择器 XK_2 组成。由于 B_{11} 初级绕组与摄影高

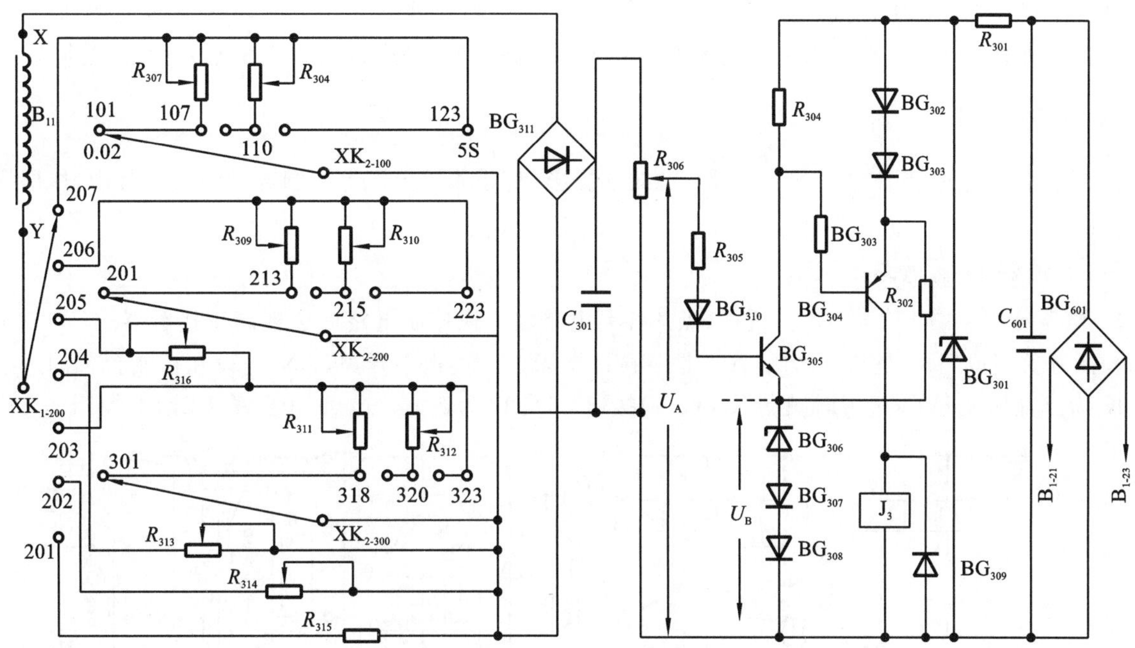

图 16-22 F_{78}-ⅢA 型 X 线机容量保护电路

压初级绕组并联，其电压随管电压改变而改变，故变压器 B_{11} 次级绕组的输出电压大小，反映了摄影管电压的高低。此电压通过 XK_1、R_{307}～R_{316} 和 XK_2 加至整流桥 BG_{311} 进行整流，并经电容器 C_{301} 滤波后，变为直流信号电压。可见该直流信号电压必然受管电压(kV)、管电流(mA)和曝光时间(s)三参量的联合控制，也反映了三参量的制约关系。由于开关电路设计的导通电压为定值(U_A＝9 V)，因此，只要三参量中任何一个参量超出预定的额定值时，将使信号电压大于临界导通电压，开关电路导通，推动过载保护继电器 J_3 工作，将其在控制电路中的常闭触点打开，继电器 JC_5 不能工作，曝光不能进行，起到一次性容量保护的作用。

2. 开关电路 该电路由三极管 BG_{305}、BG_{304} 组成。其工作电源系自耦变压器 B_1 的独立绕组产生的 60 V 交流电压，经 BG_{601}、C_{601}、R_{301} 和 BG_{301} 组成的整流稳压电路供给。该电压又经 R_{302}、BG_{306} 二次稳压，作为三极管 BG_{305} 发射极和基极之间的基准电压(U_B＝7.9 V)。由于 BG_{306} 的稳压值为 6.5 V，且具有正的温度系数，即在温度升高时，会使 BG_{305} 基准电压升高，故串联具有负温度系数的二极管 BG_{307}、BG_{308} 作温度补偿，以保证基准电压的稳定。二极管 BG_{302}、BG_{303} 在三极管 BG_{304} 截止时，可使其发射极比基极具有更低的电位，以保证三极管 BG_{305} 导通后，BG_{304} 才能工作，使继电器 J_3 工作可靠。二极管 BG_{309} 的作用是防止 J_3 线圈产生的反电动势冲击三极管 BG_{304}。BG_{310} 是对 BG_{305} 基极作极性保护的。R_{305} 是限流电阻，防止瞬时较大的干扰电压输入到开关电路。

（二）工作程序

开机后，开关电路电源接通，信号输入电路有信号电压输入。

1. 正常负荷 当所选摄影条件(kV、mA、s)在安全容量范围内时，输入信号电压经 BG_{311} 整流、C_{301} 滤波后由 R_{306} 输出的直流信号电压较低，三极管 BG_{305} 基极电位低于发射极电位，BG_{305} 因发射结反偏置而截止，使 BG_{304} 也截止。继电器 J_3 线圈因电路不通而不能工作，设在控制电路中的常闭触点闭合，保证了摄影预备继电器 JC_5 能够工作，曝光可以进行。

2. 超负荷 当所选摄影条件超过允许容量范围时，输入信号电压提高，导致 R_{306} 输出的直流信号电压增大，BG_{305} 基极电位高于发射极电位，其发射结正偏置而导通，接通了继电器 J_3 线圈的得电通路，J_3 工作，其设在控制电路中的常闭触点打开，将继电器 JC_5 线圈的得电通路切断，JC_5 不能工作，曝光不能进行，同时过载指示灯亮，指示所选条件已超负荷。

继电器 J_3 线圈的得电电路为 BG_{601}(＋)→R_{301}→BG_{302}→BG_{303}→BG_{304}→J_3(线圈)→BG_{601}(－)。

上述容量保护电路，只对Ⅱ台摄影床 X 线管有效，对Ⅰ台诊视床 X 线管无保护作用。因为Ⅰ台 X 线

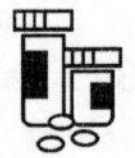

管只进行透视和胃肠摄影，而透视时管电流最大为 5 mA，最高管电压为 100 kV，进行间断曝光即可；胃肠摄影时管电流固定在 200 mA，最长曝光时间为 0.8 s，最高管电压为 100 kV，对大焦点而言，无须保护。

八、控制电路

控制电路由透视、点片摄影、普通摄影、滤线器摄影、直线体层摄影等控制部分组成。其中，体层摄影已很少使用。

（一）透视控制电路

1. 电路结构 图 16-23 所示为透视、点片控制电路。透视控制电路由透视高压接触器 JC_1 和三个并联的控制开关组成。K_{80} 是透视脚闸，AN_7 是装在诊视床上的透视手开关，AN_3 是设在控制台上的透视按钮。K_1 为点片切换开关，透视时触点 K_1(1、11)接通。D_4、D_5 为遮光器电机，由开关 BJ_1、BJ_2 控制。

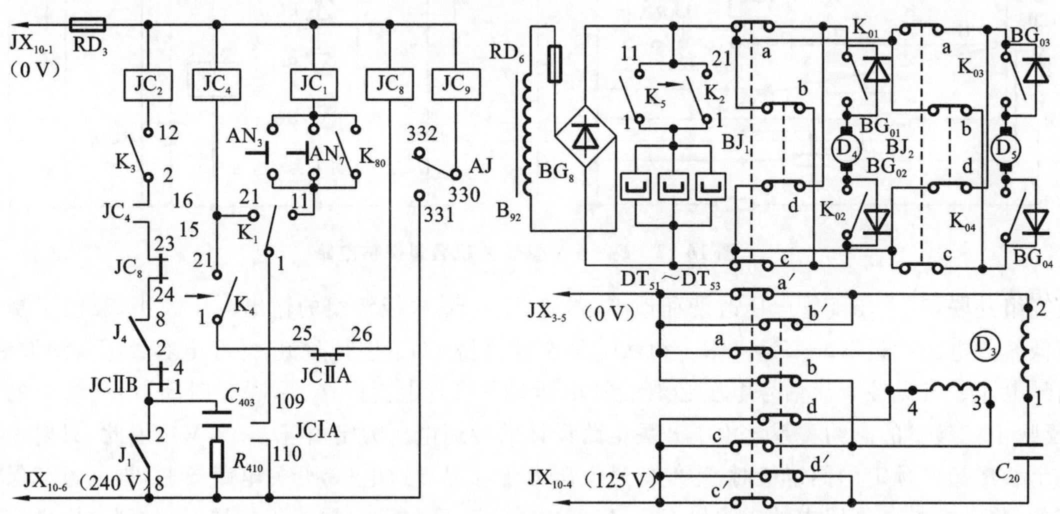

图 16-23 F_{78}-ⅢA 型 X 线机透视、点片控制电路

2. 工作程序 透视时，按下Ⅰ台开机按钮 AN_5，接触器 JCⅠA、JCⅠB 工作，电路自动切换至Ⅰ台，接通电源电路。闭合脚闸 K_{80} 或按下按钮 AN_7 时，透视高压接触器 JC_1 工作，其触点闭合接通高压初级电路，产生 X 线。松开脚闸或按钮，接触器 JC_1 停止工作，关闭 X 线。接触器 JC_1 线圈的得电电路为 JX_{10-1}(0 V)→RD_3→JC_1(线圈)→K_{80}(或 AN_3 或 AN_7)→K_1(11、1)→JCⅠA(109、110)→JX_{10-6}(240 V)。

该机可配用 23 cm 影像增强器和 X 光电视系统。使用电视透视时，应按下技术选择器 AJ 第三挡位，使 AJ 的 330 和 331 闭合。电视切换继电器 JC_9 工作，其常闭触点打开，切断透视高压初级电路的机内电源，常开触点闭合，接通外加电源，使电路进入电视透视状态。继电器 JC_9 线圈的得电电路为 JX_{10-1}(0 V)→RD_3→JC_9(线圈)→AJ(330、331)→JX_{10-6}(240 V)。

透视中需改变荧光屏视野时，应扳动 BJ_1 或 BJ_2 开关使电动机 D_4 或 D_5 反转或正转，带动铅板移动，得到合适的视野。当 BJ_1 和 BJ_2 的 a、c 接点闭合时 D_4、D_5 正转，视野变大；当 BJ_1 和 BJ_2 的 b、d 接点闭合时 D_4、D_5 反转，视野变小。电机 D_4 或 D_5 的得电电路为

正转时： $BG_8(+)\rightarrow a\rightarrow(K_{01}\rightarrow D_4\rightarrow K_{02})//(K_{03}\rightarrow D_5\rightarrow K_{04})\rightarrow c\rightarrow BG_8(-)$

反转时： $BG_8(+)\rightarrow b\rightarrow(K_{02}\rightarrow D_4\rightarrow K_{01})//(K_{04}\rightarrow D_5\rightarrow K_{03})\rightarrow d\rightarrow BG_8(-)$

（二）点片控制电路

1. 电路结构 该机点片摄影的时间选择和管电压调节是一独立的调节系统。如图 16-23 所示，点片控制电路主要由点片高压接触器 JC_2、点片预备继电器 JC_4、司令继电器 JC_8 和点片切换开关 K_1、曝光开关 K_3 等组成。DT_{51}～DT_{53} 为点片架刹车电磁铁，由 K_5(手动)或 K_2(自动)控制。

2. 工作程序 点片摄影是在透视过程中进行的一种摄影，因此事先应选好点片摄影条件(kV、s)。点片时，拉动送片手把从右向左送片，接点 K_2 闭合，刹车电磁铁 DT_{51}～DT_{53} 得电，点片装置被固定。同时 K_1 由透视(1、11)切换至点片(1、21)，继电器 JC_4、JC_8 得电工作。继电器 JC_4、JC_8 线圈的得电电路分别为

$JX_{10\text{-}1}$(0 V)→RD_3→JC_4(线圈)→K_1(21、1)→JCⅠA(109、110)→$JX_{10\text{-}6}$(240 V)。

$JX_{10\text{-}1}$(0 V)→RD_3→JC_8(线圈)→JCⅡA(26、25)→K_4(1、21)→K_1(21、1)→JCⅠA(109、110)→$JX_{10\text{-}6}$(240 V)。

继电器 JC_4 工作后，其常开触点闭合，X 线管灯丝增温；继电器 JC_6 得电工作，X 线管阳极启动运转，约 1.2 s 延时，继电器 J_4 工作，常开触点闭合。继电器 JC_8 工作后，在点片限时电路中的常开触点 JC_8(13、14) 闭合，继电器 J_1 工作并自锁；常闭触点 JC_8(23、24)打开，切断接触器 JC_2 线圈的得电通路，完成了曝光前准备工作。

继续送片至第一张定位挡后，压下开关 K_3，其常开接点 K_3(2、12)闭合，常闭接点 K_3(1、21)打开。继电器 JC_8 失电，常闭触点 JC_8(23、24)闭合，接通接触器 JC_2 线圈工作电路，接触器 JC_2 工作。其常开触点闭合，接通高压初级电路，曝光开始。接触器 JC_2 线圈的得电电路为 $JX_{10\text{-}1}$(0 V)→RD_3→JC_2(线圈)→K_3(12、2)→JC_4(16、15)→JC_8(23、24)→J_4(8、2)→JCⅡB(4、1)→J_1(2、8)→$JX_{10\text{-}6}$(240 V)。

到达预置时间后，继电器 J_1 失电，其常开触点打开，接触器 JC_2 失电，其触点打开切断高压初级电路，曝光结束。松开 K_3，触点 K_3(12、2)断开，K_3(1、21)闭合，继电器 JC_8 再次得电，此时继电器 JC_4、JC_6 仍在工作，如需点第二张片时，将手把继续左移，到达第二张定位挡后，再次压下 K_3，以上过程将重复发生。当摄完最后一张片时，将片匣退回原位，切换开关 K_1 受压，触点 K_1(1、11)接通，K_1(1、21)打开，继电器 JC_4、JC_6 失电，旋转阳极停转，机器恢复至透视状态。

3. 点片千伏调节电动机 D_3 工作电路 点片摄影时，其管电流固定 200 mA，而管电压可通过诊视床控制盒上的开关 BJ_3 遥控伺服电动机 D_3 的正、反转，带动自耦变压器上的碳轮 $B_{1\text{-}13}$。往返运动来调节，其数值由点片架上的电压表 kV_1 指示。当 BJ_3 扳向正转方向时，接点 a、a′和 c、c′闭合，D_3 得电正转，其得电电路为 $JX_{3\text{-}5}$(0 V)→(a′→D_3(2、1)→C_{20}→c′)//(a→D_3(4、3)→c)→$JX_{10\text{-}4}$(125 V)。

当 BJ_3 扳向反转方向时，接点 b、b′和 d、d′闭合，D_3 得电反转，其得电电路为 $JX_{3\text{-}5}$(0 V)→(b′→D_3(2、1)→C_{20}→d′)//(b→D_3(4、3)→d)→$JX_{10\text{-}4}$(125 V)。

（三）普通摄影控制电路

1. 电路结构 图 16-24 所示为摄影控制电路。它包括普通摄影控制电路和滤线器摄影控制电路。普通摄影控制电路主要由技术选择开关 AJ、摄影预备继电器 JC_5、上闸继电器 J_9、延时继电器 J_{11}、下闸继电器 J_{10}，以及司令继电器 JC_8、摄影预备接触器 JC_3A、JC_3B 和摄影手闸 AN_{10} 组成。

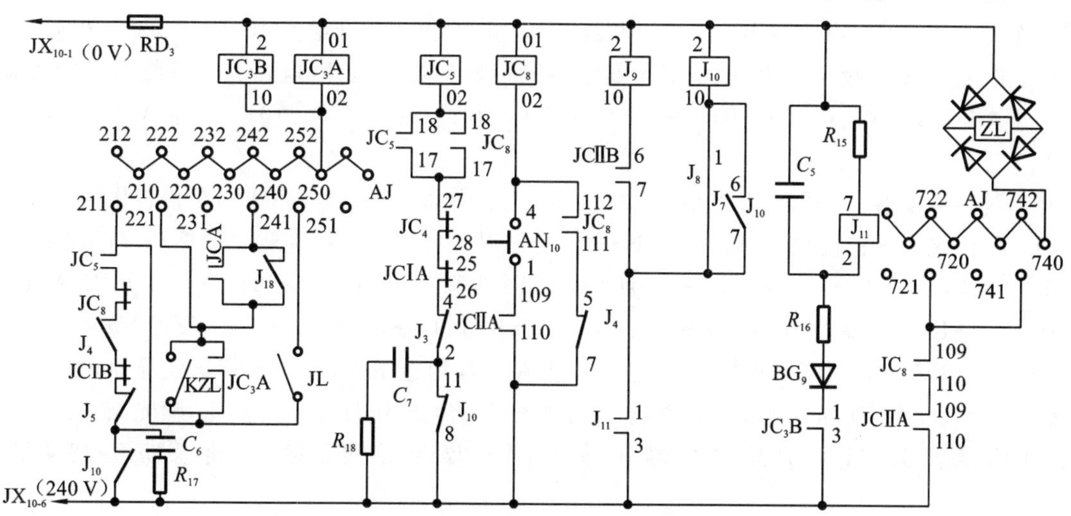

图 16-24 F_{78}-ⅢA 型 X 线机普通及滤线器摄影控制电路

2. 工作程序 普通摄影在Ⅱ台进行。按下控制台上的开机按钮 AN_1，接触器 JCⅡA、JCⅡB 工作，将电路自动切换至Ⅱ台。按下技术选择开关 AJ 第一位按键(普通摄影)，其触点 210、211 接通后，若摄影条件预置合适，容量保护继电器 J_3 不工作，其常闭触点闭合，为继电器 JC_5 工作准备条件。然后将摄影床面锁止，摄影预备就序。

按下曝光手闸 AN_{10}，继电器 JC_8 得电工作，JC_8 线圈的得电电路为 JX_{10-1}（0 V）→RD_3→JC_8（线圈）→AN_{10}→JCⅡA（109、110）→JX_{10-6}（240 V）。其自锁电路经 JC_8（112、111）和 J_4（5、7）。

常开触点 JC_8（17、18）闭合，使继电器 JC_5 工作并自锁，X 线管灯丝增温。JC_5 线圈的得电电路为 JX_{10-1}（0 V）→RD_3→JC_5（线圈）→JC_8（18、17）//JC_5（18、17）→JC_4（27、28）→JCⅠA（25、26）→J_3（4、2）→J_{10}（11、8）→JX_{10-6}（240 V）。

常开触点 JC_5（109、110）闭合，继电器 JC_6 得电工作，X 线管阳极启动运转，经 1.2 s 延时，继电器 J_4 工作，其常开触点 J_4（8、2）闭合，电路完成摄影预备工作。

松开手闸 AN_{10}，继电器 JC_8 失电，触点 JC_8（23、24）闭合，接触器 JC_3A、JC_3B 得电工作，在高压初级电路中的常开触点闭合，为高压初级电路的接通提供条件。JC_3A、JC_3B 线圈的得电电路为 JX_{10-1}（0 V）→RD_3→JC_3A（线圈）//JC_3B（线圈）→AJ（250～211）→JC_5（16、15）→JC_8（23、24）→J_4（8、2）→JCⅠB（1、4）→J_5（1、4）→J_{10}（4、1）→JX_{10-6}（240 V）。

常开触点 JC_3B（1、3）闭合，延时继电器 J_{11} 工作。J_{11} 线圈的得电电路为 JX_{10-1}（0 V）→RD_3→R_{15}→J_{11}（线圈）→R_{16}→BG_9→JC_3B（1、3）→JX_{10-6}（240 V）。

常开触点 J_{11}（1、3）闭合，使继电器 J_9、J_{13} 相继工作。当电源电压过零点时，继电器 J_6A、J_6B 工作，触发信号发生，主晶闸管 BG_{17}、BG_{18} 导通，高压初级绕组得电，曝光开始。继电器 J_9 线圈的得电电路为 JX_{10-1}（0 V）→RD_3→J_9（线圈）→JCⅡB（6、7）→J_{11}（1、3）→JX_{10-6}（240 V）。

同时限时器工作，至预置时间后下闸继电器 J_7 工作，触点 J_7（2、4）打开，继电器 J_6A、J_6B 失电，触发信号停止，主晶闸管 BG_{17}、BG_{18} 在交流电压过零点时截止，高压初级绕组断电，曝光结束。稍后，继电器 J_8 工作，触点 J_8（1、7）闭合，使继电器 J_{10} 工作，常闭触点 J_{10}（4、1）、J_{10}（11、8）打开，切断接触器 JC_3A、JC_3B 和继电器 JC_5 得电电路，X 线管阳极停转，一切恢复到起始状态。J_{10} 线圈的得电电路为 JX_{10-1}（0 V）→RD_3→JC_{10}（线圈）→J_8（1、7）//J_{10}（6、7）→J_{11}（1、3）→JX_{10-6}（240 V）。

（四）滤光器摄影控制电路

1. 电路结构 该电路与普通摄影电路基本相同，只是增加了滤线栅振动控制电路。ZL 为吸引滤线栅的电磁线圈（图 16-24）。

2. 工作程序 滤光器摄影时，应按下技术选择开关 AJ 的第二位按键，此时触点 220、221，720、721 接通。其他情况与普通摄影相同。

按下曝光手闸 AN_{10}，继电器 JC_8、JC_5、J_4 相继工作。同时由于常开触点 JC_8（109、110）闭合，电磁线圈 ZL 得电工作，将滤线栅吸至一边，压迫板簧蓄能，并将触点 KZL 压开，电路完成滤线器摄影预备工作。线圈 ZL 得电电路为 JX_{10-1}（0 V）→RD_3→ZL→AJ（740～721）→JC_8（109、110）→JCⅡA（109、110）→JX_{10-6}（240 V）。

松开 AN_{10}，继电器 JC_8 断电，触点 JC_8（109、110）打开，线圈 ZL 失电，滤线栅在板簧作用下往返振动，触点 KZL 闭合，摄影预备接触器 JC_3A、JC_3B 得电工作，从而保证滤线栅在曝光前振动。JC_3A、JC_3B 线圈的得电电路为 JX_{10-1}（0 V）→RD_3→JC_3A（线圈）//JC_3B（线圈）→AJ（250～221）→KZL//JC_3A（133、144）→JC_5（16、15）→JC_8（23、24）→J_4（8、2）→JCⅠB（1、4）→J_5（1、4）→J_{10}（4、1）→JX_{10-6}（240 V）。

接触器 JC_3A、JC_3B 工作后，继电器 J_{11}、J_9、J_{13}、J_6A、J_6B 相继工作，主晶闸管触发导通，高压初级绕组得电，曝光开始。至预置时间，触发信号停止，主晶闸管在交流电压过零点时截止，曝光结束。稍后，继电器 J_8、J_{10} 工作，触点 J_{10}（11、8）打开，继电器 JC_5 失电，阳极停转，滤线栅逐渐停止振动，一切恢复到起始状态。

能力检测

一、名词解释

1. 专用 X 线机
2. 牙科 X 线机

3. 移动 X 线机

二、选择题

1. 关于软 X 线的叙述,错误的是(　　)。

A. 波长较短　　B. 波长较长　　C. 能量较低

D. 适于软组织摄影　　E. 穿透物质的能力较弱

2. 适用于软 X 线摄影的部位是(　　)。

A. 副鼻窦　　B. 乳腺　　C. 肺脏　　D. 腹部　　E. 眼眶

3. 关于 X 线滤线栅的工作原理的叙述,错误的是(　　)。

A. 原发 X 线投射方向应与铅条排列方向垂直

B. 焦点到滤线栅的距离应与栅焦距相等

C. X 线中心线对准滤线栅的中心

D. 将滤线栅置于胶片和被照体之间

E. 原发 X 线与滤线栅铅条平行

4. X 线束、照射野的叙述,错误的是(　　)。

A. 摄影时照射野应尽量大　　B. X 线管发射锥束 X 线束

C. X 线束有一定的穿透能力　　D. X 线束中心部分的 X 线为中心 X 线

E. X 线束入射肢体曝光面大小称照射野

5. 影响散射线因素的叙述,错误的是(　　)。

A. 物体越厚,产生散射线越少　　B. 管电压越高,产生散射线越多

C. 物体受照面越大,产生散射线越多　　D. X 线波长越短,产生散射线越多

E. 受检体越厚,产生散射线越多

三、问答题

1. 钼靶 X 线机的特点有哪些?

2. 床边 X 线机如何解决供电问题?

3. 滤线栅的主要结构参数。

(王德华　王夕欣　于新设)

参考答案

一、

1. 专用 X 线机是指专门为某一专科疾病或者根据医学诊断的特殊目的需要而设计的 X 线机,与综合 X 线机相比,早期的专用 X 线机,容量较小、功能单一、结构简单。

2. 牙科 X 线机是专门用于拍摄牙片的专用 X 线机。

3. 移动 X 线机也称床边 X 线机,可以方便地移到病房进行床边 X 线摄影。

二、

1. A　2. B　3. A　4. A　5. A

三、(略)

第十七章　实训指导

医学影像设备实训课程是围绕专业培养目标，对接医学影像工作岗位，强化医学影像设备技能训练而开设的课程。通过实训教学，提升学生专业能力、方法能力和社会能力，培养学生的创新精神、科学态度和科学方法，提高医学影像技术专业学生的综合职业素养。

为了使每一位学生在每次实训中达到各自预期的效果，教师要设法创造合作学习、合作探究的学习环境，分层次组织实训教学，使每次实训成功的喜悦转变为学生继续学习本课程的动力。因此，师生双方都要重视以下几方面。

一、实训前预习

在教师指导下，学生通过预习实训内容，明确实训的目的，掌握实训原理，理解实训线路，了解各种仪表、仪器和设备的基本性能和使用方法，明确实训中应观察到的现象和需测量的数据，牢记实训中的注意事项。

二、实训中认真

实训中应遵守实训室各项规章制度，自始至终以严谨的科学态度进行每一项操作。学会分析所测得的数据和观察到的现象，辨明真伪，做到边实训边分析，以便及时发现和纠正不正确的结果，提高实训成功率。在实训中，学生要正确选择实训工具，养成有条不紊的工作习惯。

三、实训后总结

实训结束后要及时按要求完成实训报告，并对实训中所测得的数据、观察到的现象进行必要的讨论和总结，逐渐积累经验，提高分析和排除故障的技能。

四、注意事项

在本课程实训中或检修影像设备（如X线机）故障时，伤害人体的因素主要有两个方面：一是触电；二是放射线照射。因此，在实训过程中必须做到以下几点。

(1) 在无绝缘的情况下，人体的任何部位不得触及带电体。

(2) 实训小组应指定专人负责电源的接通或切断。接通电源时应通知全组人员，更改或拆除电源时，必须先断开电源。

(3) 在高压裸线实训场所，人员应远离裸线2 m以外。同时，对一些高压部件进行检查时，要防止“电容器”中的残余电荷对人的伤害。

(4) 在故障检查的过程中，能用空载或模拟（假负荷）试验判定故障所在时，就不用负荷试验。如果必须进行负荷试验，在实训中产生X线，不准将X线窗口指向人群，同时应采取相应的防护措施。

(5) 严防发生触电事故，否则应立即切断电源并组织抢救。

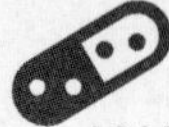

实训一　影像中心的布局及管理

【目的】

(1) 引导学生了解医院影像中心的组织形式及在医疗事业中的地位，巩固专业思想。

(2) 初步了解各医学影像设备的机房及辅助用房的整体布局。
(3) 了解X线机的整体结构和X线机的组成，增加感性认识，为后续学习打下基础。
(4) 了解X线机的基本功能，提高学习影像设备知识的兴趣。
(5) 培养一丝不苟的工作态度、良好的操作习惯和团队合作意识。

项目一 参观医院的影像中心

【方法及步骤】

根据医院的影像设备等条件，将学生分为若干组，在教师指导下，学生对以下主要内容进行见习。
(1) 了解影像中心基本组成及整体布局。
(2) 放射科内X线设备的一般情况介绍。包括产地、功率、功能、安装时间、工作任务及使用情况。
(3) X线发生装置的认识。
(4) X线机辅助设备的认识。
(5) X线防护设施的认识。

【注意事项】

(1) 选择一所布局合理、设备较全和工作秩序较好的综合性医院影像中心。
(2) 聘请富有一定教学经验的医生或技师带教。
(3) 在示教过程中，对可动机件应进行操作演示。如控制台的各旋钮的操作、电动诊视床的回转和床面升降、立柱移动、滤线器振动、X线电视影像等。

项目二 影像中心的总体布局

【方法及步骤】

(1) 了解不同规模医院的影像中心基本组成及整体布局。
(2) 了解X线机房及辅助用房的布局(包括CR和DR)。
(3) 了解X-CT机房的布局。
(4) 了解MRI机房的布局。
(5) 了解超声设备机房的布局。
(6) 了解其他设备机房的布局。

【注意事项】

(1) 选择几所布局合理、设备较全和工作秩序较好的综合性医院影像中心。
(2) 聘请富有一定教学经验的医生或技师带教。

【思考】

学生结合实地参观，在充分检索相关信息和分组讨论基础上，合作完成并交流见习心得。

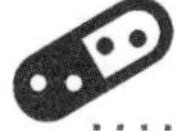

实训二 X线管综合实训

【目的】

(1) 掌握X线管外观检查、X线管的冷高压试验和X线管高压训练方法；掌握X线管管套的故障检修技术，固定阳极X线管管套、旋转阳极X线管管套和组合机头X线管的更换方法；掌握常用工具和仪表的正确使用。

(2) 熟悉高压电路通电试验的方法及步骤；熟悉X线管管套及内部元器件的结构及作用；熟悉固定阳极X线管管套、旋转阳极X线管管套及组合机头内部元器件的结构及作用。

(3) 学会验证固定阳极X线管管套和旋转阳极X线管管套更换后能否正常使用。
(4) 了解高压电路通电试验的意义及作用；了解提高X线管真空度的方法。
(5) 养成一丝不苟的工作态度和良好的操作习惯，具有团队合作意识。

项目一 X线管的检测与冷高压试验

【器材】

X线管1只，高压试验台1台，大、中型X线机1台，调压器1台，降压器1台，一号1.5 V干电池6节，电压表1块，电流表1块，万用表1块，乙醚、纱布、导线夹若干，常用工具等。

【方法及步骤】

（一）X线管的外观检查

(1) 观察X线管的玻璃壁是否存在裂纹、划伤和疤痕。

(2) 检查灯丝是否有断路、短路、阴极聚焦罩松动、管外灯丝引线折断等现象。阳极靶面是否光洁，要求无麻点、龟裂，而且与阳极头无明显空隙。

(3) 管内应无任何异物，金属部分无氧化、锈蚀现象。

（二）X线管的灯丝加热试验

(1) 用万用表直流电阻R×1挡，测量X线管的灯丝直流电阻，其直流电阻应小于3 Ω。

(2) 断开高压初级连接线，确认灯丝加热回路正常后，接通阴极电缆，将控制台各调节旋钮置透视值。

(3) 合上电源闸，通电，通过X线管透明窗口，观察X线管灯丝。此时可看到小焦点灯丝燃亮，当从透视状态切换至摄影状态时，小焦点灯丝熄灭，大焦点灯丝燃亮。调节各电流(mA)旋钮，观察灯丝亮度在不同电流(mA)挡的相应变化。

（三）X线管的冷高压试验

(1) 将X线管外壁用乙醚清洁后，放入高压试验台油箱内(油的耐压不低于30 kV/2.5 mm)，进行冷高压试验，以检查X线管真空度。

(2) 在X线管灯丝不加热的情况下，向X线管两极间施加高压，然后在高压试验台上调整高压，从低管电压开始，逐步升高管电压。(在使用全波整流高压试验台时，加给X线管的冷高压不应大于X线管额定电压的70%)。

(3) 在进行冷高压试验时，X线管内应无电离辉光，无极间放电、跳火等现象。mA表无指示，稳定指示在零mA。加冷高压试验时，出现辉光，且强度随管电压增强而增强，则说明X线管真空度不良。

【思考】

(1) 什么是冷高压试验及试验的目的是什么？

(2) 当X线管真空度下降时，X线管将出现什么现象？为什么？

(3) 试验中应该注意哪些安全事项？

项目二 X线管的高压训练

【器材】

中、大型X线机1台，500 V或1000 V兆欧表1只，10 A交流电流表1只，无水酒精或者乙醚、纱布、凡士林适量，连接导线及万用表相关工具等。

【方法及步骤】

（一）空载试验

空载试验的步骤是：①拆下高压初级绕组上的短路线。②将高压初级绕组连接线接上，并将一只0～10 A的交流电流表串联接到高压初级电路中。③接高压发生器端的高压电缆暂不接上，为防止高压插座对地(油箱外壳)沿面放电，可在高压发生器插座内注入适量变压器油。④合上墙闸，开机，调节电源电压，使电源电压表指示标准位，技术选择置透视位，透视电压(kV)调至最高值的一半。⑤踩下透视脚闸，观察高压初级绕组串联的电流表，指针应有指数(即空载电流)，且平稳，控制台上的毫安表应无指数。仔细倾听高压发生器内，应有轻微的“嗡嗡”声，持续5 min无异常，可松开脚闸，第一次试验结束。⑥每次升高5 kV，每次持续3～5 min，重复步骤。⑦注意间歇，一直试验至说明书中规定的数值为止，一般该数值为 90～100 kV。

在试验过程中，环境要安静，试验人员注意力集中，以便及时发现问题。若高压发生器内有“噼啪”声或“嘶嘶”声、电流表指针有“跳动”、毫安表有读数等现象皆属异常，应立即切断电源，停止试验，查找原因，排除故障后，方可继续进行。若无上述现象，则说明空载试验正常。

注意：查找故障原因时，在接触高压发生器内部器件之前，必须将高压初级绕组接线取下，并将高压变压器初级绕组两接线柱短路，且将高压部件对地放电，以防高压电击事故的发生。

（二）负载试验

负载试验的步骤是：①拆下高压初级绕组串联的电流表。②将注入高压插座内的变压器油抽出。③用洁净的纱布和乙醚或无水酒精将高压插座和高压电缆插头表面擦洗干净，不许留有水分、杂质和纤维物。④在高压电缆插头表面均匀地涂上一层脱水凡士林或硅脂，以便插头插入插座时，将插座内的空气排出，防止高压放电。⑤依次将阳极高压电缆的 2 个插头分别插入高压发生器的“＋”插座内和 X 线管管套上的“＋”插座内，反复检查极性无误后，再将高压电缆的固定环旋紧。⑥合上墙闸，开机，将技术选择开关置透视位，调准电源电压，将透视千伏、透视毫安都置最低位。⑦踩下透视脚闸，此时毫安表应有微小读数，慢慢调节毫安调节旋钮，使毫安值升至 1 mA，持续 2 min。松开透视脚闸，将电压升至 65 kV，断续曝光 5 min，观察 X-TV 亮度是否正常。若无异常，负载试验即可结束。

这项试验更应特别细心谨慎，严格按说明书上规定的操作规程进行，并密切注意毫安表、千伏表及电源电压表指针的变化。

（三）X 线管的高压训练

高压训练的步骤是：①合上墙闸，开机，将电源电压调至标准位，技术选择开关置透视位，透视毫安、透视千伏都置最低位。②用脚闸或透视手开关透视，缓调透视毫安旋钮，使透视毫安表指示 1 mA，观察毫安表是否稳定，若无异常，松开脚闸。③保持毫安值不变，逐渐升高电压，每次增加 5 kV，断续曝光 1～2 min，间歇 3 min，直至最高标定电压。

在整个高压训练过程中，若毫安表指数始终保持稳定，则说明 X 线管真空度良好、性能稳定。若毫安表出现指针不稳、颤动、跳动等现象时，说明 X 线管有轻微真空不良或性能不稳。此时应立即切断高压，然后将电压退回最低位，适当间歇后重新开始训练，方法同上所述。待毫安表稳定后，再逐步升高电压继续训练，直至最高电压。若通过多次训练，毫安表指数越来越不正常，出现毫安表指针冲满刻度，电压表指针大幅度下跌等现象，则说明 X 线管真空不良，已不能使用，应予更换。

注意：找故障原因时，在接触高压电缆芯线之前，必须将高压电缆芯线取下，并将高压变压器初级绕组两接线柱短路，且将高压电缆芯线对地放电，以防高压电机事故的发生。

【思考】

(1) 简述高压通电试验的程序、注意事项和通电过程的步骤。

(2) X 线管高压训练的目的是什么？简述高压训练步骤。

(3) X 线管的检验包括哪些方面？

项目三　X 线管的负荷试验

【器材】

大、中型 X 线机 1 台，防护用品（铅屏风、铅眼镜等），常用工具和仪表 1 套等。

【方法及步骤】

(1) X 线机控制台置于透视工作状态，透视千伏调节旋钮置 40 kV 挡，透视毫安调节钮旋至最低位置，技术选择钮置于“点片/台控”位。点片架在准备位。

(2) 合闸总电源开关。

(3) 开机，调节电源电压调节钮，使电源电压表指针指示在表盘标记处。预热 5 min 以上。

(4) 透视千伏旋钮置于 40 kV 挡，按下“透视”按钮/或踏下脚闸。观察毫安表指示值，缓慢调节透视毫安调节钮，使毫安表指针指示在 1 mA 处。且指针稳定，无抖动。透视时间 1 min，休息 5 min。

(5) 每次透视电压升高 5 kV(大型 X 线机每次可升高 10 kV),毫安表指示值调节在 1 mA 处。

注意:随着透视管电压的升高,在透视高压接触器工作期间,毫安表指针向高毫安值方向摆动,迅速回落到 1 mA 附近,受透视毫安调节钮的控制。

当透视管电压升高到一定值时,若毫安表指针有上冲现象,说明 X 线管内有微量气体,或者高压部件存在有接触不良表现。处理方法:①检查高压电缆插头并锁紧,使之接触良好。②管电压返回到最低值,重复前述实训,直至最高透视管电压。当透视管电压升高至较大值时,透视按钮或脚闸在闭合时应迅速。

(6) 完成上述实训,将实训记录填入表 17-1 的 X 线管负荷试验中的现象栏中。

表 17-1 X 线管负荷试验

管电压/kV	透视毫安值/mA	时间/min	X 线管负荷试验中的现象
40	1	1	
50	1	1	
60	1	1	
70	1	1	
80	1	1	
90	1	1	
100	1	1	

(7) 本实训过程中,若在某一管电压值始终不能通过,说明 X 线管的真空度中度或高度不良。建议更换新的 X 线管。

(8) 如果透视时间过长,应该启动旋转阳极使之转动,防止靶面过热融化。

【思考】

(1) 试验中若管电压升高、管电流也增大,为什么会出现这种情况?

(2) 试验中毫安表指针颤动,说明可能有什么故障?

项目四 X 线管管套的故障检修

【器材】

大、中型 X 线管管套 1 套,封口胶,乙醚或酒精,纱布,常用工具和仪表 1 套等。

【方法及步骤】

X 线管管套其常见的故障有以下几种。

(一) X 线管管套漏油修理

(1) 管套有砂眼或微小裂隙,可用锡焊处理,用小刀将欲焊之处刮干净,以松香为焊剂,用热量较大的烙铁迅速点焊。烙铁温度低或动作慢会使套内油因膨胀而外渗,影响锡焊的效果。

(2) 管套窗口变形破裂需重新更换,如当时难以弄到原样窗口时,可自制一个。其方法是先将原窗口卸下,用它作模型,做出石膏模子,再用牙科造牙粉(树胶粉),按做假牙工序倒入模子内,经热处理,磨光即可使用。

(3) 将各部固定螺丝重新拧紧,但注意不要拧断。

(4) 当高压插座渗油或管套内小的裂隙渗油时,可用封胶从内口涂抹,待封口胶自然干固后即可将渗油处封闭。封口胶的配制方法如下。

①封口胶的配方(重量比):＃1301 漆 40%,酒精 25%,蓖麻油 15%,氧化铬 20%。

②配制方法:将漆片(＃1301)溶于酒精(可在 40 ℃以下加热,以加速溶解),待完全溶解后,用纱布滤去杂质,将蓖麻油倒入,并逐渐加入氧化铬,充分搅拌而成,然后装于密封的瓶内待用。

涂封口胶时应注意被涂的表面不得有油垢,锈迹和杂质,每次涂层不可过厚,等第一次涂的胶干固后再涂第二次,一般涂三次即可牢固的封闭砂眼和裂隙。

（二）管套内高压放电修理

（1）管套内所有的金属部件都应接地或接高压，消除“悬空金属”可免去静电性放电。

（2）要作绝缘油的耐压试验，要求X线管管套内油的绝缘强度，应不低于30 kV/2.5 mm。但在取油样时，要注意容器的干燥，清洁。

（3）打开管套，将灯丝接线置于管套中心或距外壳最远的地方，并用绝缘丝加以固定。

（4）将高压插座、插头的填充物清除干净，重新更换。如怀疑接触不良，可将高压发生器端的电缆拔出，用万用表R×1 Ω挡测量电缆与X线管灯丝端的导常情况；如有接触电阻，可用小刀轻轻的剥开其弹性接头，或将接头用锡焊略微加长、加粗，使其接触良好。

（5）如发现管套内的绝缘部件有放电击穿痕迹而不太严重时，可将击穿处的碳化物刮掉，用乙醚或四氯化碳清除干净后继续使用。如击穿处过多、过深，应将击穿部件更换。

（三）X线管位置不正修理

打开管套，重新将X线管固定，有的X线管在X线射出口处，涂有色点标志，在装管时，应将此标志对准窗口中心后加以固定即可。

【思考】

（1）怎样确定X线管管套是否漏油？

（2）如何确定为X线管管套内高压放电？

项目五　固定阳极X线管的更换方法

【器材】

固定阳极X线管管套1套，常用工具和仪表1套等。

【方法及步骤】

（一）取出旧管

固定阳极X线管管套比较简单，因此拆卸、安装、排气也比较简单。图17-1所示为固定阳极X线管管套拆卸示意图。

拆下阴极端盖和膨胀皮圈，将变压器油倒入干净器皿内，以备再用。

（1）从阴极插座2上拆下灯丝引线5，并记住原大小焦点的位置。

（2）拆下阳极端盖。

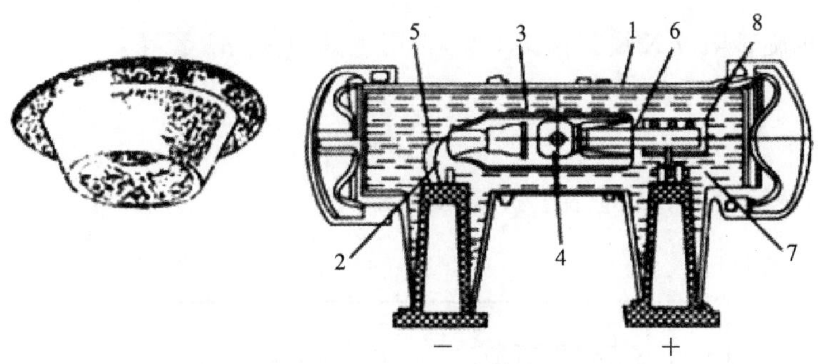

图17-1　固定阳极X线管管套拆卸示意图

（3）拆下阳极固定在阳极插座上的连接部件7，拆时用一只手从阴极端托住X线管。

（4）一手托住X线管3，一手抓住靶体6，把X线管从阳极端取出。

（5）将阳极靶体6上的固定螺环8取下，并记住位置，以同样距离安装在新管靶体上。

（二）安装新管

（1）将新X线管用乙醚或四氯化碳擦洗干净，一手抓住阳极靶体（管套水平放置），从阳极端小心地往管内放入，同时另一只手从阴极端接住。

（2）左手托住X线管，右手将连接部位7固定在阳极插座上。

(3) 观察靶面正否，不正时应重新卸下，调整靶体 6 在固定螺环 8 的前后、左右位置。即靶面的垂直中心对准窗口平面中心。

(4) 将灯丝大小焦点引线 5 固定在阴极插座 2 上，一定弄清大小焦点的位置，可参考高压电缆插头的大小焦点位置来识别。

(5) 用调压器(或本机高压电缆供电，高压初级绕组拆下)输入 2～5 V 电压，分别检验大小焦点是否安装正确。小焦点灯丝短，大焦点灯丝长，观察时以灯丝微红即可。太亮时灯丝的长短不易观察。

(三) 注油排气

其注油方法参见上述一组合式机头的注油排气方法，但静止管的注油排气很简单，根本不需要真空抽气注油。其方法如下。

(1) 将阳极或阴极端盖固定一端，把 X 线管垂直放好(最好阳极朝下)，即可把变压器油从另一端注入。

(2) 将橡皮圈或膨胀圈上好，擦洗干净，确定不漏油后，即可采取手工摇动法排气，当有气体时，将窗口朝上，卸下窗口旁排气螺丝，用 50 mL 针管抽取变压器油(针头和针管都要用乙醚或四氯化碳清理干净)，从螺丝口注入，直至把气体排出，但决不是一次成功，一般为 1～2 天。

另外，有的 X 线管窗口无排气孔螺丝，例如 F_{30}-Ⅱ型 X 线机，而是在两端装有橡皮排气孔，其排气方法为：①X 线管垂直放置，在底部的橡皮碗下垫一软毛巾等物，以使橡皮碗不能全部注满油，可起到油温升降后的涨缩作用。②将上端橡皮开口处螺丝松开，用针管注满变压器油后，即可将气泡排出，此时可将橡皮口固定螺丝固定好。但有时仍有气体，经过几次排气即可完成。③也可以从窗口处排气，将窗口卸下(X 线管水平放好)，将油注满至窗口以上，通过轮换抬高和放下左端与右端，使气泡从窗口溢出。当发现无气泡后，可将窗口固定好，将管壳不断更换位置，采取摇动，轻拍等动作，使小气泡汇聚成大气泡，再从窗口处排出。

【思考】

(1) 叙述固定阳极 X 线管管套内各部件的结构、作用、原理。

(2) 怎样确定固定阳极 X 线管的损坏？

(3) 更换固定阳极 X 线管时应注意的事项有哪些？

项目六　旋转阳极 X 线管的更换方法

【器材】

XG-200 型 X 线机旋转阳极 X 线管管套 1 套，常用工具和仪表 1 套等。

【方法及步骤】

(一) 拆除旧管

如图 17-2 所示为旋转阳极 X 线管管套拆卸示意图。

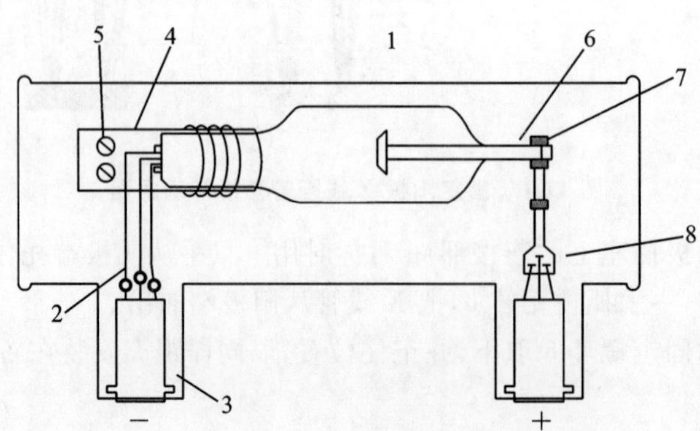

图 17-2　旋转阳极 X 线管管套拆卸示意图

(1) 拆下阴极端盖，将变压器油倒入一个干净的器皿内。

(2) 拆下阴极端灯丝与阴极插座之间的螺丝 2，并记住大小焦点位置，可参考电缆插头的大小标记。

(3) 拆下阴极端高压插座 3。

(4) 将 X 线管管套垂直放好。

(5) 卸下阴极端固定在管壁上的两个螺丝 5。

(6) 抓住阳极端 4,沿竖直方向将 X 线管从阳极端的插销取出。在取旋转阳极启动线圈时,必须取下阳极高压插座。

(二) 安装新管

(1) 经检查确认新管合格后,用乙醚或四氯化碳擦拭干净。

(2) 如果新 X 线管不带绝缘固定圈,则可选用旧 X 线管上绝缘固定圈将其绕紧扎好在阴极端管壁上。绕时的固定方向与原管的方向一致,如果不一致可能导致以下情况发生。

①X 线管靶面不能对准窗口,大部分旋转阳极的靶面中心处标有色点或"+"字,表示安装时此处一定对准窗口中心。如果不正,不仅无法观察大小焦点的长短,而且会使得 X 线射向管壁。正常情况下窗口朝上,点燃灯丝大小焦点清晰可见。这一点上,旋转阳极 X 线管与固定阳极 X 线管不同,固定阳极 X 线管只要靶面中心对准窗口即可,因为它是和灯丝相对应的,而旋转阳极靶面的四周仅有一点是和灯丝相对应的,所以安装时不仅要看靶面,而且要看灯丝,初次安装者往往不注意色点或色点消失,仅注意靶面,当安装好后结果看不到大小焦点,则造成返工。

②安装时,由于绝缘固定圈距离不恰当,使两个螺丝 5 不能正好卡在管壁的固定板上,这样螺丝无法固定,或由于两者接触有悬空,虽然能拧螺丝,但易把管子卡碎。

③将管套阳极朝下垂直放好,手提 X 线管的绝缘垫圈 4 的尾部轻轻下放,使阳极靶体上的插销 6 慢慢进入阳极固定处 7。此时阴极处的绝缘垫圈 4 正好落在管壁的螺丝板上,将两个固定螺丝 5 拧紧即可。

④将 X 线管大小焦点的灯丝引线焊上焊片(引线不得太长),固定在阴极插座 3 上。

⑤用调压器通以 2～5 V 的电压,观察大小焦点的位置是否正常。

(三) 注油排气

其注油排气方法参见固定阳极 X 线管,但较其排气难度大些。因为管壳内还有旋转阳极启动线圈,容易积存气体,但仍能通过手工注油排气保证正常使用。

【思考】

(1) 叙述旋转阳极 X 线管管套内各部件的结构、作用、原理。

(2) 怎样确定旋转阳极 X 线管的损坏?

(3) 更换旋转阳极 X 线管时应注意的事项有哪些?

项目七 组合式机头 X 线管的更换方法

【器材】

组合式机头 1 个,常用工具和仪表 1 套等。

【方法及步骤】

通过一系列的性能试验,确实证明其功能丧失或破裂损坏时,必须重新更换,更换的方法如下。

(一) 拆除旧管

组合式机头内部结构(中、小型 X 线机大同小异),拆除旧管的顺序如图 17-3 所示。

(1) 将机头下端的定位旋钮 2 取下,把螺钉 3 松开,法兰盘 4 即可取出。

(2) 把机头上端的螺钉 5 松开,即可取出其中的转盘刻度盘,其上端的法兰盘 7、叉子和机头的两端罩子 7 就可松动,使叉子和机头分离。

(3) 标记好端盖引线,把机头联线插座从接线柱 8 上取下。注意一定把线号的原来位子记好,不得弄错,否则将会带来很多麻烦。

(4) 将铝盖 10 取下,螺栓 11 放松,则楔形块 12 和拉板 13 就可取下。这时,涨圈 14 和弹簧 15,以及膨胀器就可取掉。

(5) 倒出变压器油进入干净无水分的器皿内。

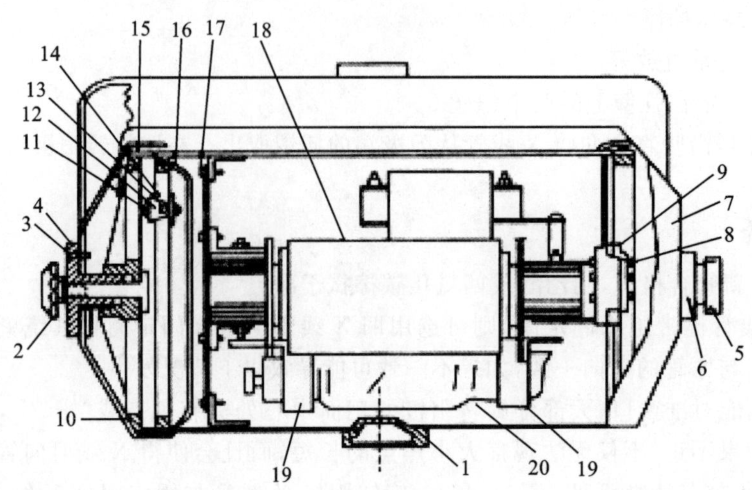

图 17-3 组合式机头内部结构

(6) 松开接线柱 8 的紧母螺丝圈。

(7) 松开螺钉 17,此时机头内部的机件 18 便可整个提出。

(8) 焊开 X 线管的阴极和阳极引线。

(9) 取出 X 线管,X 线管 20 一般是用绝缘的酚醛板或塑料制成的半形卡环 19 固定于管壁的两端,旋拧时要小心,防止损坏。

(二) 更换新管

将检查合格的 X 线管用乙醚或四氯化碳擦拭干净,由于两者皆有毒性,也可用无水酒精擦拭晾干。将管子安装在原管位置上。安装后可用一调压器单独给灯丝变压器通以可调电压,从 0 V 开始,直至灯丝发红即可,安装时注意靶面位置。

在有条件的情况下,可将整个机头全部浸入一个装满变压器油的箱体内(玻璃器皿或塑料桶均可以,注意油一定要超过变压器的引线,防止对空气放电而烧毁高压包),连接好控制台引线,进行曝光试验,当无异常时再按照"后拆的先装"顺序装入机头内。

(三) 注油排气

(1) 真空注油法是将尚未封闭的管套置于一个密封的容器内,用真空泵以大约一个气压的压力抽空,使容器的空气逐渐抽出。然后打开油阀,使油进入容器。在注油的同时,容器内有加热装置,使流经容器的油温保持在 40~60 ℃之间,由此可保持油的绝缘性能。

(2) 手工注油排气法如果无上述真空注油设备,可采用手工注油排气法。此法比较烦琐费时,但只要耐心细致,也能注油排气,不影响使用。但要注意,需经过 2~3 天时间,气体方可排净。

手工注油排气法是在变压器油初步注满后,利用管套的膨胀器挤压或摇动的方法,使气体日渐晰出。排气操作时,将 X 线管窗口卸下,加油至超过窗口以上,轮换使阴极和阳极端抬高。因为管套内各机件的位置与体积不同,变压器匝、层间隐存有气泡,只能在一定的压力下才能排出,故需要不断的用手轻轻摇动机头。在手摇排气过程中,还可给 X 线管施加较低的管电压,使油产生一定速度的对流,气泡便易于从各角落排出。

用手摇法排气的缺点是:不易将机头内的气泡全部排出。往往看到气泡很小或无气泡,但放置数小时后气泡又逐渐增大,故需反复摇动排气,直至最后全部排除干净为止。

注意:无论采用何种排气方式,机头内不应有直径大于 3 mm 的气泡存在,若太大则容易引起高压放电导致高压机件击穿。排气时必须保证机头两端在不漏油的情况下再排气。另外,使用 2~3 天后再观察有无气泡、或管内有无"叭叭"放电声,否则可再行排气。

【思考】

(1) 叙述组合式机头 X 线管管套内各部件的结构、作用、原理。

(2) 怎样确定组合式机头 X 线管的损坏?

(3) 更换组合式机头 X 线管时应注意的事项有哪些?

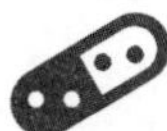

实训三　X 线机高压部件综合实训

【目的】

(1) 观察各高压部件在高压发生器箱内的布局位置。

(2) 掌握高压硅整流器好坏的判断方法。

(3) 掌握高压电缆好坏的判断方法。

(4) 养成一丝不苟的工作态度和良好的操作习惯,具有团队合作意识。

【器材】

高压发生器一台,辘轳架及铰链,高压硅整流器好、坏各一只,高压电缆好、坏各一根,兆欧表一块,导线若干,万用表及常用工具等。

项目一　高压发生器结构示教

【方法及步骤】

(1) 认识高压发生器箱顶盖上的接线板上各种字母代表的含义,放电针、放电管的位置,高压电缆插座及其标记等。

(2) 卸下高压发生器箱顶盖四周的固定螺丝,用铰链将顶盖固定在辘轳架上,利用辘轳架缓缓升起内部的高压部件,以完全露出来为准,注意变压器油不要溢出。

(3) 识别高压发生器箱内各高压部件名称及布局位置。

(4) 对照电路图,找出各高压元件的连线走向。

【思考】

绘制出高压发生器箱内各元件的布局图。

项目二　高压硅整流器的测量与判断

【方法及步骤】

(1) 将兆欧表两表笔分别夹在高压硅堆两端线柱上(注意+、-极性)。

(2) 在测量时,分别依顺时针、逆时针方向转动手柄,使速度逐渐增至 150 r/min 左右。实验按表 17-2 所列项目测量有关数据,并记录于表内。

表 17-2　高压整流器好坏判断

高压硅堆	正向阻值/MΩ	反向阻值/MΩ
正常		
击穿		
断路		

注意:摇动兆欧表手柄时,不要用手触摸高压硅整流器的金属线柱端。

【思考】

没有兆欧表能否判断高压硅堆的好坏? 试举一例或二例判断高压硅堆好坏的方法。

项目三　高压电缆的测量与判断

【方法及步骤】

实验按表 17-3 所列项目测量有关数据,并记录于表内。

表 17-3 高压电缆测量数据

高压电缆	电阻值/MΩ	备 注
正常		芯线与芯线之间 芯线与喇叭口之间
短路		芯线与芯线之间
断路		芯线与芯线之间
击穿		芯线与芯线之间 芯线与喇叭口之间

(1) 正常高压电缆用兆欧表,分别测量电缆插脚间的电阻值,或插脚与喇叭口之间的电阻值。

(2) 电缆芯线断路用万用表电阻挡,两表笔分别放在高压插头两端,测量公—公、大—大、小—小之间的电阻值。

(3) 电缆芯线短路将万用表一只表笔固定在电缆插头的任何一个插脚上,另一只表笔测量另一端电缆插头插脚的电阻值。

(4) 高压电缆击穿用兆欧表测量高压插头的插脚与金属喇叭口之间的电阻值,或插脚间的电阻值。

【思考】

叙述高压电缆击穿的判断方法。

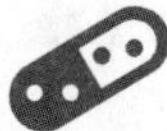

实训四 X线机低压部件综合实训

【目的】

(1) 掌握控制台面板各控制开关的作用。

(2) 熟悉低压部件的种类及作用。

(3) 养成一丝不苟的工作态度和良好的操作习惯,具有团队合作意识。

【器材】

X线控制台1台,工具1套,插座1个,以及数字万用表1块。

项目一 控制台的面板结构的认知

【方法及步骤】

(一) 面板结构的分类

①开关机按钮。②选择器:毫安选择器、技术选择器。③调节器:管电压调节器、曝光时间调节器。④仪表:电源电压表、kV表、mA表。⑤ 曝光按钮。

(二) 琴键式控制台面板结构

图17-4为XG-500型X线机控制台面板结构示意图。

(三) 程控式X线机的面板结构

图17-5为FSK302-1A型程控机控制台面板结构图。

【思考】

(1) 控制台面板各元件的名称是什么?

(2) 控制台面板各元件有什么功能?

项目二 控制台的内部结构的认知

【方法及步骤】

(1) 拆下控制台四周挡板,认识控制台的内部结构:自耦变压器、谐振式磁饱和稳压器、高压接触器、

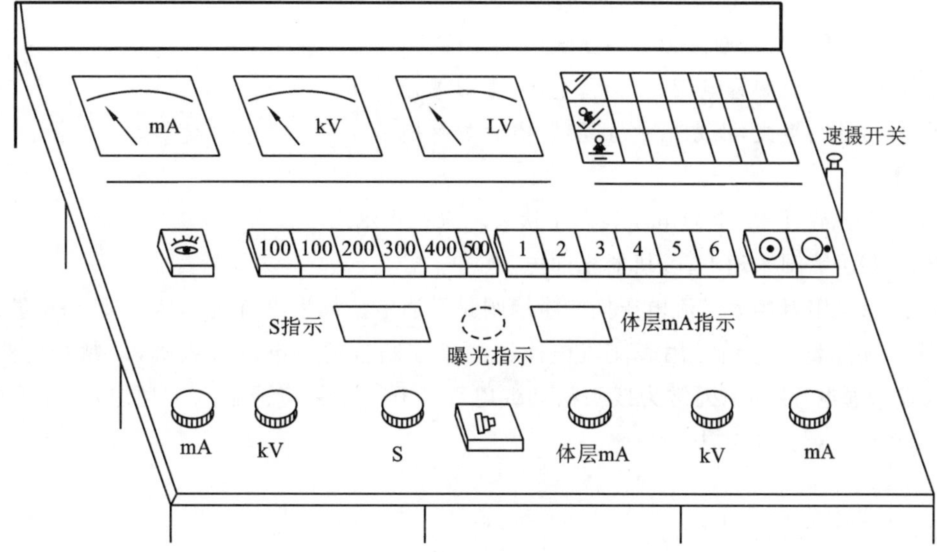

图 17-4 XG-500 型 X 线机控制台面板结构

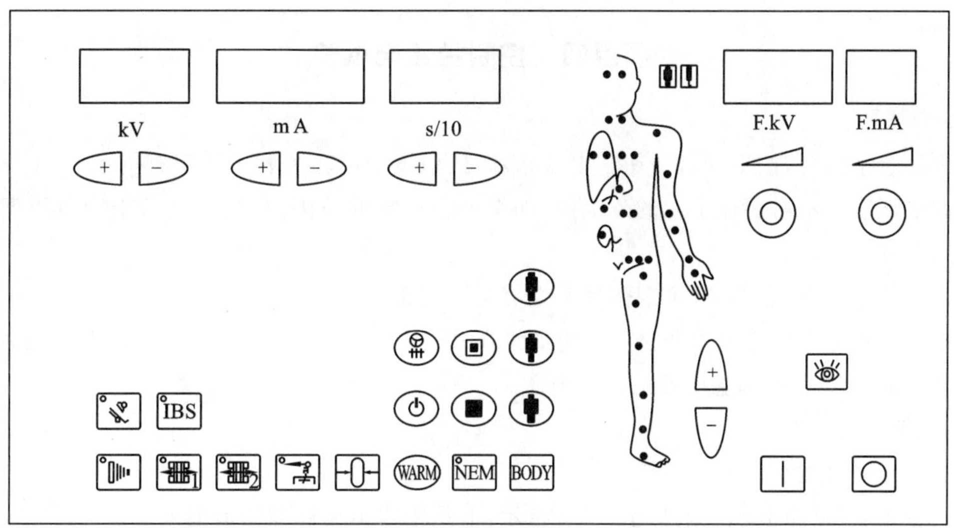

图 17-5 FSK302-1A 型程控机控制台面板

管电流调节电阻，观察碳轮位置与千伏表示数之间的关系。

(2) 通过观察控制台的内部结构，观察控制台台内结构的排布布局。

【思考】

(1) 控制台内部各主要元件的名称是什么？

(2) 控制台内部各主要元件有什么功能？

项目三 控制台的操作

【方法及步骤】

(一) 透视操作程序

(1) 开机。合上墙闸，按下开机按钮。电源指示灯亮，电源电压表和千伏表有指示。

(2) 观察电源电压表，使其指示在标准范围内。

(3) 选择合适的透视管电流、透视管电压。

(4) 踩下脚闸，曝光开始，曝光指示灯点亮，管电流表有指示。

(二) 摄影操作程序

(1) 开机。合上墙闸，按下开机按钮。电源指示灯亮，电源电压表和千伏表有指示。

(2) 观察电源电源表,使其指示在标准范围内。

(3) 技术开关选择。为普通摄影挡和滤线栅摄影挡。

(4) 曝光参量选择:摄影管电流、摄影管电压、摄影曝光时间。

(5) 按下手闸,开始曝光,曝光指示灯亮,管电流表有指示。

【故障分析】

开机后,电源指示灯不亮,电源电压表和千伏表均未有指示。

(1) 分析原因:①墙闸未通电;②机器未通电。

(2) 测量方法:①用万用表交流电压挡测量墙闸是否通电。如果没有电,问题在墙内电源。如果有电且正常,进行下一步测量。②用万用表交流电压挡测量控制台的总电源输入端,以判断机器是否通电。如果电源输入端未通电,故障原因常为接头松动或电缆断开。如果电源输入端通电,则需要分析电源电路,后续电路课程中讲解分析方法。

【思考】

(1) 琴键式控制台的操作方法。

(2) 程控式控制台的操作方法。

(3) 分析二者的区别有哪些?

项目四　控制台通电试验

【方法及步骤】

(1) 开机。合上墙闸,按下开机按钮。电源指示灯亮,电源电压表和千伏表有指示。

(2) 电源电压表指示需要在正常的范围内,如果不在正常的范围内,需要调节电源电压调节旋钮,使其指示在正常的范围内。

(3) 开机后,阴极灯丝会燃亮,可观察到其燃亮是否正常。

(4) 测量。①用万用表交流电压挡测量电源电压;②用万用表交流电压挡测量电源电压表指示电压;③用万用表测量谐振式磁饱和稳压器的稳压电压。

【故障分析】

电源电压指示不正常。

(1) 分析原因:①电源电压表未指示;②有指示,但是指示不在标准的范围内。

(2) 测量方法:①未指示,分析方法同项目三;②可先通过调整电源电压调节旋钮,进行初步调节。如果调节后,电源电压仍小于或大于标准值,则需要对电源电路进行分析。

【思考】

归纳程控式控制台和琴键式控制台的区别。

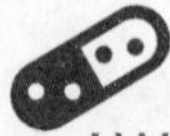

实训五　X线机辅助装置综合实训

【目的】

(1) 掌握X线机辅助装置的类型、结构、作用及工作原理。

(2) 掌握各类辅助装置的使用方法。

(3) 养成一丝不苟的工作态度和良好的操作习惯,具有团队合作意识。

【器材】

F_{30}-ⅡG型X线机一台,XG-200型X线机一台,FSK302-A型程控X线机一台。

X线机辅助装置是为X线机完成各种X线检查而设计的各种不同装置,主要包括管头支持装置、锁止器、遮线器、滤线器、摄影床、诊视床、体层摄影装置等。

项目一 X线管支持装置实训

【方法及步骤】

管头支持装置是满足X线管头在一定高度范围内做各方向照射的机械装置。主要包括以下几种形式:①落地式支持装置;②附着式支持装置;③悬吊式支持装置;④C形臂支持装置。

根据X线机房的实际情况,在老师指导下识别以上X线管支持装置。

【思考】

简述常用X线管支持装置种类及其各自特点。操作时有哪些注意事项?

项目二 锁止器的识别

【方法及步骤】

锁止器是用于对X线管头及其支持装置临时固定的装置。当胶片距、投照方位和角度确定以后,需要临时固定X线管装置,使其在曝光过程中不移位、不颤动;常用的锁止器有旋钮式和电磁式两种。

在各类X线机上,学生识别锁止器的种类及常见安装位置,并试验其锁止效果。

【思考】

简述锁止器的作用、种类及工作原理。

项目三 遮线器的实训

【方法及步骤】

遮线器安装在X线管管套的窗口部位,用来控制X线照射野的大小,遮去不必要的X线,尽可能的减少被检者受照剂量。摄影常采用手动旋钮式多层遮线器;透视多采用电动式遮线器。

打开手动式和电动式遮线器,观察其内部结构。并同时观察其动作原理。

【思考】

简述遮线器的作用、种类及工作原理。

项目四 滤线器的实训

【方法及步骤】

滤线器是为减少X线照射过程中所产生的散射线对照片对比度的影响而设计的一种摄影辅助装置。其主要组件是滤线栅,目前所采用的多为聚焦栅,其种类有固定滤线器和活动滤线器两大类。

打开床面板观察滤线器结构及动作原理。

【思考】

简述滤线栅的主要参数及作用。

项目五 检查床及胃肠摄影装置实训

【方法及步骤】

检查床是安置患者进行X线检查和X线摄影的必备装置,各类检查床的结构差别很大,功能不尽相同,但其主要作用都是为了保证诊断的需要而设计的。其类型有:①摄影床;②诊视床等。

胃肠摄影装置是在胃肠检查过程中为适时记录有价值的影像而设计的一种摄影装置,也称为适时摄影或点片摄影装置。此装置主要由点片夹、点片夹驱动装置、点缩光器、滤线器、压迫器、控制按钮等构成,主要类型分为有暗盒式和无暗盒式点片摄影装置。

根据实训室不同类型的X线机,进行各类检查床及胃肠摄影装置的操作实训。

【思考】

试述摄影床、诊视床的结构、功能及操作注意事项。

实训六 X线机电源电路综合实训

【目的】

(1) 掌握电源电路的作用和电路结构。

(2) 熟悉电源电路的工作原理、连接方法和测试方法。

(3) 养成一丝不苟的工作态度和良好的操作习惯,具有团队合作意识。

【器材】

F_{30}-ⅡF型X线机1台(控制台拆开),验电笔1支,万用表1块,导线若干。

项目一 电源电路的连接

【方法及步骤】

(1) 电路结构分析,认识电路结构图17-6中各元器件的名称。

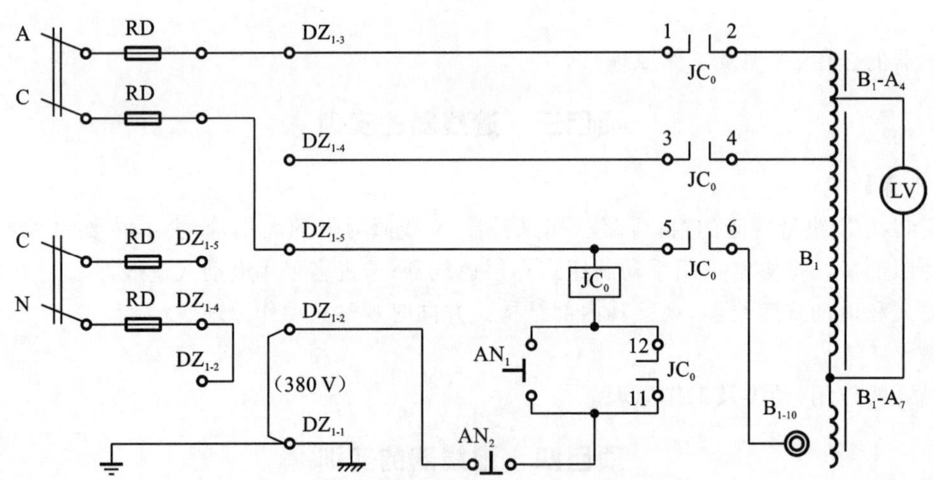

图17-6 F_{30}-ⅡF型X线机电源电路结构

LV:________;B_1:________;B_{1-10}:________;JC_0:________;AN_1:________;AN_2:________。

(2) 从控制台面和台内找出图中实物,并观察其特点。

(3) 参照电路结构图,进行220 V和380 V两种电源电压的连接。

项目二 电源电路的通电测试

【方法及步骤】

经教师检查无误后,通电测试。闭合电源闸刀,按下AN_1调节B_{1-10},使LV表指示到"▽"处。

(1) 输入电源电压测量:用验电笔检测图17-6中电源接线端,确定相线或中性线,DZ_{1-1}:________;DZ_{1-2}:________;DZ_{1-3}:________;DZ_{1-4}:________;DZ_{1-5}:________;根据以上测量可知,X线机输入电源电压为:________V。

(2) 标准电压检测(万用表)。

将LV表指针调至"▽"以下,测量B_1-A_4与B_1-A_7之间电压:________V;

将LV表指针调至"▽"处,再次测量B_1-A_4与B_1-A_7之间电压:________V;

理解X线机开机后为什么一定要将电源电压调至标准("▽")的意义。

(3) 使用万用表交流电压750 V挡,测量JC_0电压:________V,B_1电压:________V。

(4) 描述开关机过程。

按下开机按钮,观察并描述开机过程:____;

按下关机按钮,观察并描述关机过程:____。

【故障分析】

当按下 AN_1时，发现 JC_0不工作。分析为电路无电或元器件损坏。

【故障排除】

(1) 合上墙面闸刀开关。

(2) 检查 $DZ_{1\text{-}5}$是否有对地电压。

(3) 检查元器件接口是否松动。

(4) 检查元器件是否损坏。

【思考】

(1) 为什么每次开机都必须调节 LV 表指针至"▽"处？

(2) 为什么按下"开机"按钮后通电，松开"开机"按钮后 X 线机仍然维持通电状态？

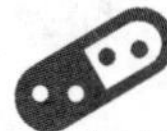

实训七 X线机灯丝电路综合实训

【目的】

(1) 掌握灯丝电路的作用和电路结构，学会电路的连接和测试。

(2) 熟悉灯丝电路的工作原理，熟悉大小焦点的切换和测试。

(3) 养成一丝不苟的工作态度和良好的操作习惯，具有团队合作意识。

【器材】

F_{30}-ⅡF 型 X 线机 1 台(控制台拆开)，磁饱和稳压与灯丝电路实验箱(X-WY 型)，万用表 1 块，常用工具 1 套，导线若干。

项目一 识别灯丝加热电路的元件

【方法及步骤】

(1) 电路结构分析，认识电路图 17-7 中各元器件的名称。

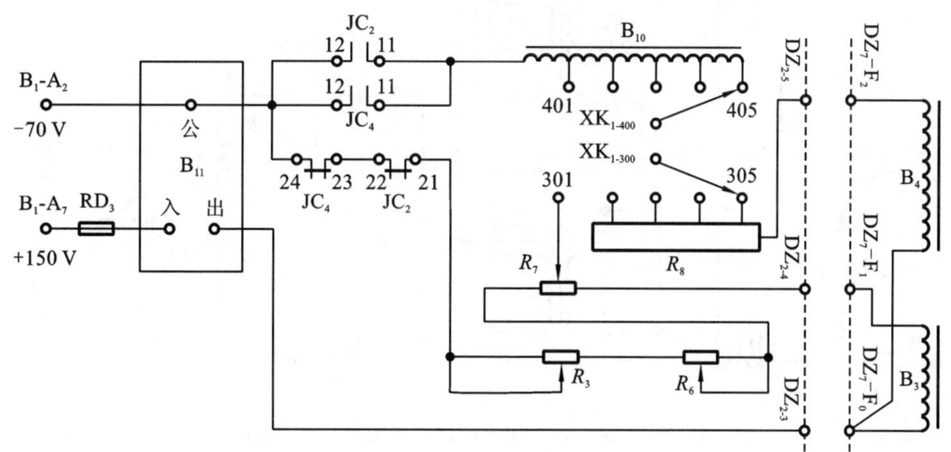

图 17-7 F_{30}-ⅡF 型 X 线机灯丝电路

B_1：________；B_{11}：________；B_{10}：________；B_3：________；B_4：________；JC_2：________；

JC_4：________；XK_1：________；R_3：________；R_6：________；R_7：________；R_8：________。

(2) 从 X 线机中找出图中实物，并观察其特点。

项目二 磁饱和稳压器稳压效果测试

【方法及步骤】

将电源电压表调至"▽"以下，测量输入电压(B_{11}-入与 B_{11}-公之间)：________ V，测量输出电压(B_{11}-

公与 B_{11}-出之间)：________ V；

将电源电压表调至"▽"处，再次测量输入电压(B_{11}-入与 B_{11}-公之间)：________ V，测量输出电压(B_{11}-公与 B_{11}-出之间)：________ V。

从以上结果可得出结论(稳压效果)：________。

项目三 灯丝加热测试

【方法及步骤】

观察并记录灯丝加热过程(是大焦点还是小焦点被点亮或亮度变化)。

(1) 开机，灯丝点亮情况：________。

(2) 透视，踩下脚闸，灯丝点亮情况：________；调节透视 mA，灯丝点亮情况：________。

(3) 管电流 30 mA 摄影，按下手闸，灯丝点亮情况：________；曝光结束，灯丝点亮情况：________。

(4) 管电流 50～200 mA 摄影，按下手闸，灯丝点亮情况：________；曝光结束，灯丝点亮情况：________。

(5) 点片摄影，送片，灯丝点亮情况：________；按下点片按钮，灯丝点亮情况：________；退片归位，灯丝点亮情况：________。

(6) 通过以上观察可得出灯丝加热方式：________。

【思考】

(1) 为什么该型号 X 线机开机后，小焦点就会点亮？

(2) 若透视时有图像，大焦点摄影时胶片没感光，切换成小焦点摄影时胶片正常感光，则灯丝电路中的可能故障有哪些？

项目四 磁饱和稳压器效果验证

【方法及步骤】

(1) 如图 17-8 所示，在磁饱和稳压器实验箱中找到相应元器件。

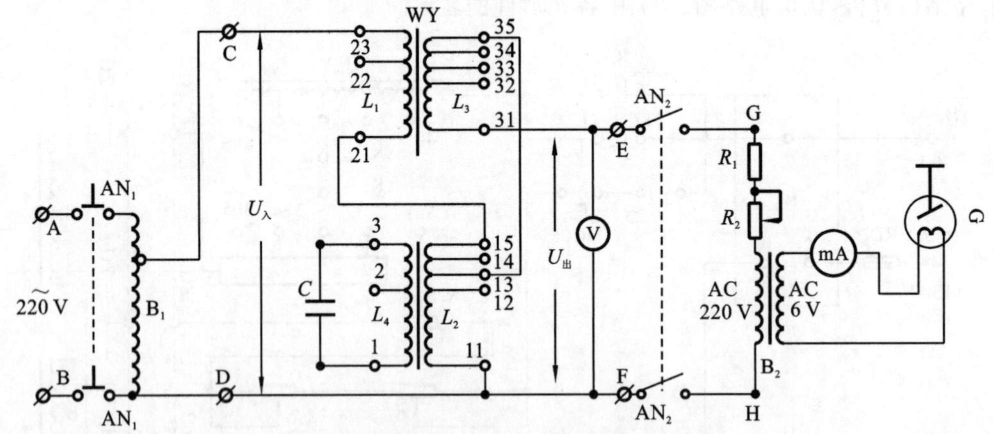

图 17-8 磁饱和稳压器与透视毫安调节示意图

(2) 在 X-WYDS 型实验箱通电之前，将拨断开关首先拨至"断"位置，然后插上实验箱的 220 V 电源，打开实验箱电源开关，电路得电。

(3) 磁饱和稳压器的空载调试。

磁饱和稳压器输入电压稳压范围和输出电压稳压值的测试。

缓慢调节调压器的调节旋钮，如图 17-8 所示，在 C-D 之间用万用表测量调压器输出电压，使其分别从 60 V、80 V、100 V、120 V、140 V、160 V、180 V、200 V、220 V、240 V 变化，用万用表测量磁饱和稳压器输出电压(E-F 之间)，观察稳压器输出电压变化情况；也可以通过面板上交流电压表观察稳压器输出电压变化情况，并填入表 17-4 中。从中找出稳压器输入电压的稳压范围。(注：稳压器的输入电压稳压范围一般在 170～240 V)

(4) 磁饱和稳压器的负载测试。

关闭实验箱电源开关，将拨断开关首先拨至“通”位置，然后再打开实验箱电源开关。

缓慢调节调压器的调节旋钮，使 C-D 之间的电压为 60 V、80 V、100 V、120 V、140 V、160 V、180 V、200 V、220 V、240 V 时，观察稳压器在负载情况下的电压表有无变化。

表 17-4 磁饱和稳压器输出电压与输入电压的测量结果(f=50 Hz)

输入电压($U_{入}$)/V	输出电压($U_{出}$)/V		负载电流/A
	空载 $U_{出}$/V	负载 $U_{出}$/V	
60			
80			
100			
120			
140			
160			
180			
200			
220			
240			

【思考】

(1) 当谐振电容的容量发生变化时，稳压器的输出有无变化？

(2) 当电源频率发生变化时，对磁饱和稳压器的稳压有无影响？

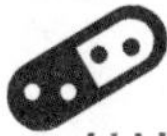

实训八 X线机高压初级电路综合实训

【目的】

(1) 掌握高压初级电路的作用和电路结构，掌握千伏预示和千伏补偿方法。

(2) 熟悉高压初级电路的工作原理，熟悉防突波电阻连接方法。

(3) 养成一丝不苟的工作态度和良好的操作习惯，具有团队合作意识。

【器材】

F_{30}-ⅡF 型 X 线机 1 台(控制台拆开)，万用表 1 块，常用工具 1 套，导线若干。

项目一 识别高压初级电路的元器件

【方法及步骤】

(1) 电路结构分析，认识电路图(图 17-9)中各元器件的名称。

B_1:________;B_2:________;B_{10}:________;$B_{1\text{-}11}$:________;$B_{1\text{-}12}$:________;kV:________;

JC_1:________;JC_3:________;R_1:________;R_2:________;$R_{17}\sim R_{20}$:________;XK_1:________;

mA:________;$D_1\sim D_4$:________;R_9、D_5:________;G_8:________。

(2) 从 X 线机中找出图中实物，并观察其特点。

项目二 管电压的预示和补偿

【方法及步骤】

管电压的预示和补偿、观察与测量。

(1) 技术功能选择“台控点片”位，将 mA 值选择至最小(30 mA)，管电压调节至 80 kV，将管电流增

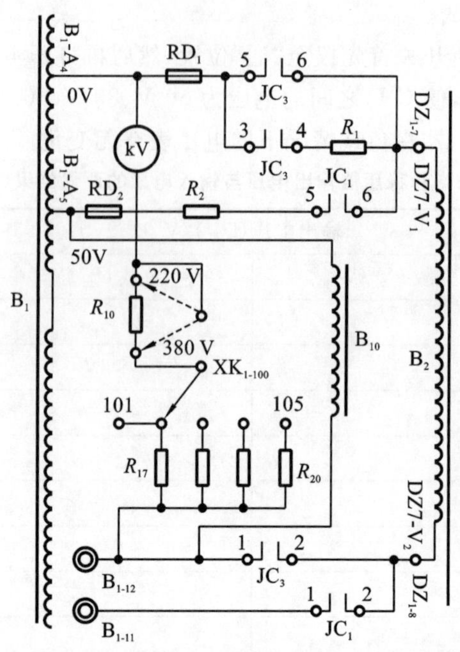

图 17-9　F_{30}-ⅡF 型 X 线机高压初级电路示意图

至 50 mA，观察 kV 表的读数变化：________；管电流继续增大，观察 kV 表的读数变化：________。

(2) 从高压发生器的铭牌上抄写高压变压器的变比关系：________，计算当管电压 80 kV 时，高压初电压：________ V。

(3) 测量高压初级电压：摄影条件 30 mA/80 kV，用万用表交流电压挡测量 B_1-A_4 和 B_{1-12}之间的电压：________ V；摄影条件 50 mA/80 kV，再次测量电压：________ V；摄影条件 100 mA/80 kV，再次测量电压：________ V；摄影条件 150 mA/80 kV，再次测量电压：________ V；摄影条件 200 mA/80 kV，再次测量电压：________ V。

(4) 比较(2)(3)两个步骤中电压的大小，(3)步骤中电压增大值即为管电压的补偿值。

【思考】

(1) 为什么管电流从 30 mA 增加至 50 mA 时，kV 表的读数没有变化？

(2) 为什么管电流越大，管电压的补偿值也越大？

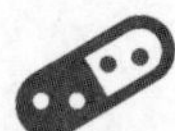

实训九　X 线机高压次级电路综合实训

【目的】

(1) 掌握高压次级电路的作用和电路结构，掌握单相全波整流的方法。

(2) 熟悉高压次级电路的工作原理。

(3) 养成一丝不苟的工作态度和良好的操作习惯，具有团队合作意识。

【器材】

F_{30}-ⅡF 型 X 线机 1 台(控制台拆开)，万用表 1 块，常用工具 1 套，导线若干，X 线机整流电路试验箱 1 台，示波器 1 台。

项目一　识别高压次级电路的元器件

【方法及步骤】

(1) 电路结构分析，认识电路图(图 17-10)中各元器件的名称。

B_2：________；mA：________；VD_1～VD_4：________；R_9、VD_5：________；G_8：________。

(2) 从 X 线机中找出图 17-10 中实物，并观察其特点。

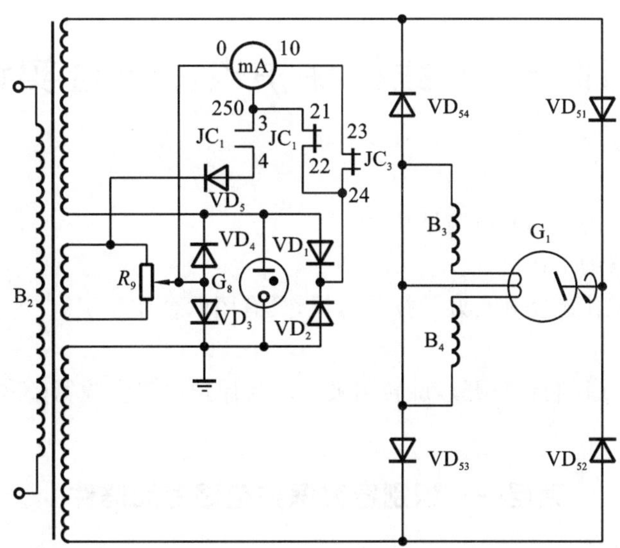

图 17-10 F_{30}-ⅡF 型 X 线机高压次级电路示意图

项目二 单相全波整流电路测量

【方法及步骤】

(1) 如图 17-11 所示为单相全波整流实验电路图,将电路转换开关转换到单相全波整流。

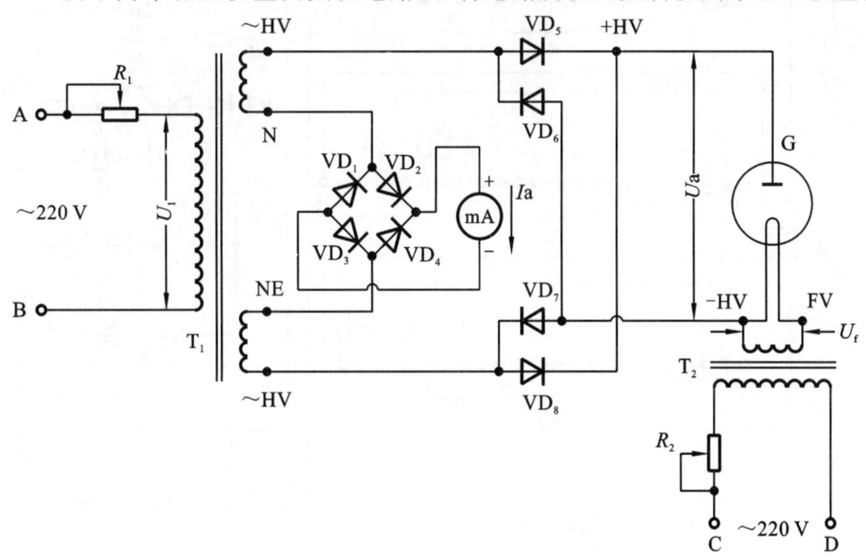

图 17-11 单相全波整流电路图

(2) 首先把管电压调节器、灯丝电压调节器调到零位(逆时针转动)。

(3) 通电后,电流毫安表指示为零。

①通过调整灯丝电压调节器,改变灯丝变压器 T_2次级电压。

②通过调节管电压调节器,改变主变压器 T_1 的次级电压,即调整管电压。

③先调灯丝电压,后调管电压,随时观察毫安表的变化。

(4) 测量数据管电压为 15 V、25 V 情况下,使灯丝电压为 1.0 V、1.5 V、2 V、2.5 V、3 V,得到相应管电流数值。并用示波器观察管电压波形。

【思考】

在单相全波整流电路中,其中一个二极管短路会出现什么现象?当相邻两个二极管短路会出现什么现象?

实训十　X线机保护电路综合实训

【目的】

(1) 掌握容量保护电路的作用和电路结构。

(2) 熟悉容量保护电路的工作原理。

(3) 养成一丝不苟的工作态度和良好的操作习惯，具有团队合作意识。

【器材】

F_{30}-ⅡF型X线机1台(控制台拆开)，旋转阳极启动与保护电路实验箱(X-QB型)，万用表1块，常用工具1套，导线若干。

项目一　识别容量保护电路的元器件

【方法及步骤】

(1) 电路结构分析，认识电路图(图17-12)中各元器件的名称。

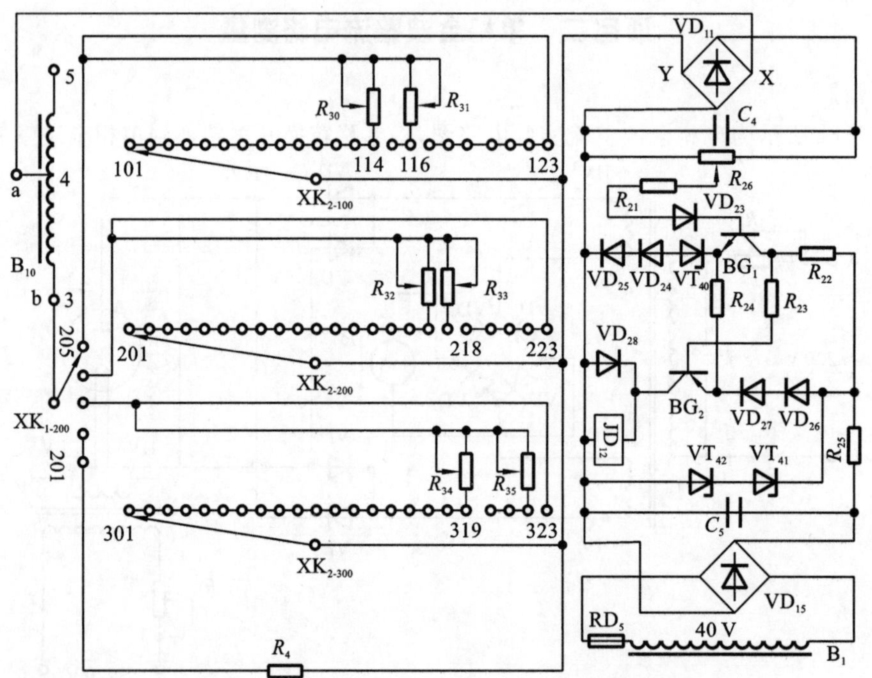

图17-12　F_{30}-ⅡF型X线机容量保护电路示意图

B_{10}：________；XK_1：________；XK_2：________；JD_{12}：________。

(2) 从X线机中找出图17-12中的实物，并观察其特点。

项目二　容量保护电路的工作状态

【方法及步骤】

(1) 观察容量保护电路工作状态。

①开机，观察过载指示灯点亮情况：________；

②透视，调节管电压和管电流，观察过载指示灯点亮情况：________；

③普通摄影，调节管电压、管电流和曝光时间，观察过载指示灯点亮情况：________；

④点片摄影，调节管电压、管电流和曝光时间，观察过载指示灯点亮情况：________，当过载灯点亮时，送片，观察电路状态：________；

⑤当过载指示灯不亮时，将JD_{12}取下，按下手闸，观察并记录电路状态：________。

（2）容量保护值的测量。

根据容量保护值的测量方法完成表 17-5。

表 17-5　容量保护电路参数测量

	管电流/mA	管电压/kV	曝光时间/s
摄影	200		
	150		
	100		
	50		
	30		

【思考】

（1）为什么透视时过载指示灯始终不亮？

（2）容量保护能对多次连续曝光导致的累积性过载起保护吗？

项目三　旋转阳极启动与保护电路

【方法及步骤】

（1）如图 17-13 所示，首先打开 X-QB 型实验箱的电源开关。

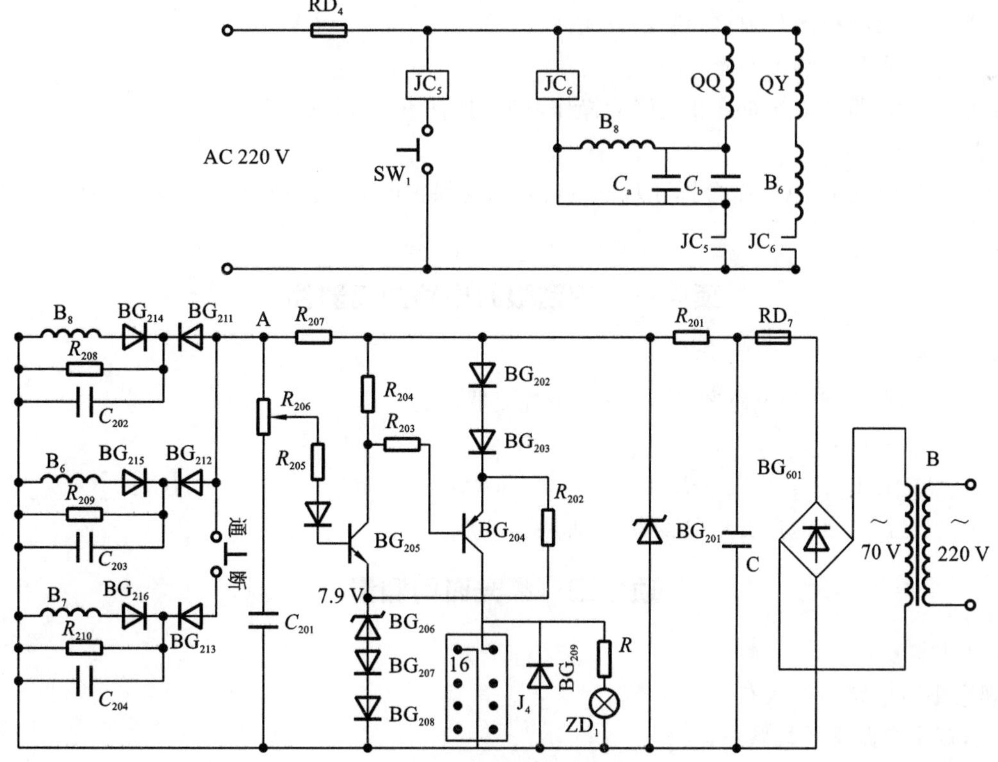

图 17-13　旋转阳极启动与保护电路示意图

（2）打开电源开关，分别测量电压为 220 V（供给启动电路）、70 V（供给保护电路）BG$_{201}$ 对地的电压 DC 20 V，BG$_{206}$ 对地的电压 DC 7.9 V 左右，A 点对地的电压 1.5 V 左右。

(3) 将“通、断”开关拨至“断”时，电路认为灯丝加热正常。

(4) 按下 SW_1 按钮，摄影继电器 JC_5 工作，JC_6 吸合，阳极启动旋转，当时间达到 0.8～1.2 s 后，阳极旋转正常后，J_4 工作(说明阳极旋转正常、阳极检测电路正常，模拟 X 线机手闸一挡准备正常)。松开 SW_1 按钮，阳极停止旋转。

(5) 数据测量，将测量数据记录于表 17-6 中。

表 17-6　旋转阳极启动与保护电路测量参数

电路静态电压测试	电路动态电压测试	模拟 X 线管转速/(r/min)	延时时间/s
C_{201}	A 点电位		
BG_{201}	QQ 绕组		
A 点电位	QY 绕组		
BG_{205}　B 极对地	BG_{205}　B 极对地		
BG_{205}　E 极对地	BG_{205}　E 极对地		
BG_{205} Vbe	BG_{205} Vbe		

【思考】

(1) 旋转阳极启动与保护电路在 X 线机中所起的作用。

(2) 旋转阳极不转动，可能是由哪些原因造成?

(3) 旋转阳极转速不够，可能是由哪些原因造成的?

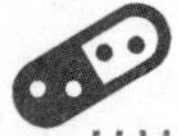

实训十一　X 线机限时电路综合实训

【目的】

(1) 掌握曝光时间检测与调整的基本方法。

(2) 学会使用电秒表测量曝光时间。

(3) 养成一丝不苟的工作态度和良好的操作习惯，具有团队合作意识。

【器材】

F_{30}-ⅡF 型 X 线机 1 台(控制台拆开)，X 线机限时与保护电路实验箱(X-XB 型)，电秒表 1 块，常用工具 1 套，导线若干。

项目一　识别限时电路的元器件

【方法及步骤】

(1) 电路结构分析，认识电路图(图 17-14)中各元器件的名称。

JC_2:________;JC_4:________;JC_8:________;JD_{12}:________;JD_4:________;

J_{101}:________;XK_2:________;R_X、C_3:________;R_{101}～R_{108}、C_{103}:________;JC_3:________。

(2) 从控制台面和台内找出图中实物，并观察其特点。

项目二　曝光时间测量

【方法及步骤】

(1) 观察限时电路工作状态。

①开机，观察电路指示灯状态:________;

②透视曝光，观察电路指示灯状态:________;

③普通摄影曝光，观察电路指示灯状态:________;

④点片摄影曝光，观察电路指示灯状态:________。

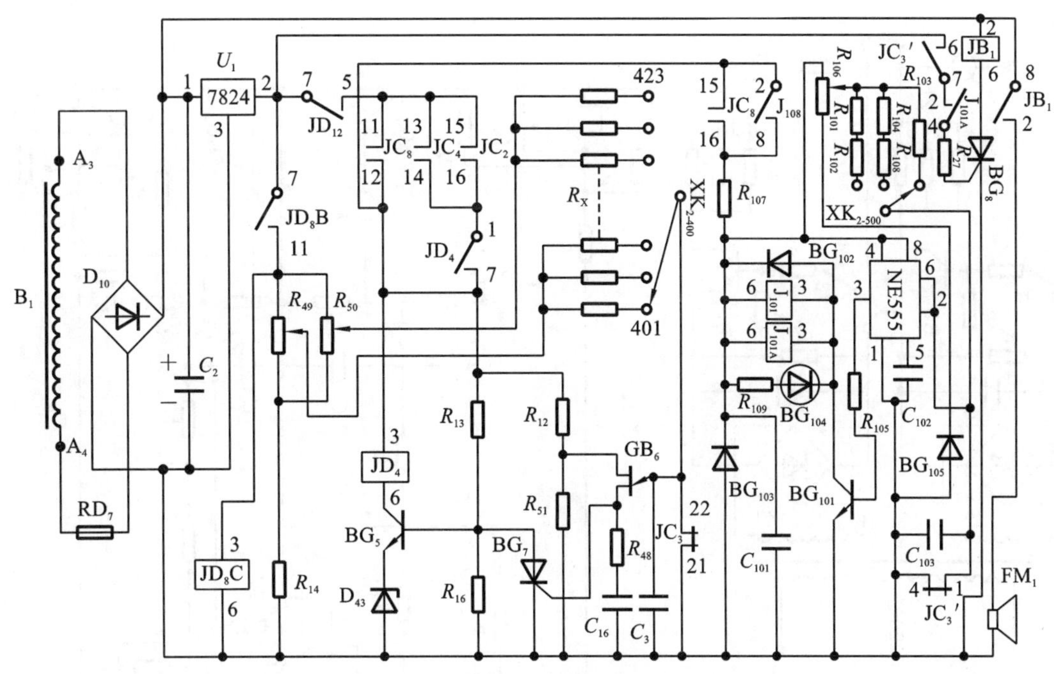

图 17-14 F30-ⅡF 型 X 线机限时及限时保护电路

(2) 主接触器控制曝光时间的测量。

将 X 线机摄影熔断器 RD_1 取下，电秒表的Ⅰ、Ⅲ端子连接于 JC_3 的一对空载常开触点 JC_3(5、6)上(若触点上有连线，需断开)，X 线机开机，电秒表接通电源，按曝光时间挡位完成表 17-7。

表 17-7 限时及限时保护电路测量参数

曝光时间挡位	测量值 1	测量值 2
0.2		
0.5		
0.8		
1.0		
1.5		
2.0		
2.5		
3.0		
3.5		
4.0		
5.0		

【思考】

(1) 若个别曝光时间有误差，该如何调整？

(2) 若所有曝光时间都有误差，该如何调整？

(3) 为什么电秒表测量时间时，接触器触点要空载？

项目三 实验箱曝光时间测量

【方法及步骤】

(1) X-XB 型实验箱通电之前，将晶闸管触发产生电路中“通、断”开关拨至“通”位置，然后再打开实验箱一台的电源开关。

(2) 对照电路图 17-15 为 F_{78}-ⅢA 型 X 线机限时及限时保护电路，熟悉常用电路的基本元器件。

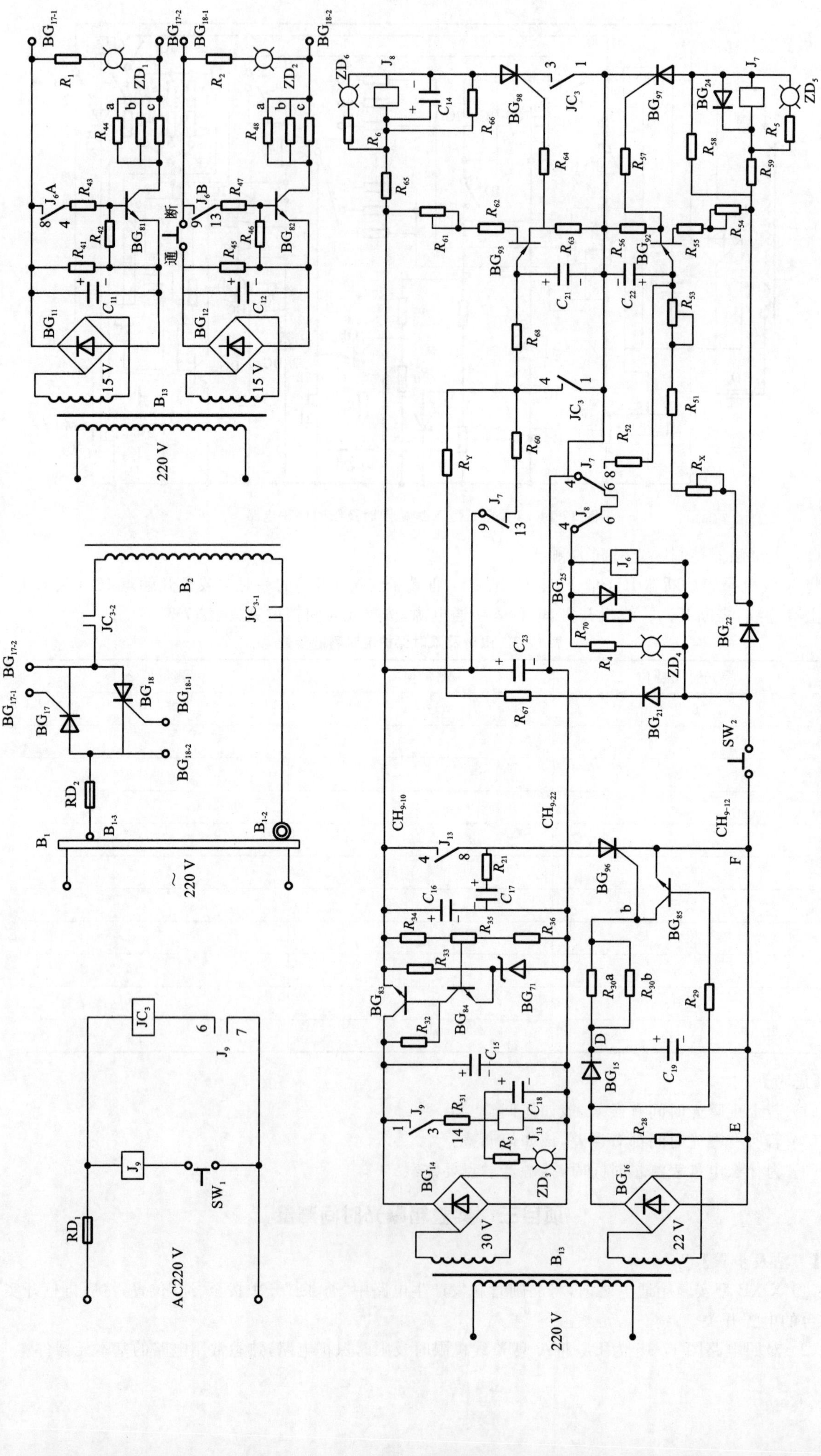

图 17-15 F78-ⅢA 型 X 线机限时及限时保护电路

(3) 用万用表测量稳压电源电路的 CH_{9-10}、CH_{9-22} 两端有 25 V 直流电压输出，表明稳压电源电路工作正常。

(4) 本实验曝光时间测量采用 415 型数字式电秒表，见表 17-8。

表 17-8　415 型数字式电秒表接线

测量方法示意表					
测量项目	信号接线端子	功能选择	测量前	测量中	测量完
一次正电压作用时间	⊥—Ⅲ	连续	零电压	正电压	零电压

①导线连接：测量前首先将数字万用表红色测量线的鳄鱼夹端与主晶闸管触发电路中的电阻 R_2 上端连接，另一端与电秒表的接线柱Ⅲ连接；黑色测量线的鳄鱼夹端与主晶闸管触发电路中的电阻 R_{48} 右端连接，将电秒表的电源线一端插入电秒表电源输入插孔，另一端插到 220 V 交流电源上。

②将电秒表的功能选择置于连续工作状态，测量时标选择在 0.1 s 挡，然后打开电秒表的电源开关，测试数码显示亮。曝光时间的准备完毕。

③打开实验箱电源开关，仪器得电。首先按下模拟 X 线机曝光手闸一挡按钮 SW_1，指示灯 ZD_3 亮，然后按下模拟 X 线机曝光手闸二挡按钮 SW_2，指示灯 ZD_4 亮、ZD_1 亮、ZD_2 亮，曝光开始，电秒表开始计时，至预定的时间时，J_7 工作，ZD_5 亮、ZD_4 熄灭、ZD_1 熄灭、ZD_2 熄灭，曝光结束。稍后 J_7、J_8 工作，ZD_6 点亮。电秒表停止计时后，从显示区读出实际测量的曝光时间，并记录测量结果。按下复位按钮后，对测量时间进行清零。

④然后松开按钮 SW_2，ZD_5 熄灭；松开按钮 SW_1，ZD_3 熄灭、ZD_6 熄灭。

⑤缓慢旋转曝光时间调节电位器 RX，再重复③④进行下一次时间的测量。

【思考】

(1) 限时电路在 X 线机中起什么作用？

(2) 限时电路不工作是由哪些原因引起的？

(3) 决定曝光时间长短的因素有哪些？

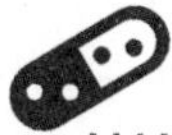

实训十二　中小型 X 线机操作实训

【目的】

(1) 掌握 X 线机的各种曝光操作流程。

(2) 熟悉 X 线机的各种曝光操作控制程序。

(3) 养成一丝不苟的工作态度和良好的操作习惯，具有团队合作意识。

【器材】

F_{30}-ⅡF 型 X 线机 1 台。

项目一　识别操作控制电路的元器件

【方法及步骤】

电路结构分析，认识电路图(图 17-16)中各元器件的名称，并找到相应的接触器或继电器。

项目二　控制电路中的程序过程

【方法及步骤】

(一) 透视、摄影操作过程中，各元器件的状态

(1) 透视找出技术选择开关 XK_3、透视 mA 调节器、透视 kV 调节器、脚闸 K_6、手开关 AN_6、透视高压

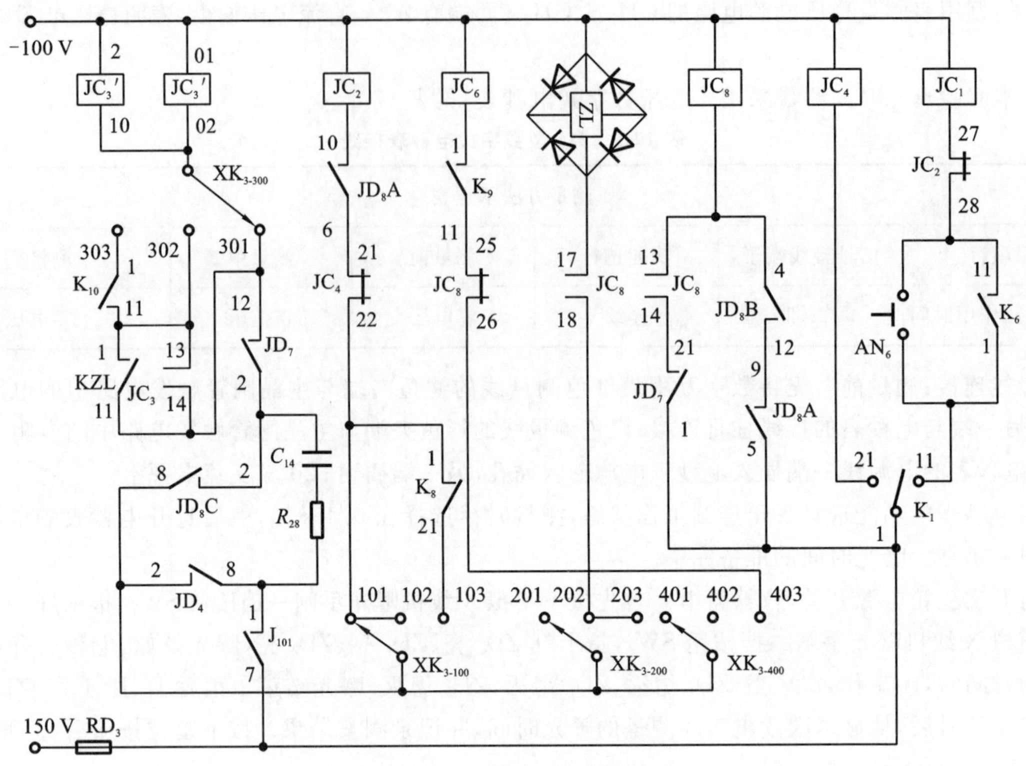

图 17-16　F_{30}-ⅡF 型 X 线机控制电路

接触器 JC_1。透视曝光观察各元器件的状态：________。写出透视曝光控制程序：________。

(2) 普通摄影。找出技术选择开关 XK_3、摄影 mA 选择器、摄影曝光时间选择器、摄影 kV 调节器、摄影发令继电器 JC_8、摄影预备继电器 JC_2、容量保护继电器 JD_{12}、旋转阳极延时保护继电器 JD_7、限时动作继电器 JD_4、限时保护继电器 J_{101}、摄影高压接触器 JC_3。

摄影预备，观察记录各元器件的状态：________________________；

曝光开始，观察记录各元器件的状态：________________________；

曝光结束，观察记录各元器件的状态：________________________；

写出摄影曝光控制程序：________________________。

(3) 点片摄影。找出技术选择开关 XK_3、摄影 mA 选择器、摄影曝光时间选择器、摄影 kV 调节器、摄影发令继电器 JC_8、点片预备继电器 JC_4、容量保护继电器 JD_{12}、旋转阳极延时保护继电器 JD_7、限时动作继电器 JD_4、限时保护继电器 J_{101}、摄影高压接触器 JC_3。

送片，观察记录各元器件的状态：________________________；

曝光开始，观察记录各元器件的状态：________________________；

曝光结束，观察记录各元器件的状态：________________________；

退片，观察记录各元器件的状态：________________________；

写出点片摄影曝光控制程序：________________________。

(二) 故障判断

根据 X 线机状态，判断并排除 X 线机故障。

故障现象：________________________；

故障原因：________________________。

【思考】

(1) 若各继电器或接触器线圈损坏将对整个电路产生什么影响？

(2) 透视时，无法点片，电路哪部分有故障，检查程序是什么？

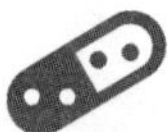

实训十三　程控 X 线机综合实训

【目的】

(1) 掌握程控 X 线机的结构及工作原理。

(2) 熟悉程控 X 线机的控制台操作。

(3) 了解程控 X 线机常见故障分析和检查。

(4) 会进行程控 X 线机的通电检测

(5) 养成良好的工作态度和操作习惯。

【器材】

程控 500 mA 医用诊断 X 射线机控制台 1 台，常用检查工具 1 套，暗盒，胶片等。

项目一　设备组成识别

【方法及步骤】

(1) 保证设备处于断电状态。

(2) 辨认程控 X 线机的摄影床、控制台、诊断床和高压组件等。

(3) 打开电气柜盖子，辨认程控 X 线机的单片机板、采样板、灯丝板、接口板、电源板等。

(4) 复原电器柜盖子。

【思考】

(1) 程控 X 线机各组成部分的作用?

(2) 程控 X 线机各个电路板的作用?

项目二　保养维护

【方法及步骤】

(1) 本机应安置在空气流通、整洁干燥的工作室内，忌潮湿、高温和日光曝晒。

(2) 控制台应定期(根据具体环境，例如半年至一年)打开前后面板，对内部进行检查除尘。检查重点是各种开关、接触器触头、滑轮变压器滑道及碳轮刷架，观察它们是否有电蚀和不清洁现象。一般情况可用丝绸布擦拭干净。程度严重者可向制造厂购买同类易损件进行更换。此外还需注意各元器件和接线头是否有松脱和位移现象，并随时给予紧固。

(3) 定期了解供电电源情况，检查电源电阻值(或电源电压降)，是否发生变化，切实履行本机对它的要求。

(4) 高压变压器组件如需要补充新油时，应取得当地电力部门协助，检查新油性能，合格后方能注入(绝缘强度不低于 35000 V/2.5 mm)。

(5) X 射线管组件在操作过程中应小心谨慎，避免撞击。

(6) X 射线管组件高压电缆插座内的充填，应定期用脱水凡士林更新或补充。

(7) X 射线管组件长期未用或更换新 X 射线管组件时，用前必须进行训练。

(8) 在连续工作时，请注意按 X 射线管组件允许热容量使用，或 X 射线管组件外表面温度不超过 70 ℃。

(9) 本产品废弃高压油的处理应按当地环保部门的有关规定进行处理。

【思考】

程控 X 线机进行定期维护保养对影像有什么影响?

项目三 程控 X 线机的工作程序检测

【方法及步骤】

分别按照一般工作程序、曝光程序、普通透视方式工作程序、IBS 透视方式工作程序通电检测。

(1) 一般工作程序。

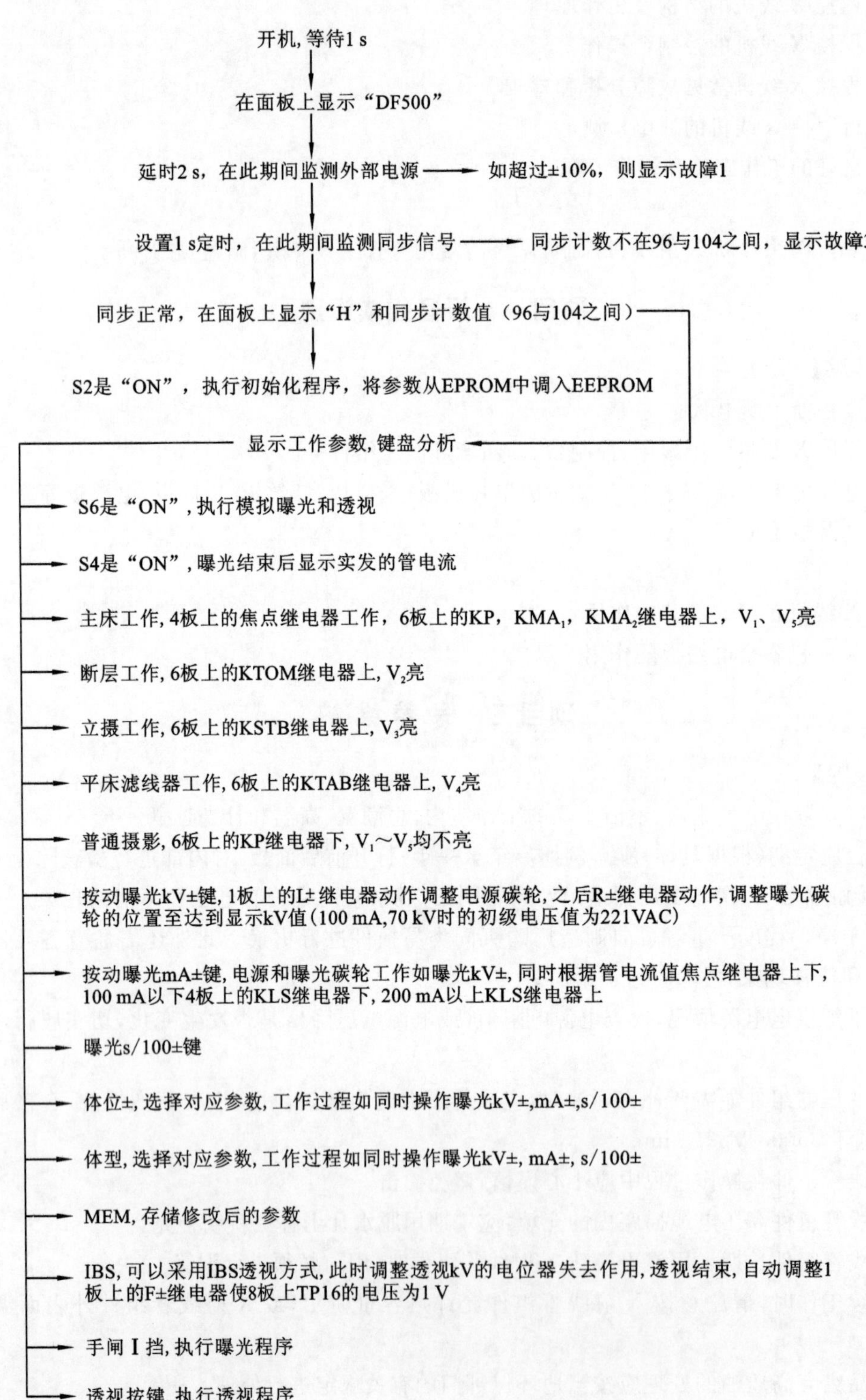

（2）曝光程序。

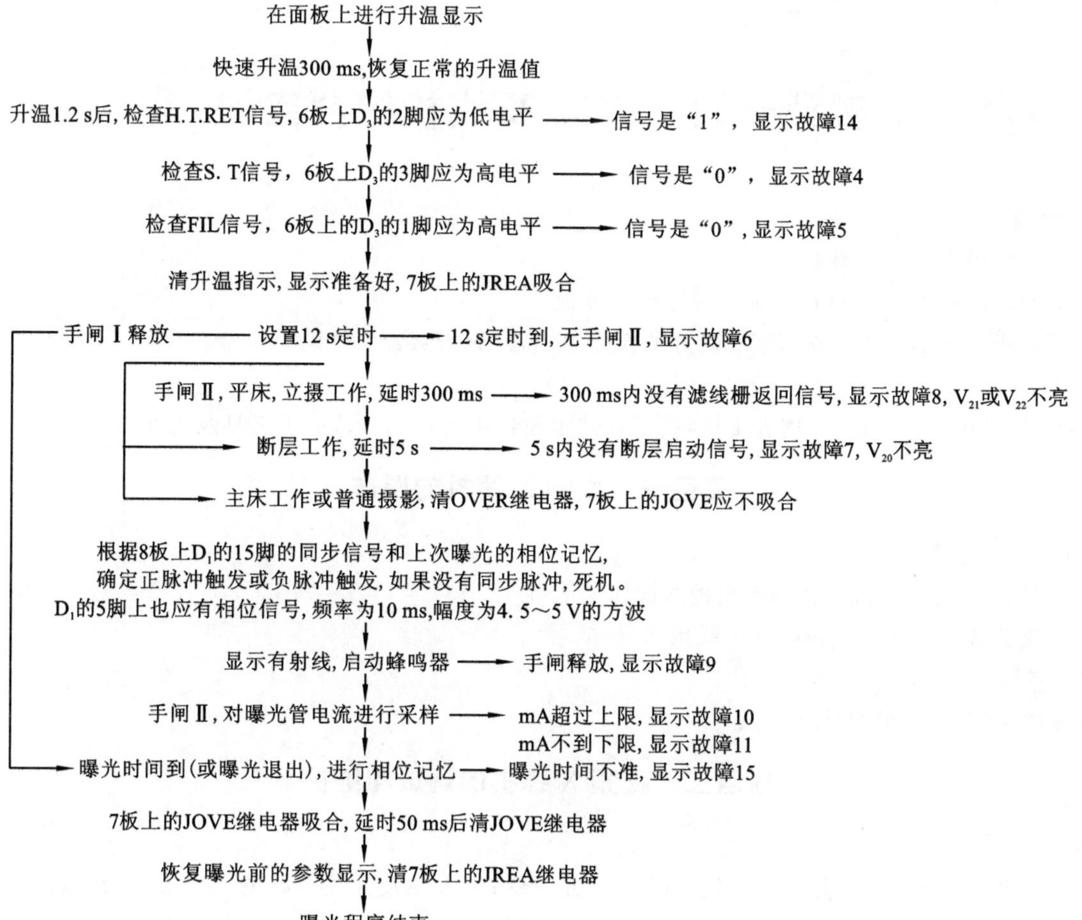

（3）普通透视方式。

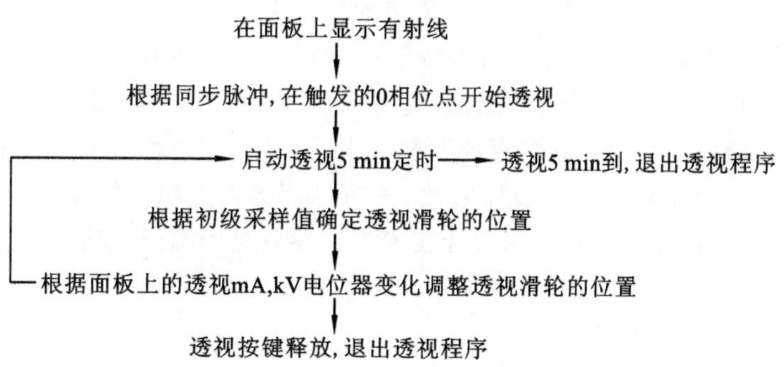

（4）IBS透视方式。

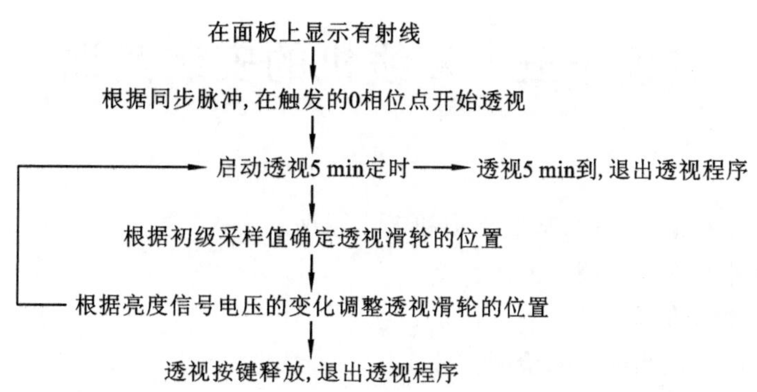

【思考】

分别描述一般工作方式、曝光方式、普通透视方式、IBS透视方式的工作程序。

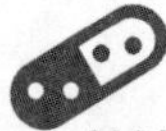

实训十四　高频X线机综合实训

【目的】

(1) 学会操作高频X线机。

(2) 能对高频X线机进行调试和快捷技术编程。

(3) 养成一丝不苟的工作态度和良好的操作习惯,具有团队合作意识。

【器材】

高频X线机1台,数字万用表1块,数字存储示波器1台,非介入、电工工具及连接线等。

项目一　高频X线机的操作

【方法及步骤】

(1) 认识高频X线机的控制台面板的操作功能键。

(2) 曝光操作:①启动程序;②X线摄影操作。

【思考】

简述高频X线机的组成及特点。

项目二　高频X线机的调试和维护

【方法及步骤】

(1) 认识各电路:①领会高频X线机的原理方框图;②电源及开关电路的工作方式及各测试点的主要参数值;③高压发生与控制电路的工作方式及各测试点的主要参数值;④灯丝加热电路的工作方式及各测试点的主要参数值;⑤不同高频X线机的故障代码意义。

(2) 高频X线机的调试:①旋转阳极测试;②管电流的校准;③滤线器的测试。

(3) 维护保养:①常见故障判断点,如主机控制电路脉宽调制电路的辅助电源电压值;②权限口令设置,长按"维护/清除"键约5 s以上,系统进入数据查询状态,修改并存储权限口令,再次按"维护/清除"键退出数据查询功能;③快捷技术编程,长按"存储"键5 s以上,系统进入快捷技术编程状态,按键选择不同的"照射部位"和"体位",分别输入相应的最佳参数,按"存储"键存入相应的技术参数;④关机,退出快捷技术编程状态;⑤重新开机后,仔细核查一遍快捷技术方式参数是否编程成功。

【思考】

(1) 简述灯丝加热电路的工作原理。

(2) 简述快捷技术编程的操作方法。

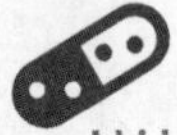

实训十五　X线机的安装实训

【目的】

(1) 掌握X线管组件的组成部件、基本结构和工作原理。

(2) 掌握X线管组件的安装与调试方法。

(3) 熟悉X线管组件的检测项目。

(4) 学会X线管组件各检测项目的检测方法。

(5) 培养一丝不苟的工作态度和良好的操作习惯,具有团队合作意识。

【器材】

医用X线机整机一台;非介入式kV计1台;平板型电离室或半导体固体探头X线剂量仪1台;纯度为99.8%的铝板做滤过板,要求厚度为0.1 mm、0.2 mm、0.5 mm、1.0 mm、2.0 mm各2块,厚度精度为±1%,面积大于2倍探头灵敏测量区;暗盒8″×10″。

项目一 X线管组件相关部件识别

【方法及步骤】

(1) 根据X线机说明书,拆卸X线管组件。

(2) 观察X线管组件的组成部件、基本结构。

(3) 根据X线机说明书,将拆下的X线管组件重新安装。

【思考】

简述X线管组件拆卸、安装的注意事项。

项目二 半价层的测量

【方法及步骤】

(1) 将X线剂量仪或其探头放在X线管的下面,铝板滤过板位于X线管焦点和剂量仪探头中间或滤过板距探头≥20 cm。调节X线照射野略小于滤过板的面积。

(2) 选定某一曝光条件并固定不变,用非介入式kV计测量kV,测量3~5次,求其平均值。分别在不加滤过板和加不同厚度滤过板时用剂量仪测量X线剂量,在每种滤过条件下,重复3~5次,记录所有测量结果。

(3) 在对数坐标纸上,根据表中数据做出半价层曲线,其中,横坐标为滤过板厚度,纵坐标为衰减比。在该曲线上求出衰减比为0.5时对应的滤过板厚度,即为该kV下X线束的半价层值。

【思考】

测量X线半价层的意义。

项目三 遮线器性能测试

【方法及步骤】

(1) 将光野-照射野一致性检测板放在床面上,调节焦片距为100 cm。打开指示灯,使遮线器的十字交叉线与检测板的十字线重合,周边与检测板的矩形区重合。

(2) 放入暗盒,用合适条件对检测板曝光,并冲洗胶片。

(3) 在观片灯上观测实际照射野的大小,并计算各边的实际照射野与指示光野的差值。

(4) 沿胶片上高密度区作对角线,其交点为照射野中心,测量该中心与指示光野中心的直线距离,即为中心偏差。

(5) 照射野中心和周边均要求与指示光野相差在2%焦片距以内,否则需调整。

【思考】

如果X线管焦点、遮线器和成像中心不在同一直线,应如何处理?

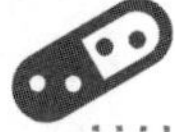

实训十六 X线机的综合保养

【目的】

(1) 掌握X线机机械部件的维护方法。

(2) 掌握X线机控制台的维护方法。

(3) 熟悉高压发生器与X线管头的维护方法。

(4) 掌握高压电缆的维护方法。

(5) 培养一丝不苟的工作态度、良好的操作习惯和团队合作意识。

【器材】

医用 X 线机整机 1 台,机械工具箱与电器工具箱,润滑油,橡皮擦,电吹风机,凡士林,乙醚。

项目一　机械部件的维护

【方法及步骤】

(1) 启动 X 线机,检查活动部件的灵活度,检查电动诊视床的限位开关,注意垂直和负角度的限位。

(2) 在轴承及轨道上涂以润滑油。

(3) 检查各部件的紧固件,如螺丝、螺母、销钉等是否有松动、脱落现象,如有松脱,及时紧固。

【思考】

维护 X 线机机械部件的注意事项。

项目二　控制台的维护

【方法及步骤】

(1) 打开控制台,使用电吹风机对内除尘。

(2) 检查继电器、接触器的触点是否氧化、熔断、接触不良以及接插件、连接线是否松动、脱落。

(3) 用橡皮擦除自耦变压器和碳轮接触处的碳粉,以减小碳轮与导线的接触电阻和防止自耦变压器匝间短路。

(4) 检测控制台接地是否良好。

【思考】

维护 X 线机控制台的注意事项。

项目三　高压发生器与 X 线管头的维护

【方法及步骤】

(1) 启动 X 线机,曝光时注意高压发生器与 X 线管头内部是否有异常声音。

(2) 更换高压插座内凡士林,先将原填充物清除干净,并用乙醚擦拭高压插头和插座,再涂抹凡士林。

(3) 应定期检查其接地情况。

【思考】

维护 X 线机高压发生器与 X 线管头的注意事项。

项目四　高压电缆的维护

【方法及步骤】

(1) 检查高压电缆是否受潮、受热、受压、受腐蚀和过度弯曲。

(2) 检查变压器油是否浸蚀高压电缆。

(3) 检查高压电缆两端的金属屏蔽层是否与高压插头的金属喇叭口、固定环连接良好。

【思考】

维护 X 线机高压电缆的注意事项。

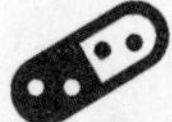

实训十七　X 线机的质量管理实训

【目的】

(1) 掌握 X 线机图像质量检测的主要项目。

(2) 掌握各主要检测项目的检测方法。

(3) 熟悉影响 X 线机图像质量的因素。

(4) 初步具备评价 X 线机图像质量的能力。

(5) 培养一丝不苟的工作态度、良好的操作习惯和团队合作意识。

【器材】

数字 X 线机一台，分辨率测试卡，对比灵敏度测试卡，1 mm 厚的铜过滤板，图像亮度鉴别登记测试卡，模体，X 线剂量仪电离室，直接成像探测器，监视器等。

项目一　空间分辨率测试

【方法及步骤】

(1) 将分辨率测量卡贴放在 X 线影像增强器输入屏的中心位置，并使监视器上分辨率测量卡栅条图像与行扫描线垂直。

(2) 调整 kV，mA 和监视器的亮度、对比度，使监视器上的图像分辨率最高。

(3) 用目测法读出能分辨的线对数。

【思考】

影响图像空间分辨率的因素。

项目二　对比灵敏度测试

【方法及步骤】

(1) 将对比灵敏度测量卡放在 X 线影像增强器输入屏的中心位置。

(2) 调整 kV，mA 和监视器的亮度、对比度，使对比灵敏度达到最佳状态。

(3) 用目测法在监视器上读出能分辨出的测量卡深度最浅的孔，从表 8-3 中查出相应对比灵敏度值。

【思考】

影响图像对比灵敏度的因素。

项目三　图像亮度鉴别等级测试

【方法及步骤】

(1) 将图像亮度鉴别等级测量卡贴放在 X 线影像增强器输入屏中心位置，并在 X 线管侧放置 1 mm 厚的铜过滤板。

(2) 调节管电压为 70 kV，调整 mA 及监视器的亮度、对比度。

(3) 用目测法在监视器上读出能分辨的最大图像亮度鉴别等级数。

【思考】

影响图像亮度鉴别等级的因素。

项目四　最低照射剂量测试

【方法及步骤】

(1) 将分辨率测量卡贴放在 X 线影像增强器输入屏中心位置，并使监视器上分辨率测量卡栅条图像与行扫描线垂直。

(2) 用纯度为 98%、厚度为 20 mm、尺寸大于增强器输入屏直径的铝板作模体，模体置于 X 线影像增强器输入屏中心位置。

(3) 调整 kV，mA 及监视器的亮度、对比度，用目测法监视器上呈现的分辨率线对数达到表 8-5 相应值时，停止调整 kV、mA，剂量仪上读出的数值即为最低照射量率。

【思考】

影响最低照射剂量的因素。

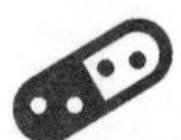

实训十八 CT 综合实训

【目的】

(1) 掌握 CT 设备基本组件的识别技术与基础的 CT 设备操作能力。

(2) 熟悉 CT 相关的性能参数和基本操作程序及注意事项。

(3) 了解 CT 机械运动方式和基本组件的工作原理。

(4) 养成一丝不苟的工作态度和良好的操作习惯,具有团队合作意识。

【器材】

常规 CT 机 1 台,螺旋 CT 机 1 台,CT 检测体模 1 个,常用检测工具 1 套,激光打印机 1 台,胶片等。

项目一 设备组成识别

【方法及步骤】

(1) 保证设备处于断电状态。

(2) 辨认 CT 扫描床、扫描架、高压发生器、计算机系统、操作台等。

(3) 打开扫描架防护板,辨认滑环、X 线发生装置、准直器、探测器、数据处理系统、定位灯等。

(4) 辨认无滑环技术电缆的缠绕方式或螺旋 CT 的旋转方式。

(5) 复原扫描架防护板。

【思考】

(1) CT 各组成部分的作用分别是什么?

(2) 扫描系统各组成部分的作用分别是什么?

(3) 滑环技术为 CT 扫描带来了哪些改变?

项目二 设备验收检测

【方法及步骤】

(1) 检查机房环境,如温度、湿度等。

(2) 合上电源总开关,然后分别开启计算机机柜电源、工作站电源、操作台电源等。

(3) 进行球管训练、空气校准、磁盘检查等准备工作。

(4) 将 CT 检测用专业体模放置于扫描床上,并将其移至扫描野合适位置。

(5) 选择合适的扫描方式和扫描参数,分别对设备的层厚,CT 值的线性及准确性、均匀性,噪声,辐射剂量等性能进行检测。

(6) 更换体模重新扫描,分别对设备的空间分辨率与密度分辨率进行检测。

(7) 根据以上扫描结果得到检测报告,分析 CT 设备性能参数情况。

(8) 退出系统,关闭计算机,断开总电源。

【思考】

噪声与分辨率等参数对 CT 图像有什么影响?

项目三 设备操作规程

【方法及步骤】

(1) 检查机房环境,如温度、湿度等。

(2) 合上电源总开关,然后分别开启计算机机柜电源、工作站电源、操作台电源等。

(3) 进行球管训练、空气校准、磁盘检查等准备工作。

(4) 若对仿真人体体模进行扫描,则只需摆放好适当体位;若对患者进行扫描,则必须先核对检查单,录入患者信息,再去除患者身上的金属等高密度物品,然后摆放适当体位,并叮嘱患者检查过程中不可移动。

(5) 根据检查部位选择扫描参数,制定扫描计划。

(6) 先摄取定位像,并在该图像上标识扫描范围,然后在此基础上进行横断面扫描;若对患者进行扫描,初步观察图像无异后,即可通知患者离开机房。

(7) 根据需要进行相关图像处理或三维重建,选取适当图像进行排版,注意调节其窗宽、窗位及对比度,再送至激光相机进行打印。

(8) 退出系统,关闭计算机,断开总电源。

【思考】

(1) CT 正式开始扫描前应做好哪些准备工作?

(2) CT 扫描的各项参数对图像质量有什么影响?

(3) 对患者进行检查时有哪些注意事项?

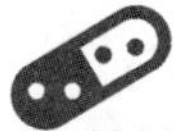

实训十九　CR 系统和 DR 系统实训

【目的】

(1) 认识 CR、DR 的整体结构,了解这两种设备的基本组成。

(2) 初步了解 CR、DR 的基本功能和操作方法。

(3) 养成一丝不苟的工作态度和良好的操作习惯,具有团队合作意识。

【器材】

CR 系统,DR 系统。

项目一　数字化摄影设备的基本结构及功能认识

【方法步骤】

由教师对各种设备进行介绍、示教。

1. CR 设备

(1) 认识 CR 设备,了解 CR 设备的基本组成。主要讲述影像板、激光扫描仪、计算机影像处理系统、激光相机、影像存储系统。

(2) 了解影像板的基本构成、特性和使用方法,可由技师根据情况指导学生实际操作。

(3) 了解 CR 设备的工作程序和基本操作方法,可由技师根据情况指导学生进行实际简单的操作,如患者资料的录入、影像板的扫描。对影像处理做演示示教并提出问题让学生回答。

2. DR 设备

(1) 认识 DR 设备,了解 DR 设备的基本组成,如 DR 高频机、平板探测器、影像处理系统、影像存储系统、系统控制台和监视器等。

(2) 了解 DR 和 CR 的区别。

(3) 了解 DR 设备的工作程序和基本操作方法,可由技师进行实际操作,并指导学生做一些简单的操作,以提高学生的学习兴趣,并将 CR、DR 影像进行对照,让学生鉴别这两种影像的质量。

【注意事项】

CR、DR 是贵重设备,在无教师和医生、技师带教的情况下,不可盲目进行操作,以免损坏设备,并在参观结束布置学生写出参观后的收获。

项目二　CR 系统的常见故障分析及排除

根据参考文献所述及平时工作经验对 CR 系统的常见故障举例分析。

【故障一】

不能插入 IP 板,CR 机报警无扫描码的错误,偶尔可插入。

【故障分析与排除】

IP 板照片后，先用 CR 机的扫描器，扫描一下 IP 板上的条纹数码，给主机一个指令。IP 板才可以插入 CR 机。不能插入 IP 板，是因为 IP 板使用时间长，条纹数码磨损变浅；或者是读卡器上红外发光管发射功率变弱，故报告读码器无扫描码的错误，更换远红外激光管，故障排除。

【故障二】

插入 IP 板后 CR 机不动作或读板不顺，有时报警，显示“READY”错误但随后出现“BARCODE ERROR PRESSEJECT”同时待机，指示灯不停闪烁(蓝光)。

【故障分析与排除】

CR 机进出 IP 板是由出风口、光电耦合电路和同步电机等组成。由于室内空气不洁净，发射管和接收器表面有污垢，检测不到 IP 板。所以，造成 CR 机不动作或读不了板，用纱布沾取少许无水酒精把出风口和发射管、接收器擦拭干净，故障排除。

【故障三】

IP 板卡在机器内且报警。

【故障分析与排除】

IP 板运行轨道主要由同步电机、卡槽和配重板等组成，IP 板运行中被卡住，先关掉机器，打开前后盖板，发现 IP 板卡在卡槽里，用维修手轮摇动电机轴，把 IP 板取出，发现卡槽有大量油垢，用纱布沾少许汽油把油垢擦拭干净并吹干，再用少许真空泵油润滑，故障排除。

【故障四】

图像模糊不清。

【故障分析与排除】

CR 机目前常采用氦氖激光管，一般由 3 部分组成。A 为实现粒子数反转的工作物质、B 为光泵、C 为光学共振腔，当一些氖原子在实现了粒子数反转的两能级间发生跃迁，发射出平行于激光管方向的光子时，这些光子将在两反射镜之间来回反射，就产生出相对光强的激光。X 射线照射到 IP 板，IP 板储存潜能量，这种能量能储存几天，随着时间的延长而降低。当适当的激光照射到 IP 板时，这些潜能量迅速释放发光。光电倍增管检测这些能量通过放大器放大，模数转换器把这些信号转换成数字信号，经过时序电路排列成一幅图像，随着使用时间、使用次数的增加，氦氖激光管发射出的能量降低，激光不能完全激发出 IP 板上储能的潜能量。曝光指数由正常的 2200 降到 1500 左右。此时，图像质量明显下降，出现图像模糊不清楚。如果激光能量降到 70%，还可以通过调整来弥补，如果降到 50%，必须更换激光管。调整 kV3，图像清晰，故障排除。

【故障五】

图像出现白色伪影。

【故障分析与排除】

光路一般由激光头、聚焦镜、反射镜等组成。尤其是随着使用时间的延长，管内空气不洁净，容易造成镜面存留灰尘，镜面灰尘会消耗或反射出部分激光，导致到达 IP 板的能量不足，不能完全激发出 IP 板的潜能量，使图像质量下降。如果光路有异物附着，阻挡激光，激光就不能顺畅到达 IP 板，导致图像出现白色伪影。使用镜头专用纸，沾取少量无水酒精，擦拭激光头、聚焦镜、反射镜，故障排除。

项目三　DR 系统的常见故障分析及排除

根据参考文献所述以飞利浦 DR 为例进行举例分析。

【故障一】

开机后到曝光界面时，准备灯不能亮起。按下曝光按钮又不能曝光。检查机器，发现滤线栅一直在那里吸合又松开，滤线栅按钮灯一直在闪烁。

【故障分析】

根据现象可能有几个问题：①滤线栅可能有问题；②滤线栅的按钮有问题；③控制滤线栅的控制板有问题。

【故障排除】

把滤线栅拿出，曝光准备灯被点亮，按下曝光按钮后，能正常曝光。滤线栅没有问题。把滤线栅的按钮从控制板中拔出，滤线栅放在里面，机器能正常曝光。那是滤线栅按钮有问题，更换好的后，机器能正常使用。

【故障二】

开机后操作台显示故障代码 03HJ，而且摄影准备指示灯没有指示，曝光开关不能正常工作，不会进行曝光。经故障手册查询故障代码 03HJ 指灯丝故障，电流不正常。此机灯丝电压是由灯丝电流控制板将 220 V 的交流电压变为直流电压，再把低频直流电压通过逆变器变频成高频交流电压后输送到灯丝变压器的初级绕组，使其次级绕组产生高频低压供球管使用，灯丝的加热程度由灯丝控制板控制。

【故障分析】

经资料手册查询，故障代码 03HJ 是指灯丝电流不正常。有以下几种情况导致：①灯丝板没有供 220 V 交流电压；②灯丝板本身故障无灯丝电压输出；③灯丝变压器故障无法产生灯丝电压；④阴极高压电缆有断路；⑤球管灯丝断。

【故障排除】

经测量灯丝控制板电路有 220 V 电压输入，并测得有＋5 V、＋26 V、＋15 V、－15 V 等电压存在，则可能是灯丝控制板故障，拔出灯丝控制板检测 CMOS 场效应管 V22，V23，发现管内断路，型号是 1XFH15N60，换新管后机器正常工作。

【故障三】

开机后到曝光界面，SYSTEM 右边一直显示黄颜色，里面显示 DETECTOR IS BUSY，不能曝光。

【故障分析】

根据现象有几个可能：①探测器有问题；②连接探测器数据出现问题。

【故障排除】

进入维修服务菜单，检测探测器，发现能检测到探测器，显示正常状态。检查探测器的指示灯，4 个灯亮，1 个灯不亮，也是属于正常现象。检查探测器与图像处理工作站连接线，总共有 2 条线连接，1 条是数据线，1 条是光纤。经仔细检查，在图像后处理电脑后面一段的蓝色光纤有断裂。更换新的光纤后，机器恢复正常。

【故障四】

悬吊球管移动架在 1.5 m 的位置不能显示数值，不能曝光，在其他位置时可以曝光。

【故障分析】

根据现象是移动位置中的 1.5 m 位置的卡位有问题。

【故障排除】

悬吊架是靠一条轨道上放上几个不同的卡槽，来确定不同位置的显示的，其他位置没有问题，出现在 1.5 m 的位置上，经仔细检查，悬吊架卡在卡槽里面边上有几个不同的压迫开关，根据不同的压迫开关，来定位不同的位置。在 1.5 m 的卡槽上，有 1 个压迫开关不能压住，没有反馈信号造成显示灯和显示值不亮。经过手动调节到正确位置后，1.5 m 位置灯能正常亮起，机器也能正常曝光。

【故障五】

机器开机正常，到准备曝光界面时，准备曝光灯有亮，按下曝光按钮，不能曝光，机器无反应。控制台操作面板，手动调节曝光参数无反应，除了面板开、关机按钮可以使用外，其他按钮均无任何反应，且没有任何报错。

【故障分析】

根据现象可能是操作台控制面板有问题。

【故障排除】

检查控制台面板，里面有 2 块控制板组成，1 块是数据处理板，1 块是按钮控制板。经检测按钮控制板上的各按钮开关都正常，问题应该出现在数据处理板上，控制面板上的曝光数据是存储在芯片上面的，可能是芯片有问题，更换新的芯片后，机器曝光参数能正常调节，机器能正常曝光。

【故障六】

开机后的曝光界面. SYS7REM 右边一直显示红颜色,里面显示 Table detector not connected,不能曝光。

【故障分析】

通讯线路有问题,可能原因:①探测器有问题;②连接探测器数据出现问题。

【故障排除】

按下曝光开关,不能正常曝光,重启主机电脑,故障未排除。分析是探测器与主机电脑通讯有问题,查看探测器各指示灯正常。检查探测器与图像处理工作站连接线,总共有 2 条线连接,1 条是 PS2 数据线,1 条是光纤。经仔细检查,在地下线槽里 PS2 的数据线断,重新焊接后,机器正常使用。

【思考】

(1) DR 设备的基本组成结构。

(2) CR 设备的成像原理。

(3) 数字化影像设备检查的注意事项。

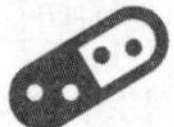

实训二十　数字减影血管造影设备实训

【目的】

(1) 认识心血管造影设备的整体结构,了解设备的基本组成。

(2) 初步了解心血管造影设备的基本功能和操作方法。

(3) 养成一丝不苟的工作态度和良好的操作习惯,具有团队合作意识。

【器材】

心血管造影设备 1 台等。

项目一　参观数字减影血管造影设备

【方法及步骤】

由教师带队,通过医院放射科医生、技师对心血管造影设备进行介绍、示教。

(1) 认识心血管造影设备的基本组成,如 C 形臂 X 线机(单 C 形臂或双 C 形臂等)、影像增强器、X 线电视系统、计算机影像处理系统、影像存储系统、高压注射器、监视器等。

(2) 了解心血管造影设备的基本用途,为了更好地让学生理解造影的概念,激发学生的学习兴趣,可以让放射科医生或技师在影像工作站上调取影像进行演示血管影像。

(3) 了解心血管造影的工作程序和基本操作方法。由技师进行心血管造影设备的一些自动功能进行演示,让学生亲身体验先进设备的特性,并简要的介绍机器的操作要点以及注意事项。

【注意事项】

心血管造影设备是贵重设备,在无教师和医生、技师带教的情况下,不可盲目的进行操作,以免损坏设备。并在参观结束后布置学生写出参观后的收获。

项目二　数字减影血管造影设备常见故障的分析

根据参考文献所述以意大利 TR30 型数字减影血管造影机为例进行示教分析。

【故障一】

当按床上、下升降移动控制功能键时,床无反应。

【故障分析与检修】

根据故障现象分析,可能是床升降控制功能键有问题。打开床边控制盒,用万用表电阻挡测量床升降控制功能键,通断正常,通电再按升降键,仔细听床下面电机运转声音,由此说明控制信号已经给了床的升降电动机,电动机得电工作。打开床柱边沿盖,发现床升降电动机皮带老化断裂,电动机空转。在机电市场买不到同规格的皮带，通过调整电动机固定螺钉，使皮带能正常使用，故障排除。

【故障二】

C 臂上的平板探测器不能上下移动。

【故障分析与检修】

根据故障现象分析，可能是控制平板探测器上下移动的手柄或自锁开关键造成。打开床边控制盒，该机是通过手柄移动时改变手柄下联动的可变电阻来控制平板探测器的移动，怀疑可能是可变电阻出现故障。用万用表电阻挡测量该手柄联动的可变电位器，电阻与标称一致，当移动手柄时，电阻也随之变化。用无水酒精清洗后吹干试机，故障依旧。再测量该手柄上的自锁开关，发现时通时断。更换此开关后，平板探测器移动恢复正常，故障排除。

【故障三】

踩脚闸透视时无现象。

【故障分析与检修】

首先，判断踩下脚闸透视时球管是否产生 X 线。把一张 X 线胶片放到球管上，踩脚闸透视时，发现胶片没有曝光，说明可能是透视控制信号没有给控制盒。用万用表电阻挡测脚闸开关，发现当脚闸踩下时没有接通。更换组合脚闸后，透视、采集正常。

【故障四】

开机自检时始终出现“Detector calibration running wait...”，自检不能通过，无法进入工作界面。

【故障分析与检修】

根据故障现象判断可能是 X 线图像处理盒故障引起的。该图像信号处理盒型号是 PazScan 2020，其主要包括来自平板探测器的光纤信号处理板、数据板、TAB 组件、驱动板等。由于板与板之间非常紧密，且没有图纸，无法测试测试点，于是拨下内存条、程序控制块，用橡皮块在金手指上反复擦拭后重新装上，开机后自检通过，机器恢复正常。造成故障原因可能是内存条或程序控制块插口表面氧化以及接触不良引起自检不能通过。

【故障五】

在进行介入手术中，计算机出现死机。

【故障分析与检修】

(1)DSA 采集使用组合脚闸曝光时出现连踩、透摄转换过快的情况，造成计算机程序混乱，导致设备死机。(2)出现以上现象主要原因是因 DSA 计算机硬盘存储中图像较多未及时删除，在进行新的造影、介入治疗手术时采集新的图像没有充足的硬盘空间，造成设备计算机死机。重新启动计算机即可排除。另外，使用组合脚闸进行曝光时应避免连踩、透摄转换过快；术前开机应注意观察图像副监视器 REM 硬盘剩余空间显示，及时清理硬盘中过期的图像资料，为新介入手术留出充分定位硬盘空间，尽量避免计算机死机。

【思考】

(1) 数字减影血管造影设备的基本组成结构。

(2) DSA 设备的成像原理。

(3) DSA 检查过程为什么要求患者静止？

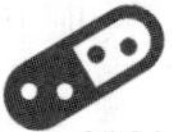

实训二十一　磁共振成像设备综合实训

【目的】

(1) 熟悉 MRI 设备的基本组成结构、成像原理、磁屏蔽措施。

(2) 了解 MRI 设备机房的环境要求和 MRI 设备的低温保障措施。

(3) 了解 MRI 的基本工作程序和注意事项。

(4) 了解 MRI 设备图像处理的基本功能。

(5) 养成一丝不苟的工作态度和良好的操作习惯,具有团队合作意识。

【设备】

超导型 MRI 设备和永磁型 MRI 设备各 1 台、各类附件等。

项目一 磁共振成像设备的结构认知

【方法及步骤】

(1) 参观 MRI 科室,了解 MRI 设备的基本组成及科室在全院的位置、磁屏蔽的要求与具体措施。

(2) 听取有关 MRI 设备的一般情况介绍,包括机型比较、性能价格比、安装时间、工作任务及使用情况等。

(3) 观察 MRI 的工作过程。

(4) 参观并了解磁性物质的禁忌措施。

(5) 参观永磁体的恒温控制系统及了解日常保养措施。

【思考】

(1) MRI 设备的基本组成结构。

(2) MRI 设备是如何进行恒温控制的?

项目二 MRI 设备的布局与内部结构

【方法及步骤】

(1) 位置和布局。扫描室内的布局、操作室内布局、设备间布局。

(2) 各洞口大小。门大约 1.4 m×2.2 m;窗大约 10.8 m×1.2 m,距地 0.8 m;进风口和回风口大约 0.5 m×0.7 m;滤波口大约:1.1 m×0.9 m。

(3) 电缆沟。分 3 个,槽深 0.2 m,宽 0.15 m,电缆沟总长度不小于 24 m,其中扫描室 12 m,操作室 12 m。

(4) 牵引地桩位置。在通道中的扫描室中要设置足够的牵引点,埋置地桩。

(5) 磁体落地平台。在进入口处灌注平面 2.5 m×2.5 m,高度与机房高度的上下 0.1 m 一致。

【思考】

(1) 对屏蔽工作的基本要求包括哪些?

(2) 对周围环境有哪些要求?

(3) 对 MRI 设备各组成部分的作用加以阐述。

项目三 MRI 设备的基本操作实训

【方法及步骤】

(1) 开机。注意室内温度、湿度是否正常。

(2) 合闸。合上配电盘电源,观察各仪表指示情况。

(3) 依次启动梯度放大器、谱仪、计算机。

(4) 观察。观察机器启动,直到机器启动完毕。

(5) 检查禁忌证。安装心脏起搏器的患者;心脏手术后,换有人工金属瓣膜患者;颅脑手术后动脉夹存留患者;胸腹部手术后,用金属钉缝合切口者;铁磁性植入物患者,如枪炮伤后弹片存留及眼内金属异物等;妊娠三个月以内的早孕患者等。

(6) 检查前准备。首先除去身上金属物品、手机、各种磁卡等,正确熟练上下患者、根据申请单摆放并固定体位、选择适当的线圈、训练患者呼吸、交待注意事项等。

(7) 技术操作。准确输入被检查患者资料、机器校正、正确选择技术条件、合理选择扫描序列、正规进行程序扫描、完善各种记录等。如有疑难可与诊断室联系,可通过 MRI 工作站进行操作,相互沟通。

(8) 扫描观察。扫描过程中,密切观察患者状态和计算机等设备运行情况。

(9) 检查完毕。引导患者离床、机器恢复待机状态,患者离开机房后关闭机房门。

(10) MRI 照片。根据病情，认真编辑每一张 MRI 照片，并观察照相工作情况。

(11) 关机。依次关掉计算机、谱仪、梯度放大器，最后关闭总电源。

【思考】

(1) MRI 设备的成像原理。

(2) MRI 设备的检查注意事项。

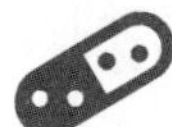

实训二十二　医用超声诊断仪的使用

【目的】

(1) 掌握医用超声诊断仪的使用方法和常用操作技术。

(2) 熟悉 B 型、M 型、彩色多普勒超声检查的设备操作方法。

(3) 了解医用超声诊断仪的基本构成、探头的功能、技术参数。

(4) 养成一丝不苟的工作态度和良好的操作习惯，具有团队合作意识。

【器材】

医用超声诊断仪 1 台，至少配低频、高频及多普勒探头各一个，超声工作站，电源(220 V)1 个带熔断器保护，超声耦合剂 1 瓶，卫生纸 1 卷，万用表及设备维修常用工具、导线及设备标配数据连接线若干等。

项目一　医用超声设备基本组件识别

【方法及步骤】

一、硬件结构

以推车式超声诊断仪为例，其硬件组成主要由控制台与操作界面、显示器、主机、探头、插口及线缆、机壳、辅助设备等组成。其外观如图 17-17 所示。

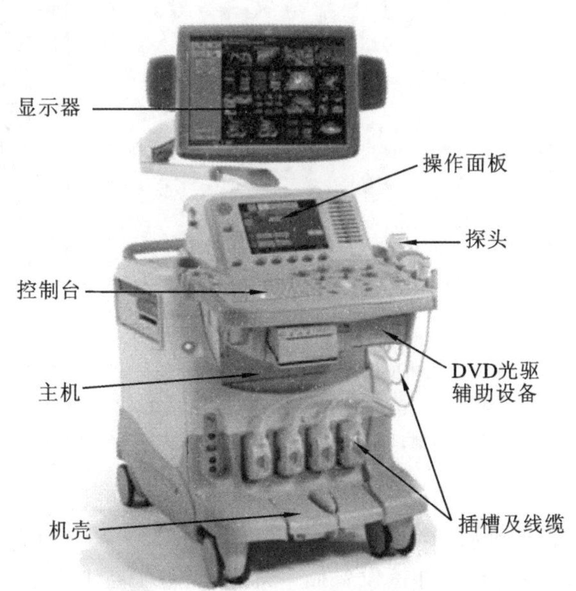

图 17-17　医用超声诊断仪硬件结构识别

1. 监视器　目前医用超声监视器按照屏幕显像原理可分为：显像管式(CRT)和液晶式；按照显示颜色分为：黑白显示器与彩色显示器。显像管式显示器帧频低、有闪烁感、笨重、体积较大，随着技术发展出现的液晶显示器更加轻薄、显示效果更好，逐渐取代显像管式。近年来，触屏显示器的应用使操作更加快捷、简便和人性化。一般地，显示器刷新帧频越高则动态显像的效果越好；像素越高，则图像越清晰。显示器光亮度、色彩、对比度可根据使用环境适当调节。大多数现代医用超声诊断仪显示器带有扬声器和活动支架，可灵活调节显示器观察角度，彩色多普勒超声诊断仪可模拟血流频谱播放声音。

2. 主机 由于现代数字化超声设备高度集成化，设备开关和电源、图像数据处理器、扫描控制、计算机、存储设备等组件被整合在一起，也可称为主机部分。超声设备的主机被外壳包裹以保护内部设备和仪器，各组件模块在安装后是固定好的，非维修需要不能随意拆解。在日常使用过程要注意开关的位置、各插槽及连接部分，开关时要用力适当，插槽及连接部分要定期检查是否有松动、磨损或挤压。此外，不要覆盖和遮挡特定的散热区域，这样会导致设备温度过高，影响电子元件的工作性能，严重时造成设备故障。

3. 探头 多功能的医用超声诊断仪通常配备有多组探头，超声探头是超声设备的核心部件，属精密部件，价格昂贵，在操作和使用过程中一定要重点保护。探头取放要轻拿轻放，执握探头柄要拿稳，必须避免摔碰、牵拉或被硬物划伤。操作结束或不用探头时，必须将探头置放到探头固定架内，禁止在轮换操作时直接将探头以传递的方式交给他人，这样容易掉落而损坏。

4. 控制台与操作面板 控制台集合了各类操作按钮（旋钮）、键盘、轨迹球、监视仪表、状态指示灯、触摸控制屏、探头和电缆固定架、耦合剂台等结构。以一台 Logig5 型超声诊断仪为例，其操作面板上各控制键的功能如图 17-18 所示。

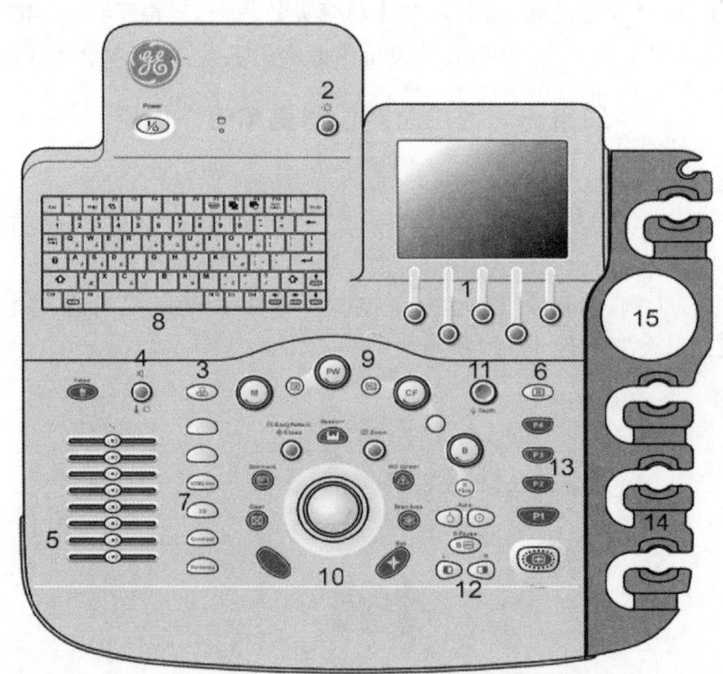

图 17-18 超声仪器控制台常用按键功能介绍

注：1. 触摸面板和控件；2. 触摸面板亮度控件；3. 视频；4. 音频开关和音量；5. TGC；6. Reverse(翻转)；7. 附加功能键；8. 键盘；9. 模式/增益键；10. 成像/轨迹球/测量键；11. 深度；12. 成像功能键；13. 冻结和打印键；14. 探头和电缆固定支架；15. 耦合剂固定架

如图 17-19 所示，超声图像显示信息介绍如下。

5. 插口及线缆 超声设备主机周围布满了各类设备的外接插口，主要使用的插口包括：超声探头插口、电源输入/输出插口、后控制箱插口、外接设备插口等。不同的插口对应不同的连接电缆，电缆可分为两种：一是电源电缆；二是信号电缆，传输所有的数据信号。插座与插口要匹配，绝大部分的插口其插入方向是固定的，连接时注意观察方位标识和插口代码；有的插口带固定螺丝和开关，插入后必须旋紧并固定；探头插座和插口有若干插脚，有的插脚很细，安装时一定要小心细致，一旦折断或损坏只能整体更换。

6. 机壳 主要对设备仪器起到固定和保护作用，一般可分为便携式和推车式。便携式超声诊断仪体积小、结构紧凑、方便携带，适合外出就诊和急诊使用；推车式体积大结构复杂，功能齐全。推车式有滑轮

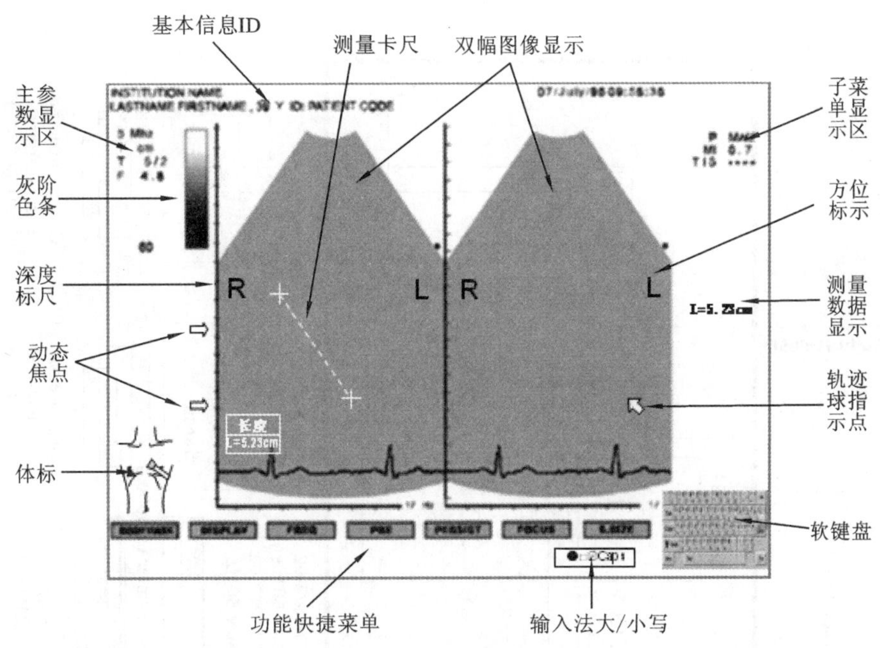

图 17-19　超声显示信息介绍

是为了方便移动，当选定安放位置后要将滑轮锁止器关闭，以免操作中推动设备造成碰撞损坏。外壳上如有接地电缆，是为了防止漏电故障时保护操作者安全，使用时需安装并定期检查。

7. 辅助设备　现代数字化医用超声设备可外接的辅助设备很多，常用辅助设备有打印机、超声工作站、光驱/存储设备、脚踏开关、不间断电源(UPS)等。使用辅助设备时请注意开关顺序，一般原则为：开机时，先开超声设备电源，再开辅助设备，如果未打开超声仪器就先开辅助设备，主机可能无法找到外接设备数据地址，出现故障；关闭时，先关闭辅助设备，再关闭超声主机电源，如果只关闭超声主机而忘了辅助设备，一方面空耗缩短辅助设备寿命，另一方面，当下次开机时，还会出现找不到外接设备的故障。非必要外接的辅助设备，尤其是网络连接和移动存储设备等，为防止计算机病毒破坏系统，需要严格管理。

二、电气结构

电气部分通常分为：系统的连接、部件位置、电气安全三个方面。不同类型和型号的超声设备其电气结构和工作流程需参看设备使用说明书，在说明书中会详细的记录设备的电源部件的使用原理及部件编号，要求工程技术人员能将其对应理解，实现设备的安装、拆卸和维修要求。现以 HDI5000 设备为例，讨论超声设备电气结构的系统电源和数据信号处理流程；以 CARIS 设备为例，讨论电气安全方面的要求。

1. 系统电源　HDI5000 系统电源如图 17-20 所示，电源在电源系统组件中，将交流变换成系统所需要的全部的直流或交流电压，同时在系统软件的控制下，所有电路及电源的异常在程序的检测之下，会进行显示或报警。

电源通过 ACIM 模块，经 P501/P502 连接主变压器，P503/P504 外设电源接口，P505 为监视器提供交流电源，P506 为电扇提供 24 V 电源，P507/P508 连接次变压器；输入电源开关在设备背面，系统电源开关在操作面板上，其连接位置如图 17-21 所示。

2. 数据处理流程　系统能够完成所有的操作检查功能，系统在系统软件和应用软件的控制下完成，如图 17-22 所示。通过信号采集、处理和显示，部件的发射接收、处理和显示，各部件间信号通道的连接，完成了一个超声设备所能提供的全部功能。

3. 电气安全　在设备使用说明书中会明确声明哪些情况是妨害电气安全的行为，使用时必须加以管控。警告条款所列的对患者或仪器的不慎操作，具有潜在伤害的可能；注意条款是出于保护仪器的目的，操作者必须注意这些事项。

☆警告条款

(1) 超声设备必须可靠接地以防电击。以三芯电线和三脚插头使设备接地，所接电源必须有可靠

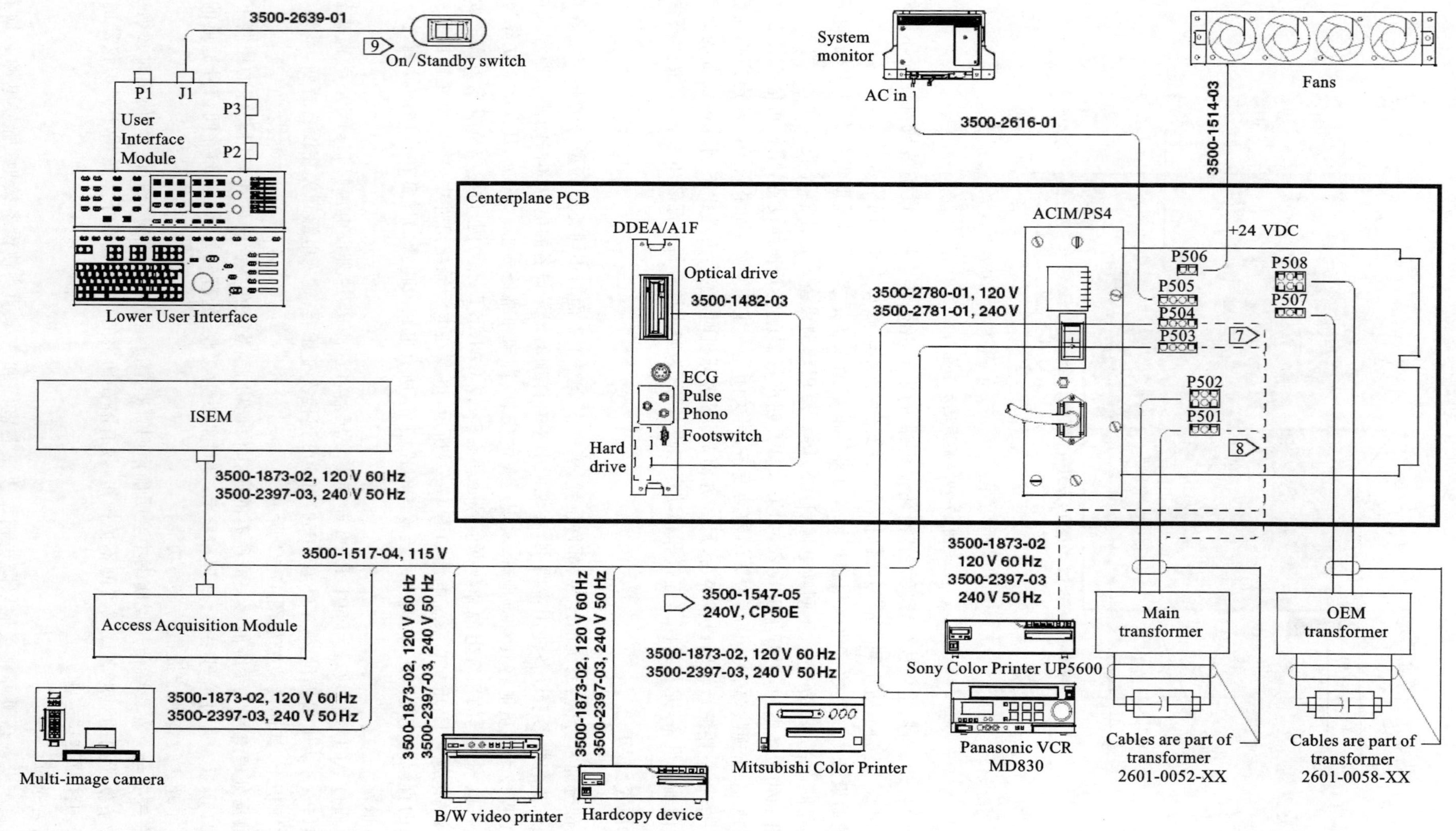

图 17-20 HDI5000 系统电源结构图

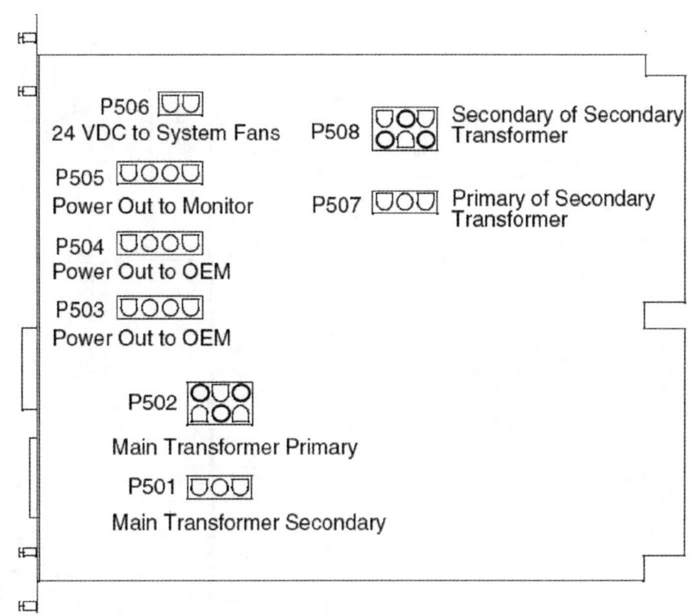

图 17-21 HDI5000 电源连接位置图

地线。

(2) 不得拆去仪器包括监示器外壳,仪器维修或内部调整必须由合格的专业人员进行。

(3) 不得用与设备生产厂方指定类型不同的保险丝更换系统保险丝。

(4) 不得在含有空气、氧气和一氧化二氮的可燃性麻醉剂场所使用本超声系统,此种情况下容易发生危险。

(5) 设备不具备 IPO 级防液体渗入功能,因此应避免雨淋受潮,不要把盛有液体的容器放在设备上。

(6) 在使用高压除颤脉冲之前,应将探头和电子心电图导联从患者接触处移开。

(7) 在进行电击除颤前必须将探头及 ECG 电板从患者身上撤去。

(8) 超声设备使用的是高频信号。起搏器会干扰这些信号。应小心这些潜在的微小危险,如果发现或怀疑受起搏器操作干扰,应立即关闭设备。

(9) 如果探头不慎跌落或受到撞击,应进行电流泄漏测量,确信未发现影响安全的损坏时再使用。

(10) 不得将探头浸入清洁剂清洁,浸泡可降低其电气安全性能。

(11) 设备有绝缘电气插头、插座以连接一些外部设备如 VTR、打印机等,在连接外部设备前务必参阅本说明书附录有关章节,连接出错有可能降低系统电气安全性能。

(12) 如果设备未配备手推车,如需利用外部设备时,请认真阅读并遵守本说明书的安装说明。连接出错或影响安全的不合适外部设备可能降低系统电气安全性能。

☆注意条款

(1) 在设备系统电源接通时切勿插入或弹出软件磁卡,否则有可能损害系统磁卡连接器或软件。

(2) 切勿用气体消毒方法、热空气消毒方法或液体消毒方法消毒探头,这些方法可使探头永久性损坏。

(3) 正在进行超声探查时不能拔下该探头,拔除或更换探头必须在冻结状态或关机状态下进行。

(4) 严格按说明书有关内容清洁探头。

(5) LCD 屏幕为易碎的玻璃质地,使用时务必小心。

【思考】

(1) 超声设备的硬件结构有哪些?各组成部分的作用是什么?

(2) 辅助设备使用的一般原则是什么?

(3) 超声设备的电气安全有哪些内容?

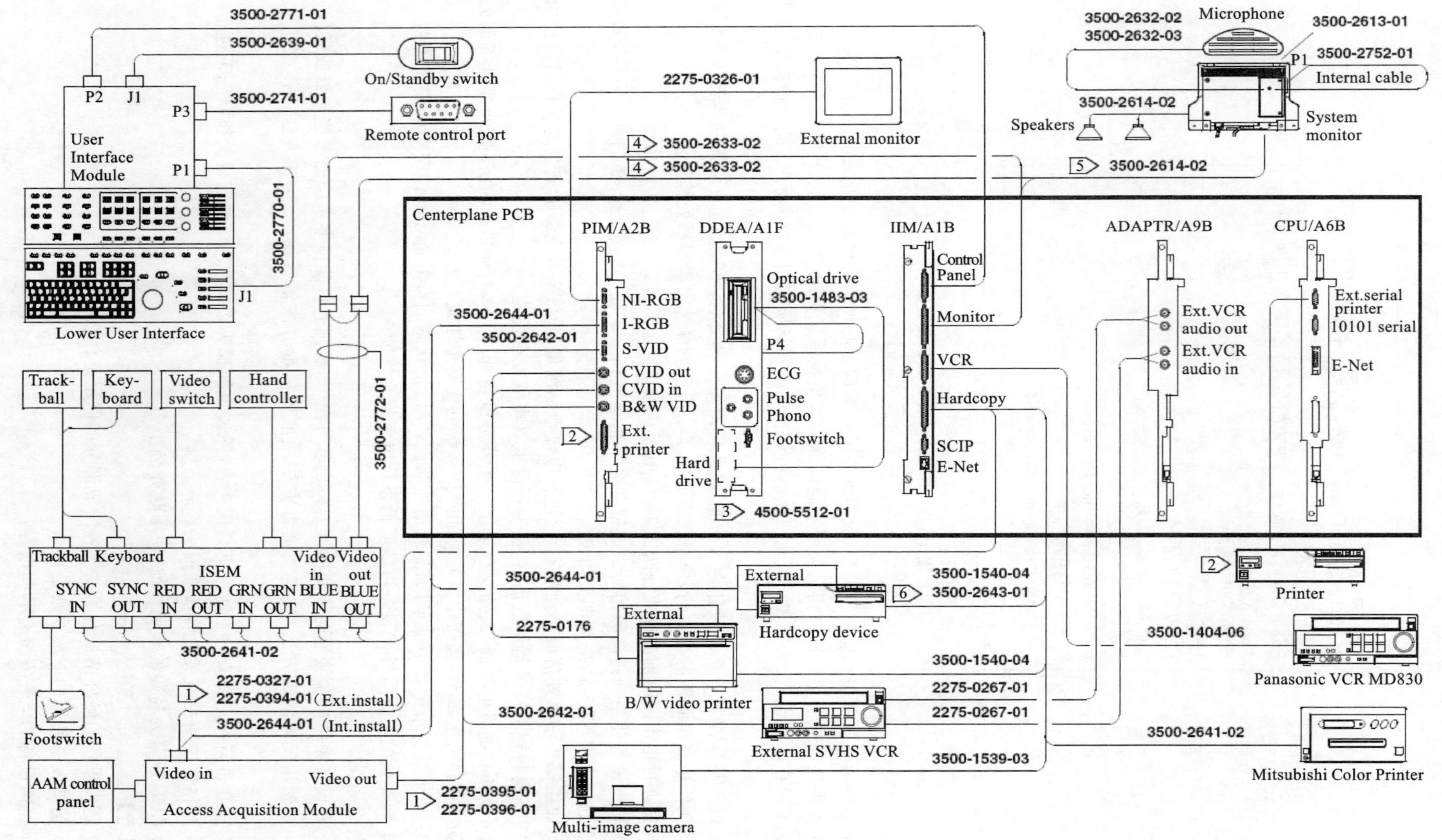

图 17-22　数据处理流程结构图

项目二　全数字超声诊断仪的使用与操作

【方法及步骤】

1. 设备启动与探头选择　确定超声诊断仪已连接稳压 UPS 电源，找到 Power 标示，并按下“⏻”按钮，仪器进入开机状态，开机时注意启动过程和声音是否正常，在未自动识别连接激活探头接口前，禁止触碰操作面板、轨迹球和键盘，以免出现系统程序故障。开机完成系统自动匹配默认接口的探头，并显示图像界面，若配备两个以上探头时，检查前需要按下“Prode”键，进行探头切换选择，待一切显示正常，再按一下“Freeze”冻结，设备准备就绪。

2. 创建新患者　按下“Patient”或“ID”，在新创建患者的菜单界面内，将患者数据和 ID 输入数据库。注意：患者姓名、性别、年龄、ID 检查号、住院号等关键信息一定要核对后确认，防止在工作中造成“张冠李戴”的事故，患者数据越详细，今后在数据库中可供检索的条件就越精准，有利于进行患者的检查对比和数据统计。

3. B 型超声检查的探头和临床条件选择　按下“B”按键，切换为 B 型超声工作模式，用于二维图像（图 17-23）显示，再按“Select”切换至检查部位所需探头类别，并通过“Mode”选择合适的临床条件，可大致分为腹部、泌尿系统、妇科、产科、小器官、血管、心脏及婴幼儿等。按下“2B”按键，可切换为双幅图像显示，此显示条件有利于进行对称结构的对比观察；按下“4B”按钮，可以切换为四幅图像显示，此显示条件有利于进行动态对比。

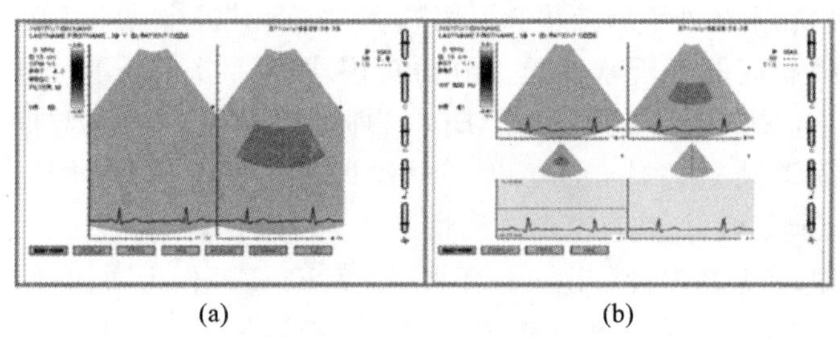

(a)　　(b)

图 17-23　多幅图像显示

(a) 双幅；(b) 四幅

4. M 型超声检查和临床条件选择　按下“M”按钮，激活 M 型超声显像模式和 M 型取样线，检查过程中滑动轨迹球可以调整取样线的位置。在 M 型超声模式（图 17-24）下，有三种显示方式可供选择：(1) B/M 模式（图 17-24(b)）为默认的分屏显示（上方显示 B 型参考图并可调整取样线，下方实时显示 M 型）；(2) 全屏显示（图 17-24(a)），M 占整个显示区域；(3) 双幅显示（图 17-24(c)）（左侧显示 B 型、右侧显示 M 型）。重复按下“M”键，可在 M 型三种显示方式之间切换。

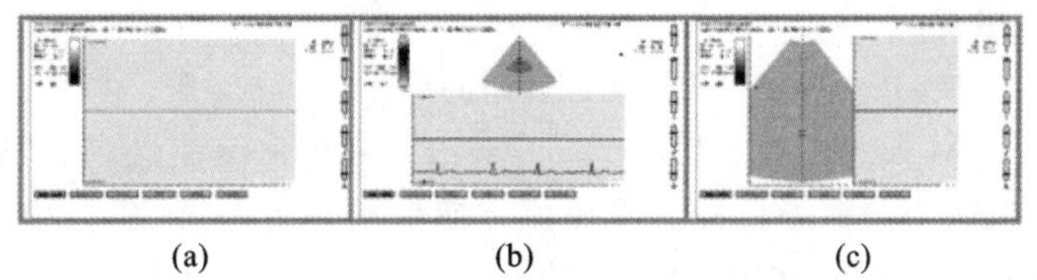

(a)　　(b)　　(c)

图 17-24　M 型超声显像模式

(a) 全屏；(b) 分屏；(c) 双幅

5. 焦点、扫查深度和扫查角度的确定　根据临床实际需要，操作者可以通过调节动态焦点的个数，焦点在近场、远场的位置，以改善显示效果，或降低伪影对图像造成的影响。例如：经体表进行充盈膀胱检查时，可通过减少焦点个数以消除混响伪影对图像的影响。按下“FOCUS”在界面中选择数目（number）、位置（position）进行调整，也有的设备可通过“F1、F2、F3、F4”快捷键。对超声波探测深度进行调整，可通过“DEPTH”调节以适应不同组织部位的扫查要求。“SECTOR”可增大或减小 B 模式的扫查角度。

6. 图像倍数放大及感兴趣区放大操作　选择“ENLARGE”，再选择“×1、×2、×3、×4”则按相应倍数对图像整体放大；根据临床需要对感兴趣区进行放大，分为普通放大和高清放大，普通放大“ZOOM”兴趣区内的矩阵减少，图像到达一定倍数时会失真，高清放大（HD-ZOOM）不改变兴趣区的矩阵数，放大图像更清晰。

7. "FREEZE"冻结/解冻图像 此按键通常较大且有背景灯光，在整个控制面板最右侧，可见这是超声检查中使用频率最高的按键。在混合模式下，冻结则两个屏幕格式会立即停止，解冻后重新启动所有模式。注意：如果在冻结状态下进行过测量和计算，解冻后所有测量数据和显示痕迹将清屏。部分设备针对有利于运动器官的观察还设置了"REVIEW"回顾历史图像，按下"FREEZE"冻结后，可通过滑动鼠标或轨迹球进行回放显示。

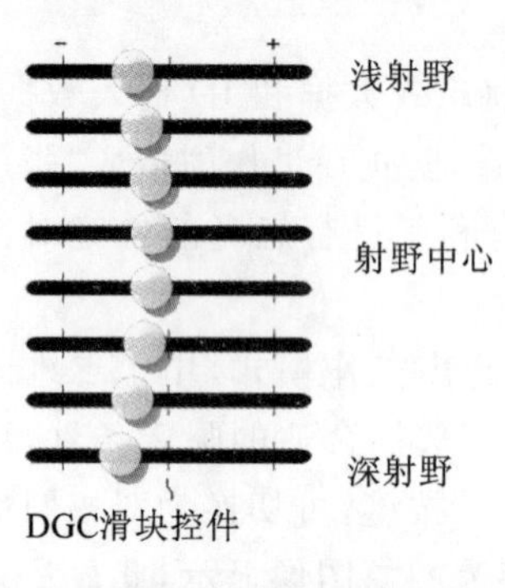

图 17-25 时间增益补偿器

8. 分段调节时间增益补偿(TGC) 这个 2D 控件可以调整接收器总增益，将整个探测深度分为 8 段，并对不同深度上的影像进行分段亮度补偿(图 17-25)。例如：当近场区反射回声较强，亮度过高掩盖了中场与远场区组织显示，此时可通过把近场亮度调低，中、远场亮度补偿增高，以显示被掩盖的结构。

9. 轨迹球和返回/确认功能 在操作面板突出位置有一个可以滚动控制的轨迹球，其功能近似鼠标，是负责控制图像中的指示光标的，有时也用来控制回放和调高/调低功能。在轨迹球旁分别是"ESC"和"ENTER"键，分别代表"返回"和"确认"的功能，该区域也是使用频率较高的按键。

10. 运算功能 测量，在系统处于冻结状态下按"MEASURE"键启动测量功能，根据用户的临床应用类型在快捷界面自动选择相应的分析软件包。滑动轨迹球光标指示测量目标，定位至测量起点按下"ENTER"，滑动轨迹球定位测量活动卡尺，再按"Enter"即可完成测量，测量数据在结果窗口中显示。要定位第二个测量点，继续滑动轨迹球，重复以上操作即可。根据需要进行其他测量，则多次按下"MEASURE"进行测量工具切换，如切换至椭圆测量（Ellipse）、面积预算（Area）、容积运算（Volume）、时间（Time）等。为方便操作，一些超声设备还可运用"F1、F2、F3、F4"作为快捷键，进行方便准确的运算工具切换。"ESC"（返回）键用于删除前一步测量，从而进行重新测量或选择不同的运算工具。

11. 工作表(Worksheet) 为了用户在"FREEZE"解冻后数据找回的需要，通常系统会将测量数据按时间顺序存放到适当的工作表中，打开"Worksheet"窗口，可在菜单中查看。

12. 清屏 但已完成某一部位的检查，为让屏幕数据列表和各标记迅速消失，在不需要再记录和找回测量数据的情况下，按下"CLEAR"（清屏）功能键，屏幕会显示系统默认的警告提示（也可在系统中设置为不显示），确认删除点"OK"，取消选"Cancel"。

13. 系统菜单 按下"MENU"按键，可以立刻进入系统设置菜单，如需改变设备参数、界面显示、存储地址和医院名称等，均可在系统菜单下设置完成。

14. 多普勒彩色血流检查

(1) D 型多普勒探头切换，按下"PRODE"键，选择切换至多普勒探头。切换探头后，系统默认在 B 模式下显示，也可在 B 模式或 M 模式中通过按 CFM 键来激活彩色血流图模式。例如：对目标血管进行探测。首先，多普勒探头声束应与被探测目标血管血流方向形成一定夹角，在 B 模式下或彩色多普勒图像上清晰的显示出目标血管解剖结构，在 B、M 图像上，一个盒状标识标志代表感兴趣的区域（ROI）。ROI 的尺寸和位置可通过轨迹球来改变，按下"SV SIZE"按钮，滑动轨迹球，放置合适大小的取样容积，大小为目标血管的 1/3～1/2，位置定位在血管中央。按下"PW"键用于激活脉冲波多普勒模式，"CW"键用来激活连续波多普勒模式，两键均可激活取样线。

(2) 彩色多普勒血流检查常用参数的设置(表 17-9)。

①"FILTER"调节键，用于调整多普勒模式下的壁滤波级别。动、静脉血管在收缩和舒张时的管壁搏动会对血流信号有一定干扰，此外，不同类型的血管其搏动幅度也不同。

②"PRF"调节键，用于调整速度量程，依据检查部位不同选择正确的血流速度范围。

③"BSLINE"调节键，在多普勒模式下该功能键可调整零基线在显示屏上的位置。在 CFM 模式，该功能键可改变彩色量程基线位置即改变了正负量程的比值。例如：在 PWD 探测状态下探测高速血流，为

克服 Nyquist 极限的限制。

④“ANGLE”调节键，当多普勒角度调整功能激活后(取样线被显示)，“ANGLE”键用于多普勒取样角度调节。

15. 报告书写 按下“REPORT”键，可切换至报告书写菜单，在超声工作站内进一步完成图像后处理及报告书写等操作，待审签医师审核后，选择“Print”打印报告。诊断报告书是重要的医学文件，在发给患者前，一定要认真仔细核对，避免出错而造成医疗事故。

表 17-9 医用超声诊断仪(含彩色)常用按键名称及功能介绍

按键名称	功能
FREEZE	冻结/解冻键
轨迹球	移动光标位置，用于标注、调节取样线、测量运算等
B	激活 B 型
M	激活 M 型
MULIT	双幅/四幅拼图功能键，单激后再触发 B 键，可实现双幅拼图
REVERSE	图像左右/频谱上下翻转
ECG	按此键后滑动轨迹球，可调节心电信号幅度大小
PRODE	切换探头
Body Mark	体位图标注
CFM	在 B 模式或 M 模式中，激活彩色血流图模式
CW	激活连续多谱勒功能(仅在心脏探头)
PW	激活脉冲多谱勒功能
Patient 或 ID	创建新病例信息
FOCUS	动态焦点设置
DEPTH	扫描深度调节
SECTOR	增大或减小 B 模式的扫查角度
3D/4D	切换为 3D/4D 工作模式，用于三维或四维图像成像
ZOOM	对感兴趣区进行放大
ENLARGE	按相应倍数对图像整体放大
REVIEW	回放功能
VTR	按此键开始录像
TGC	时间增益补偿
ESC	返回
ENTER	确认
SPEED	用于调整 M/PW/CW 的刷新速度
MEASURE	用于常规测量/运算
Worksheet	工作表，用于解冻后数据找回
CLEAR	清屏，让屏幕数据列表和各标记迅速消失
MENU	立刻进入系统设置菜单
REPORT	报告书写
B/CFM ROI	彩色取样框/感兴趣区域大小的调整
SV SIZE	调节取样容积大小

续表

按键名称	功能
FILTER	用于调整多普勒模式下的壁滤波级别
BSLINE	调整 PW/CW 的基线
ANGLE	调整多谱勒取样角度
PRF	调整彩色脉冲重复频率,即彩色量程范围
STEER	用于调整线阵探头彩色取样框或取样线偏转角度
TX FOCUS	冻结焦点移动或在彩色模式下作为彩色取样框和聚焦点的激活转换
CHROMA	伪彩选择
Archive	患者存档图像信息

16. 对于静脉或低速血流成像

(1) 选择彩色多普勒血流检查的静脉探测模式。

(2) 选择两个焦点并对准取样位置。

(3) 调节成像的解剖部位深度,探测表浅的静脉血管手法要轻柔,避免用力过大而致血管被压扁难以显示。

(4) 保持较低的二维增益;加上彩色取样框,调节合适的框大小。

(5) 将 VEL RANGE 维持在较低(合适)范围。

(6) 必要时调节 STEER 改变取样角度。

(7) 提高 FRAME RATE(帧频)使血流显示更持续。

17. 图像存储于查阅

(1) 图像存储:首先,冻结图像,滑动轨迹球回放到一幅较好图像,按"STORE"存储键,图像按照存储时间自动存储到硬盘中(也可事先设定为 MO 磁光盘。)最多可以存储 999 幅冻结的图像到硬盘中。注意:当记忆存储器内容量已满时,则屏幕底部会出现信息"Error:diskfull;Please delete images(错误,存盘已满,请删除图像)"。若此时再按下 STORE 键,会覆盖最早的一幅图像,并将当前屏幕的图像存入到存储器中。

(2) 图像查阅:查阅图像一般有两种方法,一种是通过超声工作站的检索"Search"功能,依据之前录入患者的 ID 和基本信息,进行精确或模糊查询。二是在冻结图像后按下回放功能"REVIEW"键:轨迹球选择所要观察的图像,在选到的图像位置上,连续并快速地按两次"ENTER"键,则出现一个全屏幕,也可利用轨迹球选择其他图像,按"RETURN"则返回到主界面,再按一下"REVIEW"键则返回到超声检查界面。

18. 清洁探头 适当的清洗和消毒探头对防治疾病传播是十分必要的。常规体外探头使用后要将多余的耦合剂用软布擦拭干净,切忌用带腐蚀性、油脂类或者有机溶液清洁,因为这样会使探头前方的保护层橡胶氧化、硬化龟裂而影响透声匹配。腔内检查和外科手术,必须使用正规市场上的无菌探头护套,在放入护套前,先用消毒水清洗掉探头外壳,再在护套内和探头表面涂抹消毒水基黏合剂(凝胶),严格按照无菌操作,谨慎将探头放入护套内,拉紧后捆扎固定,确保没有皱褶。进行神经外科手术时要求使用正规市场上的无热源、无菌、耐热探头护套,神经外科用的探头不能使用化学消毒液消毒,因为有毒的残渣会留在探头上。

【思考】

(1) 常规二维超声检查,B 模式、M 模式的操作流程。

(2) 测量某组织长度,并读出数据,再进行其他测量时,能否直接按"CLEAR"键?

(3) 在进行多普勒探查时,为何要使声速方向与目标血管的血流速度方向呈一定夹角?

(4) 常规体外探头如何清洁?腔内和外科手术用探头如何清洁?

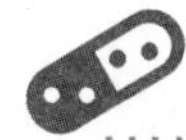

实训二十三　医用超声设备安装、调试与故障分析

【目的】

(1) 掌握常规医用超声诊断仪的安装方法。

(2) 熟悉常规医用超声设备的调试方法。

(3) 会进行常规医用超声设备的故障分析及故障排除。

(4) 养成一丝不苟的工作态度和良好的操作习惯，具有团队合作意识。

【器材】

医用超声诊断仪 1 台；至少配低频、高频及多普勒探头各一个；超声工作站；电源(220 V)1 个带熔断器保护；超声耦合剂 1 瓶；卫生纸 1 卷；万用表和设备维修常用工具、导线及设备标配数据连接线若干。

项目一　医用超声设备的安装与调试

【方法及步骤】

在设备安装之前，必须完成用户手册中所规定的要求和步骤以做好准备。

1. 环境要求　设备要安装在一个有足够空间和适宜的环境。一般考虑到设备运行安全和电磁兼容性等因素，环境温度不宜过高，需干燥通风，避开强磁场干扰源。

2. 电源要求　电源采用具有隔离功能的三相交流稳压电源。为了防止三相交流稳压电源装置产生电磁场干扰，其安装位置应远离计算机，系统电源不能同其他电源系统相混合(如照明、空调)，接地电阻检测应<4 Ω。

3. 安装

(1) 开箱。开箱前要注意检查确认包装方向、运输安全、外观完整无损、无受潮、无异常开封等情况。开箱时要按照顺序，用工具依次卸下挡板，切忌毁坏性破拆。卸下的尖利物品要妥善保管，以免伤人或划伤设备。

(2) 常规检查。主要检查组件是否齐全，包装盒是否有受潮，产品批次型号和零件是否齐全。

(3) 机械组装。此步骤建议由产品工程师或者销售委托单位亲自完成。组装完后要检查连接是否紧固，所有组件连接是否正确、安全。

(4) 超声探头的安装。超声探头是整台超声仪器的核心部件，在使用或安装过程中严禁敲打、跌落、碰撞。探头电缆与主机连接的部分为插头组件，主要由插口、插脚、固定旋钮三个部分组成。通常超声诊断仪有多组插口，要按标记选择与探头匹配的插口，插脚的方向不可颠倒或翻转，待稳定插入后再将固定旋钮锁死。注意：①任何时候安装、拆除或更换探头都必须保证主机电源是关闭的。如果在开机通电的情况下进行探头的插拔会因电流反复导通而产生较强的瞬时电流，极易烧坏探头内的线材或者芯片。②拔、插探头时要注意保护插针，不能以摇晃的方式拔出或安装，也不能在不匹配、反装或错位时强按，这样容易折损插针或使插口松动而损坏探头。③在设备工作状态如果探头闲置，务必放入固定卡槽内并“冻结”；每次关闭设备，也要先“冻结”后关机。

(5) 电气安装超声设备出厂时，已调试完毕，现场工程师主要是对电气的安装进行检查，也可能涉及电源分布和配线、部件的编号及 PCB 板的编号，一些设备使用前需要产品激活。

4. 调试　此步骤在工程师指导和配合下进行，用户可以对照使用手册依次进行，主要步骤有：初置设置、系统设置、接口调试、硬件性能检测、软件系统模块调试、必备功能、常用功能、感兴趣的功能和产品特色功能，分别进行调试，对调试项目及结果要有详实记录。

【思考】

(1) 超声设备能否与照明电路共用电源，安装设备的电源条件有哪些？

(2) 设备开箱需要有人监督吗？开箱后发现设备方向倒置且外壳有磨损，如何处理？

（3）在开机状态下，能否直接安装探头？假如安装探头后设备无法识别，可能的原因有哪些？

项目二　医用超声设备的故障分析

【方法及步骤】

现代医用超声设备高度集成化、智能化、灵敏度高，属于精密仪器。为了有效、快捷地进行故障的检修，我们不但需要具备一套通用故障寻找和维修的思想方法与手段，还需要有对具体问题作具体分析的能力。

超声设备的故障通常可分为硬件故障、软件故障两大类。硬件故障又可分为机械故障和电路故障；软件故障主要分为系统软件故障和应用软件故障。

一、故障类型

（一）硬件故障

1. 机械故障　机械故障是机械部件所发生的故障。超声设备中，由该类机型的活动性质所决定，通常有四种情况。

（1）机械转动件失灵或卡死。这是一种常见的故障，大多是因为机件受潮而生锈、润滑不及时、杂物侵入未及时处理等原因造成，轻者增加摩擦，降低灵活度，使操作变得笨重，重者致使机件锈死或卡死而不能活动。

（2）机械精度改变。由于机械磨损，机件在长期使用后，会出现机械稳定度降低、运动过程中晃摆等现象，如操作面板上的轨迹球及操作键盘，探头等。

（3）机件弯曲、变形、破碎及断裂，主要由于力不均及位置不正所引起。

（4）机械连接固定件松动或松脱。如连接件、螺钉、螺母等在机械活动中受力松动或脱落。后两种故障不仅影响机械的正常运行，还很可能导致严重后果，造成机器损坏，甚至出现危险，应特别注意检查和及时维修。

2. 电路故障　电路故障是由于电气线路所发生的故障，可分为开路故障、短路故障和损坏故障。

（1）开路故障：开路有完全与不完全之分，完全开路（如断线）是指电路中没有电流，不过这种故障多半是某些部件损坏导致完全开路；不完全开路包括因接触不良、元件变质等原因引起的电路开路，而使电路中电流明显低于正常值的现象。开路故障将会造成所控电路不正常工作，进而使某一局部甚至全部电路停止工作。

（2）短路故障：指由于导线绝缘被破坏或因绝缘强度降低而击穿，各种原因造成不该连接的导线、元件间的碰接，元件变质漏电使电路中电流大大超过正常值等。这类故障危害极大，不仅会使局部电路工作不正常，而且会使导线、元件过热甚至烧毁，保险丝熔断，造成局部或整机停止工作。

（3）损坏故障：元件在长期使用中，由于质量和自然寿命所致，会发生损坏，造成开路或短路等现象，如电阻烧断、集成电路损坏、计算机软件被破坏、电容器、晶体管击穿等。此外也要注意元件老化问题，即其参数发生改变，器件并没有完全损坏，它可能只表现为电阻的增大或减小、电容器漏电、晶体管参数变化等。这种故障使电路参数发生不同程度的变化，造成某电路或整机工作异常，具有较强的隐蔽性，不太容易判断，只有通过细心检查，逐级测量、分析比较方能找出故障所在。

（二）软件故障

（1）系统软件故障：造成系统软件故障的常见原因有：计算机病毒、软件冲突、非正当操作、系统漏洞、系统存储空间不足、系统版本过期未升级等。由于现代医用超声诊断仪的系统软件需要激活码和核心代码，所以，一旦系统出现故障时，用户很难像普通电脑那样自己恢复系统。为减少故障带来的损失，用户在使用设备时，一定要参看使用手册，要按软件规程操作使用，不得违规开机和关机，加强对计算机病毒的管控，非必要时不可外接移动存储设备或联网，要定期检查磁盘空间，避免随意修改存储路径。

（2）应用软件故障：医用超声设备的应用软件通常是预先装入的专业软件。除上述出厂时候标配的应用软件外，切忌私装其他盗版软件。有必要安装其他辅助软件时，如 PACS 系统等，要注意系统安装环境和系统兼容性，最好由工程师直接参与和协助。使用时间较长的设备要注意版本期限和更新的情况，新增加模块和软件包时，要经过调试。

二、故障发生的原因及故障特征

1. 故障产生的原因

(1) 正常损耗。正常损耗是由机械和电气元件的使用寿命所决定的。比如，操作面板长期使用后，操作失灵或老化，超声探头的正常磨损等，当使用到一定的次数后会老化，降低图像质量。这些机械部件或电子元件的使用寿命难以用一确切的时间来衡量，主要取决于使用是否正确和维护是否得当，正确的使用和合理的维护就能延缓它们的老化过程，也就提高了使用寿命。

(2) 使用不当。使用不当会造成超声设备直接损坏或间接损坏(如缩短寿命等)，从而影响工作。比如，当超声设备选择的外部电源异常，移动过程中的碰撞，使其损坏，或在移动中将脚踏开关的连接线压断等。因此，正确地使用超声设备是设备安全的重要保证。

(3) 维护不当。日常的维护和定期的检修能及时地发现隐患，防患于未然。超声设备的正确使用或存放环境应干燥通风、定期维护和进行清洗，否则就可能会影响活动的灵活度，甚至不能正常工作。

(4) 调整不当。如果机器调整不当就投入使用，不但不能充分发挥效用，甚至会造成机器的损坏。比如使用参数的设置不正确，电源电路的电压调整不准确，不但影响机器使用效果，而且还可能造成设备的损坏。

(5) 软件故障。由于超声设备的软件系统和应用软件系数的数据或程序的丢失，导致使用时不能正常启动或死机，解决的方法是重新安装系统。

2. 故障特征 超声设备发生故障的程度不同，其特征就不同。“硬故障”表现得比较绝对，故障特征明显，比如短路、开路及损坏等；而“软故障”表现得比较模糊，故障特征就不很明显，比如元件老化、变质但未完全失效、接触不良等。熟悉故障的特征及表现形式，对于故障的判断和查找是很有帮助的，但对整机的系统原理的理解是至关重要的。

(1) 突发并且现象持续的故障。有些故障突然发生后，现象明确。比如超声设备电源部分损坏，系统不能正常工作，或处理部件损坏，某种工作模式不能正常工作，这类故障，通常是硬件损坏或系统崩溃所致。

(2) 偶发并且时有时无的故障。有些故障是偶然发生的，表现为时有时无，没有规律性。这类故障是最难判断和维修的，其主要是由于接触不良、软件的不稳定或超声设备的探头老化造成的，接线或电路板的虚焊也会产生这种现象。

(3) 规律性的故障。有些故障是在某些特殊条件下发生的，表现为有一定的规律性。例如超声设备在某些工作模式下不能正常工作，而其他模式下正常，或由于探头的某些单元损坏，导致固定的图像不清楚。

(4) 渐变性的故障。有些故障现象的程度随着时间加长和条件加大而加剧，直至完全不能工作。这主要是器件的老化、系统软件受到计算机病毒的感染所致，尤其是电子器件或导线的绝缘降低时。总之，超声设备的故障特征有多种，抓住这一表面现象，从电路的原理去分析判断、检查、测量，就能找出问题的实质，从而避免故障的扩大并得到及时检修。

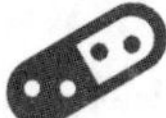

实训二十四 参观医院核医学成像设备

【目的】

(1) 熟悉核医学设备的基本结构及成像原理。

(2) 了解核医学成像的基本工作过程。

(3) 初步认识核医学图像处理的基本功能。

(4) 养成一丝不苟的工作态度和良好的操作习惯，具有团队合作意识。

【器材】

核医学成像设备及其辅助装置(根据参观医院的实际情况)。

【步骤】

(1) 参观核医学科室,听取核医学成像设备的一般情况介绍,了解核医学科室在全院的位置、防护要求及具体措施。

(2) 了解核医学成像设备的基本结构及各部分的功能。

(3) 请工作人员进行操作演示,并比较不同核医学设备在工作过程中的异同。

(4) 观察并了解核医学成像过程。包括接待、准备、引入示踪剂、图像处理及环保要求等。

【注意事项】

(1) 学生不可随意操作设备。

(2) 注意对放射线的防护。

(3) 请具有一定教学经验的核医学科室工作人员讲解示范。

【思考】

(1) 试述单光子发射型计算机体层设备的结构和原理。

(2) 哪些临床检查可以用γ照相机?

(3) 各核医学成像设备的成像过程。

(4) 各核医学成像设备工作过程有什么特点?

实训二十五　共用数字成像设备综合实训

【目的】

(1) 学会激光相机的使用。

(2) 学会胶片密度的调整。

(3) 通过实际操作进一步了解 PACS 的工作原理和操作流程。

(4) 养成一丝不苟的工作态度和良好的操作习惯,具有团队合作意识。

【设备】

激光相机;透射密度计;激光胶片;PACS 系统;一定数量的医学影像数据。

项目一　激光相机的使用

【方法及步骤】

(1) 打开激光相机电源预热,等待激光相机完全进入“ready”状态。

(2) 通过激光相机面板进入服务模式,设置激光相机输出胶片最大密度值、最小密度值,打印一张灰阶胶片。

(3) 用密度计测量灰阶密度值,每一灰阶重复测量 3 次,取 3 次测量的平均值,记入下表。

(4) 在激光相机服务模式中,按密度值大小依次输入各灰阶密度值,无误后退出服务模式,等待激光相机进入正常使用状态。

(5) 进入服务模式,重新打印一张灰阶胶片,重点测量密度最大值灰阶,如果胶片密度值与激光相机设置最大密度值相符,退出服务程序,可以正常使用;如果密度值与激光相机设置最大密度值不相符,需要重新调整。

【思考】

(1) 若胶片最大密度值与激光相机设置最大密度值相符,说明什么?

(2) 若通过 3 次调整胶片密度值仍达不到设置标准,说明什么?

(3) 激光相机在使用时应注意什么?

项目二 PACS 系统原理

【方法及步骤】

(1) 观看 PACS 系统的工作流程和系统组成。

(2) 病患基本信息的调用与档案的创建。

(3) 病患影像数据的获取，以及将图像上传 PACS 服务器。

(4) 查看 DICOM 的信息组织模型，与其他图像格式进行转换。

(5) 医学影像处理(显示窗口的调整；图像的移动、缩放、旋转、保存和删除)。

(6) 医学影像分析(窗宽窗位的调整；图像测量和标注；制定器官或病灶的定位)。

【思考】

(1) 了解 PACS 系统的工作原理和无胶片化管理的优越性。

(2) 熟悉病患电子病历的建立和调取。

(3) 认识 DICOM 文件格式和其他图像格式的转换方法。

(4) 初步了解基于 PACS 的医学影像处理分析方法和操作流程。

实训二十六 专用 X 线机认识及操作实训

【目的】

(1) 认识常见的专用 X 线机结构及功能。

(2) 明确专用 X 线机与普通 X 线机的区别。

(3) 养成一丝不苟的工作态度和良好的操作习惯，具有团队合作意识。

【器材】

口腔 X 线机、钼靶 X 线机等专用 X 线机。

【原理】

(1) X 线影像形成的三个基本条件。第一，X 线具有一定的穿透力，能穿透人体的组织结构；第二，被穿透的组织结构，存在着密度和厚度的差异，X 线在穿透过程中被吸收的量不同，以致剩余下来的 X 线的量有差别；第三，这个有差别的剩余 X 线，是不可见的，经过显像过程，例如经过 X 线片、荧屏或电视屏显示，就能获得具有黑白对比、层次差异的 X 线图像。

(2) 不同组织之间影像形成。X 线之所以能使人体组织在荧屏上或胶片上形成影像，一方面是基于 X 线的穿透性、荧光效应和感光效应；另一方面是基于人体组织之间有密度和厚度的差别。当 X 线透过人体不同组织结构时，被吸收的程度不同，所以到达荧屏或胶片上的 X 线量即有差异。这样，在荧屏或 X 线片上就形成明暗或黑白对比不同的影像。

【方法及步骤】

(1) 认识不同类型的专用 X 线机。

(2) 熟悉其机构和功能。

【思考】

(1) 乳腺摄影 X 线机为什么能够产生软射线？

(2) 床边 X 线摄影机如何解决供电问题？

参考文献

CANKAOWENXIAN

[1] 李林枫.医学影像设备管理[M].北京:人民卫生出版社,2002.

[2] 王德华.医用X线机构造和维修[M].北京:人民卫生出版社,2003.

[3] 余晓锷,卢广文.CT设备原理、结构与质量保证[M].北京:科学出版社,2005.

[4] 秦维昌.医学影像设备学[M].北京:人民军医出版社,2006.

[5] 韩丰谈,朱险峰.医学影像设备学[M].2版.北京:人民卫生出版社,2010.

[6] 徐小萍,李智祥.医用X线机应用与维护[M].北京:人民卫生出版社,2011.

[7] 黄祥国,李燕.医学影像设备学[M].3版.北京:人民卫生出版社,2014.

[8] 徐跃,梁碧玲.医学影像设备学[M].3版.北京:人民卫生出版社,2010.